第4版

妊婦の糖代謝異常
診療・管理マニュアル

編集
一般社団法人 日本糖尿病・妊娠学会

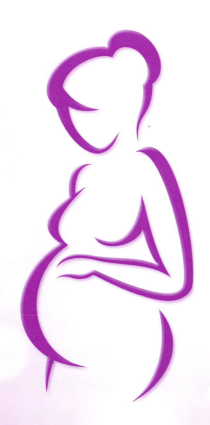

MEDICAL VIEW

本書では，厳密な指示・副作用・投薬スケジュール等について記載されていますが，これらは変更される可能性があります。本書で言及されている薬品については，製品に添付されている製造者による情報を十分にご参照ください。

Diagnostic and Therapeutic Manual of Diabetic Pregnancy [4th edition]
（ISBN978-4-7583-2355-0 C3047）

Editor : The Japanese Society of Diabetes and Pregnancy

2025. 4. 1 4th ed

©MEDICAL VIEW, 2025
Printed and Bound in Japan

Medical View Co., Ltd.
2-30 Ichigayahommuracho, Shinjukuku, Tokyo, 162-0845, Japan
E-mail   ed@medicalview.co.jp

第4版の刊行によせて

　本学会では，2015年12月に「妊婦の糖代謝異常 診療・管理マニュアル」を刊行し，その後2018年，2021年に改訂を行い，いずれも好評を博してきました。その理由の一つとして，ガイドラインでは根拠が重視されるためクリニカルクエスチョン（CQ）が少なくなるのに対し，本マニュアルは臨床現場に即した形で，多職種が利用しやすい点が強みとなっていることが挙げられます。

　2024年度には，第3版改訂から丸3年を迎えました。この間に，日本糖尿病学会や日本産科婦人科学会のガイドラインが改訂され，また新たに日本発の報告もいくつか発表されたことを受け，改訂を行う運びとなりました。

　今回の改訂では，「産婦人科診療ガイドライン 産科編2023」および「糖尿病診療ガイドライン2024」との整合性を図るとともに，本領域における新たなエビデンスを取り入れるため，項目の見直しや追加作業も実施しました。改訂作業においては，第4版作成委員会の委員長を務められた安日一郎先生，副委員長を務められた曽根博仁先生，守屋達美先生，川﨑英二先生，宮越 敬先生に多大なご尽力をいただきました。また，編集委員会の6名による査読を経て，本改訂第4版が臨床現場で実際に役立つマニュアルとして機能することを確信しております。

　最後になりましたが，ご多忙の中，執筆や査読にご協力いただいた先生方，そして献身的な支援をいただいた安日委員長，曽根副委員長，守屋副委員長，川﨑副委員長，宮越副委員長，さらに編集業務に多大なご尽力をいただいたメジカルビュー社の松田史征氏，浅見直博氏に深く感謝申し上げます。

　本マニュアルが，妊娠と糖代謝異常に関する分野の多くの読者にとって役立つ一冊となることを，心より願っております。

　2025年2月

一般社団法人　日本糖尿病・妊娠学会

理事長　**杉山　隆**

第4版の編集にあたって

　日本糖尿病・妊娠学会では2015年12月，当時の平松祐司理事長のもと，『妊婦の糖代謝異常 診療・管理マニュアル 第1版』を刊行いたしました。わが国における糖尿病と妊娠にかかわる臨床現場の課題について，具体的なクリニカル・クエスチョン（CQ）とその回答という形式で第3版（2021年12月）刊行まで改訂を重ねました。この間，本マニュアルは産婦人科医，糖尿病内科医，新生児科医はもとより，助産師，栄養士，糖尿病指導療養士，看護師，その他の周産期医療の現場にかかわる医療従事者の診療マニュアルとして，さらに，診療に不可欠なチーム医療のメンタルモデルを共有するツールとして，その役割を果たしてきました。

　今回の第4版の改訂では，従来のマニュアルとしてのCQ形式を一新しました。がんや生活習慣病といった分野の臨床では，無作為比較試験（RCT）とそのシステマティックレビュー／メタ解析によって数多くのエビデンスが次々と登場しています。一方，妊娠という分野はRCTが困難な領域であることが一つの限界となっています。初版からおよそ10年を経た今日，その限界に挑戦すべく糖尿病と妊娠にかかわるさまざまな新しい研究が登場し，そのエビデンスの構築が進んできました。今回の改訂では，臨床現場の論理と思考，そして検証を可能とするようなエビデンスの提供を強化することに重点を置き，杉山 隆理事長のもと，よりアカデミックな内容への改訂を目指しました。新たな項目立として，「総論：疫学と病態」，「プレコンセプションケア」，「新生児管理」，「分娩後の母体支援とフォローアップ」をそれぞれ独立した項目としてその内容を強化しました。また，新たに，杦本昌彦先生に「糖尿病網膜症」についてご執筆いただきました。さらに，最近の重要なテーマとして，糖尿病をもつ女性にかかわるスティグマ（stigma）という新たなトピックスを加えました。もちろん，中核をなす妊娠から産後までのさまざまな臨床課題についてのエビデンスも一層の充実を図りました。

　なお，CQ形式の変更以外に，本版では第3版までといくつかの点で変更があります。第一に，従来記載していた引用文献のエビデンスレベルを削除しました。これは，近年の国際的な動向として，個々の文献のエビデンスレベルを直接記載するよりも，システマティックレビューやメタ解析を通じて，エビデンス全体の質や確実性を総合的に評価する手法が主流となっているという点を重視した変更です。第二に，スティグマの観点から，従来の医療従事者を中心にした表現から患者中心の表現に徹しました。具体的には，「糖尿病患者・女性・妊婦」という用語は「糖尿病をもつ（あるいは有する）患者・女性・妊婦」に，「血糖コントロール」を「血糖管理」に統一しました（その詳細は「糖尿病のスティグマとアドボカシー」をご参照ください）。最初は馴染みにくい表現と感じる読者も多いかもしれませんが，後述する「共感（感性を磨く）」のための一助とご理解いただければ幸いです。

　AIが医療現場を席巻する日がすぐそこまできている今日，生身の人間としてのわれわれ医療従事者に求められることは，結果やバイアスに左右されることなく，思考を研ぎ澄まし，検証するロジックを鍛えることだと改めて思います。そして何よりも糖尿病をもつ女性への共感を育む感性が大切です。AI時代に備えて，本マニュアルが，思考，検証，そして感性を磨く一助になればと願っています。

　最後になりましたが，日々多忙の中，ご執筆いただいた先生方，ならびに編集委員として査読にご協力いただいた先生方に深謝申し上げます。また，全面改訂という膨大な作業に際して，厳しいタイムスケジュールのなか，われわれを叱咤激励しながら編集業務にご尽力いただいたメジカルビュー社の浅見直博，松田史征，両氏に深謝いたします。

2025年3月

『第4版 妊婦の糖代謝異常 診療・管理マニュアル』
編集委員長　安日一郎

第3版の刊行によせて

　本学会では平松祐司前理事長の下，2015年12月に『妊婦の糖代謝異常 診療・管理マニュアル』を刊行後，2018年に改訂し，その後も好評を博しています。その理由の一つにガイドラインでは根拠を重視しますので，クリニカルクエスチョン（CQ）が少なくなることが挙げられます。一方，本マニュアルの場合，臨床の現場により即した形で多職種が利用しやすい点が強みであると考えます。2021年末には第2版改訂後丸3年を迎えます。この3年間で日本糖尿病学会や日本産科婦人科学会ではガイドラインが改訂され，本マニュアルと両学会のガイドライン間に若干の齟齬が生じているとともに，いくつかの項目で新しい報告もなされているため，改訂することにいたしました。

　今回の改訂では，『産婦人科診療ガイドライン 産科編2020』，『糖尿病診療ガイドライン2019』，『日本人の食事摂取基準（2020年版）』との整合性をとることを主目的としました。この作業過程では，第3版編集委員会の副委員長として守屋達美先生と宮越　敬先生に就任いただき，ご尽力いただきました。私を含め3名で項目立ての再検討も行い，改訂版の著者に執筆いただきました。また，「妊娠中の目標血糖の考え方」を示すことは本学会の重要な役割と考え，新規項目として安日一郎先生に執筆いただきました。さらに，日本産科婦人科学会において検討された「新しい妊娠中の体重増加の基準」について板倉敦夫先生に執筆いただきました。項目数は全体で70項目となり，結果として前版より2項目増えました。編集委員会の3名で査読を行いましたが，本マニュアル第3版は，臨床の現場に役立つマニュアルとして機能することを確信しています。

　最後になりましたが，ご多忙のなか，執筆・査読いただいた先生方，献身的なご支援をいただきました守屋副委員長，宮越副委員長，そして編集業務に直接携わっていただいたメジカルビュー社の浅見直博氏に深く感謝申し上げます。

　本マニュアルが妊娠と糖代謝異常に関する領域の多くの読者の方にとって座右の一冊となり，役立つことを願っております。

　2021年12月

一般社団法人　日本糖尿病・妊娠学会

理事長　**杉山　隆**

改訂第2版の刊行によせて

　2010年の妊娠糖尿病診断基準改定にともない，約1割の妊婦が何らかの糖代謝異常を合併している時代になり，また妊娠前・妊娠中からの母児管理はその後の母児の状態にも影響を与えることがわかり，妊婦の糖代謝異常管理は非常に重要な問題になっています。しかし，わが国で妊婦の糖代謝異常の取り扱いに関するガイドラインは，日本産科婦人科学会／日本産婦人科医会発行の『産婦人科診療ガイドライン産科編』の中の2つのクリニカルクエスチョン（CQ）と，日本糖尿病学会発行の『糖尿病診療ガイドライン』の9つのCQしかない状況であり，多くの方から日常診療に役立つマニュアルが欲しいとの要望がありました。このため，日本糖尿病・妊娠学会では2015年12月1日に『妊婦の糖代謝異常　診断・管理マニュアル』の初版を刊行しました。本マニュアルは，60項目からなり，多くの方に利用いただき，実地診療現場で使いやすいとの評価をいただいて参りました。

　一方，この分野の研究の発展もめざましく，多くの新しいエビデンスも報告されてきました。このため，今回の改訂に当たっては，①新しいエビデンスを盛り込んだ内容にすること，②英国の『The National Institute for Health and Clinical Excellence (NICE) ガイドライン』，『産婦人科診療ガイドライン　産科編2017』，『糖尿病診療ガイドライン (2016)』との整合性をとることを目的に作業を行いました。改訂第2版作成委員会の副委員長には杉山　隆先生と守屋達美先生に就任していただき，杉山先生には上記ガイドラインとの相違点を検討してもらいました。それを踏まえ，私と杉山，守屋副委員長の3人で，初版の全項目を読み直し，修正・追加いただく内容をピックアップし，改訂版の執筆者に送り，執筆いただきました。原稿は，別項に掲載しています査読委員の先生に査読をいただき，その後，副委員長には半分ずつ，私自身は委員長として全原稿の査読に係わってきました。どの項目もup-to-dateな内容が盛り込まれ，項目数も8項目増加して68項目となりました。臨床に役立つ非常によい改訂第2版が完成したと確信しています。

　最後になりましたが，お忙しい中，執筆，査読いただいた先生方，献身的なサポートいただいた杉山，守屋副委員長，そして編集業務に携わっていただいたメジカルビュー社の浅見直博氏，大久保彩音氏に深甚なる感謝を捧げたいと思います。

　多くの方が，『改訂第2版　妊婦の糖代謝異常　診断・管理マニュアル』をお手元において，日常診療に活用してくださるよう念願しています。

2018年11月

一般社団法人　日本糖尿病・妊娠学会
理事長　　**平松祐司**

[第1版より] 刊行にあたって

　わが国の糖尿病人口は増加し続けており，大きな問題となっております。その傾向は妊婦においてもみられ，昨今の晩婚化・晩産化傾向もあり，妊婦の糖代謝異常合併リスクも高まっています。

　国際的には，HAPO studyをもとに，2010年にThe International Association of the Diabetes and Pregnancy Study Groups（IADPSG）から世界統一の妊娠糖尿病診断基準が発表されました。それと並行し，わが国でもこの世界基準に準拠した妊娠糖尿病診断基準を制定し，運用しています。新診断基準採用により，妊娠糖尿病の頻度は約4倍に増加し，現在では約1割の妊婦は，何らかの糖代謝異常と診断される状況になり，糖代謝異常合併妊婦の管理は産科臨床上非常に重要な問題になっています。この糖代謝異常合併妊娠は種々の周産期合併症を引き起こすだけでなく，将来の母児の糖尿病やメタボリックシンドローム発症にも密接に関係するため，妊娠前から産後を通じての一貫した管理が非常に重要であります。

　しかし，これに関する本が少ないため，多くの方からマニュアル作成の要望をお聞きしていました。この度，日本糖尿病・妊娠学会では，役員の先生に分担執筆いただき，さらにそれを2名の方に査読いただき，現時点でのエビデンスを集約した『妊婦の糖代謝異常 診療・管理マニュアル』を作成いたしました。是非とも手元において，病棟，外来で有効に利用いただければ幸いです。

　日本糖尿病・妊娠学会では，これまでにもいくつかの後方視的研究を進めてきましたが，今後は前方視的な「妊娠糖尿病・糖尿病合併妊娠の妊娠転帰および母児の長期予後に関する登録データベース構築による多施設前向き研究（Diabetes and Pregnancy Outcome for Mother and Baby Study）─妊娠糖尿病・妊娠転帰─（DREAMBee study）」，AMEDによる「出産後の糖尿病・メタボリックシンドローム発症のリスク因子同定と予防介入方法に関する研究」などの研究をスタートしており，今後わが国の新しいデータを取り入れ，定期的に改訂を重ねていく予定であります。

　最後になりましたが，発刊に当たり，お忙しいなか分担執筆いただいた先生，査読いただいた先生，および編集・出版に協力いただきましたメジカルビュー社の清澤まや氏，浅見直博氏に深く感謝いたします。

2015年11月

一般社団法人　日本糖尿病・妊娠学会
理事長　**平松祐司**

contents

第4版の刊行によせて   杉山　隆

第4版の編集にあたって   安日一郎

第3版の刊行によせて   杉山　隆

改訂第2版の刊行によせて   平松祐司

[第1版より] 刊行にあたって   平松祐司

総論　妊娠と糖尿病

疫学

「糖尿病と妊娠」の歴史と疫学   杉山　隆　18

妊娠による生理的変化

妊娠による糖代謝の生理的変化   安日一郎　24

妊娠中の病態

妊娠が糖尿病に及ぼす影響   安日一郎　29

母体の高血糖が胎児へ及ぼす影響：巨大児   安日一郎　32

母体の高血糖が胎児へ及ぼす影響：先天性形態異常   和栗雅子　38

母体の高血糖と母体の産科合併症（産科的異常）   宮越　敬　43

母体の高血糖が新生児へ及ぼす影響：糖尿病母体から生まれた新生児

    森岡一朗　47

各論Ⅰ　妊娠中の糖代謝異常

妊娠中の病態

妊娠中の糖代謝異常の分類と診断基準   宮越　敬　52

糖尿病合併妊娠   川﨑英二　57

妊娠中の糖代謝異常のスクリーニング   宮越　敬　62

妊娠糖尿病   宮越　敬　67

妊娠中の明らかな糖尿病   宮越　敬　72

妊娠関連発症1型糖尿病   川﨑英二　75

各論Ⅱ 糖尿病をもつ女性の プレコンセプションケア

総論
糖尿病をもつ女性のプレコンセプションケア .... 荒田尚子　79

PCC としての血糖管理
血糖管理目標 .... 荒田尚子　84
薬物療法：インスリン療法 .... 柳澤慶香　86
薬物療法：インスリン以外の薬物療法 .... 柳澤慶香　90
食事療法 .... 谷内洋子　94

PCC としての合併症管理
高血圧 .... 廣田勇士　97
糖尿病性腎症 .... 守屋達美　101
糖尿病網膜症 .... 杦本昌彦　105
脂質異常症 .... 川﨑英二　108

PCC その他
葉酸サプリ .... 嶋田真弓，和栗雅子　111
計画妊娠 .... 藤川　慧，和栗雅子　114
未経産の糖尿病をもつ女性に対する避妊法の指導 .... 板倉敦夫　117
思春期の支援：性教育 .... 田中佳代　120
産婦人科一般のプレコンセプションケア .... 菅　幸恵　123

各論Ⅲ 妊娠中の管理

妊娠初期の管理
妊娠の診断 .... 森川　守　130
トピックス 妊娠前半期に診断された妊娠糖尿病 .... 宮越　敬　132
糖尿病合併妊娠における妊娠悪阻の管理 .... 森川　守　135

血糖管理・評価

目標血糖値 ……………………………………………………… 山田貴穂，曽根博仁 137

血糖自己測定（SMBG）の適応と実際 ………………………… 山田貴穂，曽根博仁 141

血糖自己測定（SMBG）の評価 ………………………………… 山田貴穂，曽根博仁 146

持続グルコースモニタリング（CGM）の適応と実際 ……………………… 林 哲範 151

持続グルコースモニタリング（CGM）の評価 …………………………… 林 哲範 155

妊娠中のヘモグロビン A1c（HbA1c）値，グリコアルブミン（GA 値）

……………………………………………………………………… 児玉 暁，曽根博仁 160

食事・運動療法

妊娠中の食事療法の考え方 ……………………………………………… 人見麻美子 163

妊娠中の至適体重増加 …………………………………………………… 板倉敦夫 166

トピックス 日本糖尿病・妊娠学会としての

「妊娠糖尿病体重増加の目安」策定に向けて ………………… 板倉敦夫，藤川 慧 169

栄養指導の実際 …………………………………………………………… 人見麻美子 170

妊娠期における運動療法の意義と実践（産科の立場から）

…………………………………………………… 大平安希子，衛藤英理子，増山 寿 174

運動療法：妊娠期の身体活動（内科の立場から） ……… 谷内洋子，曽根博仁 177

インスリン療法

インスリン療法の適応と妊娠中に使用できるインスリン ………… 市川雷師 181

強化インスリン療法 ……………………………………………………… 柳澤慶香 186

インスリンポンプ（CSII） ……………………………………………… 廣田勇士 192

トピックス Closed loop insulin therapy …………………………… 廣田勇士 196

トピックス 妊娠糖尿病の簡易インスリン療法 ………… 安日一郎，福岡 操 198

インスリン以外の薬物療法

妊娠糖尿病の治療：インスリン以外の薬物療法 ……………… 安日一郎 201

産科管理（胎児）

胎児発育評価 ……………………………………………………………… 池ノ上 学 205

羊水量 ………………………………………………………………… 玉井順子，池ノ上 学 209

胎児の形態・機能 ………………………………………………… 秋田啓介，池ノ上 学 213

産科管理（母体合併症）

妊娠高血圧症候群 ………………………………………………… 衛藤英理子，増山 寿 217

切迫早産 …………………………………………………………………… 森川 守 222

各論Ⅳ　分娩時の管理

分娩管理
分娩のタイミングと分娩様式の決定 　　　　　　　　　　　　　　　　安日一郎　225
肩甲難産 　　　　　　　　　　　　　　　　　　　　　　　　　　　　山下　洋　229
経腟分娩時の血糖管理（含む産褥早期の血糖管理） 　　　　　　　　　山下　洋　233
選択的帝王切開時の血糖管理 　　　　　　　　　　　　　　　　　　　山下　洋　237
分娩時の母体・胎児管理 　　　　　　　　　　　　　　　谷口博子，上塘正人　240

各論Ⅴ　妊娠中の糖尿病合併症の管理

糖尿病性腎症 　　　　　　　　　　　　　　　　　　　　　　　　　守屋達美　245
糖尿病性腎症の産科管理：妊娠高血圧腎症 　　　　　　衛藤英理子，増山　寿　249
糖尿病網膜症 　　　　　　　　　　　　　　　　　　　　　　　　　杁本昌彦　254
糖尿病性ケトアシドーシスの病態・管理
　　　　　　　　　　　　　　　　　　　　　田中仁悟，谷口博子，上塘正人　259

各論Ⅵ　産褥管理

妊娠糖尿病既往女性における母乳哺育の確立と意義 　　　　　　　　成田　伸　265
産褥期の栄養食事指導 　　　　　　　　　　　　　　　　　　　　人見麻美子　268

各論Ⅶ　その他

肥満妊婦の妊娠管理で注意すべき点 　　　　　　　　　　　　　　板倉敦夫　270
妊娠中のメンタルヘルス 　　　　　　　　　　　　　　　　　　　田中佳代　273

各論Ⅷ　新生児管理

糖尿病・妊娠糖尿病母体から生まれた新生児（IDM）

低血糖 内山　温 276

呼吸障害 内山　温 278

高ビリルビン血症 内山　温 280

先天性形態異常 内山　温 282

母乳育児の確立と意義 菊池　透 284

各論Ⅸ　分娩後の母体支援とフォローアップ

糖尿病をもつ女性の分娩後支援・育児支援 田中佳代 287

分娩後から始まるプレコンセプションケア：インターコンセプションケア

荒田尚子 290

妊娠糖尿病既往女性のフォローアップと糖尿病発症リスク 川﨑麻紀 293

妊娠糖尿病既往女性の糖尿病以外の長期予後 川﨑麻紀 296

妊娠糖尿病既往女性のインターコンセプションケア　菅　幸恵, 安日一郎 299

糖代謝異常女性の産後の避妊法 板倉敦夫 303

各論Ⅹ　糖尿病・妊娠糖尿病母体から生まれた児の長期予後

糖尿病・妊娠糖尿病母体から生まれた児の長期予後 菊池　透 305

附記　関連事項

糖尿病のスティグマとアドボカシー 安孫子亜津子 308

糖代謝異常合併妊娠の保険適用 西村亜希子, 千草義継, 原島伸一 311

索　引 316

第4版　妊婦の糖代謝異常 診療・管理マニュアル

◆ **編集**
　　一般社団法人　日本糖尿病・妊娠学会

◆ **編集委員長**　　　　安日一郎　日本糖尿病・妊娠学会常務理事
　　編集副委員長　　　　杉山　隆　日本糖尿病・妊娠学会理事長
　　　　　　　　　　　　曽根博仁　日本糖尿病・妊娠学会常務副理事長
　　　　　　　　　　　　守屋達美　日本糖尿病・妊娠学会常務理事
　　　　　　　　　　　　川﨑英二　日本糖尿病・妊娠学会常務理事
　　　　　　　　　　　　宮越　敬　日本糖尿病・妊娠学会常務理事

執筆者一覧 [掲載順]

杉山　隆	愛媛大学大学院医学系研究科産科婦人科学講座教授
安日一郎	国立病院機構長崎医療センター産婦人科
和栗雅子	大阪府立病院機構大阪母子医療センター母性内科主任部長
宮越　敬	社会福祉法人聖母会聖母病院病院長
森岡一朗	日本大学医学部小児科学系小児科学分野主任教授
川﨑英二	新古賀病院副院長／糖尿病・甲状腺・内分泌センター糖尿病診療部長
荒田尚子	国立成育医療研究センター女性総合診療センター女性内科診療部長
柳澤慶香	聖マリアンナ医科大学代謝・内分泌内科／特任准教授
谷内洋子	千葉県立保健医療大学健康科学部栄養学科教授
廣田勇士	神戸大学大学院医学研究科糖尿病・内分泌内科学部門准教授
守屋達美	北里大学健康管理センター　センター長
杦本昌彦	山形大学医学部眼科学教授
嶋田真弓	大阪府立病院機構大阪母子医療センター母性内科副部長
藤川　慧	大阪府立病院機構大阪母子医療センター母性内科
板倉敦夫	順天堂大学大学院医学研究科産婦人科学講座教授
田中佳代	久留米大学医学部看護学科／大学院医学研究科助産学分野教授
菅　幸恵	国立病院機構長崎医療センター産婦人科医長

森川　守	関西医科大学産科教授・総合周産期母子医療センターセンター長
山田貴穂	新潟大学医学部・大学院医歯学総合研究科血液・内分泌・代謝内科学分野助教
曽根博仁	新潟大学医学部・大学院医歯学総合研究科血液・内分泌・代謝内科学分野教授
林　哲範	北里大学看護学部基礎看護学教授
児玉　暁	新潟大学医学部・大学院医歯学総合研究科血液・内分泌・代謝内科学分野特任准教授
人見麻美子	北里大学病院栄養部
大平安希子	岡山大学大学院医歯薬学総合研究科周産期医療学講座助教
衛藤英理子	岡山大学大学院医歯薬学総合研究科産科・婦人科学講師
増山　寿	岡山大学大学院医歯薬学総合研究科産科・婦人科学教授
市川雷師	北里大学医学部糖尿病・内分泌代謝内科学講師
福岡　操	国立病院機構長崎医療センター産婦人科
池ノ上　学	慶應義塾大学医学部産婦人科学教室講師
玉井順子	慶應義塾大学医学部産婦人科学教室助教
秋田啓介	慶應義塾大学医学部産婦人科学教室助教
山下　洋	長崎医療センター産婦人科医長
谷口博子	鹿児島市立病院産婦人科科長
上塘正人	鹿児島市立病院産婦人科・総合周産期母子医療センター・成育医療センター部長
田中仁悟	鹿児島市立病院産婦人科
成田　伸	自治医科大学名誉教授/一般社団法人栃木県助産師会母子訪問看護ステーション所長
内山　温	東海大学医学部総合診療学系小児科学教授・診療科長
菊池　透	埼玉医科大学小児科教授
川崎麻紀	国立成育医療センター女性総合診療センター女性内科
安孫子亜津子	旭川赤十字病院副院長，糖尿病・内分泌内科部長
西村亜希子	香川大学医学部看護学科慢性期成人看護学教授/御所南はらしまクリニック内科・糖尿病内科/京都大学大学院医学研究科人間健康科学系専攻周産期疫学
千草義継	京都大学大学院医学研究科産科学婦人科学講師
原島伸一	御所南はらしまクリニック内科・糖尿病内科/京都大学大学院医学研究科人間健康科学系専攻周産期疫学/市立長浜病院ヘルスケア研究センター研究部/京都医療センター臨床研究企画運営部/香川大学医学部

略語一覧

ambulatory blood pressure monitoring	ABPM	自由行動下血圧測定
abdominal circumference	AC	腹囲
American College of Cardiology	ACC	米国心臓病学会
angiotensin converting enzyme	ACE	アンジオテンシン変換酵素
American College of Obstetrics and Gynecologists	ACOG	米国産科婦人科学会
abdominal diameter	AD	腹部径
American Diabetes Association	ADA	米国糖尿病学会
Australian Drug Evaluation Committee	ADEC	オーストラリア医薬品評価委員会
amniotic fluid index	AFI	羊水指数
amniotic fluid pocket	AFP	羊水ポケット
American Heart Association	AHA	米国心臓協会
advanced hybrid closed loop	AHCL	アドバンスドハイブリッドクローズドループ
automated insulin delivery	AID	自動インスリン投与システム
angiotensin II receptor blocker	ARB	アンジオテンシンII受容体拮抗薬
assisted reproductive technology	ART	生殖補助医療
autism spectrum disorder	ASD	自閉症スペクトラム障害
asymmetrical septal hypertrophy	ASH	非対称肥大
fractional arm volume	AVol	胎児上腕部分容積
β-Hydroxybutyrate	β-OHB	β-ヒドロキシ酪酸
biparietal diameter	BPD	児頭大横径
biophysical profile score	BPS	バイオフィジカル・プロファイル・スコアリング
Centers for Disease Control and Prevention	CDC	米国疾病管理予防センター
congenital diaphragmatic hernia	CDH	先天性横隔膜ヘルニア
continuous glucose monitoring	CGM	持続グルコースモニタリング
congenital high airway obstruction syndrome	CHAOS	先天性上気道閉塞症候群
congenital heart defect	CHD	先天性心疾患
chronic kidney disease	CKD	慢性腎臓病
congenital pulmonary airway malformation	CPAM	先天性肺気道奇形
continuous positive airway pressure	CPAP	持続陽圧呼吸
C-peptide immunoreactivity	CPR	C-ペプチド値
crown-rump length	CRL	頭殿長
continuous subcutaneous insulin infusion	CSII	持続皮下インスリン注入療法
cavum septum pellucidum	CSP	透明中隔腔
contraction stress test	CST	コントラクション・ストレス・テスト
cardiotocogram	CTG	胎児心拍数陣痛図
continuous intravenous insulin infusion	CVII	持続静脈内インスリン注入
disseminated intravascular coagulation	DIC	播種性血管内凝固症候群
diabetic ketoacidosis	DKA	糖尿病性ケトアシドーシス
diabetes mellitus	DM	糖尿病
diabetic macular edema	DME	糖尿病黄斑浮腫
diabetic retinopathy	DR	糖尿病網膜症
European Association of the Study of Diabetes	EASD	欧州糖尿病学会
emergency contraceptive	EC	緊急避妊法
estimated fetal body weight	EFBW	推定胎児体重
Food and Drug Administration	FDA	米国食品医薬品局
free fatty acid	FFA	遊離脂肪酸
fetal growth restriction	FGR	胎児発育不全
familial hypercholesterolemia	FH	家族性高コレステロール血症
fetal heart rate	FHR	胎児心拍数
International Federation of Gynecology and Obstetrics	FIGO	国際産婦人科連合
femur length	FL	大腿骨長
fasting plasma glucose	FPG	空腹時血糖
glycated albumin	GA	グリコアルブミン
glutamic acid decarboxylase	GAD	グルタミン酸脱炭酸酵素
glucose challenge test	GCT	グルコースチャレンジテスト
glucose dehydrogenase	GDH	グルコース脱水素酵素
gestational diabetes mellitus	GDM	妊娠糖尿病
gestational hypertension	GH	妊娠高血圧
glucose management indicator	GMI	グルコース管理指標
glucose oxidase	GOD	グルコース酸化酵素
gestational sac	GS	胎嚢
gestational weight gain	GWG	妊娠中の体重増加量
human chorionic gonadotropin	hCG	ヒト絨毛性ゴナドトロピン
hybrid closed loop	HCL	ハイブリッドクローズドループ
high density lipoprotein	HDL	高密度リポタンパク質
hypertensive disorders of pregnancy	HDP	妊娠高血圧症候群

high-grade serous carcinoma	HGSC	高異型度漿液性がん
hypoxic ischemic encephalopathy	HIE	低酸素性虚血性脳症
homeostasis model assessment for insulin resistance	HOMA-IR	－
human placental lactogen	hPL	ヒト胎盤性ラクトゲン
hormone sensitive lipase	HSL	ホルモン感受性リパーゼ
insulinoma-associated antigen-2	IA-2	インスリノーマ関連抗原-2
insulin autoantibodies	IAA	インスリン自己抗体
islet cell antibody	ICA	膵島細胞抗体
Interconception care	ICC	インターコンセプションケア
International Diabetes Federation	IDF	国際糖尿病連合
infants of diabetic mothers	IDM	糖尿病母体から生まれた新生児
impaired fasting glucose	IFG	空腹時血糖値異常
impaired glucose tolerance	IGT	耐糖能異常
interquartile range	IQR	四分位範囲
immunoreactive insulin	IRI	インスリン値
insulin receptor substrate	IRS	インスリン受容体基質
intermittently scanned CGM	isCGM	間歇スキャン式CGM
insulin sensitivity index	ISI	インスリン感受性指標
intrauterine device	IUD	子宮内避妊具
low-density lipoprotein	LDL	低密度リポタンパク質
low dose estrogen progestin	LEP	低用量エストロゲン・プロゲスチン配合薬
mean amplitude of glycemic excursion	MAGE	平均グルコース変動幅
mean absolute relative difference	MARD	平均絶対的相対的差異
multiple daily injection	MDI	頻回注射
maximal vertical pocket	MVP	最大羊水深度
normal glucose tolerance	NGT	正常耐糖能
National Institute for Health and Clinical Excellence	NICE	英国国立医療技術評価機構
National Institute of Child Health and Human Development	NICHD	米国国立子ども人間発達研究所
neonatal intensive care unit	NICU	新生児集中治療室
neutral protamine hagedorn	NPH	中間型インスリン
non-stress test	NST	ノンストレステスト
neural tube defects	NTDs	神経管閉鎖障害
oral contraceptives	OC	経口避妊薬
overt diabetes in pregnancy	ODIP	妊娠中の明らかな糖尿病
oral glucose tolerance test	OGTT	経口ブドウ糖負荷試験
preconception care	PCC	プレコンセプションケア
polycystic ovary syndrome	PCOS	多嚢胞性卵巣症候群
preeclampsia	PE	妊娠高血圧腎症
pre-gestational diabetes	PGDM	糖尿病合併妊婦
point of care testing	POCT	迅速検体検査
peroxisome proliferator-activated receptor γ	PPARγ	核内受容体型転写因子
quadrigeminal cistern	QC	四丘体槽
quality of life	QOL	生活の質
randomized controlled trial	RCT	ランダム化比較試験
respiratory distress syndrome	RDS	呼吸窮迫症候群
sensor augmented pump	SAP	センサー付きポンプ療法
small dense LDL	sdLDL	小型高密度LDL
Simple insulin injection	SII	簡易インスリン注射
self monitoring of blood glucose	SMBG	血糖自己測定
Society for Maternal-Fetal Medicine	SMFM	米国母体胎児学会
superimposed preeclampsia	SPE	加重型妊娠高血圧腎症
sexually transmitted diseases	STD	性感染症
serous tubal intraepithelial carcinoma	STIC	漿液性卵管上皮内癌
Type 1 diabetes mellitus	T1DM	1型糖尿病
Type 2 diabetes mellitus	T2DM	2型糖尿病
time above range	TAR	高血糖域
time below range	TBR	低血糖域
time in range	TIR	－
twin-twin transfusion syndrome	TTTS	双胎間輸血症候群
U.S. Preventive Services Task Force	USPSTF	米国予防医療作業部会
umbilical vein	UV	臍帯静脈
very low density lipoprotein	VLDL	超低密度リポ蛋白質
venous thromboembolism	VTE	深部静脈血栓症
World Health Organization	WHO	世界保健機関
Zinc transporter 8	ZnT8	亜鉛トランスポーター8

第4版

妊婦の糖代謝異常
診療・管理マニュアル

総論 妊娠と糖尿病　18

各論Ⅰ 妊娠中の糖代謝異常　52

各論Ⅱ 糖尿病をもつ女性の
プレコンセプションケア　79

各論Ⅲ 妊娠中の管理　130

各論Ⅳ 分娩時の管理　225

各論Ⅴ 妊娠中の糖尿病合併症の管理　245

各論Ⅵ 産褥管理　265

各論Ⅶ その他　270

各論Ⅷ 新生児管理　276

各論Ⅸ 分娩後の母体支援と
フォローアップ　287

各論Ⅹ 糖尿病・妊娠糖尿病母体から
生まれた児の長期予後　305

附記 関連事項　308

総論　妊娠と糖尿病：疫学

「糖尿病と妊娠」の歴史と疫学

糖尿病は紀元前1550年ごろ，古代エジプトの『Ebers Papyrus』に記載がある最も古い疾患の1つである。しかしながら，糖尿病と妊娠に関する文献はきわめて少ない。インスリンが発見される以前では，糖尿病合併妊娠の合併症の頻度はきわめて高く，生命に直結するため糖尿病をもつ女性は妊娠が許容されなかった。その結果，糖尿病をもつ女性が妊娠した際，妊娠中絶が施行されていたことはよくご存じのことであろう。1856年，Blotは「真の糖尿病をもつ女性(現在の1型糖尿病をもつ女性)は妊娠することは望ましくない」ことを示した。当時，糖尿病をもつ患者への有効な治療法がなかったため余命が限られており，1型糖尿病をもつ患者のほとんどは成人まで生存することすら困難であった。そのため，急性に生じる糖尿病性ケトアシドーシスや産後敗血症，不十分な産科的ケアが原因で，母体死亡率と周産期死亡率がきわめて高かったのである。インスリン発見後，母体死亡率は激減するとともに周産期死亡率も漸減した。

1 「糖尿病と妊娠」に関する歴史 (図1)

　糖尿病と妊娠に関する最初の文献は1823年に遡り，ベルリン大学のBennewitz[1]の医学博士論文であるとされる。彼は，論文のなかで22歳の女性が2回続けて妊娠中に多飲多尿を発症し，産後に軽快するという症例を提示した。また，2回目の分娩は死産(児体重は5,400g)であった。彼は，この現象を「糖尿病は妊娠によって生じる疾患」とみなし，「糖尿病は妊娠と同時に現れ，妊娠中に継続し，産後すぐに終了する」と考えた。彼はまた，死産児が大きいことも述べている。当時，血液検査は不可能であったため本症例が糖尿病であることを示す唯一の生化学的根拠は，尿7Lから約60gのブドウ糖を検出したことである。出産後，患者は食事制限および下剤投与を行い，大量のブドウ糖を含む血液を排出するため，8匹のヒルの投与による治療を受けたとのことである。

　1882年，ロンドンの産科医であるDuncan[2]は妊娠中の糖尿病に関し，15妊娠，22分娩の症例報告を行った。その結果，9名の母体が生存し再度妊娠に至った症例もあった一方，5名は分娩時に亡くなり，1名は産後数カ月で死亡したとのことである。また，22妊娠のうち12例は子宮内胎児死亡となり，10名の児が生存したとのことである。彼はこれらの経験を踏まえ，以下の結論を述べている。すなわち，①糖尿病は妊娠中にのみ発症(妊娠終了とともになくなる)する可能性があること，②糖尿病を発

症していても妊娠しうること，③糖尿病合併妊娠は多くの場合，母児の予後が悪いこと，である。これらのコメントの多くは，150年以上経過した今日でも当てはまる。

　また，Johns Hopkins大学産科のWilliams[3]は，妊娠中に生じる糖尿病は種々の合併症と関連することに基づき，1909年，3,000例の妊婦の尿データを解析し，167名(5.5%)において尿糖が検出されることを報告し，妊娠後期の中等度以下の尿糖は妊娠に伴う生理的な変化である可能性，妊娠初期に尿糖を認める場合，より重症である可能性を示した。本報告が妊娠糖尿病のスクリーニングに関する最初の根拠であるといえよう。

　1915年，Joslin糖尿病センターの設立者であるJoslin(1869～1962年，最初の糖尿病専門の内科医)は，Bantingらがインスリンを発見する6年前である1916年，糖尿病に関する初めての教科書『糖尿病の治療』を執筆した。彼は，7例の糖代謝異常合併妊娠を紹介している。4人が死亡し，残る生存女性3名は，それぞれ正常分娩に至った症例，3回妊娠し1回のみ生存児を得た症例，分娩6年後に重症の糖尿病となった症例である。当時はとても悲惨な状況であったが，Joslinは「妊娠中の厳格な管理(当時は厳格な食事療法)により糖尿病をもつ女性の予後が改善されることは確かであり，糖尿病をもつ女性が妊娠を避ける可能性は低くなるであろう」といった希望あるコメントを残している[4]。ただし，今となっていえることではあるが，インスリ

図1　糖尿病と妊娠に関する歴史一覧

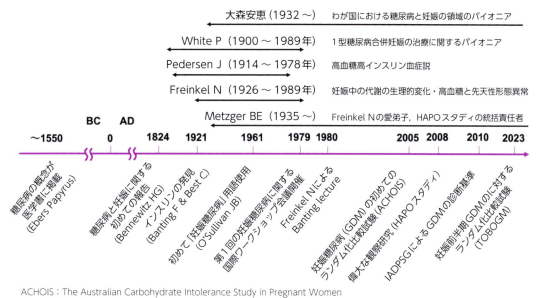

ACHOIS：The Australian Carbohydrate Intolerance Study in Pregnant Women
TOBOGM：The Treatment of Booking Gestational Diabetes Mellitus

図2　インスリン発見前後における母体死亡率の変化

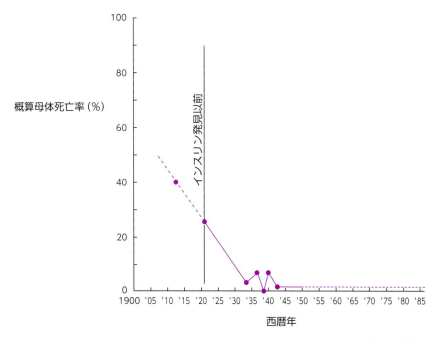

（文献5より引用）

ンが使用できない時代では，糖尿病をもつ女性の妊娠は危険極まりない．事実，図2に示すように，インスリンの発見（1921年）後における母体死亡率の低下は著明である[5]．

次に，糖尿病と妊娠に関する歴史上の偉人を紹介したい．

Priscilla White（1900～1989年）

彼女は妊娠中の糖尿病や現在の1型糖尿病合併妊娠の治療に関するパイオニアの一人である．彼女は1924年からJoslin糖尿病センターに勤務し，生涯

表1　糖尿病妊娠の分類 [Whiteの分類 (初版)]

分類	所見
Class A	食事療法のみ
Class B	20歳未満の発症，10年を超える罹病期間，血管病変なし
Class C	10〜19歳発症，10〜19年の罹病期間あるいは最小限の血管疾患 (網膜動脈硬化症または下肢動脈の石灰化を含む)
Class D	10歳未満の発症，20年を超える罹病期間，高血圧あるいはアルブミン尿
Class E	骨盤血管 (腸骨・子宮動脈) の石灰化
Class F	アルブミン尿より重篤な腎炎合併

(文献9より作成)

表2　Whiteの分類 (変更版)

分類	所見
GDM	食事療法のみで血糖管理可，食事療法のみで不十分な際はインスリン治療
Class A	食事療法のみ，発症年齢・罹病期間は関係なし
Class B	20歳以上の発症，10年を超える罹病期間
Class C	10〜19歳発症，10〜19年の罹病期間
Class D	10歳未満の発症，20年を超える罹病期間，網膜症や高血圧の合併
Class R	増殖性網膜症あるいは硝子体出血
Class F	500mg/dL/日以上の腎症
Class RF	Class R to Class Fを満たす
Class H	動脈硬化性心疾患の存在
Class T	腎移植の既往

(文献10より作成)

にわたり糖尿病と妊娠の領域に携わった。1928年に刊行された (インスリン発見後6年)，『Joslin's Textbook (第4版)』では，"Diabetes in pregnancy" の章を担当し，彼女が経験した89例の糖代謝異常合併妊娠の症例を紹介している[6]。彼女は「糖尿病はもはや妊娠禁忌ではない」と糖尿病をもつ女性にとって希望に満ちた声明を発出している。1937年の第6版では，高血糖の程度と妊娠アウトカムが関連することを示唆し，糖尿病母体から出生する児が重いことと先天性形態異常に関連して，糖尿病の管理が胎児の合併症予防に必要であることを示した[7]。さらに第8版 (1946年) では，1936年からの10年間で母体死亡は認められなかったことを報告している[8]。

　さて，彼女は糖尿病の領域ではあまりにも有名な糖尿病妊娠の分類であるWhiteの分類を1949年に発表し[9] (表1)，糖尿病の罹病期間と血管合併症が妊娠予後と関連することも示した。彼女は糖尿病合併妊娠の死産の68％が妊娠35週以降であっ

たことから，予定日より早期に帝王切開による分娩を推奨した。具体的には，class Aでは37週以降，class B，Cは38週，class D，Fは妊娠35週でのターミネーションという方針を採ったのである。なお，本分類は何回か改訂がなされた[10] (表2)。現在では使用されていないが，当時の妊娠管理の方針として臨床現場では大いに役立ち，母児の合併症低減に貢献した。

Jørgen Pedersen (1914〜1978年)

　彼は産科医であり，糖尿病と妊娠の領域に興味をもち，1945年に糖尿病と妊娠の診療に特化した "The Copenhagen Centre for Pregnant Diabetes" を世界に先駆け設立した。彼のリーダーシップと尽力により，周産期死亡率の低下に貢献した。彼は1952年，母体高血糖と児の過剰発育の関連に関し，かの有名なPedersen仮説として，「母体高血糖に伴う『胎児高血糖・高インスリン血症』」を提唱した[11]。

　1969年，現在の欧州糖尿病学会 (EASD) の分科会

図3 妊娠中の母体栄養の相互作用の変化が胎児に及ぼす影響
妊娠中の解剖学的および機能的変化の根拠となるfuel-mediated teratogenesis。

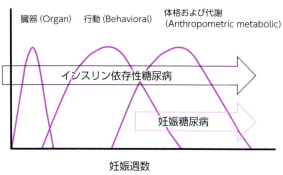

(文献13より作成)

としてDiabetic Pregnancy Study Group (DPSG)が設立されたが，彼は創立メンバーの一人である。本会が糖尿病と妊娠の領域において最も歴史のある医学団体といえる。1980年以降，毎年学術集会では本領域で貢献した研究者が選考され，"Jørgen Pedersen memorial lecture"の受賞講演が企画されている。

Norbert Freinkel（1926～1989年）

彼は，妊娠糖尿病（GDM）を明確な疾患として確立したという視点で重要な役割を果たした。1970年初頭，彼は妊娠中の生理的な代謝概念として，"accelerated starvation（飢餓亢進）"と"facilitated anabolism（同化促進）"が生じることにより，胎児の適切な成長を促すべく母体の生理的な代謝変化が生じることを提唱した[12]。また，GDMが短期的のみならず長期的にも母児に影響を及ぼすことも示した。1980年の米国糖尿病学会（ADA）において最も栄えある"Banting Medal"を受賞し，その講演のなかで妊娠中の各時期における耐糖能異常が胎児に種々の悪影響を及ぼすことを解説した（図3）。すなわち，妊娠初期の高血糖は胎児の先天性形態異常と関連し，妊娠中期の異常は胎児の神経発達に悪影響を及ぼし，妊娠後期では児の過剰発育と関連するといった"fuel-mediated teratogenesis"の概念を示した[13]。彼の施設では，当時すでに糖尿病をもつ女性の次世代の長期的フォローアップスタディを始めており，敬服する次第である。

彼の予期しない突然の死後，多くの研究の同僚などの支援によりADAは彼の偉大な功績を讃え，"Norbert Freinkel Lecture"を設立した。毎年，学術集会時に本領域に貢献した著名な研究者を選考し，受賞講演がなされている。彼の功績は偉大であり，その偉大な実績の概要を愛弟子であるMetzger[14]が"The Freinkel legacy"として，『Text of Diabetes and Pregnancy』に記している。

インスリン発見後，糖尿病合併妊娠に対する治療は格段に進歩したが，わが国の本領域の開拓者である大森[15]は，世界の治療の歴史を，

①1922～1940年ごろ：糖尿病性ケトアシドーシスの予防

②1941～1960年ごろ：子宮内胎児死亡の対策，早期分娩による妊娠終了

③1961～1975年ごろ：新生児管理

④1976年以降：血糖正常化のための管理

以上のようにまとめている。④に関しては，2000年に入りインスリンアナログや血糖測定器デバイスの開発に伴い，血糖管理の技術はさらに進歩し，医療の質・安全の向上につながっている。

大森安恵（1932～）

彼女は，まさにわが国における糖尿病と妊娠における開拓者である。わが国における本領域の夜明けに関しては，彼女の著書[15]をご覧いただきたい。奇しくも彼女の生年にわが国で糖尿病と妊娠の症例が初めて報告されたが，その後の報告は散発状態であり，1940年代以降徐々に報告は増加し，1960年代以降に全国の実態調査などが報告されている。さて，彼女は糖尿病と妊娠に関する臨床に携わるとともに世界に目を向け諸学会に参加し，1985年，池田義雄，松岡健平とともに「糖尿病と妊娠に関する研究会」を設立し，その後，2001年に現在の「日本糖尿病・妊娠学会」となり，初代理事長，名誉理事長となり，わが国の本領域の臨床と教育・研究を

牽引されている。

彼女の偉業として，全国多施設のデータベースに相当する実態調査を1971年以降，実施されたことが挙げられる。本研究が日本糖尿病・妊娠学会におけるJapan Diabetes and Pregnancy Study Group（JDPSG）の研究，さらにはDiabetes and Pregnancy Outcome for Mother and Baby Study（DRAMBeeスタディ）につながっている。

ちなみにInternational Association of Diabetes and Pregnancy（IADPSG）は，1994年に東京で開催された第10回糖尿病と妊娠に関する研究会が1つのきっかけとなり発足されたものである。第1回はOatsが会長となり，オーストラリアのシドニーで開催された。2008年には米国パサデナで開催され，Hyperglycemia and Adverse Pregnancy Outcome study（HAPOスタディ）に基づく世界統一の診断基準策定の開始に至っている。

IADPSGは，彼女が本領域に関してわが国を世界につなげたパイオニアであることを称え，2020年，"Lifetime Achievement Award"という栄えある賞を授与した。

妊娠糖尿病

妊娠後半期に生じるインスリン抵抗性に対してインスリン分泌が代償されない結果，血糖値が高くなりGDMを発症するというGDMの概念が示されたのは約70年前である。1954年，Hoet[16]は彼の総説論文のなかで"meta-gestational diabetes"という用語を初めて使用している。また，妊娠中の糖質代謝に関する検討で初めての大規模前向きコホート研究として報告されたのは1954年であり，現在の50gグルコースチャレンジテスト（50gGCT）のオリジナル版といえる[17]。本研究におけるカットオフ値の設定については，エンドポイントが周産期合併症ではなく将来の2型糖尿病発症に基づく点に留意すべきであり，後に米国をはじめ多くの国で汎用されることとなった。O'Sullivanらはさらに研究を継続し，妊娠中の耐糖能低下が周産期死亡率と関連することを示した。こうして，1961年，O'Sullivanら[18]が世界で初めて「妊娠糖尿病（GDM）」という用語を論文で用いた。1979年，米国のNational Diabetes Data Group（NDDG）が妊娠中にのみ発症する糖尿病という分類のなかで，「妊娠中に発症あるいは初めて認識されるさまざまな程度の耐糖能異常」として示した。1979年，第1回の妊娠糖尿病に関する国際ワークショップ会議（International Workshop-Conference on Gestational Diabetes Mellitus）がシカゴで開催され，GDMが母児の合併症と関連するため治療すべきであることが宣言された。FreinkelはADAの代表として，Jovanovicは米国産科婦人科学会（ACOG）の代表として参加した。本会において，「妊娠糖尿病」という用語が「妊娠中の耐糖能低下」に代わって用いられた。当時，「糖尿病」を含めた理由は，女性がその診断を深刻に受け止め，マネジメントにつながると考えられたことと，保険診療に進めやすいと考えられたためである。その後，本ワークショップはGDMの診断を中心に世界の専門家が一堂に会し第5回まで開催され，本領域に関する研究・診療の進歩における一翼を担った。

GDMの原因と合併症に関する理解が深まり，GDMの発症リスク因子に関する研究やRCTによる治療の有効性が検証されるとともに，より精度の高いスクリーニング法や診断の研究も引き続き行われている。治療法についてもインスリンアナログの開発のみならず，持続皮下インスリンポンプ療法，持続血糖測定器の開発により，確実に血糖マネジメントの向上に寄与してきた。ただし，依然として1型糖尿病をもつ女性の血糖管理に難渋する場合もあり，解決しなければならない課題は残されている。また，GDM既往女性と，GDMの次世代の将来の疾患発症予防に関する具体的な管理法の確立も望まれる。

本領域に関する研究を進めるにあたり，ethnicityによるインスリン分泌やインスリン感受性の違い，体格の違いなどの背景が異なることを考慮に入れ，今後も引き続きわが国発の研究結果に基づくハイリスク者の抽出やスクリーニング法，管理法がガイドラインに反映されることを期待する。

（杉山　隆）

文　献

1) Bennewitz HG: De diabetes mellito, gravidatatis symptomate. Berlin: University of Berlin, 1824. ［Translated into English. London: Deposited at the Wellcome Museum of History of Medicine, 1987］.
2) Duncan JM: On puerperal sepsis. Trans Obs Soc London 1882; 24: 256-85.
3) Williams JW: The clinical significance of glycosuria in pregnant women. Am J Med Sci 1909; 137: 1-26.
4) Joslin EP: Pregnancy and diabetes mellitus. Boston Med Surg J 1915; 173: 841-9.
5) Reece EA: Diabetes in pregnancy. Diabetes Mellitus in pregnancy, Reece EA, Coustan DR eds. New York: Churchill Livingstone, 1988: 9-10.
6) White P: Diabetes in pregnancy. The treatment of

Diabetes Mellitus, 4th ed, Joslin EP, ed. Philadelphia: Lea & Febiger, 1928: 861-72.

7) White P: Pregnancy complicating diabetes. The treatment of Diabetes Mellitus, 6th ed, Joslin EP, Root HF, White P, et al, eds. Philadelphia: Lea & Febiger, 1937: 618-37.

8) White P: Pregnancy and complicating diabetes. The treatment of Diabetes Mellitus, 8th ed, Joslin EP, Root HF, White P, et al, eds. Philadelphia: Lea & Febiger, 1946: 769-84.

9) White P: Pregnancy and complicating diabetes. Am J Med 1949; 5: 609-16.

10) Hare JW, White P: Gestational diabetes and the White Classification. Diabetes Care 1980; 3: 394.

11) Pedersen J: Course of diabetes during pregncy. Acta Endocr 1952; 9: 342-64.

12) Freinkel N: Effects of the conceptus on maternal metabolism during pregnancy. On the Nature and Treatment of Diabetes, Leibel BS, Wrenshall GA, eds. Amsterdam: Excerpta Medica Foundation, 1965: 679-91.

13) Freinkel N: The Banting Lecture 1980. Of pregnancy and progeny. Diabetes 1980; 29: 1023-35.

14) Metzger BE: The Freinkel legacy. Textbook of Diabetes and Pregnancy, 2th ed, Moshe H, Jovanovic L, Langer O, et al, eds. Boca Raton: CRC Press, 2003: 19-24.

15) 大森安恵: わが国における糖尿病と妊娠の臨床分野の発展. 糖尿病と妊娠の医学. 東京: 文光堂, 2008: 13.

16) Hoet JP: Carbohydrate metabolism during pregnancy. Diabetes 1954; 3: 1-12.

17) Wilkerson HLC: Studies of abnormal carbohydrate metabolism in pregnancy: The Significance of Impaired Glucose Tolerance. Diabetes 1957; 6: 324-9.

18) O'Sullivan JB: Gestational diabetes. Unsuspected, asymptomatic diabetes in pregnancy. N Engl J Med 1961; 264: 1082-5.

総論 妊娠と糖尿病：妊娠による生理的変化

妊娠による糖代謝の生理的変化

正常な胎児発育と妊娠の維持に必要な母体のエネルギー貯蓄は，正常妊娠の維持の根幹であり，その中心的なメカニズムは妊娠による母体の生理的インスリン抵抗性の発現である。肥満をも凌駕するほど強大な生理的インスリン抵抗性は，妊娠中の糖代謝を劇的に変化させる。その詳細は未解明な点も少なくないが，この「妊娠と糖尿病」に関連する中心的なメカニズムを理解すること，特に妊娠経過に伴う変化を知ることは，糖代謝異常合併妊娠の病態の理解と血糖管理の基本となる。

妊娠を正常に維持するために，妊娠母体の臓器・器官系にはさまざまな変化が惹起され，これを妊娠による母体の生理的変化という。なかでも糖代謝の変化は劇的なdiabetogenic（糖尿病を誘発するような）な変化である。正常妊娠におけるこの変化は，胎児の正常な発育と母体のエネルギー蓄積を目的とした合目的的な変化である。

1 妊娠は強力なインスリン抵抗性を発現する

妊娠中の糖代謝の劇的な変化は，妊娠そのものによるインスリン抵抗性の増大を特徴とする。妊娠そのものは生理的現象であるため，妊娠による生理的インスリン抵抗性とも称される。この妊娠による生理的インスリン抵抗性は，「生理的」というものの，妊娠後期の発現のレベルは，強力なインスリン抵抗性と関連する代表的な病態である肥満に匹敵する強大なものである（図1）[1]。

2 生理的インスリン抵抗性の発現と胎児発育

妊娠によるインスリン抵抗性の発現は，正常妊娠の維持，特に正常な胎児発育を保障するために必要な根幹的な変化である。このインスリン抵抗性の発現によって母体の耐糖能は，食後の高血糖−高インスリン血症を惹起する（facilitated anabolism，同化促進状態）。この食後の変化でのインスリンの分泌ピークは非妊時の3〜5倍に達するにもかかわらず，妊娠母体の血糖値は非妊時よりも高血糖を呈する。胎児発育は，その大部分を母体から胎児へ供給されるグルコースに依存しており，経胎盤的なグルコース移行はその大部分を母体−胎児間のグルコース濃度勾配に依存している。従って，インスリ

ン抵抗性による母体の食後の高血糖−高インスリン血症状態は，胎児へのグルコース供給にきわめて合目的的である。一方，母体空腹時にも胎児血糖値は母体よりも常に低値であり，母児間のグルコース勾配は胎児方向へ向かうが，インスリン抵抗性による母体のグルコース利用率の低下は母児間のグルコース移行を促進する役割を果たしている。なお，空腹時の母体のグルコース利用率の低下は，母体の脂肪分解を促進しケトン体産生が亢進する（accelerated starvation，飢餓亢進状態）。こうした妊娠による耐糖能の変化は，2型糖尿病の病態そのものであり，妊娠がdiabetogenicな変化といわれる所以である。

3 妊娠の進行に伴う生理的インスリン抵抗性の変化

母体の生理的インスリン抵抗性は妊娠中期以降に発現し，妊娠の進行に伴って増大する。インスリン抵抗性を測定するgold standardはグルコース・クランプ法であるが，その測定は煩雑であるため一般臨床ではインスリン抵抗性簡易指標としてhomeostasis-model assessment of insulin resistance（HOMA-IR）が用いられる。しかし，HOMA-IRの妊娠中の精度に関するエビデンスは乏しく，妊娠の進行に伴ってインスリン抵抗性が生理的にどのように変化するかについての詳細な報告はない。Skajaaら[2]は，妊娠前から妊娠全期間を通して良好な血糖管理が得られた536例の1型糖尿病をもつ妊婦を対象に，正常血糖値を維持するため必要としたインスリン投与量の妊娠の進行に伴う変化を報告している（図2）。1型糖尿病ではインスリン分泌が枯渇しているため，この正常血糖維持のためのインスリン需要量の変化がインスリン抵抗性の

図1　さまざまな病態におけるインスリン感受性
妊娠後期には肥満に匹敵するインスリン抵抗性が発現している。

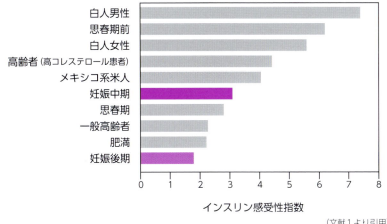

(文献1より引用)

図2　1型糖尿病をもつ妊婦の1日必要インスリン量の変化
妊娠全期間を通して血糖管理良好であった1型糖尿病をもつ妊婦536例の妊娠経過に伴う必要インスリン量の変化は，正常妊娠で発現する妊娠中のインスリン抵抗性の変化を表している。

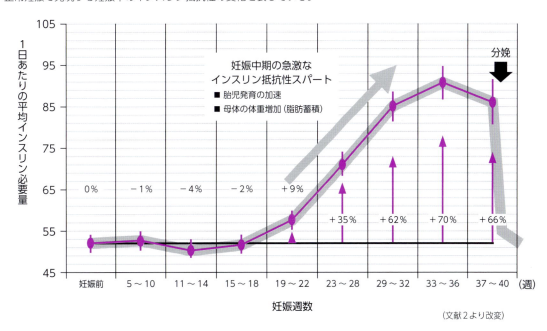

(文献2より改変)

変化を反映していると考えられている。同様の検討を行った他の報告[3,4]もきわめて類似したパターンを示しており，この変化が妊娠の進行に伴う生理的インスリン抵抗性の変化を表していると考えられる。妊娠前（非妊時）を基準としたその変化率をみると，妊娠初期は妊娠10週までは変化がなく，妊娠11～14週ではインスリン必要量は微減し，その後，妊娠20週前後に増加に転じると妊娠24週前後から急峻な増大が始まり，妊娠34～35週ごろをピークに平坦化する。最大増加率は70％にも達する変化である（図2）。この妊娠の進行に伴うインスリン需要量の変化を生理的インスリン抵抗性発現の変化として考えると，妊娠経過に伴って増大する2つの重要な要素である胎児発育と母体の脂肪蓄積の変化と一致していることがわかる（図2）。妊娠経過に伴う生理的なインスリン抵抗性の増大は，母

図3　1型糖尿病をもつ妊婦の分娩直後・産褥早期のインスリン必要量の変化

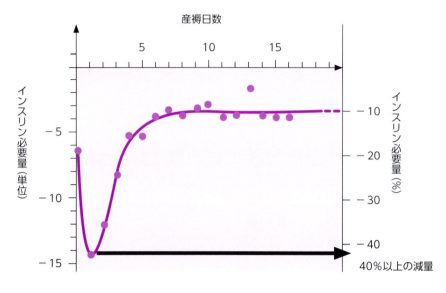

（文献3より改変）

体の高血糖－高インスリン血症を惹起することによって，正常な胎児発育のための母体から胎児へのエネルギー供給を保障するとともに，脂肪蓄積という母体に必要なエネルギー蓄積を司るという正常妊娠の重要な根幹的変化であることがわかる。

4 生理的インスリン抵抗性の発現にかかわる胎盤性ホルモンの役割

妊娠によるインスリン抵抗性の発現と増大には，胎盤で産生されるさまざまなホルモンや内分泌因子が関与していると考えられている。古典的には，胎盤で産生されるヒト胎盤性ラクトゲン (hPL) の抗インスリン作用という単一モデルで説明されていた。hPL分泌は妊娠経過に伴って30倍にも増加し，そのパターンは胎児発育と母体の脂肪蓄積増加パターンに一致している。しかし，hPLを妊娠中の生理的インスリン抵抗性の主要因とするエビデンスは乏しく，今日では妊娠中の胎盤からの分泌が増大するエストロゲン，プロゲステロン，プロラクチン，レプチンなどのさまざまなホルモンに加えて，TNF-αなどのアディポカインも加わったさまざまな内分泌因子の総合的な作用であると考えられているが，いまだにその詳細は不明である。一方，妊娠によって惹起されたインスリン抵抗性は胎盤の娩出と同時に急速に消失することから（図3）[3]，胎盤性内分泌因子が主要な要因であることに異論はない。

妊娠によるこの生理的インスリン抵抗性発現の細胞内シグナル伝達メカニズムの視点からは，インスリン受容体のリン酸化，インスリン受容体基質 (IRS)-1の発現低下，およびホスファチジルイノシトール (phosphatidylinositol)-3キナーゼp85αサブユニットの増加の関与が示唆されている[5]。

5 妊娠による糖代謝の変化が関与する病態

妊娠そのものがdiabetogenicな変化であるため，妊娠前にすでに糖尿病を発症している女性にとって，妊娠は明らかな増悪因子となる（糖尿病合併妊娠）［総論 妊娠と糖尿病：妊娠中の病態「妊娠が糖尿病に及ぼす影響」(p.29) 参照］。一方，妊娠前には正常な耐糖能あるいは軽度の耐糖能異常（境界型）であった女性が，妊娠によるインスリン抵抗性の増大を背景として糖代謝異常を発症するものを妊娠糖尿病 (GDM) という。肥満，人種，高年齢，糖尿病家族歴などのGDM発症に関連するリスク因子が知られている[6]。これらのリスク因子は2型糖尿病の発症リスクと共通しており，過剰なインスリン抵抗性の発現（肥満，ヒスパニックなどの人種）や，妊娠中の生理的インスリン抵抗性の増大に対する相対的なインスリン分泌能の低下（東アジア人，

図4 妊娠糖尿病（GDM）妊婦と耐糖能正常妊婦におけるインスリン感受性と抵抗性の関連性
いずれも妊娠中はインスリン抵抗性の方向にシフトする際にインスリン分泌能が上昇し（代償性反応），分娩後はインスリン感受性の回復に対応して分泌能は元（非妊時）に戻る。GDM妊婦では正常妊婦と比べて，その移動曲線が左方にシフトしている。disposition index（DI）という指標はこの概念を表すもので，DIが低いと移動曲線は左方に偏位する。

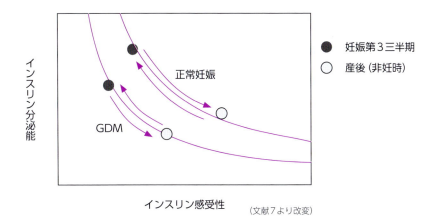

（文献7より改変）

家族歴，高年齢など）の背景因子である。

6 妊娠の進行に伴うインスリン抵抗性の変化と糖代謝異常

　妊娠中の糖代謝異常は，前述したように妊娠の進行という時間軸に伴うインスリン抵抗性の変化（図2）を考慮して考えることで，その病態の理解が深まる。正常妊娠では，妊娠初期から20週ごろまでの母体のインスリン抵抗性は，基本的には妊娠前（非妊時）と変わることがないため，妊娠によるインスリン抵抗性負荷がまだ発現していない。その発現は妊娠24週ごろに始まり，その後急激な増加をたどる。GDMのスクリーニングが妊娠24〜28週に設定されているのは，この時期が生理的インスリン抵抗性の増大に伴う高血糖－高インスリン血症という耐糖能の変化が始まるタイミングと一致するためである。このことは，妊娠24週以前ではこのタイミングをとらえることができないためGDMスクリーニングを行う意義に乏しい。一方，妊娠初期（妊娠13週まで）に行う妊娠前期検査にもユニバーサルな血糖値スクリーニングが標準化されているが，これは妊娠前に見逃されていた糖尿病の早期診断が主目的である。

　また，この妊娠の進行に伴うインスリン抵抗性の増大のパターンは，前述のように糖尿病合併妊娠で正常血糖値を維持するために必要なインスリン増量パターンそのものであり，どのタイミングでどの程度インスリンを増量していく必要があるかを類推することができる。このインスリン増量パターンはGDM（特に肥満GDM妊婦）でも同様である。

7 産褥期の耐糖能の変化

　分娩後は胎盤娩出直後から急峻なインスリン感受性の回復（抵抗性の低下）が認められる。前述したように，インスリン抵抗性惹起の主要因である胎盤性ホルモン・内分泌因子が急激に低下するためと考えられている。その低下は，1型糖尿病合併妊娠では分娩前のインスリン必要量の40%にも達する（図3）[3]。

8 妊娠と膵β細胞機能

　これまで生理的インスリン抵抗性の増大という視点から，妊娠と糖代謝について述べてきたが，妊娠中はそのインスリン抵抗性の増大という変化に対応すべく，膵β細胞のインスリン分泌能が代償性に増加する（高インスリン血症）。その増加率は非妊時の2〜2.5倍に達する。このように，生体内ではインスリン抵抗性の増大は代償性のインスリン分泌の増加とペアになっており，単にインスリン分泌能指標（HOMA-βやinsulinogenic indexなど）だけで膵β細胞機能の総体を推定することには限界がある。そこで，残存する膵β細胞機能を表す指標として，インスリン分泌能をインスリン抵抗性（感受性）で補正したdisposition index（DI）という指標が

用いられる。図4[7]はインスリン感受性（抵抗性）とインスリン分泌能の関連を表したものである。正常妊婦では，妊娠によるインスリン抵抗性の増大（インスリン感受性が低下）に対応して代償性のインスリン分泌の増加が起こるため，非妊時を起点にすると左上方向にシフトする。産後はインスリン抵抗性が元に戻るため，妊娠を起点にすると図の右下方向（元の非妊時）へ戻る。GDMも方向としては同様にシフトするが，正常妊娠に比べてもともとインスリン抵抗性が高く（インスリン感受性が低く），代償性のインスリン分泌能も低下しているため，移動曲線が正常妊娠より左方に偏位している。このインスリン抵抗性の増大と代償性のインスリン分泌能の関連から膵β細胞機能をとらえた概念がDIである。図4は典型的な概念としての正常妊娠とGDMの相対的な差異を示したもので，GDMのすべてがこの概念におさまるわけではない。妊娠と無関係な状態では，正常耐糖能，境界型耐糖能異常，2型糖尿病へと耐糖能異常が進行するとDIは低下し，移動曲線は順に図の左方へシフトする。従って，正常妊娠よりも図の左方にシフトしているGDMは，将来の2型糖尿病の発症リスクであることがわかる[7]。

9 妊娠初期のインスリン分泌能の増加

妊娠経過に伴うインスリン抵抗性の増大によって，代償的に母体のインスリン分泌は増大するのは事実であるが，最近，妊娠中のインスリン分泌の変化にもう一つ別の特徴が明らかとなった。それは妊娠初期にインスリン分泌が増大するということである。この妊娠初期（12～14週）のインスリン分泌の増大は，妊娠によってインスリン抵抗性が惹起される前の変化で，インスリン抵抗性に対する代償性の増大ではない。むしろインスリン抵抗性とは独立して，インスリン感受性の増大を伴いDIを著明に増加させる変化であると報告されている[6,8]。そのメカニズムにはレプチンなどのサイトカインの関与が推測されているが，臨床的には，糖尿病合併妊娠で観察される妊娠初期の低血糖の増加とインスリン需要の低下（図2）はこうした変化を反映した現象として理解しやすい。

10 妊娠による脂質代謝の変化

妊娠による脂質代謝の生理的変化も，正常な胎児発育と妊娠の維持に重要な役割を果たしている。妊娠母体では，非妊時に比べて総コレステロールおよびlow density lipoprotein（LDL）コレステロールは30～50％，トリグリセライド50～100％，high density lipoprotein（HDL）コレステロールは20～40％増加する[9]。トリグリセライドは，グルコースに次ぐ胎児発育のエネルギー源である。コレステロールは細胞膜の脂質ラフトの構成要素として胎児の細胞内シグナリングの根幹を担うとともに，妊娠経過に伴って増大する母体と胎盤のステロイド合成に必須である。

一方，妊娠中期以降のインスリン抵抗性の増大によって，母体は脂肪をエネルギーとして貯蓄し，胎児・胎盤の発育とともに体重増加の一因となる。この母体の貯蔵エネルギーは，妊娠後期には空腹時のエネルギー源として利用される（空腹時の飢餓亢進状態）ことは前述した。

（安日一郎）

──── 文　献 ────

1) Bergman RN: The Lilly Lecture 1989. Toward a physiological Understanding of glucose tolerance: minimal model approach. Diabetes 1989; 38: 1512-27.
2) Skajaa GØ, Fuglsang J, Kampmann U, et al.: Parity increases insulin requirements in pregnant women with type 1 diabetes. J Clin Endocrinol Metab 2018; 103: 2302-8.
3) Crombach G, Siebolds M, Mies R: Insulin use in pregnancy: clinical pharmacokinetic considerations. Clin Pharmacokinet 1993; 24: 89-100.
4) García-Patterson A, Gich I, Amini SB, Catalano PM, et al.: Insulin requirements throughout pregnancy in women with type 1 diabetes mellitus: three changes of direction. Diabetologia 2010; 53: 446-51.
5) Shao J, Yamashita H, Qiao L, et al.: Phosphatidylinositol 3-kinase redistribution is associated with skeletal muscle insulin resistance in gestational diabetes mellitus. Diabetes 2002; 51: 19-29.
6) Sweeting A, Hannah W, Backman H, et al.: Epidemiology and management of gestational diabetes. Lancet 2024; 404: 175-92.
7) Buchanan TA, Xiang AH: Gestational diabetes mellitus. J Clin Invest 2005; 115: 485-91.
8) Powe CE, Huston Presley LP, Locascio JJ, et al.: Augmented insulin secretory response in early pregnancy. Diabetologia 2019; 62: 1445-52.
9) Mulder JWCM, Kusters DM, Roeters van Lennep JE, et al.: Lipid metabolism during pregnancy: consequences for mother and child. Curr Opin Lipidol 2024; 35: 133-40.

総論 妊娠と糖尿病：妊娠中の病態

妊娠が糖尿病に及ぼす影響

妊娠は生理的にdiabetogenic（糖尿病誘発性）な変化であり，その変化は「激烈」と表現される変化である。この激烈な耐糖能変化に対応した糖尿病の内科的管理が十分でなければ，妊娠はケトアシドーシスの誘因となるとともに，さまざまな母体・胎児の有害事象のリスクが増大する。妊娠による糖代謝の変化を，妊娠期（初期，中期，後期），分娩期，産褥早期という妊娠経過の時間軸の視点で熟知し適切に対応することが，糖尿病に関連した有害事象の予防に効果的である。

妊娠のdiabetogenicな変化は，妊娠前に発症した糖尿病の明らかな増悪因子である。妊娠が糖尿病増悪の要因となる病態は，妊娠によるインスリン抵抗性の発現と妊娠経過に伴うその亢進である。この妊娠による耐糖能負荷のため，妊娠中に妊娠前と同様の治療をそのまま継続すると，糖尿病は明らかに増悪する。インスリンの発見以前，妊娠は糖尿病をもつ女性，特に1型糖尿病を有する女性にとって生命にかかわることであった。この糖尿病関連の母体死亡は，インスリン療法の導入と強化によって1980年代初頭に克服された[1]。一方，糖尿病合併妊娠の周産期死亡（胎児・新生児死亡）の克服にはその後10年を要したが，この間の血糖管理の向上（血糖自己測定法，HbA1c測定の導入，持続皮下インスリン注入療法の普及）とともに，周産期医療の進歩（胎児心拍数モニタリング，胎児肺成熟検査，胎児エコー，新生児サーファクタント療法）も周産期死亡の克服に貢献した。これらの母児の生命予後の改善に伴って，糖尿病合併妊娠における母体合併症および胎児・新生児合併症の予防が今日的課題となっている。妊娠が糖尿病に及ぼす個々の合併症の病態と管理については各論で論じることとし，ここでは妊娠による糖尿病母体への影響について総論的に解説する。

1 妊娠が糖尿病に及ぼす影響

妊娠による生理的変化は，その時間的経過を横軸として刻々とした変化である。糖尿病に及ぼす影響も妊娠経過によって変化する。この時間軸に応じた糖代謝の変化という概念で，妊娠が糖尿病に及ぼす影響を考えることが重要である。

2 血糖管理の厳格化

妊娠中の目標血糖値は非妊時とは異なり，より厳格な目標血糖値が設定される。妊娠外（非妊時）の目標血糖値が将来的な糖尿病合併症の予防を目的として設定されているのとはまったく異なり，妊娠中の目標血糖値は種々の周産期合併症を予防するという観点から設定される。この周産期合併症の予防という観点と妊娠中の生理的変化を反映して，妊娠中は早朝空腹時および食後血糖値の管理が重要となる。また，その設定値は非妊時よりも低く設定されるとともに，非妊時よりも厳格な範囲の血糖管理が求められる（空腹時：70〜95mg/dL，食後1時間：110〜140mg/dL，食後2時間：100〜120mg/dL）[2]。周産期合併症，特に巨大児の発症予防が主目的となるため，血糖日内変動パターンの意味づけも非妊時とは異なる。低血糖の定義も非妊時と異なり，妊娠中の空腹時の正常血糖値は非妊時よりも低下するという生理的背景から，非妊時よりも低い60mg/dLまでは正常範囲である。巨大児発症には食後よりも早朝空腹時血糖値の関与が大きいため[3]，早朝空腹時血糖値のより厳格な管理が求められる。一方，妊娠によるインスリン抵抗性の増大のため非妊時と比べて低血糖にはなりにくく，特に2型糖尿病合併妊娠では，低血糖の予測・予防を目的とした食前血糖値の測定はおおむね不要である。これに対して1型糖尿病合併妊娠では，妊娠中の厳格な血糖管理は低血糖発作の要因となる。

3 必要インスリン量の妊娠の 進行に伴う変化[4〜7]

妊娠の進行に伴うインスリン抵抗性の発現と増大に加えて，胎児合併症の予防のために求められる妊

29

娠中の厳格な血糖管理目標のため，妊娠中は必要インスリン量が増大する。妊娠の進行に伴う必要インスリン量の変化（p.25「図2 1型糖尿病をもつ妊婦の1日必要インスリン量の変化」参照）は，以下の経過で変化する。

妊娠初期（12〜14週）の減少

妊娠はインスリン抵抗性の亢進と関連が深いが，妊娠初期のインスリン需要の減少は一過性のインスリン感受性の増大を伴った変化と考えられている。

妊娠中期（16〜20週ごろ）以降の急激な増加

正常妊娠における生理的インスリン抵抗性の発現は24週ごろから始まるが，糖尿病合併妊娠（特に肥満糖尿病合併妊娠）ではそれより早く（18週ごろ）からその発現が始まる。妊娠34〜35週にピーク（非妊時の70％増）となる。

妊娠後期後半（36週以降）の平坦化

妊娠末期のインスリン需要はプラトーもしくはやや軽減する。

分娩直後の急峻な低下

胎盤娩出直後から数時間でインスリン需要は急激に低下する。1型糖尿病合併妊娠では，妊娠中に必要としたインスリン量の1/3〜1/2まで低下する。

産褥早期

分娩直後の急激なインスリン需要の低下の後，約1週間で妊娠前の10％減まで増加，その後は3〜6週をかけて徐々に非妊時レベルに復帰する。

4 妊娠合併症，妊娠に関連した処置が糖尿病に及ぼす影響

妊娠初期の影響：つわりと妊娠悪阻

つわりは妊娠初期の悪心・嘔吐を主徴としたマイナートラブルであるが，重症例では脱水が進行し治療の対象となる（妊娠悪阻）。妊娠悪阻は妊娠に関連した糖尿病性ケトアシドーシスの誘因の1つである。

流産，流産手術（人工妊娠中絶を含む）

血糖管理不良の糖尿病合併妊娠では流産リスクが高い。一方，歴史的には血糖管理不良に関連した先天性形態異常のリスクの上昇を危惧した人工妊娠中絶が少なくなかったが，血糖管理と胎児形態診断の向上で不要な人工妊娠中絶は減少している。しかし，依然として予期せぬ偶発的な「望まない妊娠」のための人工妊娠中絶は少なくない。特に思春期や未婚といった社会的リスクを背景として，産婦人科クリニックで適切な血糖管理が行われないまま中絶手術

を受けケトアシドーシスを発症する，というケースも散見される。「望まない妊娠」の予防と回避のための性教育および避妊指導は必須である。

切迫早産，早産

わが国の早産率は5〜6％で欧米と比べて少ないが，切迫早産として加療されている頻度はきわめて高いのがわが国の特徴である。切迫早産治療薬として日本で汎用されている塩酸リトドリン（β刺激薬）は血糖上昇作用があり，糖尿病合併妊娠では禁忌である。その不用意な使用は，妊娠悪阻とともに妊娠に関連した糖尿病性ケトアシドーシスの誘因の1つである。

分娩

分娩は，有効陣痛の発来から分娩（胎盤娩出）までの妊娠終結のイベントである。分娩所要時間は初産婦で10〜12時間，経産婦で4〜6時間とされるが，分娩時間には個体差が大きく，初産婦では24時間を超えることもまれではない。分娩の間は食事・水分摂取が十分ではなく，また不規則とならざるをえないため分娩前とはまったく異なる血糖管理が求められる。糖尿病合併妊娠ではその高い帝王切開率のため，いつでも緊急帝王切開に対応できるように，有効陣痛発来後は絶食管理を基本とする。そのため，グルコースを含む十分な輸液補給と頻回の血糖チェックが必要となる［管理の詳細は，各論Ⅳ 分娩時の管理（p.225〜）を参照］。一方，分娩は相当のエネルギー消費を伴う現象でもあるため，その必要インスリン量は分娩前のインスリン量の多寡とは異なる。通常は持続インスリン注入でその投与量を調整する。前述したように，インスリン必要量は分娩直後から激減するので，十分な減量が必要である。

産褥早期

産褥早期[8]は，授乳と育児への適応のための生理的変化の時期である。至適インスリン量の細やかな調整が求められる。産褥早期はインスリン感受性が急激に改善する時期であるため，妊娠中と同様のインスリン量を投与すると低血糖の原因となる。1型糖尿病では，1/2〜1/3を目処にインスリンを減量調整する。2型糖尿病では，妊娠前にインスリンを必要としなかった症例ではインスリンを中止する。妊娠前にインスリンを必要とした症例でも，多くの場合いったん中止が可能である。母乳には75kcal/dLのカロリーが含まれ，授乳は相応のカロリー消費行動である。特に1型糖尿病をもつ女性

では，授乳行動とインスリン投与のタイミングに留意する。

5 妊娠による増悪リスクを考慮すべき糖尿病合併症

　糖尿病性腎症と糖尿病網膜症は，妊娠負荷の影響が大きい糖尿病合併症である。詳細については，各論Ⅱ 糖尿病をもつ女性のプレコンセプションケア：PCCとしての合併症管理「糖尿病性腎症」(p.101)，「糖尿病網膜症」(p.105)，各論Ⅴ 妊娠中の糖尿病合併症の管理「糖尿病性腎症」(p.245) を参照されたい。

糖尿病網膜症

　糖尿病網膜症は，妊娠中の速やかな血糖の正常化によって増悪するリスクが知られている。妊娠前の眼底検査は必須であり，活動性の網膜症は妊娠前に安定化したうえでの妊娠が望まれる。また妊娠後に発症するリスクもあり，妊娠中は各三半期ごとの眼底検査を行う。

糖尿病性腎症，高血圧症

　妊娠による過大な腎機能負荷は糖尿病性腎症の増悪リスクとなり，妊娠高血圧症候群，特に最重症型である早発型重症妊娠高血圧腎症に関連する代表的な基礎疾患である。

6 プレコンセプションカウンセリングとプレコンセプションケア

　糖尿病合併妊娠の周産期予後の改善には，妊娠前の包括的なアプローチが肝要である[2]。糖尿病を有する女性には，妊娠による母体の経時的な生理的変化や産科合併症が糖尿病に及ぼす影響について，妊娠前に十分なカウンセリングを行う。周産期リスクの軽減のために，妊娠前の血糖管理はもとより，妊娠を前提とした糖尿病合併症の管理が重要である。

合併症の安定化と妊娠を前提とした投薬の適正化を図る。先天性形態異常の予防には，受精期の血糖管理とともに葉酸投与が有効である。妊娠に向けた適正体重管理は，周産期合併症の予防にきわめて重要である。一方で，目標血糖管理 (HbA1c＜6.5%) に達していない場合や妊娠を前提としない場合には，望まない妊娠の回避のための性教育と避妊指導は必須であり，これもプレコンセプションケアの一環である。そのためには，糖尿病内科主治医のみならず，産婦人科医，糖尿病療養指導士，助産師，管理栄養士などの職種のチームアプローチが効果的である[9]。

（安日一郎）

――――― 文 献 ―――――

1) Jovanovic L, Peterson CM: Management of the pregnant, insulin-dependent diabetic women. Diabetes Care 1980; 3: 63-8.
2) American Diabetes Association Professional Practice Committee: 15. Management of Diabetes in Pregnancy: Standards of Care in Diabetes-2024. Diabetes Care 2024; 47（Suppl 1）: S282-94.
3) 安日一郎:「妊娠糖尿病，インスリン抵抗性，胎児発育」（＝Pedersen仮説）を考える. 糖尿病と妊娠 2018; 18: 53-60.
4) Skajaa GØ, Fuglsang J, Kampmann U, et al.: Parity increases insulin requirements in pregnant women with type 1 diabetes. J Clin Endocrinol Metab 2018; 103: 2302-8.
5) Powe CE, Huston Presley LP, Locascio JJ, et al.: Augmented insulin secretory response in early pregnancy. Diabetologia 2019; 62: 1445-2.
6) Sweeting A, Hannah W, Backman H, et al.: Epidemiology and management of gestational diabetes. Lancet 2024; 404: 175-92.
7) Crombach G, Siebolds M, Mies R: Insulin use in pregnancy: clinical pharmacokinetic considerations. Clin Pharmacokinet 1993; 24: 89-100.
8) 安日一郎: クリニカルカンファレンス9 ハイリスク妊娠の分娩管理3: 耐糖能異常妊婦の分娩時期と分娩管理. 日産婦会誌 2009; 61: N391-6.
9) 安日一郎: 糖代謝異常合併妊娠の今日的課題: 周産期管理からプレコンセプション・ケアまで. 日本周産期・新生児会誌 2022; 58: 9-17.

総論 妊娠と糖尿病：妊娠中の病態

母体の高血糖が胎児へ及ぼす影響：巨大児

母体高血糖が原因となるさまざまな周産期有害事象のうち，糖尿病性巨大児は最も代表的な合併症である。巨大児発症の病態論は，新生児低血糖の発症メカニズム（高血糖−高インスリン血症）を提唱したPedersen仮説を出発点に，糖尿病性胎児病という概念に発展させた修正Pedersen仮説，さらに近年の世界的な肥満パンデミックを背景に脂質の関与を加えたメカニズムが提唱されている。糖尿病性巨大児は単に大きいだけでなく，胎児期の内分泌・代謝の撹乱を病態とした全身性の疾患である。

巨大児は糖尿病性胎児・新生児病の代表的な疾患であり，糖尿病・妊娠糖尿病（GDM）母体と胎児・新生児の病態の関連を理解するための病態モデルを提供している。本来，正常妊娠における胎児発育の保障と妊娠維持に必要な母体の生理的変化として発現するインスリン抵抗性は，母体糖尿病の顕著な増悪因子となり，母体の過剰な高血糖が巨大児発症の根本的要因である。巨大児発症に関する母体−胎盤−胎児系の全容はいまだ明らかでないが，インスリン抵抗性の過剰発現による母体の高血糖が胎児高血糖−高インスリン血症を惹起し，その病態が持続すると胎児の膵β細胞過形成によって，過剰なエネルギー（胎児の高血糖および高脂質状態）とインスリンの臓器発育作用が相まって巨大児を発症する。巨大児の膵β細胞過形成に伴う代謝異常（慢性的な高血糖−高インスリン血症）は，単に「大きい」だけでなく，胎児・新生児のさまざまな合併症の基本病態となっている。

1 巨大児の定義

巨大児（macrosomia）の明確な定義はないが，わが国では在胎週数を問わず4,000g以上を巨大児としている（欧米では4,500g以上が一般的）。一方，在胎週数を考慮した出生児の過剰発育は，heavy-for-date（HFD）あるいはlarge-for-gestational age（LGA）児と定義される。巨大児もHFDあるいはLGA児も児の過剰発育という点で同様の意味で用いられる。糖代謝異常合併妊娠は巨大児発症の代表的な原因疾患である。母体の高血糖以外にも，母体肥満（非妊時肥満，妊娠中の体重過増加），巨大児分娩歴，本人およびパートナーの遺伝背景（高身長など），多産婦，過期産，男児などが巨大児発症因子として知られている。特殊な疾患として，

Beckwith-Wiedermann症候群などの巨人症（gigantism）がある。糖代謝異常合併妊娠とそれ以外の要因による巨大児発症メカニズムは異なっているが，臨床的には糖代謝異常を含めた複合的な要因が関与していることが少なくない。

2 糖尿病性巨大児発症のメカニズム①Pedersen仮説（図1）

1950年代，Jørgen Pedersenによって糖尿病性新生児病としての低血糖症のメカニズムがはじめて提唱された（Pedersen仮説）[1]。Pedersenは次のように記述した。

> 「母体の高血糖は胎児の高血糖をもたらし，胎児の高インスリン血症を伴う膵過形成に至る。この過剰なグルコース供給下の胎児の高インスリン血症が，出生直後に母体からのグルコース供給が突然途絶えることによって，新生児の種々の病態の原因となる。」

Pedersenは，母体高血糖によってもたらされる胎児高血糖−高インスリン血症が糖尿病性新生児病の基本病態であることを明確に提示している。一方，巨大児の発症についても言及しており，母体の高血糖によって惹起された胎児高血糖−高インスリン血症を病態として，高血糖が過剰な発育のエネルギー源として，そしてインスリンがおそらく発育因子として作用することが巨大児発症の病態であることを推測している[2]。

3 糖尿病性巨大児発症のメカニズム②修正Pedersen仮説（図2）

Pedersen仮説が提唱されて以降，過剰発育児の

図1 Pedersen仮説

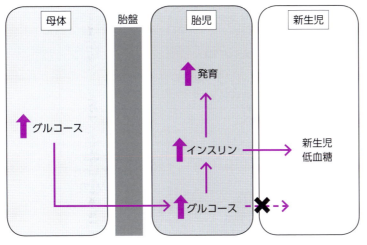

(文献1より作成)

図2 修正Pedersen仮説

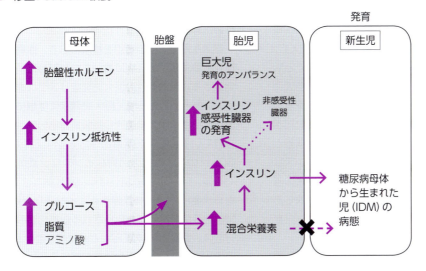

(文献5より作成)

臍帯血のインスリンやCペプチド濃度が上昇していることを示す多くの研究が報告され，最近では，児の出生体重と臍帯血Cペプチドが有意な正の相関があることを示したHAPO研究[3]など，Pedersen仮説を支持する数多くの臨床研究が報告されている。動物実験においても，胎仔への長期間のインスリン持続投与によって仔の出生体重が34％増加したというアカゲザルの実験[4]は有名である。Susaらによるこの実験では，胎仔が正常血糖値であってもインスリン注入によって胎仔体重が増加すること，その体重増加は脂質とは関連しなかったことが示され，インスリンが発育増進の基本要因であることを明らかにした。こうしたエビデンスの蓄積を背景に，胎児高血糖－高インスリン血症が，新生児低血糖のみならず巨大児発症のメカニズムの基本病態であることが裏付けられ，Norbert Freinkelによって修正Pedersen仮説へと発展した[5]。修正Pedersen仮説では，①妊娠母体の生理的インスリ

図3 修正Pedersen仮説と脂質の関与

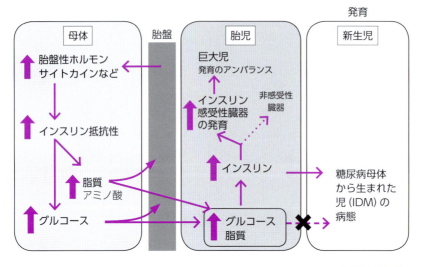

(文献6より作成)

ン抵抗性の発現には，胎盤で産生される種々のホルモンが関与していること，②インスリン抵抗性の過剰発現が母体の過剰な高血糖をもたらすこと，③母体の高血糖は単純拡散で経胎盤的に胎児に流入し，胎児の高血糖−高インスリン血症を惹起するとともに，脂質やアミノ酸を加えた栄養素も過剰に胎児に供給されること，④胎児のインスリンは発育促進因子となるため，胎児高インスリン血症は高血糖に加えて脂質やアミノ酸という過剰なエネルギー背景とともに胎児の過剰発育を誘発すること，⑤インスリンの発育増進作用には，胎児の各臓器に感受性の差異があり，そのインスリン感受性の差異を反映したアンバランスな過剰発育となる，というロジックを展開している。

修正Pedersen仮説のさらなる展開：脂質の関与（図3）

Pedersen仮説が提唱された1950年代，糖尿病をもつ女性の大部分は非肥満タイプの1型糖尿病であった。1990年代，先進国における肥満人口と2型糖尿病の増加の兆しを背景に，インスリン抵抗性の関与を加えた修正Pedersen仮説が展開された。その後20世紀末からの世界的な肥満のパンデミックに伴って，かつて1型糖尿病が主流であった欧米においても2型糖尿病罹患率がドラスティックに上昇し，肥満タイプの2型糖尿病合併妊娠が糖尿病合併妊娠の主流となっている。2型糖尿病の「前駆疾患」ともいえるGDM頻度の急激な上昇も同様である。この肥満を伴う2型糖尿病合併妊娠の増加は，糖尿病性胎児・新生児病の病態論に脂質の関与という新たな視点を展開させた[6]。

肥満と過度の体重増加を背景として，血糖管理が良好な糖尿病合併妊娠においてもしばしば巨大児が発症する。肥満女性の巨大児発症リスクは非肥満女性の2倍とされており，巨大児発症には単に血糖値のみならず，肥満に関連した脂質異常の関与が推測されている。肥満を背景とした2型糖尿病（およびGDM）の基本病態は過剰なインスリン抵抗性発現である。インスリン抵抗性は単に糖代謝だけでなく，脂質代謝にも変化を惹起する。インスリン抵抗性，特に肥満に関連してもたらされる脂質代謝の変化の特徴は，遊離脂肪酸（FFA）とトリグリセリド（TG）の増加である。巨大児の発症病態にこうした脂質異常がどのように関与しているかについては不明な点も多いが，FFAは胎盤通過性があり濃度依存的に胎児へ移行する。一方，TGは胎盤通過性はないが，胎盤のリポ蛋白質リパーゼ（LPL）によってFFAに変換されて胎児へ移行する。こうして胎児血中へ移行したFFAは胎児の脂肪細胞にTGとして貯蔵され胎児の脂肪蓄積を促進していると考えられている[6]。巨大児の発症病態に脂質が関与しているというもう1つの経路として，母体から胎児へ移行した過剰なグルコースが胎児のインスリン作用によって肝臓でのde novo lipogenesis（DNL）の経路を脂質に変換されて脂肪細胞を増大させるというメカニズ

図4 胎盤におけるヘキソキナーゼ活性と糖代謝および出生体重との関連

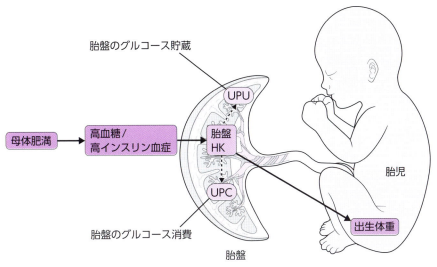

UPU：uteroplacental uptake, HK：hexokinase, UPC：uteroplacental consumption

(文献7を参考に作成)

ムが推測されている[6]。グルコースから脂質を産生するDNLが胎児で機能していることが観察されている。DNLが胎児の脂質の蓄積にどの程度関与しているのかは不明であるが，母体からの過剰なグルコース移行による胎児の高血糖−高インスリン血症がDNLの背景となっていることに異論はない。

4 巨大児発症における胎盤の役割

母体のTGが胎盤のLPLによってFFAに転換されて胎児へ移行することは先に述べたが，胎盤が巨大児発症にどのように関与しているのかについては，依然として不明な点が多い。母体の肥満と高血糖に関連した巨大児の発症に関して，最近，胎盤でのヘキソキナーゼ活性が巨大児発症に関与しているという新たな知見が報告[7]された（図4）。胎盤は胎児臓器の一部であり，胎児へのエネルギーと酸素の供給を担うとともに，胎盤では多くのホルモンや内分泌因子を産生している。胎児の正常な発育と妊娠を正常に維持するために，胎児発育とともに胎盤も妊娠経過とともに発育増大する。この胎盤の発育も母体からのグルコース供給に依存している。母体からのグルコースは，胎盤のヘキソキナーゼによってグリコーゲンとして胎盤組織に貯蔵される。この胎盤のヘキソキナーゼ活性は，母体の肥満度と正の相関があるとともに，胎盤のグルコース吸収および消費とも正の相関があり，肥満母体における胎児のグル

コース需要に対応して巨大児発症に関連している可能性が示唆されている。巨大児発症に関連した胎盤におけるこのメカニズムの背景は肥満と高脂血症であり，インスリン抵抗性の過剰発現が関与している。

5 巨大児発症のタイミング

糖尿病性巨大児は，妊娠中期以降に発現し，妊娠の進行に伴って亢進する母体の過剰なインスリン抵抗性による母体の高血糖と，その高血糖−高インスリン血症に関連した高脂血症を背景として発症する。巨大児の発症には，これらの母体の病態の増悪に関して，妊娠経過という時間軸の視点を加えることが，臨床的にきわめて重要である（p.25「図2 1型糖尿病をもつ妊婦の1日必要インスリン量の変化」参照）。

妊娠24週ごろからのインスリン抵抗性の急速な増大は，胎児発育の加速ドライブがかかる時期と一致している（このタイミングはGDM発症のタイミングとも一致する）。妊娠中の生理的インスリン抵抗性の発現は，妊娠中期以降の母体の高血糖−高インスリン血症を誘発することによって胎児へのエネルギー（主にグルコース）供給量の増加を加速させる。肥満母体では脂質供給量の増加もインスリン抵抗性の増大を背景としてこのタイミングで加速される。これは，胎児発育と母体のインスリン抵抗性が密接に関連していることを示している。従って，こ

の妊娠経過に伴うインスリン抵抗性の発現・亢進の加速が過剰に起こることで，胎児発育が過剰促進されると推測される。この過剰発育は母体高血糖に誘発された胎児高血糖−高インスリン血症を基本病態としていることは前述の通りである。胎児側でいったんこの過剰な高血糖−高インスリン血症ドライブが動き出すと，その抑制は困難であることが示唆されている。

　Langerら[8]は，妊娠35週以降に初めて診断されたか，あるいは妊娠35週までの血糖管理が不十分であったGDM症例（特に肥満GDM妊婦）では，その後に厳格な血糖管理を行っても巨大児予防が困難であることを報告している。一方，糖代謝異常合併妊娠では妊娠32週ごろまでに母体の良好な血糖管理が得られなければ，その後に血糖管理を強化しても巨大児発症を予防できないとする報告がある[9,10]。こうした報告は，糖代謝異常合併妊娠の巨大児発症の予防には適正なタイミング（therapeutic window）があることを示唆しており，前述した妊娠中のインスリン抵抗性の加速が急速であるタイミングと一致しており興味深い。

6 糖尿病性胎児・新生児病としての巨大児の病態

　母体からの慢性的な高血糖にさらされた胎児では膵β細胞の過形成が惹起される。正常胎児の膵β細胞は，妊娠初期にはグルコースに非反応性であり，その反応性が発現するのは妊娠中期以降と考えられている。一方，糖尿病合併妊娠では，正常妊娠よりもその発現が早く，妊娠16週ごろにグルコース刺激によるインスリン分泌が開始されると考えられている。

　胎児高血糖−高インスリン血症によって誘導される過剰発育には，臓器によって感受性が異なっている。躯幹や肝臓，肺，心臓などの内臓臓器，筋肉や皮下脂肪ではその感受性が高く過剰発育が誘導されるが，脳や骨格はほとんど反応しない[11]。このことは，糖代謝異常合併妊娠で発症する巨大児は，頭部の発育は正常児のそれと変わらないのに対し，頸部から下の肩甲および躯幹は過剰発育をきたし，その頭部と躯幹のアンバランスな発育が分娩時の重症合併症である肩甲難産の原因となる所以である。

　さて，糖尿病性巨大児は単に物理的に大きいというだけにとどまらず，その基本病態である胎児高血糖−高インスリン血症に関連したさまざまな変化を内包している。その過剰に亢進したエネルギー代謝は相対的な酸素不足のため胎児機能不全や新生児仮死，ときに胎児死亡の原因となる。胎児死亡には，糖尿病（あるいはGDM）母体から生まれた新生児（IDM）に特徴的な心筋症の関与も推測されている[12]。出生後は呼吸障害，重症低血糖，新生児黄疸などのIDMとしての種々の病態を呈し，適切な管理が行われなければ神経学的後遺症の原因となる。一方，母体は巨大児のために難産（分娩停止），産道損傷などの分娩外傷のリスクが高い。分娩停止のための緊急帝王切開や肩甲難産を回避するための選択的帝王切開は，次回妊娠時の反復帝王切開の増加を含めた帝王切開率上昇の最大要因となる。このように，巨大児は母体の血糖管理不良を反映した一形態であり，巨大児発症の予防は，単に肩甲難産や帝王切開を予防するにとどまらず，糖代謝異常合併妊娠に関連するさまざまな糖尿病性の胎児・新生児合併症を予防することにほかならない（図5）[13]。

（安日一郎）

文　献

1) Pedersen J, Bojsen-Møller B, Poulsen H: Blood sugar in newborn infants of diabetic mothers. Acta Endocrinol（Copenh）1954; 15: 33-52. doi: 10.1530/acta.0.0150033. PMID: 13137854.
2) Pedersen J: Weight and length at birth of infants of diabetic mothers. Acta Endocrinol（Copenh）1954; 16: 330-42. doi: 10.1530/acta.0.0160330. PMID: 13206643.
3) HAPO Study Cooperative Research Group: The Hyperglycemia and Adverse Pregnancy Outcome （HAPO）Study. Int J Gynaecol Obstet 2002; 78: 69-77.
4) Susa JB, Schwartz R: Effects of hyperinsulinemia in the primate fetus. Diabetes 1985; 34 Suppl 2: 36-41.
5) Freinkel N: Banting Lecture 1980. Of pregnancy and progeny. Diabetes 1980; 29: 1023-35.
6) Catalano PM, Hauguel-De Mouzon S: Is it time to revisit the Pedersen hypothesis in the face of the obesity epidemic？ Am J Obstet Gynecol 2011; 204: 479-87.
7) Sajjad MU, Henriksen T, Roland MCP, et al.: Maternal body mass index, birthweight, and placental glucose metabolism: evidence for a role of placental hexokinase. Am J Obstet Gynecol 2024; 230: 677. e1-677. e10.
8) Langer O, Yogev Y, Most O, et al.: Gestational diabetes: the consequences of not treating. Am J Obstet Gynecol 2005; 192: 989-97.
9) Lin CC, River J, River P, et al.: Good diabetic control early in pregnancy and favorable fetal outcome. Obstet Gynecol 1986; 67: 51-6.
10) Sameshima H, Kamitomo M, Kajiya S, et al.: Early gylycemic control reduses large-for-gestational-age infants in 250 Japanese gestational diabetes pregnancies. Am J Perinatol 2000; 17: 371-6.
11) Susa JB, Langer O: Diabetes and fetal growth. In: Diabetes Mellitus in Pregnancy 2nd ed. Reece EA, Coustan DR eds. Churchill Livingstone Inc, New York, 1995, pp79-92.

図5 糖尿病性巨大児と母児の周産期合併症

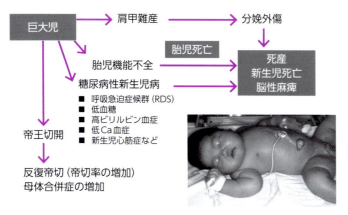

巨大児発症予防が周産期合併症予防の根幹

(文献13より転載)

12) Widness JA, Teramo KA, ClemonsGK, et al.: Direct relationship of antepartum glucose control and fetal erythropoietin in human Type 1 (insulin-dependent) diabetic pregnancy. Diabetologia 1990; 33: 378-83.

13) 安日一郎: 巨大児. 周産期医 2022; 51 (増刊号): 328-31.

総論　妊娠と糖尿病：妊娠中の病態

母体の高血糖が胎児へ及ぼす影響：先天性形態異常

受胎から器官形成期に母体が高血糖状態であると，胎児の先天性形態異常が引き起こされる頻度が高まることが多く報告されている。高血糖が催奇形作用を引き起こすメカニズムはまだ完全には解明されていないが，いくつかの機序が報告されている。糖尿病合併妊娠より頻度は低いが，妊娠糖尿病においても先天性形態異常がみられる。心臓の異常が多いが，さまざまな器官においての形態異常が報告されている。先天性形態異常発生を防ぐには，妊娠前からの血糖管理が重要である。

母体の高血糖は胎児・新生児にさまざまな影響を及ぼす。特に妊娠初期の血糖管理が不良であると先天性形態異常児出生の頻度が増加することは，これまでに多くの施設から報告されている。1型糖尿病（T1DM）合併妊娠のみでの報告，T1DMと2型糖尿病（T2DM）合併妊娠で分けて検討した報告，T1DMとT2DMを合わせて糖尿病合併妊婦（PGDM）および妊娠糖尿病（GDM）と非糖尿病妊娠とを比較した報告などがある。それらを基に，母体の高血糖により起こりうる先天性形態異常の発生の原因・機序，種類・器官系や頻度などの実態と，先天性形態異常をいかにして防ぐかについて解説する。

1 先天性形態異常発生の原因・機序

最も先天性形態異常が生じやすい妊娠期間は臨界期といわれ，ヒトにおいて，神経管は妊娠第3〜4週，心臓は妊娠第3〜8週，四肢は妊娠第4〜8週など，妊娠第3〜10週の間にほぼ主要器官が形成されている。この時期に催奇形因子が作用すると先天性形態異常が生じると考えられる。

血糖管理不良母体から生まれる児に先天性形態異常が多いことは明白であり，このことより，糖尿病母体で増加する物質（ブドウ糖，ケトン体，アミノ酸，これらの中間代謝物質やソマトメジン・インヒビターなどの血清因子）が催奇形因子と考えられている。実際に，embryo culture system（胎芽培養システム）によって，これらの物質の催奇形作用が確かめられており[1]，このなかで最も影響があると考えられているブドウ糖を培養液に添加してembryoを培養すると，濃度依存性に先天性形態異常の発生頻度が増加しており，さらにケトン体を同時に添加するとより先天性形態異常が起こりやすい[1]ことより，糖尿病母体に増加する種々の物質

が相互に作用して形態異常が引き起こされると推定されている。また，糖尿病と喫煙の有無と先天性形態異常の関連を検討した報告では，糖尿病（−）喫煙（＋）で相対リスク（RR）4.46（95% CI：1.04-19.09），糖尿病（＋）喫煙（−）でRR 4.01（95% CI：1.22-13.18），糖尿病（＋）喫煙（＋）でRR 12.91（95% CI：1.30-127.75）と，喫煙のみ，高血糖のみでも先天性形態異常のリスクが高く，さらに両者が重なるとそのリスクがより増大していた[2]。

すべての糖尿病合併妊娠における主な催奇形因子は母体の高血糖であるというデータが示されているにもかかわらず，高血糖が催奇形作用を引き起こすメカニズムはまだ完全には解明されていない。母体の高血糖は器官形成期（胚〜胎芽期）の高血糖を引き起こし，先天性形態異常の重症度は曝露の重症度とタイミング，遺伝的素因および代謝要因に依存すると考えられている。古くから研究が重ねられてきており，フリーラジカルの産生増大や捕捉システム低下，ミオイノシトールの低下，プロスタグランジンの合成低下，酸化ストレス，低酸素症，高ケトン血症，アラキドン酸の増加などの影響も関与していると報告されている[3,4]。

2 糖代謝異常合併妊娠のタイプと先天性形態異常

血糖管理不良な糖尿病母体から生まれた新生児（IDM）に先天性形態異常が多いことは，古くから報告されている[5,6]。近年の単施設での後ろ向き研究では，T1DM（n＝214）よりT2DM（n＝407）のほうが発生頻度が高かった（3.7% vs. 9.3%，p＝0.014）[7]。また，単施設での前向きコホート研究ではT1DM（n＝141）よりT2DM（n＝124）

のほうが発生頻度が高かった（3.5％ vs. 10.8％，p＝0.034）[8]。

Tinkerら[9]は，米国で収集されたデータに基づく全国的な先天性形態異常予防研究における，PGDMおよびGDMと特定の先天性形態異常との関連を評価し，PGDM（n＝71）では非糖尿病妊娠（n＝10,840）と比較して，さまざまなタイプの主要な先天性形態異常のリスクが有意に高かった［調整オッズ比（aOR）2.5-80.2］。また，GDM（n＝536）においても，PGDMよりは低いが非糖尿病妊娠よりリスクが高い先天性形態異常も一部認められた（aOR 1.3-2.1）。

Zhangら[10]は，PGDMまたはGDMから生まれた児における先天性形態異常を報告した研究のデータベース［59論文，症例総数（n＝80,437,056），PGDM（n＝2,407,862），GDM（n＝2,353,205）］のメタ解析を行い，その結果，PGDMから生まれた児では，すべての先天性形態異常［RR 1.99（95％CI：1.82-2.17）］および先天性心疾患（CHD）［RR 3.46（95％CI：2.77-4.32）］のリスクが高いことを示した。同研究において，T1DMから生まれた児において，すべての先天性形態異常［RR 2.03（95％CI：1.66-2.48）］およびCHD［RR 3.75（95％CI：1.86-7.57）］のリスクが高いことが示された。T2DMから生まれた児において，CHD［RR 3.15（95％CI：1.72-5.78）］のリスクが高かった。また，GDMをもつ女性の場合も，PGDMよりは低いが，すべての先天性形態異常［RR 1.18（95％CI：1.13-1.23）］およびCHD［RR 1.50（95％CI：1.38-1.64）］のリスクが非糖尿病妊娠より高かった。

3 母体の高血糖により起こりうる先天性形態異常の種類・器官

IDMにみられる先天性形態異常の種類・器官について，これまでに多くの報告がある。IDMにみられる先天性形態異常に特異的とされるのが尾部形成不全であるが[5]，疾患としては非常にまれである。心血管系が多いが，中枢神経系，消化器系，腎・尿路系，筋骨格系，四肢，その他（口唇口蓋裂，耳の異常など）にもみられ，種々の器官系で先天性形態異常が起こりうる。また，その頻度は施設・研究によりさまざまである。

前述したTinkerら[9]の研究において，PGDMから産まれた児は，50種類の先天性形態異常のうち

46種類において統計的に有意に増加していた（aOR：2.5-80.2）。最も大きな調整オッズ比は仙骨形成不全に対して観察され［aOR 80.2（95％CI：46.1-139.3）］，そのほか10倍以上のリスクが，全前脳胞症［aOR 13.1（95％CI：7.0-24.5）］，四肢の異常［aOR 10.1（95％CI：6.2-16.5）］，内臓心房錯位［aOR 12.3（95％CI：7.3-20.5）］，総動脈幹［aOR 14.9（95％CI：7.6-29.3）］，房室中隔欠損［aOR 10.5（95％CI：6.2-17.9）］，および単心室複合［aOR 14.7（95％CI：8.9-24.3）］において観察された。一方，GDMにおいても非常に弱いが先天性形態異常との関連がみられ（aOR 1.3-2.1），多くが心臓に関連するものであった。

また，Zhangら[10]の研究において，PGDMをもつ母親から生まれたCHDすべてにおいてRRが2を超え，総動脈幹（RR 12.16）が一番高リスクであった。GDMをもつ母親から生まれたCHDのなかでは，内臓心房錯位症（RR 5.70）が最も高リスクであった（表1）。CHD以外の先天性形態異常は種々の器官系でみられたが，全前脳胞症が最も高リスク（PGDMのRR 18.18，GDMのRR 1.87）であった（表2）。

4 先天性形態異常発生頻度と母体の血糖管理状態，HbA1c値

血糖管理指標であるHbA1cを用い，先天性形態異常の発生頻度との関連を検討した論文のレビューでは，先天性形態異常発生率は血糖管理良好例（＋4～7SD未満）では平均2.2％（0.7～4.4％）であるのに対し，不良例（＋8～12SD以上）では平均26.6％（16.1～100％）と高頻度であった[6]。T1DM（n＝709）と対照群（糖尿病のない女性，n＝729）における前向きケースコントロール研究で，主要な先天性形態異常はT1DMから産まれた児で多く（4.2％ vs. 1.2％），非DMを1.0とした先天性形態異常の相対リスクは妊娠初期（妊娠14週未満）のHbA1c＜5.6％でRR 1.6（95％CI：0.3-9.5）であるのに対し，HbA1c≧9.4ではRR 4.8（95％CI：1.6-13.9）であった。また，HbA1cが5.6～6.8％という比較的良好な場合でもRR 3.0（95％CI：1.2-7.5）と，先天性形態異常の相対リスクが高くなっていたことより，できるだけ正常に近づけることが目標であると考えられる[11]。

12の観察研究の系統的レビューで，血糖管理不良群で先天性形態異常リスクが増加し［統合オッズ

表1 母体の糖代謝異常と関連するあらゆるタイプの先天性心疾患の相対リスクと95％信頼区間

形態異常	発生例数	糖尿病合併妊娠	妊娠糖尿病
		相対リスク（95％CI）	相対リスク（95％CI）
内臓心房錯位	1,098	8.78（6.66-11.56）	5.70（1.09-29.92）*
円錐動脈幹異常	5,495	3.76（2.58-5.48）*	－
総動脈幹遺残	435	12.16（7.52-19.68）	1.77（0.80-3.92）
大血管転位	6,700	3.25（2.54-4.15）	1.29（0.99-1.67）
Fallot四徴症	5,360	3.46（2.27-5.28）*	1.41（1.20-1.66）
肺静脈還流異常	1,239	3.47（2.13-5.64）	1.42（0.79-2.56）
左心室流出路異常	6,672	3.46（2.59-4.62）	1.67（1.15-2.41）
大動脈縮窄症	6,606	3.35（2.25-4.99）*	1.50（1.23-1.83）
左心低形成症候群	2,319	2.23（1.07-4.64）*	1.23（0.54-2.82）*
右心室流出路欠損	6,163	3.41（2.65-4.38）	1.25（1.03-1.53）
肺動脈異常	17,215	2.81（2.48-3.18）	1.02（0.36-2.87）
肺動脈弁狭窄	7,273	2.51（1.51-4.17）*	1.30（0.96-1.76）
中隔欠損	12,368	3.23（2.20-4.74）*	－
房室中隔欠損	5,126	3.94（2.95-5.26）	1.02（0.83-1.24）
心室中隔欠損	64,844	3.10（2.32-4.16）**	1.31（1.24-1.38）
心房中隔欠損	91,683	3.12（2.42-4.02）**	1.45（1.40-1.50）
心室中隔欠損＋心房中隔欠損	1,089	6.36（4.38-9.24）	－
単心室	1,228	5.91（2.43-14.38）*	1.14（0.77-1.69）

*p＜0.05，**P＜0.001

（文献10より作成）

比3.44（95％CI：2.30-5.15）], HbA1cが1％減少するごとに先天性形態異常の相対リスクが0.39から0.59まで変動していた[12]。PGDMにおけるコホート研究の系統的レビューで受胎期のグリコヘモグロビン（GHb）濃度が正常値の範囲内の場合, 先天性形態異常の発生率は2％（95％CI：0.0-4.4）であったが, 正常値の＋2SD以上では3％（95％CI：0.4～6.1）, ＋8SD以上では10％（95％CI：2.3-17.8）であった。GHbが1SD増加するごとに, 先天性形態異常のリスクはOR 1.2（95％CI：1.1-1.4）ずつ増大していた[13]。全国の健康登録を使用した人口ベースのコホート研究で, T1DMと推定受胎の3カ月前後のHbA1cレベルに基づくCHDのリスクとの関連を調査した結果, T1DMの母親から生まれた新生児ではHbA1c＜6.5％で3.3％[調整リスク比（aRR）2.17（95％CI：1.37-3.42）], 6.5～7.7％で4.9％[aRR 3.17（95％CI：2.45-4.11）], 7.8～9.0％で4.4％[aRR 2.79（95％CI：1.90-4.12）], 9.1％以上で10.1％[aRR 6.23（95％CI：4.32-9.00）]でHbA1cの上昇により, リスク増大が認められた。

CHD以外の先天性形態異常では, HbA1c値上昇による統計的に有意なリスク増大は認められなかった[14]。

日本人における妊娠初期のHbA1c値別での先天性形態異常児の頻度を検討した研究では, HbA1c[National Glycohemoglobin Standardization Program（NGSP）値に換算]≦6.1：3.3％, 6.2～6.8％：5.3％, 6.9～7.3％：4.2％, 7.4～7.8％：9.5％, 7.9～8.3％：14.3％, ≧8.4％：24.1％であり, HbA1c値の上昇にしたがい先天性形態異常の頻度は高くなり, 特に7.4％以上で高頻度であったが, HbA1c 6.2～7.3％でもHbA1c≦6.1％より高頻度であった[15]。また, 後ろ向きコホート研究では, 主要な先天性形態異常およびすべての先天性形態異常の発生率は, それぞれ7.2％および12.7％で, HbA1c≧6.5％の場合, 先天性形態異常と有意に関連していた[aOR 3.5（95％CI：1.2-12.6, p＝0.018）][16]。

表2 母体の糖代謝異常と関連する心疾患以外の先天性形態異常の相対リスクと95％信頼区間

形態異常	発生例数	糖尿病合併妊娠	妊娠糖尿病
		相対リスク（95％CI）	相対リスク（95％CI）
神経系の異常	42,339	2.54（1.73-3.73）**	1.64（0.74-3.61）*
神経管閉鎖障害	8,791	2.74（1.46-5.14）**	1.06（0.55-2.06）
無脳症	3,859	2.72（2.16-3.44）	0.80（0.62-1.04）
脳瘤	1,108	5.53（3.24-9.45）	1.03（0.67-1.59）
二分脊椎	9,948	1.89（1.15-3.09）**	1.10（0.99-1.22）
水頭症	10,733	3.46（1.62-7.42）**	1.34（1.16-1.54）
全前脳胞症	301	18.18（4.03 - 82.06）	1.87（1.09-3.22）
目，耳，顔，頸部の異常	39,570	3.14（2.90-3.39）	1.15（1.09-1.22）
口唇口蓋裂	6,602	1.27（0.54-2.98）**	–
口蓋裂	11,259	1.75（1.04-2.94）**	1.21（0.95-1.56）
口唇裂（口蓋裂を伴う場合も含む）	32,641	1.89（1.22-2.92）**	1.26（1.19-1.34）
消化器系の異常	14,286	2.02（1.24-3.28）**	–
横隔膜ヘルニア	5,882	1.66（1.32-2.10）	1.21（1.08-1.37）
腹壁の異常	1,691	1.31（0.80-2.15）	–
臍帯ヘルニア	4,163	1.90（1.48-2.44）	1.21（1.05-1.40）
腸管ヘルニア	9,268	0.92（0.68-1.24）	0.71（0.58-0.85）
泌尿生殖器系の異常	128,657	1.73（1.35-2.21）**	1.82（0.90-3.66）**
腎無形成/形成不全	5,239	5.63（2.48-12.76）**	0.90（0.25-3.25）*
尿道下裂	44,963	1.57（1.22-2.02）**	1.29（1.16-1.44）
腎臓および尿路の異常	4,143	1.80（1.41-2.30）	1.28（0.99-1.66）
筋骨格系の異常	123,365	1.98（1.45-2.72）**	1.18（1.15-1.22）
四肢の異常	23,963	2.73（1.98-3.76）**	1.14（1.06-1.23）
多指症/合指症	20,328	0.95（0.57-1.57）*	0.84（0.42-1.66）
多発性先天性形態異常	2,448	3.06（2.36-3.96）	1.15（0.59-2.24）
主要な先天性形態異常	52,171	2.14（1.65-2.77）**	1.23（1.03-1.47）

*$p<0.05$, **$P<0.001$

（文献10より作成）

5 糖代謝異常合併妊娠から出生する 先天性形態異常児を減らすには

IDMの先天性形態異常は，受胎後7週（最終月経から計算した妊娠週数では第9週）までの血糖管理状態が影響し，妊娠に気づく第4〜8週以降から管理を始めても遅いといわれている[5]。種々の報告をまとめたレビューでは，妊娠前管理を行った群では平均2.5％（0〜4.9％）で，妊娠前管理が行われなかった群の平均7.8％（1.4〜12.0％）と比べ一般人口の先天性形態異常発生率とほぼ同じか，より低い値にまで減らすことができた[6]。1型および2型糖尿病に対する妊娠前管理（プレコンセプションケア）により，妊娠第1三半期のHbA1cを

平均1.27％低下させ，先天性形態異常を71％低下させたことがメタ解析においても明らかにされている[17]。

米国糖尿病学会（ADA）[18] や英国国立医療技術評価機構（NICE）[19] のガイドラインでも，妊娠前のHbA1cは6.5％未満にしておくことを勧めている。日本の研究においても，すべての先天性形態異常のリスクに関する妊娠初期のHbA1cのカットオフ値は6.5％であった[16]。

以上より，高血糖による先天性形態異常を防ぐには，妊娠前から可能な限り正常な血糖管理に近づけ，HbA1c 6.5％未満を目標とすることが推奨される。

また，糖尿病であることに気づかないまま妊娠する例も多い。その場合は，器官形成期に高血糖にさ

らされていたと思われる．「妊娠前に糖尿病を発見し妊娠前管理を行うことが先天性形態異常の発症を予防することにつながる」という情報提供を広く行い，妊娠可能年齢の女性（特に肥満，糖尿病の家族歴などのリスク因子をもつ者）が自主的に妊娠前に受診するようになれば，多くの先天性形態異常を未然に防ぐことができるのではないかと考える．

　血糖以外の要因もあるが，母体の高血糖により先天性形態異常児の発生率が増大することは明らかである．先天性形態異常の発生を少しでも減少させるためには，妊娠判明後から血糖管理を開始するだけでは不十分であり，糖代謝異常女性の妊娠前からの管理は大変重要である．また，妊娠前には糖尿病状態であったことに気づかず，器官形成期に高血糖状態だったと思われる「妊娠中の明らかな糖尿病」を妊娠前に発見し，介入することも重要である．

(和栗雅子)

=== 文　献 ===

1) Freinkel N, Cockroft D, LewisNJ, et al.: The 1986 McCollum award lecture. Fuel-mediated teratogenesis: the effects of increased concentrations of glucose, ketones, or somatomedin inhibitor during rat embryo culture. Am J Clin Nutr 1986; 44: 986-95.
2) Borsari L, Malagoli C, Werler MM, et al.: Joint Effect of Maternal Tobacco Smoking and Pregestational Diabetes on Preterm Births and Congenital Anomalies: A Population-Based Study in Northern Italy. J Diabetes Res 2018; 2018: 2782741.
3) 赤澤昭一: 胎児奇形発生の機序．「妊娠と糖尿病」診療スタンダード．藤田富雄・豊田長康 編．金芳堂，京都，2002, pp48-54.
4) Ornoy A, Becker M, Weinstein-Fudim L, et al.: Diabetes during Pregnancy: A Maternal Disease Complicating the Course of Pregnancy with Long-Term Deleterious Effects on the Offspring. A Clinical Review. Int J Mol Sci 2021; 22: 2965.
5) Mills JL, Baker L, Goldman AS: Malformations in infants of diabetic mothers occur before the seventh gestational week: Implications for treatment. Diabetes 1979; 28: 292-3.
6) Kitzmiller JL, Buchanan TA, Kjos S, et al.: Preconception care of diabetes, congenital malformations, and spontaneous abortions. Diabetes care 1996; 19: 514-41.
7) Fujikawa-Shingu K, Waguri M, Takahara M, et al.: Trends in maternal characteristics and perinatal outcomes among Japanese pregnant women with type 1 and type 2 diabetes from 1982 to 2020. J Diabetes Investig 2022; 13: 1761-70.
8) Ballesteros M, Guarque A, Ingles M, et al.: Prematurity and congenital malformations differ according to the type of pregestational diabetes. BMC Pregnancy Childbirth 2024; 24: 335.
9) Tinker SC, Gilboa SM, Moore CA, et al.: Specific birth defects in pregnancies of women with diabetes: National Birth Defects Prevention Study, 1997-2011. Am J Obstet Gynecol 2020; 222: 176.e1–176.e11.
10) Zhang TN, Huang XM, Zhao XY, et al.: Risks of specific congenital anomalies in offspring of women with diabetes: A systematic review and meta-analysis of population-based studies including over 80 million births. PLoS Med 2022; 19: e1003900.
11) Suhonen L, Hiilesmaa V, Teramo K: Glycaemic control during early pregnancy and fetal malformations in women with type I diabetes mellitus. Diabetologia 2000; 43: 79-82.
12) Inkster ME, Fahey TP, Donnan PT, et al.: Poor glycated haemoglobin control and adverse pregnancy outcomes in type 1 and type 2 diabetes mellitus: Systematic review of observational studies. BMC Pregnancy and Childbirth 2006; 6: 30.
13) Guerin A, Nisenbaum R, Ray JG: Use of Maternal GHb Concentration to Estimate the Risk of Congenital Anomalies in the Offspring of Women with Prepregnancy Diabetes. Diabetes Care 2007; 30: 1920-5.
14) Ludvigsson JF, Neovius M, Söderling J, et al.: Periconception glycaemic control in women with type 1 diabetes and risk of major birth defects: population based cohort study in Sweden. BMJ 2018; 362: k2638.
15) 末原節代，和栗雅子，若林可奈，ほか: 当センターにおける糖代謝異常妊婦の頻度と先天異常に関する検討．糖尿病と妊娠 2010; 10: 104-8.
16) Nakanishi K, Kanagawa T, Fujikawa K, et al.: Congenital malformation and hemoglobin A1c in the first trimester among Japanese women with pregestational diabetes. J Obstet Gynecol Res 2021; 47: 4164-70.
17) Wahabi HA, Fayed A, Esmaeil S, et al.: Systematic review and meta-analysis of the effectiveness of pre-pregnancy care for women with diabetes for improving maternal and perinatal outcomes. PLoS One 2020; 15: e0237571.
18) American Diabetes Association Professional Practice Committee: Management of Diabetes in Pregnancy: Standards of Care in Diabetes-2024. Diabetes Care 2024; 47 (Suppl. 1): S282-94.
19) National Institute for Health and Care Excellence (NICE): Diabetes in pregnancy: management from preconception to the postnatal period. NICE guiiideline 2020. https://www.nice.org.uk/guidance/ng3（2024年9月27日閲覧）．

総論　妊娠と糖尿病：妊娠中の病態

母体の高血糖と母体の産科合併症（産科的異常）

> 糖代謝異常合併妊娠では，流産，死産，妊娠高血圧症候群など産科的異常のリスクが高い。母体高血糖は胎児高血糖および高インスリン血症をきたし，細胞アポトーシス，慢性低酸素症，循環不全の要因となる。また，高血糖状態は母体における酸化ストレスや血管内皮障害を惹起し，妊娠高血圧症候群発症にも関与する。

母体の高血糖は糖尿病特有の合併症（腎症，網膜症）に加え，流産，死産，妊娠高血圧症候群（HDP）などの産科的異常の増悪因子である。糖代謝異常ではリスク低減のためにも診断後早期の血糖管理が推奨される。

1 流産

母体の高血糖は流産のリスク因子である。例えば，米国のNational Institute of Child Health and Human Development（NICHD）主導の多施設研究"Diabetes in Early Pregnancy"では，妊娠初期の血糖管理不良例では流産率が高いことが示された[2]。また，実験動物を用いた研究によると，器官形成期（〜妊娠12週ごろ）における母体高血糖は酸化ストレスおよび低酸素を惹起し，胎芽・胎児における細胞アポトーシスを経て先天性形態異常や心拍停止が生じる[2]。

2 死産

血糖管理不良の糖尿病では胎児死亡のリスクが高い。デンマークにおける1型糖尿病（T1DM）合併妊娠の死産（1990〜2000年：1,361妊娠中25例の死産）のうち12例は原因不明であり，大部分は血糖管理不良例であった[3]。母体高血糖下では胎児高血糖をきたし，高インスリン血症が生じる。高インスリン血症は酸化的代謝（oxidative metabolism）を亢進し，相対的な酸素欠乏をきたす（慢性低酸素症）。また，酸素欠乏はエリスロポエチン産生を促進するとともに血液濃縮をきたし，循環不全を助長する。結果的にこれらの病態が胎児死亡の要因と考えられる[2,4]。

3 妊娠高血圧症候群（HDP）

概念

HDPは妊娠時に高血圧を認める病態であり，高血圧合併妊娠（chronic hypertension），妊娠高血圧（GH），妊娠高血圧腎症（PE）および加重型妊娠高血圧腎症（SPE）に分類される[5]（表1）。一般にHDPの頻度は5〜10％とされ，PEはその過半数を占める。HDPの病因・病態に関してはtwo stage disorder theoryが主流である[6]（図1）。まず，遺伝要因，糖尿病・高血圧などの環境要因，および免疫要因を背景とし，胎盤への血流低下により胎盤形成不全が生じる（first stage：abnormal placentation）。続いて，胎盤における低酸素・酸化ストレスにより産生される血管新生因子や炎症性サイトカインにより全身性の血管内皮障害が惹起され，胎盤循環障害は胎児発育不全の，母体循環障害は高血圧や腎障害の原因となる（second stage：systemic syndrome）。

糖代謝異常と高血圧

一般に，高血糖が持続すると主にミトコンドリアにおける電子伝達系からの活性酸素が酸化ストレスを惹起する。また，肥満例では脂肪組織の酸化ストレスも増加する。これら酸化ストレスは血管内皮障害や臓器・組織障害を惹起し，特に血管内皮障害は高血圧の要因となる。従って，糖代謝異常自体が高血圧のリスク因子である。

妊娠期に着目すると，糖代謝異常例における酸化ストレスは胎盤形成不全に関与し，持続する高血糖や脂肪組織肥大に起因する慢性的酸化ストレスはHDP発症の要因となる。2016年に発表されたシステマティックレビューとメタ解析によると，PE/SPEのリスク因子としてPE既往［相対リスク8.4（95％信頼区間：7.1-9.9）］，高血圧［相対リスク5.1（95％信頼区間：4.0-6.5）］に次いで，糖尿病［相対リスク3.7（95％信頼区間：3.1-4.3）］および肥満（BMI＞30）［相対リスク2.8（95％信頼区間：2.6-3.1）］が抽出された[7]。

糖尿病（DM）

罹病期間や血糖管理状態など個々の病状は異なる

表1　妊娠高血圧症候群の病型分類

【妊娠高血圧腎症 (preeclampsia)】

(1) 妊娠20週以降に初めて高血圧を発症し，以下のいずれかを認め，分娩12週までに正常に復する場合
　1) 蛋白尿
　2) 基礎疾患のない肝機能障害
　　• 肝酵素上昇：ASTもしくはALT＞40IU/L
　　• 治療に反応せず，他の診断がつかない重度の持続する右季肋部痛もしくは心窩部痛
　3) 進行性の腎機能障害
　　• Cr＞1.0mg/dL（他の腎疾患は否定）
　4) 脳卒中，神経障害
　　• 間代性けいれん，子癇，視野障害，一次性頭痛を除く頭痛
　5) 血液凝固障害
　　• 血小板減少（＜15万/μL），DIC，溶血
(2) 妊娠20週以降に初めて高血圧を発症し，子宮胎盤機能不全（胎児発育不全，臍帯動脈血波形異常，死産）を伴う場合

【妊娠高血圧 (gestational hypertension)】

妊娠20週以降に初めて高血圧を発症し，分娩12週までに正常に復する場合で，かつ妊娠高血圧腎症の定義に当てはまらないもの

【加重型妊娠高血圧腎症 (superimposed preeclampsia)】

(1) 高血圧が妊娠前あるいは妊娠20週までに存在し，妊娠20週以降に下記を認める場合
　• 蛋白尿
　• 基礎疾患のない肝機能障害，脳卒中，神経障害，血液凝固障害のいずれかを伴う場合
　• 子宮胎盤機能不全（胎児発育不全，臍帯動脈血波形異常，死産）
(2) 高血圧と蛋白尿が妊娠前あるいは妊娠20週までに存在し，妊娠20週以降にいずれかまたは両症状が増悪する場合
(3) 蛋白尿のみを呈する腎疾患が妊娠前あるいは妊娠20週までに存在し，妊娠20週以降に高血圧が発症する場合

【高血圧合併妊娠 (chronic hypertension)】

高血圧が妊娠前あるいは妊娠20週までに存在し，加重型妊娠高血圧腎症を発症していない場合

補足：
胎児発育不全：推定胎児体重＝＜−1.5SD（染色体異常例，もしくは奇形症候群例を除く）
臍帯動脈血波形異常：臍帯動脈血管抵抗異常高値や拡張期血流の途絶もしくは逆流
死産：染色体異常例，もしくは奇形症候群例を除く

（文献5を参考に作成）

が，一般にT1DMおよび2型糖尿病（T2DM）合併妊婦は，正常耐糖能妊婦と比べPEの発症リスクが2〜4倍高い[8]。また，T2DMでは肥満合併例も少なくないが，BMIによる調整後もT2DMはPEのリスク因子である[9]。わが国の多施設共同研究においても，T1DMおよびT2DMにおけるPE＋GHの発症頻度はそれぞれ11.1％および13.3％であり，双方とも正常耐糖能妊婦と比べ高頻度であった[10]。

従来，臨床研究ではHbA1cや食後血糖値が血糖管理指標として用いられている。T1DM合併妊娠を対象としたランダム化比較試験のサブ解析ではHbA1cを指標とした検討が行われ，妊娠前〜妊娠全期間の血糖管理不良はPEのリスク因子であった[11]。また，HbA1cおよび食後血糖値を指標としたケースコントロール研究では，妊娠第1三半期〜

第2三半期の血糖管理がPE発症と関連していた[12]。近年では持続グルコースモニタリング（CGM）データを血糖管理指標とした検討結果も発表され，夜間高血糖を呈する血糖管理不良例ではPEのリスクが高いことが示された［調整オッズ比2.54（95％信頼区間：1.02-6.52）][13]。以上，諸家の検討結果に基づくと，血糖管理不良，言い換えると高血糖はPEのリスク因子である。

DM合併妊娠におけるHDPのリスク因子として，高血糖以外には非妊娠時高血圧，肥満および腎症や網膜症（細小血管症）が報告されている[8]。わが国の多施設共同研究においてもT1DMでは細小血管症が，T2DMでは肥満がHDPの有意なリスク因子であった[10]。特に，腎症は強いリスク因子であり，2021年に発表されたシステマティックレビューとメタ解析によると，腎症を認めない場合と比べ腎症

図1　妊娠高血圧症候群（HDP）の病態

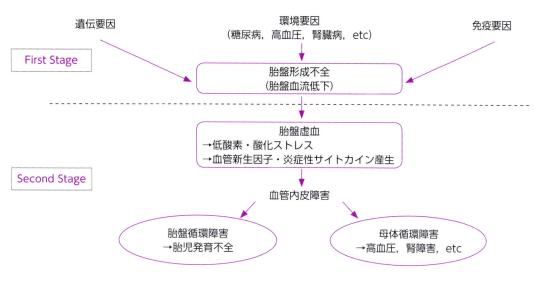

（文献6を参考に作成）

合併例のPE発症の調整オッズ比は10.76（95％信頼区間：6.43-17.99）であった[14]。

妊娠糖尿病（GDM）

DMに至らない糖代謝異常であるGDMについてもHDPとの関連が検討されてきた。例えば，Hyperglycemia and Pregnancy Outcome Study（HAPO）Studyでは，妊娠24～32週における70g経口ブドウ糖負荷試験（OGTT）の血糖値（空腹時，1時間，2時間値）上昇にともないPE発症リスクの有意な上昇を認めた[15]。また，妊娠予後に着目したHAPO Studyの二次解析においてもGDMはPE発症の独立した関連因子であった[16]。妊娠に伴いインスリン抵抗性の増大を認めるとともに，GDMでは肥満を合併することも多い。HDP発症への高血糖の関与を検討する際には，肥満およびインスリン抵抗性の影響も考慮する必要がある。PE発症に着目したHAPO Studyの二次解析では，(1)妊娠前BMI，空腹時C-peptideおよびOGTT血糖値の増加（上昇）はいずれもPE発症と有意に関連すること，(2)妊娠前BMIおよび空腹時C-peptideを含む交絡因子調整後もOGTT血糖値が高くなるに伴いPE発症リスクが有意に上昇することが判明した[17]。以上より，DMに至らない程度の高血糖もPEのリスク因子になりうるものと考えられる。

4 帝王切開分娩

従来，糖代謝異常合併妊娠では帝王切開分娩のリスクが高いとされる。例えば，DM合併例の帝王切開率に関して，わが国の多施設共同研究では26％，国外の検討では50～60％と報告されている[9,10,12～14]。また，HAPO Studyの二次解析において，GDMは帝王切開の独立した関連因子であった[16]。GDMにおいて母体血糖と帝王切開の関連を検討した報告は少ないが，HAPO Studyでは75gOGTTの血糖値上昇は初回帝王切開分娩のリスクと有意な関連を認めた[15]。なお，糖代謝異常合併妊娠における帝王切開の要因としては，HDP発症や母体肥満，large-for-gestational age（LGA）（出生体重≧90パーセンタイル）および巨大児（出生体重≧4,000g）による分娩停止が考えられる。特に，超音波検査にて巨大児疑いの場合には肩甲難産回避を目的として帝王切開術が選択されることもある。

（宮越　敬）

=== 文　献 ===

1) Mills JL, Simpson JL, Driscoll SG, et al.: Incidence of spontaneous abortion among normal women and insulin-dependent diabetic women whose pregnancies were identified within 21 days of conception. N Engl J Med 1988; 319: 1617-23.
2) Ornoy A, Reece EA, Pavlinkova G, et al.: Effect of maternal diabetes on the embryo, fetus, and children:

congenital anomalies, genetic and epigenetic changes and developmental outcomes. Birth Defects Res C Embryo Today 2015; 105: 53-72.

3) Lauenborg J, Mathiesen E, Ovesen P, et al.: Audit on stillbirths in women with pregestational type 1 diabetes. Diabetes Care 2003; 26: 1385-9.

4) Mathiesen ER, Ringholm L, Damm P: Stillbirth in diabetic pregnancies. Best Pract Res Clin Obstet Gynaecol 2011; 25: 105-1.

5) 日本妊娠高血圧学会 編: 総論1 2018年の定義改定による新定義・分類. 妊娠高血圧症候群の診療指針2021. 東京: メジカルビュー社, 2021: 6-21.

6) Rana S, Lemoine E, Granger JP, et al.: Preeclampsia: Pathophysiology, Challenges, and Perspectives. Circ Res 2019; 124: 1094-112.

7) Bartsch E, Medcalf KE, Park AL, et al.: Clinical risk factors for pre-eclampsia determined in early pregnancy: systematic review and meta-analysis of large cohort studies. BMJ 2016; 353: i1753.

8) Weissgerber TL, Mudd LM: Preeclampsia and diabetes. Curr Diab Rep 2015; 15: 579.

9) Knight KM, Pressman EK, Hackney DN, et al.: Perinatal outcomes in type 2 diabetic patients compared with non-diabetic patients matched by body mass index. J Matern Fetal Neonatal Med 2012; 25: 611-5.

10) Sato T, Sugiyama T, Kurakata M, et al.: Pregnancy outcomes in women with type 1 and type 2 diabetes mellitus in a retrospective multi-institutional study in Japan. Endocr J 2014; 61: 759-64.

11) Holmes VA, Young IS, Patterson CC, et al.: Optimal glycemic control, pre-eclampsia, and gestational hypertension in women with type 1 diabetes in the diabetes and pre-eclampsia intervention trial. Diabetes Care 2011; 34: 1683-8.

12) Mecacci F, Ottanelli S, Vannuccini S, et al.: What is the role of glycemic control in the development of preeclampsia among women with type 1 diabetes? Pregnancy Hypertens 2021; 25: 191-5.

13) Battarbee AN, Sauer SM, Sanusi A, et al.: Discrete glucose profiles identified using continuous glucose monitoring data and their association with adverse pregnancy outcomes. Am J Obstet Gynecol 2024; 231: 122. e121-122. e129.

14) Relph S, Patel T, Delaney L, et al.: Adverse pregnancy outcomes in women with diabetes-related microvascular disease and risks of disease progression in pregnancy: A systematic review and meta-analysis. PLoS Med 2021; 18: e1003856.

15) Metzger BE, Lowe LP, Dyer AR, et al.: Hyperglycemia and adverse pregnancy outcomes. N Engl J Med 2008; 358: 1991-2002.

16) Catalano PM, McIntyre HD, Cruickshank JK, et al.: The hyperglycemia and adverse pregnancy outcome study: associations of GDM and obesity with pregnancy outcomes. Diabetes Care 2012; 35: 780-6.

17) Yogev Y, Chen R, Hod M, et al.: Hyperglycemia and Adverse Pregnancy Outcome (HAPO) study: preeclampsia. Am J Obstet Gynecol 2010; 202: 255. e251-7.

総論　妊娠と糖尿病：妊娠中の病態

母体の高血糖が新生児へ及ぼす影響：糖尿病母体から生まれた新生児

糖尿病母体から出生した新生児は，胎児期の母体高血糖の影響を受け，多くの合併症リスクを有する。先天性心疾患などの先天性形態異常は妊娠初期の血糖管理不良が原因で生じる。出生後の低血糖症は胎児期の高インスリン血症が要因で起こりやすく，巨大児，呼吸窮迫症候群，低カルシウム血症，心筋肥大などがみられる。これらの合併症の予防には，妊娠中の血糖管理と適切な治療介入が不可欠である。

糖尿病母体から生まれた新生児をinfant of diabetic mother（IDM）という。妊娠中の糖代謝異常は，妊娠前から糖尿病と診断されている「糖尿病合併妊娠」，妊娠中に診断された「明らかな糖尿病」，妊娠中に初めて発見される「妊娠糖尿病」がある。ブドウ糖は胎盤を通過するが，インスリンは通過しない。出生後の新生児の合併症は，胎児期における母体血糖の異常な上昇に起因するので，上記いずれの妊娠中の糖代謝異常の母体から出生した新生児でも合併症は生じうる（図1）。本項では，これらの糖代謝異常母体から生まれた新生児における合併症の発症機序，診断，および治療について述べる[1]。

1 新生児に現れる合併症の発症機序，診断，治療

先天性形態異常

妊娠初期，特に妊娠3～8週は胎児の器官形成期であり，この時期に母体の血糖値が高いと胎児に先天性形態異常が発生するリスクが増加する。この関係は，HbA1c濃度と先天性形態異常の発生率の間に正の相関があることからも示されている[2]。日本で行われた調査では，HbA1cが6.3％以下の場合，先天性形態異常の発生率は0.9％であるのに対し，HbA1cが6.4％以上では5.4％，7.4％以上では17.4％にまで上昇することが報告されている[3]。これらの結果は，母体の血糖管理が悪いほど胎児の健康に与える悪影響が大きいことを示しており，受胎期から妊娠初期前半期における厳密な血糖管理の必要性を強調している。

糖尿病母体から出生した新生児に最も多くみられる先天性形態異常は，先天性心疾患（大血管転位や心室中隔欠損症など）である。中枢神経系や消化器系の異常，四肢の先天性形態異常がみられることもある。これらの異常の具体的な原因については未解明な点も多いものの，いくつかのメカニズムが関与していると考えられている[4]。例えば，①高血糖状態がミトコンドリア内でフリーラジカル（活性酸素）を過剰に産生し，それが細胞や組織を損傷することで異常が生じる。②プロスタグランジンI2の産生が抑制されることで血管が攣縮を起こし，組織の血管形成が妨げられる。③高血糖による細胞死（アポトーシス）の促進や胎芽の発育に必要なアラキドン酸やミオイノシトールの代謝異常も関与している可能性がある。

糖尿病母体児に特有の異常として，左側大腸低形成や尾部退行症候群が挙げられる。これらの異常は過去にはみられていたが，妊娠中の血糖管理技術が進歩したことで，その頻度は著しく減少している。このことは，妊娠中の適切な血糖管理が胎児の先天性形態異常を起こさないためにきわめて重要であることを示している。従って，糖尿病を有する妊婦に対する早期の診断と治療介入が，新生児の先天性形態異常リスクを大幅に軽減する鍵となる。

低血糖症

胎児期において，母体が高血糖状態である場合，胎盤を通して胎児に過剰なブドウ糖が供給される。この過剰な糖の供給のため，胎児は膵臓からインスリンを過剰に産生し，血糖値の上昇を抑える。しかし，出生後には母体からの糖供給が突然途絶えるため，胎児期に過剰に分泌されたインスリンの影響が持続し，新生児の血糖値が急激に低下して低血糖症を引き起こす。

低血糖症の症状は多岐にわたり，非特異的であるため，適切に血糖測定が行われないと見逃される可

図1　糖尿病母体から生まれた新生児における合併症と発症機序

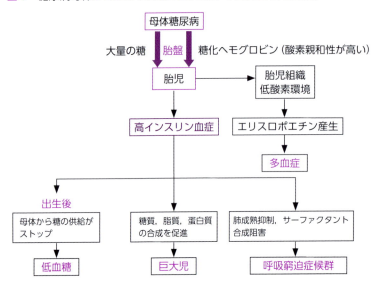

能性がある。新生児がなんとなく元気がなかったり，哺乳力が低下する，傾眠傾向や筋肉緊張の低下がその例である。そのほか，振戦，易刺激性，痙攣，チアノーゼ，無呼吸，低体温など多様な症状が現れることがある。これら症状は，糖尿病母体から出生した新生児に特異的ではないものの，低血糖症の際に発生する可能性が高いため注意が必要である。また，このような症状がみられない場合でも低血糖が進行している可能性があるため，出生後の新生児の血糖値を定期的にモニタリングすることが不可欠である。

　新生児低血糖症の診断には，血糖値が40 mg/dL以下や45 mg/dL以下を基準とする場合が多いが，神経学的障害が生じる血糖値の具体的な閾値はいまだ明らかになっていない。ブドウ糖以外の代替エネルギー源であるアミノ酸や脂肪酸が不足している新生児は，積極的に血糖値を上昇させる治療が必要である。新生児の肝臓に蓄えられているグリコーゲンは，生後約10時間以内にはほとんど消費される。このため，血糖値を維持するためには，カテコラミン，コルチゾール，甲状腺ホルモン，成長ホルモン，グルカゴンといった血糖上昇作用をもつホルモンの分泌が重要な役割を果たす。これらのホルモンが作用することで糖新生が開始され，血糖値が維持される。

　新生児の低血糖症は，適切な管理と治療が行われれば多くの場合短期間で改善する。しかし，低血糖が持続すると神経学的障害の原因となる可能性がある。低血糖は，出生後1～2時間ごろに生じやすいため，出生後から血糖値を測定し，血糖値の低下が確認された場合には迅速にブドウ糖の補充を行うことが推奨される。早期介入により，低血糖症による長期的な神経学的合併症を防ぐ可能性がある。

巨大児

　糖尿病母体から出生する新生児が巨大児となる背景には，胎盤を通して胎児に多量のブドウ糖が供給されるというメカニズムがある。母体の高血糖状態により，胎児は多くの糖を受け取り，それに応じて膵臓からインスリンを過剰に分泌する。胎児期のインスリンは，単に血糖値を下げる役割を果たすだけでなく，成長促進ホルモンとしての性質をもち，グリコーゲンの蓄積を促進するほか，脂肪や蛋白質の合成も活発化させる。その結果，胎児の体重が通常よりも大きくなる。

　巨大児の特徴として，頭囲がそれほど大きくならない一方で，肩や体幹のサイズが相対的に大きくなる傾向がある（p.37「図5 糖尿病性巨大児と母児の周産期合併症」参照）。このため，分娩時に肩甲難産の発生リスクが高まる。胎児側では鎖骨骨折や腕神経叢損傷などの分娩外傷が起こりやすく，母体側では産道の裂傷や出血が増加するリスクがある。そのため，帝王切開を検討する必要がある。これにより，分娩外傷やその他の合併症リスクを低減することが可能となる。妊娠中の厳密な血糖管理と適切

な分娩計画が，巨大児に伴うリスクを最小限に抑える重要な手段となる。

Small-for-gestational age児

糖尿病母体から出生する新生児が胎児発育不全すなわち，出生後のsmall-for-gestational age（SGA）児を引き起こす主な原因は，母体の血糖管理が不十分である場合に生じる胎盤機能不全に起因する。

まず，糖尿病母体では，持続的な高血糖や糖尿病性血管障害が胎盤の血流を損なうことが知られている。この結果，胎児への酸素や栄養素の供給が減少し，成長が阻害される可能性がある。特に，糖尿病の合併症として知られる微小血管障害が胎盤の血管床に悪影響を及ぼし，胎児の発育に必要な栄養や酸素の供給が十分に行われないことが指摘されている。この血流障害が胎児発育不全の主要な原因の1つである。また，糖尿病母体では胎盤が異常に大きくなる過形成がみられることがある。しかし，過形成の結果として胎盤内の血流が不均一になり，胎児に必要な栄養が効果的に供給されない場合がある。さらに，持続的な高血糖は胎盤および胎児細胞に酸化ストレスを増加させる要因となる。酸化ストレスは細胞の損傷を引き起こし，細胞のプログラムされた死（アポトーシス）を誘発する。このような細胞死の増加は，胎児の成長に直接的な影響を与えると考えられる。糖尿病治療におけるインスリン療法が不適切に調整された場合も問題となる。例えば，母体の血糖が低すぎる状態が続くと，胎児への栄養供給が不足し，その結果として胎児の発育が抑制される可能性がある。最後に，糖尿病母体には高血圧症や腎機能障害といった併存疾患が多くみられることも重要な要因である。これらの合併症は胎盤機能にさらなる悪影響を与え，胎児発育不全のリスクをさらに高める。

呼吸窮迫症候群

呼吸窮迫症候群（RDS）は，主に肺の未熟性によって発生する呼吸障害であり，特に糖尿病母体から出生した新生児において発症リスクが高いことが知られている。この疾患の背景には，インスリンの肺発達への影響が関与している。

糖尿病母体では，胎児が高インスリン血症となることが多く，このインスリンが肺胞2型上皮細胞に作用することで，サーファクタントの生産や合成が阻害される。さらに，高血糖状態が長期間持続すると胎児の肺胞2型上皮細胞そのものの数が減少することが報告されている[5]。これによりRDSの発症

リスクが増加する。通常，正期産児は肺の成熟が進むためRDSのリスクは低下するが，Opatiら[6]の研究によれば，糖尿病母体から出生した新生児は，非糖尿病母体から出生した新生児と比較してRDSの発症頻度が高いことが示されている。RDSを発症した場合は，適切な呼吸管理が必要である。症状の重症度に応じて，酸素療法や人工呼吸器管理，人工肺サーファクタントなどの気管内投与が必要となる。

低カルシウム血症

低カルシウム血症は，新生児期において特に糖尿病母体から出生した新生児で発生することが多い代謝異常の1つである。胎児期には，胎盤を介して母体から能動的にカルシウムが胎児に供給されているため，胎児の血清カルシウム値は高値に保たれている。この状況下では，副甲状腺ホルモンの分泌が抑制されており，胎児は母体からのカルシウム供給に依存してカルシウム代謝を維持している。出生後になると，胎盤を通じたカルシウム供給が途絶えるため，新生児の血清カルシウム値は急激に低下する。通常，この低下を感知して副甲状腺ホルモンの分泌が開始され，カルシウム代謝の調整が行われる。しかし，糖尿病母体から出生した新生児では，副甲状腺の機能が未熟であることが多く，この調整が適切に行われないため，低カルシウム血症が長引きやすい。

さらに，低カルシウム血症の発生には他の複数の要因も関与している。低血糖がグルカゴンの分泌を促進することで，カルシトニンの分泌が活性化される。このカルシトニンは血中カルシウム濃度を低下させる作用をもつため，低カルシウム血症が助長される。また，低血糖によって反応的に増加したコルチゾールは，腸管でのビタミンDの働きを拮抗し，カルシウムの吸収を抑制する。このため，カルシウムの補充が追いつかない状態が続く可能性がある。さらに，組織の異化作用によって生じる高リン血症も，血中カルシウム値の低下に寄与しうる。

低カルシウム血症の症状は多様で，無呼吸やチアノーゼのような呼吸症状から，哺乳力低下，嘔吐，腹部膨満といった消化器症状まで多岐にわたる。さらに，易刺激性，痙攣，筋肉の硬直を伴うテタニーといった神経症状や，徐脈，低血圧，うっ血性心不全といった循環器症状がみられることもある。これらの症状は非特異的であるため，低カルシウム血症を疑った場合には血清カルシウム値を測定し，診断

を確定することが重要である。

低カルシウム血症の治療では，血清カルシウム値が7mg/dL未満の場合，カルシウム製剤を用いた補充療法が考慮される。補充療法には経口または静脈内投与が使用され，症状の重症度や新生児の全身状態に応じて投与方法を選択する。

低マグネシウム血症

低マグネシウム血症は，糖尿病母体から出生した新生児において観察される電解質異常の1つである。この状態は，主に母体の糖尿病に伴う腎機能障害が関与している。糖尿病母体では，腎臓の尿細管機能に異常が生じることが多く，この結果，尿中へのマグネシウムの排泄が通常よりも増加する。これにより，母体の体内に保持されるマグネシウムの総量が減少する。母体のマグネシウム蓄積量が減少すると，胎盤を介して胎児に供給されるマグネシウム量も不足するため，胎児の体内マグネシウムレベルが低下する。この影響は胎児期から出生後にも及び，新生児は低マグネシウム血症を呈することがある。糖尿病母体では胎盤機能が部分的に損われることがあり，これがマグネシウムの移送効率をさらに低下させる要因となる可能性がある。低マグネシウム血症の診断は血清マグネシウム濃度の測定によって行われる。

心筋肥大

心筋肥大は，糖尿病母体から出生した新生児でみられる特徴的な心臓の病態の1つである。この病態の発生は，主に胎児期の高インスリン血症と，それに伴う代謝および循環動態の変化に関連している。インスリンは胎児期に成長促進ホルモンとして働き，その作用により心筋細胞内にグリコーゲンが過剰に蓄積される。このグリコーゲンの蓄積が，心筋の肥大を引き起こす主要な要因とされる。さらに，糖尿病性変化による胎盤血管床の異常も心筋肥大の発生に寄与する。糖尿病母体では，胎盤の血管に微小血管障害が生じることがあり，これが胎児の心臓に後負荷をかける要因となる。後負荷が増大すると心臓はその負荷に適応するために肥厚し，結果として心筋肥大が発生する。

出生後，新生児における心筋肥大は心臓超音波検査で確認する。具体的には，左室後壁や右室前壁の厚さが5mm以上，心室中隔の厚さが6mm以上であれば心筋肥大と診断される。また，心室中隔／左室後壁の厚さの比が1.3以上の場合には，非対称肥大（ASH）と診断される。ASHは，心室中隔の一部が過剰に肥厚し，左室流出路の狭窄を引き起こすことがある。ASHの症例では，強心薬が左室流出路の狭窄を悪化させる可能性があるため，小児心臓専門医の評価と管理が不可欠である。

心筋肥大の多くは一過性であり，生後6カ月までには自然に改善することが期待される。しかし，重症例では左室流出路狭窄やうっ血性心不全を呈することがある。水分制限や酸素投与，βブロッカーの投与が必要になることがある。

多血症

多血症は，糖尿病母体から出生した新生児においてよくみられる状態であり，その発生には母体の高血糖状態が深く関与している。この状態の背景には，胎児への酸素供給と需要の不均衡が存在する。糖尿病母体では，母体の高血糖により糖化ヘモグロビンの割合が増加する。糖化ヘモグロビンは酸素親和性が高いため，胎盤を介した酸素の放出効率が低下し，胎児に供給される酸素量が減少する。この結果，胎盤内での酸素供給量が制限され，胎児は相対的な低酸素血症に陥る。さらに，胎児が高インスリン血症の状態にある場合，代謝活動が活発化する。この代謝の亢進に伴い，胎児の酸素需要量が増加する。一方で，酸素供給量は制限されているため供給不足となる。このような酸素供給と需要のアンバランスは，胎児における慢性的な低酸素血症を引き起こす。胎児が低酸素血症に陥ると，酸素運搬能を高めるための生理的適応反応が起こる。この適応の一環として，胎児では腎臓でエリスロポエチンの産生が増加し，エリスロポエチンの作用により胎児の赤血球量が増加する。これが多血症の原因となる。そのため，顔色はトマトのように赤みを呈することから「トマト様顔貌」とよばれる。

多血症は，血液の粘性を高めるため，新生児の循環系に負担をかける可能性がある。この状態が進行すると，血流が滞りやすくなり，末梢組織や臓器への酸素供給がさらに制限されることがある。結果として，低血糖や呼吸障害などの合併症が発生するリスクが高まる。低血糖は赤血球増加による代謝需要の高まりと関連し，呼吸障害は血液粘性の増加による肺循環の負荷と関係する。

多血症と診断された場合，新生児の経過を注意深く観察することが重要となる。血液粘性の上昇が顕著で症状が現れている場合には，部分交換輸血が治療として実施される。これは，赤血球量を減少させると同時に，血液粘性を低下させる効果がある。

高ビリルビン血症

　高ビリルビン血症は，新生児期に一般的にみられる生理的黄疸であるが，糖尿病母体から出生した新生児では，その頻度や重症度が高まる。通常，新生児は生後4〜5日をピークに生理的黄疸を示す。これは，胎児期に必要だった赤血球が出生後には過剰となり，それが急速に破壊されることで間接ビリルビンが生成されるためである。糖尿病母体児では，これらの通常の生理的プロセスに加えて，肝臓の未熟性と多血症の影響が加わり，高ビリルビン血症が起こりやすくなる。

　糖尿病母体児で高ビリルビン血症が疑われる場合，ビリルビン脳症とよばれる神経学的な後遺症を引き起こす可能性があるため，迅速な診断と治療が不可欠である。血中ビリルビン濃度を測定することで，適切な治療のタイミングを判断する。治療としては，光療法が最も一般的に選択される。一方で，重症例や光療法が効果を示さない場合には，交換輸血が行われることもある。

（森岡一朗）

文　献

1) 長野伸彦: 糖尿病母体から出生した新生児. 小児内分泌疾患の治療. 日本小児内分泌学会編. 東京: 診断と治療社, 2022: 251-3.

2) Guerin A, Nisenbaum R, Ray JG: Use of maternal GHb concentrations to estimate the risk of congenital anomalies in the offspring of women with pregnancy diabetes. Diabetes Care 2007; 30: 1920-5.

3) 和栗雅子: 妊娠糖尿病と先天奇形.「妊娠と糖尿病」診療スタンダード. 藤田富雄, 豊田長康編. 京都: 金芳堂, 2002: 253-9.

4) Eriksson UJ, Borg LA, Cederberg J, et al: Pathogenesis of diabetes-induced congenital malformations. Ups J Med Sci 2000; 105: 53-84.

5) Weindling AM: Offspring of diabetic pregnancy: Short-term outcomes. Semin Fatal neonatal 2009; 14: 111-8.

6) Opati P, Zheng R, Wang I, et al: Comparison of neonatal outcomes in macrosomic infants of diabetic and non-diabetic mothers. J Neonatal Perinatal Med 2015; 8: 9-13.

各論Ⅰ　妊娠中の糖代謝異常：妊娠中の病態

妊娠中の糖代謝異常の分類と診断基準

> 妊婦の糖代謝異常には，糖尿病（DM）合併妊娠，妊娠中の明らかな糖尿病（ODIP），および妊娠糖尿病（GDM）がある。特に，GDMは妊娠中にはじめて発見または発症した糖尿病に至っていない糖代謝異常であり，ODIPやDMと区別される。DM，ODIPや妊娠後半期GDMの積極的管理の意義は広く認識されている。妊娠前半期GDMの診断・管理については統一見解が得られていないが，国内外においてその知見は徐々に集まっている。

妊娠中に取り扱う糖代謝異常としては，糖尿病（DM），妊娠中の明らかな糖尿病（ODIP），妊娠糖尿病（GDM）に分類される[1,2]。なお，まれではあるが妊娠中に劇症1型糖尿病（fulminant T1DM）を発症することもある。

1 糖尿病（DM）

妊娠前のDM診断例である。DMの診断には慢性的な高血糖の持続を証明することが必要である[3]（図1）。

診断のフロー

(1) 血糖値およびHbA1cが各々以下の場合を糖尿病型とする。

> 血糖値（静脈血漿）：空腹時≧126mg/dL or 75g経口ブドウ糖負荷試験（OGTT）2時間値≧200mg/dL or 随時≧200mg/dL
> HbA1c：6.5%以上

(2) 臨床の場で診断に至る代表的な流れを以下にまとめた。

1) 別の日に行った検査で糖尿病型を2回以上認める

＊留意点
・同一採血で血糖値とHbA1cがともに糖尿病型を示す場合には1回の検査でDMと診断。
・HbA1cのみの反復検査は不可（1回は必ず血糖値で確認する）。

2) 糖尿病型（血糖値に限る）を1回確認＋慢性的高血糖所見の存在
・慢性的高血糖所見：口渇，多飲，多尿，体重減少の症状や確実な糖尿病性網膜症。

3) 過去にDMと診断された記録がある場合
・現時点の血糖値が糖尿病型の基準値以下でも，過去に前記1）もしくは2）の条件が満たされた資料（検査結果）があり，DMであったと判定される場合にはDMとして対応する。

(3)「糖尿病疑い」の診断となった場合には，3〜6カ月以内に原則として血糖値・HbA1cの双方を用いた再検査を実施する。

分類

非妊娠例においてDMはその成因により「1型」，「2型」，および「その他の特定の機序，疾患によるもの」に分類される[3]（表1）。また，1型，2型の特徴を表2に示す[3]。

2 妊娠糖尿病（GDM）

GDMは妊娠中にはじめて発見または発症した糖尿病に至っていない耐糖能異常である。GDMの診断検査は75g経口ブドウ糖負荷試験（OGTT）であり，表3に2015年8月に発表された診断基準を示す[1,2]。

定義・診断基準作成の変遷

定義・診断基準の課題

わが国では日本産科婦人科学会栄養代謝問題委員会や同周産期委員会にて"GDM"の定義・診断基準が検討され，1985年に"GDM"は「妊娠中に糖忍容力の低下を認めるが，分娩後に正常化するもの」と定義された。しかしながら，この定義では妊娠中に診断を確定できないことが問題であった。また，周産期合併症の発症リスクは分娩後に糖代謝が正常化するかどうかではなく，妊娠中の血糖値に依存することも指摘された。一方，International Workshop-Conference on Gestational Diabetes Mellitus（GDM国際会議）は"carbohydrate intolerance of variable severity with onset or first recognition during pregnancy"をGDMの定義とした。そこで，1995年，わが国においても"GDM"の定義は「妊

図1 血糖値・HbA1cに基づく糖尿病診断のフローチャート

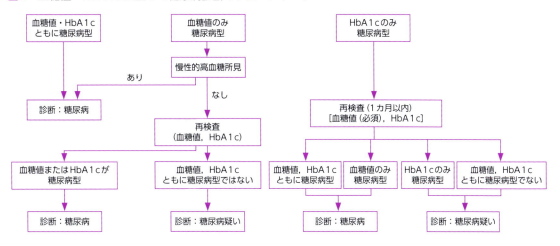

(文献3を参考に作成)

表1 糖尿病・糖代謝異常の成因分類

I．1型
膵β細胞の破壊（通常は絶対的インスリン欠乏に至る） A 自己免疫性 B 特発性
II．2型
インスリン分泌低下を主体とする場合と，インスリン抵抗性が主体でそれにインスリンの相対的不足を伴う場合など
III．その他の特定の機序・疾患によるもの
A 遺伝要因として遺伝子異常が同定されたもの (1) 若年発症成人型糖尿病（maturity-onset diabetes of the young; MODY），新生児糖尿病（neonatal diabetes mellitus; NDM） (2) WFS1遺伝子異常に伴う糖尿病 (3) ミトコンドリアDNA異常に伴う糖尿病 (4) 遺伝的インスリン抵抗性に伴う糖尿病 B 他の疾患・条件に伴うもの (1) 膵外分泌疾患（例：膵炎，腫瘍など） (2) 内分泌疾患（例：Cushing症候群，甲状腺機能亢進症など） (3) 肝疾患（例：慢性肝炎，肝硬変など） (4) 薬剤や化学物質によるもの（例：グルココルチコイド，インターフェロンなど） (5) 感染症（例：サイトメガロウイルスなど） (6) 免疫機序によるまれな病態（例：インスリン受容体抗体など） (7) その他の遺伝的症候群で糖尿病を伴うことが多いもの（例：Down症候群，Prader-Willi症候群など）
IV．妊娠糖尿病
注：上記のいずれにも分類できないものは分類不能とする

(文献3を参考に作成)

娠中に発生したか，もしくは初めて認識されたさまざまな程度の耐糖能低下」に改定され，長年にわたり用いられてきた。しかし，この定義も"GDM"という用語が示唆する「妊娠を契機とした耐糖能の悪化」と同義ではなく，「妊娠中に検出された未診断の糖尿病」と「妊娠時に初めて出現する一過性の耐糖能低下」双方の臨床像を含むものであった。

1984年に作成されたわが国独自の診断基準は，明らかなDMを除く健常妊婦の75gOGTTの平均＋2標準偏差値をカットオフとしたものであった。

表2　1型および2型糖尿病の特徴

	1型	2型
発症機構	主に自己免疫に基づく膵β細胞破壊，HLAなどの遺伝因子になんらかの誘因・環境因子が加わり発症する。甲状腺疾患など他の自己免疫疾患の合併が少なくない	インスリン分泌低下やインスリン抵抗性をきたす複数の遺伝因子に過食（特に高脂肪食）や運動不足などの環境因子が加わりインスリン作用不足が生じて発症する
家系内発症	2型糖尿病より少ない	しばしば認められる
発症年齢	小児〜思春期に多いが，中高年にも認められる	中高年に多いが，若年発症も増加傾向にある
肥満との関連	なし	あり
自己抗体	GAD抗体，IAA, ICAなどと関連	陰性

HLA：human leukocyte antigen，GAD：glutamic acid decarboxylase，IAA：insulin autoantibody，
ICA：islet cell antibody

（文献3を参考に作成）

表3　妊娠糖尿病および妊娠中の明らかな糖尿病の診断基準

【妊娠糖尿病】

75gOGTTにおいて，次の基準の1点以上を満たす場合に妊娠糖尿病と診断する。
- 空腹時≧92mg/dL（5.1mmol/L）
- 1時間≧180mg/dL（10.0mmol/L）
- 2時間≧153mg/dL（8.5mmol/L）

【妊娠中の明らかな糖尿病】

以下のいずれかを満たした場合に妊娠中の明らかな糖尿病と診断する
1：空腹時血糖値≧126mg/dL（7.0mmol/L）
2：HbA1c≧6.5%
＊随時血糖値≧200mg/dL，あるいは75gOGTTにおける2時間値≧200mg/dLの場合には，妊娠中の明らかな糖尿病の存在を念頭に置き上記1または2の基準を満たすかどうか確認する
注：妊娠中の明らかな糖尿病には，妊娠前に見逃されていた糖尿病，妊娠中の糖代謝の変化に影響を受けた糖代謝異常，および妊娠中に発症した1型糖尿病が含まれる。出産後に改めて非妊娠時の「糖尿病診断基準」を用いて糖代謝異常の有無を再評価する必要がある

（文献2を参考に作成）

当時の検討ではこの診断基準を満たす症例ではlarge-for-gestational age（LGA）（出生体重≧90パーセンタイル）や新生児合併症（低血糖，高ビリルビン血症）の発症が高頻度であった。また，GDM国際会議の基準は健常妊婦の75gOGTTの平均＋2標準偏差値を基に作成され，新生児合併症と将来的なDM発症リスクとの関連を認めた。一方，世界保健機関（WHO）は75gOGTT施行例の95パーセンタイル値を用いて基準を設定したが，いわゆるDMの診断基準をGDMにも適用しており，新生児合併症や将来的な糖代謝異常発症リスクとの関連は未検討であった。さらに，米国糖尿病学会（ADA）では100gOGTTを用いた独自の診断基準を採用していた。このように学術団体により異なる診断基準が用いられていたため，GDMの定義・診断基準の国際統一が望まれた。

国際的統一基準の提唱

DMに至らない軽度の高血糖が児に及ぼす影響を検討するため，欧米・アジア・オセアニア（計9カ国，15施設）において「母体高血糖と周産期予後」に関する前方視的研究[Hyperglycemia and Pregnancy Outcome Study (HAPO) Study]が施行された[4]。2010年3月には，HAPO Studyのデータを用いInternational Association of Diabetes and Pregnancy Study Groups（IADPSG）のConsensus Panelから新たな「妊娠時の高血糖の診断基準」が提唱された[5]。具体的には，妊娠時の高血糖は「GDM」と「ODIP」に区別され，それぞれの診断基準が提示された。2010年7月，日本産科婦人科学会，日本糖尿病・妊娠学会はこのIADPSG診断基準を採用し，以後，日本糖尿病学会を含む3学会の検討を経て2015年8月に現在の診断基準となった（表3）。

海外学術団体の動向

2013年にはWHOおよびオーストラリアのAustralasian Diabetes in Pregnancy Society (ADIPS)，2015年にはInternational Federation of Gynecology and Obstetrics (FIGO)，その後，シンガポールのCollege of Obstetricians and Gynaecologists, Singapore (COGS) およびカナダのSociety of Obstetricians and Gynecologists of Canada (SOGC) がIADPSG提唱の75gOGTT基準を用いたGDM診断を採用した[6]。一方ADAは，50gグルコースチャレンジテスト (GCT) によるスクリーニングを行うtwo-step approachでは100gOGTT基準 [100g経口ブドウ糖負荷試験にて，空腹時 (負荷前) ≧95mg/dL，1時間値≧180mg/dL，2時間値≧155mg/dL，3時間値≧140mg/dLのうち，少なくとも2点以上を満たす場合に診断] を，GCTを行わないone-step approachではIADPSGの75gOGTT基準を使用するものとし，医療者がone-step approachもしくはtwo-step approachを選択可能としている[7]。また，英国国立医療技術評価機構 (NICE) は診断検査を75gOGTTとしているが，IADPSG基準とは異なり，(1) 空腹時≧100mg/dL，(2) 2時間値≧140mg/dLの1つ以上を満たす場合をGDMとしている[8]。従って，少しずつ広がりをみせているものの主要学術団体すべてがIADPSG基準を採用しているわけではない。

妊娠前半期におけるGDM診断について

HAPO studyにおける研究対象は妊娠24〜32週の妊婦であったため，IADPSGが提唱する75gOGTTの診断基準の使用は妊娠24週以降が適切である。そこで，2010年3月の時点でIADPSGは暫定的に「空腹時血糖≧92mg/dL」を妊娠前半期のGDM診断基準とした。しかしながら，本診断基準提唱後，妊娠前半期の診断基準の適否について議論となり，2016年，IADPSGのcouncil memberは妊娠前半期GDMの診断基準「空腹時血糖≧92mg/dL」に妥当性がないとのコメントを発表した[9]。

現在，わが国に加え，WHO，ADIPS，FIGOは妊娠全期間を通じてIADPSGの75gOGTT基準を用いたGDM診断を採用しているが，いまだエビデンスに基づく妊娠前半期GDMの診断基準は示されていない[6]。従来，GDMの病態・発症機序は「妊娠後半期におけるインスリン抵抗性増大に対する代償性のインスリン分泌不全」と考えられ，妊娠前半期におけるGDM発症という概念に否定的な意見も少なくない。例えば，ADAでは妊娠前半期の糖代謝異常スクリーニングは見逃されたDMの検出を第一とし，非妊娠時の基準による診断を推奨している[7]。また，米国予防医療作業部会 (USPSTF) は，無症状妊婦に対する妊娠24週以前のGDMスクリーニングの利益と不利益を評価するには現時点の根拠 (エビデンス) は不十分であるとしている[10]。従って，妊娠前半期に限ると，見逃されていたDMの早期発見・治療の意義は広く認識されているものの，GDMという疾患概念・診断などについて国内外学術団体で統一見解は得られていないのが現状である[6]。

3 妊娠中の明らかな糖尿病(ODIP)

臨床上，未診断のDM合併例では妊娠初期からの高血糖による流産や先天性形態異常のリスクが高い。従って，周産期アウトカムの観点からも「妊娠中に検出された未診断のDM」は「妊娠時に初めて出現する一過性の耐糖能低下」と異なる。そこで，IADPSG Consensus Panelは従来の混乱を解消すべく，ODIPの診断基準を発表した。日本産科婦人科学会，日本糖尿病・妊娠学会，日本糖尿病学会も同基準を採用している[1,2] (表3)。なお，あくまでも妊娠中の診断であるため，出産後に改めて非妊娠時におけるDM診断基準を用いた糖代謝異常の再評価が必要である。

海外学術団体の動向

主要学術団体の診断基準を以下に示す。

WHOおよびFIGO

以下の3項目のうち1つ以上を満たす場合に診断する

・空腹時血糖≧126mg/dL
・75gOGTT 2時間値≧200mg/dL
・糖尿病症状かつ随時血糖≧200mg/dL

ADA

以下の4項目のうち1つ以上を満たす場合に診断する

・空腹時血糖≧126mg/dL
・75gOGTT 2時間値≧200mg/dL
・糖尿病症状かつ随時血糖≧200mg/dL
・HbA1c≧6.5%

以上，IADPSGと若干異なるものの類似した基準となっている。

表4　劇症1型糖尿病の診断基準

次の1〜3のすべてを満たす場合に劇症1型糖尿病と診断する。

1. 口渇・多飲・多尿など，高血糖症状の出現後，約1週間以内にケトーシスあるいはケトアシドーシスに陥る（初診時にケトーシスを認める）
2. 初診時の随時血糖値が288mg/dL（16.0mmol/L）以上であり，かつHbA1c値<8.7％である
3. 発症時の尿中Cペプチド<10μg/日，または空腹時血中Cペプチド<0.3ng/mL，かつグルカゴン負荷後（または食後2時間）血中Cペプチド<0.5ng/mLである

（文献3を参考に作成）

4 劇症1型糖尿病 (fulminant T1DM)

　劇症1型糖尿病は糖尿病性ケトアシドーシスを突然発症し，無治療では母体の糖尿病性昏睡や胎児死亡など重篤な転帰となる病態であり，その診断基準を表4に示す[3]。特徴的臨床像は，（1）感冒症状後1週間以内に発症，（2）著明な高血糖（300mg/dL以上）に比べHbA1cは正常もしくは軽度上昇（8.7％以下），（3）アミラーゼなどの膵外分泌酵素の上昇などである。非常にまれな病態であるが，早期診断・治療が必要である。感冒症状に続いて数日以内に高血糖症状（口渇，多飲，多尿）や消化器症状（悪心，嘔吐，腹痛）もしくは意識障害を認める場合にはまず本疾患を疑うことが早期診断につながる。

　妊娠中に1型糖尿病を発症することはまれであるが，その約3/4は劇症型である（妊娠関連発症劇症1型糖尿病）。また，妊娠関連発症劇症1型糖尿病は，生殖可能年齢女性における劇症1型糖尿病の約1/4を占めるとされる。妊娠関連劇症1型糖尿病ではアシドーシスが強く，治療開始が遅れた重症化では胎児死亡例が多い［詳細は各論Ⅰ　妊娠中の糖代謝異常：妊娠中の病態「妊娠関連発症1型糖尿病」(p.75)を参照］。

（宮越　敬）

――――― 文　献 ―――――

1) 日本糖尿病学会：妊婦の糖代謝異常．糖尿病診療ガイドライン2024．日本糖尿病学会編．南江堂，東京，2024，p355-93.
2) 平松祐司，羽田勝計，安田一郎，ほか：日本糖尿病・妊娠学会と日本糖尿病学会との合同委員会　妊娠中の糖代謝異常と診断基準の統一化について．糖尿病 2015; 58: 801-3.
3) 日本糖尿病学会：糖尿病診断の指針．糖尿病診療ガイドライン2024．日本糖尿病学会編．南江堂，東京，2024，p355-93.
4) Metzger BE, Lowe LP, Dyer AR, et al: Hyperglycemia and adverse pregnancy outcomes. N Engl J Med 2008; 358: 1991-2002.
5) Metzger BE, Gabbe SG, Persson B, et al: International association of diabetes and pregnancy study groups recommendations on the diagnosis and classification of hyperglycemia in pregnancy. Diabetes Care 2010; 33: 676-82.
6) Sweeting A, Wong J, Murphy HR, et al.: A Clinical Update on Gestational Diabetes Mellitus. Endocr Rev 2022; 43: 763-93.
7) American Diabetes Association: Diagnosis and Classification of Diabetes: Standards of Care in Diabetes-2024. Diabetes Care 2024; 47: S20-42.
8) National Collaborating Centre for Women's and Children's Health: National Institute for Health and Care Excellence: Clinical Guidelines. Diabetes in Pregnancy: Management of Diabetes and Its Complications from Preconception to the Postnatal Period. National Institute for Health and Care Excellence (UK), London, 2015.
9) McIntyre HD, Sacks DA, Barbour LA, et al.: Issues With the Diagnosis and Classification of Hyperglycemia in Early Pregnancy. Diabetes Care 2016; 39: 53-4.
10) Davidson KW, Barry MJ, Mangione CM, et al.: Screening for Gestational Diabetes: US Preventive Services Task Force Recommendation Statement. Jama 2021; 326: 531-8.

各論Ⅰ　妊娠中の糖代謝異常：妊娠中の病態

糖尿病合併妊娠

妊婦における糖尿病の合併率は，1型糖尿病，2型糖尿病ともに増加している。妊娠4〜7週末の「絶対過敏期」における高血糖は児の先天性形態異常の原因となる。妊娠による生理的インスリン抵抗性により糖尿病をもつ患者では妊娠中に血糖管理が悪化しやすく，巨大児や新生児低血糖などのリスクを高める。また，妊娠により糖尿病網膜症や腎症の悪化を招くおそれもあるため，妊娠前から各専門家からなる総合的チーム医療によって管理することが重要である。

妊婦における糖尿病の有病率は増加している。Chiveseら[1]は17カ国から報告された42報の論文のメタ解析から，全妊婦における糖尿病合併妊娠（pregestational diabetes mellitus）の頻度は0.6%，1型糖尿病合併妊娠は0.3%，2型糖尿病合併妊娠は0.2%であり，年齢とともにその頻度が増加（20〜29歳：0.5%，30〜39歳：1.0%，40〜49歳：1.8%）すること，ならびに1999〜2010年と比べ2011〜2020年では2倍に増加していることを報告している。わが国からは，糖尿病合併妊娠の頻度は0.95%，1型糖尿病合併妊娠は0.24%，2型糖尿病合併妊娠は0.71%であったとの報告がある[2]（図1）。

糖尿病合併妊娠と妊娠糖尿病の明らかな相違点は，妊娠糖尿病では巨大児や新生児低血糖，早産が問題となるのに対し，糖尿病合併妊娠では先天性形態異常，流産，周産期死亡や母体の糖尿病性合併症の発症・悪化，糖尿病性ケトアシドーシスの発症などが問題となることである（表1）。また，糖尿病合併妊婦では妊娠前から高血圧や脂質異常症などを有していることが多く，それらの妊娠中の管理についても妊娠糖尿病の場合と異なっている。本項では，糖尿病合併妊娠の妊娠中の病態を中心に概説する。

1 糖尿病における代謝異常

糖尿病は，膵β細胞から分泌されるインスリンの作用不足に基づく慢性の高血糖状態を主徴とする代謝疾患群であるが，糖質だけでなく脂質や蛋白質を含むほとんどすべての代謝系に異常をきたす。また，代謝異常が長く続けば糖尿病特有の合併症が出現し，網膜症や腎症，神経障害を代表とする多くの臓器に機能異常をきたす。インスリンの効果が不足する機序には，インスリン分泌低下（絶対的ないし

相対的）とインスリン抵抗性の増大（インスリン感受性の低下）がある。糖尿病には大きく分けて1型糖尿病と2型糖尿病があり，1型糖尿病は膵β細胞の破壊・消失によるインスリン分泌不全がインスリン作用不足の主要な原因であるのに対し，2型糖尿病はインスリン分泌低下やインスリン抵抗性をきたす複数の遺伝因子に，過食，運動不足，肥満，ストレスなどの環境因子および加齢が発症に関係している（表2）。

インスリン作用の極度の低下とグルカゴン，カテコラミン，成長ホルモンなどのインスリン拮抗ホルモンの過剰が生じると，グルコースの利用低下と脂肪分解の亢進が起こり，高血糖，高遊離脂肪酸血症，高ケトン血症をきたし糖尿病性ケトアシドーシスに至ることがある。妊娠中の母体における生理的インスリン抵抗性の増大と，空腹時における飢餓状態の促進（accelerated starvation）によって著明な高血糖を伴わない（血糖値＜200mg/dL）糖尿病性ケトアシドーシス（euglycemic diabetic ketoacidosis）が引き起こされるリスクを有している。一方，インスリン抵抗性は肥満や過栄養が原因として重要であり，インスリンの作用臓器である肝臓，骨格筋，脂肪組織に代謝異常をきたし，高血糖，高血圧，脂質異常症，脂肪肝，筋蛋白質分解などをきたす。従って，糖尿病をもつ患者は血糖管理だけでなく，血圧や脂質の管理のための治療を同時に行っていることが多い。妊娠中の糖尿病合併症の管理については「各論Ⅴ　妊娠中の糖尿病合併症の管理」（p.245〜）を参照いただきたい。

2 糖尿病合併妊娠の病態

胎児は成長に必要なエネルギーを，主に母体から供給されるグルコースに依存している。妊娠による

57

図1 各国における糖尿病合併妊婦の頻度

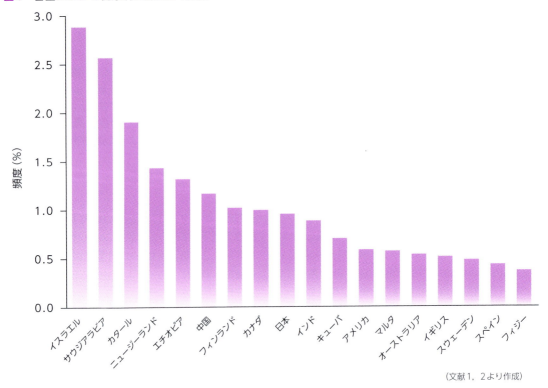

(文献1, 2より作成)

表1 糖尿病合併妊娠の母児合併症

母体合併症	糖尿病合併症	• 糖尿病網膜症の悪化 • 糖尿病性腎症の悪化 • 糖尿病性ケトアシドーシス • 低血糖(インスリン使用時)
	産科合併症	• 流産 • 早産 • 妊娠高血圧症候群 • 羊水過多症 • 巨大児に基づく難産
児合併症	胎児・新生児合併症	• 先天性形態異常 • 胎児機能不全・胎児死亡 • 胎児発育不全 • 巨大児 • 肩甲難産に伴う分娩時外傷 • 新生児低血糖 • 新生児高ビリルビン血症 • 新生児低カルシウム血症 • 新生児多血症 • 新生児呼吸窮迫症候群 • 新生児心筋症
	将来の合併症	• 肥満 • 糖尿病

(日本糖尿病・妊娠学会:妊婦の糖代謝異常診療・管理マニュアル 改訂第3版.
メジカルビュー社,東京,2020.より作成)

表2 糖尿病の分類と特徴

糖尿病の分類	1型糖尿病	2型糖尿病
成因	膵β細胞破壊による絶対的インスリン分泌欠乏	インスリン分泌低下・抵抗性＋環境因子
好発年齢	若年者に多い（すべての年齢でみられる）	中年以降に多い（小児でも増加している）
体格	やせ型が多い	肥満，過体重が多い
誘因	ウイルス感染など	過食，運動不足，ストレスなど
遺伝	2型糖尿病より遺伝しにくい	遺伝しやすい
症状	口渇，多飲，多尿が突然起こることが多い*	無症状の期間が長い
膵島関連自己抗体	90％以上で陽性となる	陰性
治療法	インスリン治療が主体	食事・運動療法，血糖降下薬（インスリン含む）

*緩徐進行1型糖尿病では必ずしも該当しない。

図2 1型糖尿病における妊娠週数ごとのインスリン必要量（平均±95％ CI）

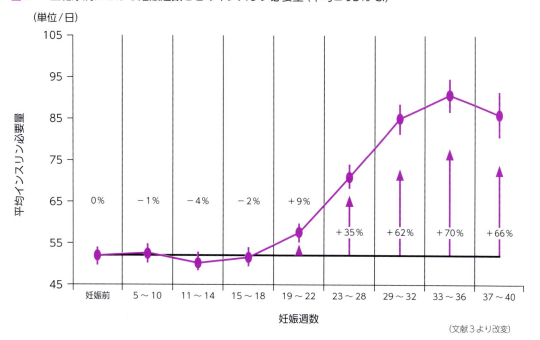

(文献3より改変)

生理的なインスリン抵抗性は，胎児へのグルコース移送の増大による胎児発育のためのエネルギー源の保証と，妊娠後半期に備えた母体のエネルギー貯蓄に寄与する。基本的に妊娠前の状態ではインスリン抵抗性が存在しない1型糖尿病の場合，妊娠による生理的インスリン抵抗性によってインスリン必要量が増加する。図2は妊娠前から分娩まで良好な血糖管理を維持しえた，1型糖尿病合併妊婦における妊娠経過に伴うインスリン必要量の推移を示している[3]。妊娠経過に伴うインスリン抵抗性の増大を反映して，妊娠20週前後より分娩までインスリン必要量が増大し，妊娠34〜36週には妊娠前の1.7倍に増加したと報告されている。特に妊娠23〜24週からは急激なインスリン必要量の増加がみられた。こうした変化は2型糖尿病合併妊娠でも同様と考えられるが，2型糖尿病合併妊婦は，内因性インスリン分泌の予備力に応じてある程度インスリン必要量を代償できる点が1型糖尿病と異なることに留意する必要がある。

3 糖尿病合併妊娠はなぜ問題か

糖尿病合併妊娠には，①妊娠前にすでに診断されている糖尿病と，②確実な糖尿病網膜症があるものが含まれる。また，妊娠初期の糖代謝異常スクリーニングでの発見を重視している「妊娠中の明らかな糖尿病（overt diabetes in pregnancy）」も広義の

図3 妊娠初期のHbA1c別にみた児の先天性形態異常の頻度

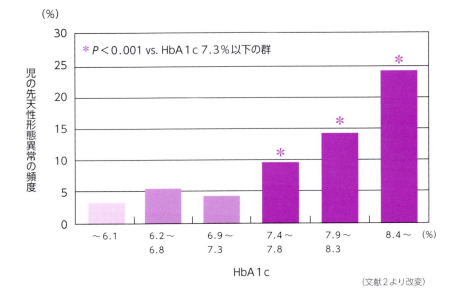

(文献2より改変)

糖尿病合併妊娠である。

さまざまな器官が形成される妊娠初期，特に妊娠4〜7週末の「絶対過敏期」の高血糖は先天性形態異常の原因となり，HbA1c値が高いほどその出現率が上昇する。さらにHbA1cが7％を超えるとその発生率は直線的に増加し，一般の発生率である3〜4％の2〜4倍になることが報告されている[2]（図3）。また，高血糖の催奇形性作用は，肥満，喫煙，飲酒，栄養不良などによって悪化するおそれがある。一方，糖尿病合併妊娠では自然流産率も一般の発生頻度の2倍の30％に増えることが報告されており[4]，妊娠中期以降の胎児成長期における糖代謝異常は，巨大児，新生児低血糖，新生児高ビリルビン血症，新生児低カルシウム血症，新生児多血症などのリスクを高める。

生理的インスリン抵抗性の発現・増大は糖尿病母体にとって明らかな糖代謝の増悪因子となり，母体の高血糖は経胎盤的に胎児へ移行し胎児高血糖を惹起する。母体の高血糖による児の合併症の発症メカニズムについては，「Pederson仮説」がよく知られている。すなわち，母体の高血糖によりもたらされた胎児高血糖は，胎児の膵β細胞の過形成を惹起して慢性的な高血糖−高インスリン血症状態を引き起こし，巨大児をはじめとする児の合併症の基本病態となるというものである[5]。また，その後のエビデンスの蓄積によって，母体の糖代謝異常だけではなく脂質代謝異常や母体の肥満も糖尿病合併妊娠における児の合併症に深く関与していることが明らかになってきている[6]。

さらに，妊娠前に糖尿病網膜症や糖尿病性腎症などの糖尿病性合併症がみられる場合，軽度であれば妊娠による悪化はないとの報告もみられるが，ある程度進行した合併症を有する場合には悪化するおそれがある[7]。従って，これら母児における周産期合併症を防ぐためには計画妊娠が重要であり，特に「絶対過敏期」以前に高血糖を改善しておくこと，糖尿病性合併症を認める場合には専門医によって妊娠に適した状態にあらかじめ管理されていることが重要である。

4 妊娠に適した糖尿病の状態

糖尿病合併妊婦における妊娠転帰には，血糖管理だけでなく，糖尿病性合併症，併存疾患，体重管理などのさまざまな要因が影響するため，妊娠可能年齢にある糖尿病をもつ女性や糖尿病をもつ患者が妊娠を希望する際には，妊娠に適した糖尿病の状態（表3）と妊娠前からの管理の重要性について十分に説明や助言を行うことが重要である。効果的な避妊を含め，挙児希望のある糖尿病をもつ女性とその家族には，各専門家からなる総合的チーム医療によって妊娠前の健康管理（プレコンセプションケア）の重要性について十分に説明や助言を行う。

最近の日本や海外の研究で，先天性形態異常の危険度に関する妊娠初期のHbA1cカットオフ値は

表3 妊娠に適した糖尿病の状態

血糖コントロール	HbA1c＜6.5%
網膜症	なし，あるいは単純網膜症，治療により安定化・鎮静化した増殖前網膜症や増殖網膜症
腎症	正常アルブミン尿期（腎症第1期），あるいは微量アルブミン尿期（腎症第2期）かつeGFR≧60mL/分/1.73m²

(日本糖尿病学会：Q17-6 糖尿病患者の妊娠前管理（プレコンセプションケア）をどのように行うか？
(糖尿病合併症・併存症を含めて). 糖尿病診療ガイドライン2024. 東京：南江堂. 2024：364-8. より転載)

6.5%であることが示されており[8]，低血糖を回避しつつ，可能な限り正常な血糖管理に近づけるようにHbA1c＜6.5%を目標とすることが推奨される。ただし，重症低血糖の危険性など血糖管理が難しい場合は，有益性と弊害のバランスからHbA1c 7.0%未満を目標とする。

また，糖尿病をもつ女性では，妊娠前から糖尿病性合併症の評価と管理が重要であることはいうまでもない。妊娠に適した糖尿病網膜症は，網膜症が未発症であるか，すでに発症している場合には単純網膜症の状態である。しかし，増殖前網膜症や増殖網膜症の場合は，緩徐な血糖管理を行いながら光凝固療法など眼科的治療を行い，安定化・鎮静化してから妊娠を考える。糖尿病性腎症については，正常アルブミン尿期（腎症第1期），あるいは微量アルブミン尿期（腎症第2期）かつeGFR≧60mL/分/1.73m²である場合に妊娠が許容できる状態である。

5 糖尿病性合併症の妊娠前管理

糖尿病合併妊婦における先天性形態異常の頻度は，妊娠前から血糖管理を行うことで減少させうるという報告が多数みられる。Wahabiら[9]は，40編の論文のメタ解析を行い，1型糖尿病，2型糖尿病に対する妊娠前管理を行うことで，妊娠第1三半期のHbA1cを平均1.27%低下させ，先天性形態異常を71%，胎児発育不全を48%，早産を15%，新生児集中治療室（NICU）入院を25%，周産期死亡を54%減少させたと報告した。また，妊娠前管理により糖尿病網膜症や糖尿病性腎症がすでにみられる患者では，妊娠によるそれらの悪化を最小限にするために，挙児希望のある糖尿病をもつ患者は，内科・産科と連携して妊娠前に眼科医による網膜症病期を評価しておく必要がある。さらに，微量アルブミン尿を含む糖尿病性腎症があると妊娠高血圧症候群や妊娠高血圧腎症，早産や胎児発育不全などが

増加するリスクがあるため，妊娠前からの厳格な降圧治療などで管理を行いリスクを軽減する必要がある。それに加え，高血圧症，肥満，脂質異常症などの併存症も母体や妊娠転帰に影響を及ぼすため，妊娠前からこれらの評価と管理を行う。体重管理や使用薬剤の変更・中止などの妊娠前管理の詳細については，「各論II 糖尿病をもつ女性のプレコンセプションケア」（p.79〜）を参照いただきたい。

(川﨑英二)

文献

1) Chivese T, Hoegfeldt CA, Werfalli M, et al.: IDF Diabetes Atlas: The prevalence of pre-existing diabetes in pregnancy - A systematic review and meta-analysis of studies published during 2010-2020. Diabetes Res Clin Pract 2022; 183: 109049.

2) 末原節代, 和栗雅子, 若林可奈, ほか: 当センターにおける糖代謝異常妊婦の頻度と先天異常に関する検討. 糖尿病と妊娠 2010; 10: 104-8.

3) Skajaa GØ, Fuglsang J, Kampmann U, et al.: Parity increases insulin requirements in pregnant women with type 1 diabetes. J Clin Endocrinol Metab 2018; 103: 2302-08.

4) Miodovnik M, Lavin JP, Knowles HC, et al.: Spontaneous abortion among insulin-dependent diabetic women. Am J Obstet Gynecol 1984; 150: 372-5.

5) Mølsted-Pedersen L: The Pedersen legacy. Textbook of Diabetes and Pregnancy 2nd ed. Hod M, Jovanovic L, Di Renzo GC et al, eds. Informa London: Healthcare, 2008: 15-8.

6) Catalano PM, Hauguel-De Mouzon S: Is it time to revisit the Pedersen hypothesis in the face of the obesity epidemic？ Am J Obstet Gynecol 2011; 204: 479-87.

7) Lee SC, Siebert E, Raja V, et al.: Determinants of progression of diabetic retinopathy in pregnancy. Diabetes Res Clin Pract 2024; 214: 111784.

8) Nakanishi K, Kanagawa T, Fujikawa K, et al.: Congenital malformation and hemoglobin A1c in the first trimester among Japanese women with pregestational diabetes. J Obstet Gynaecol Res 2021; 47: 4164-70.

9) Wahabi HA, Fayed A, Esmaeil S, et al.: Systematic review and meta-analysis of the effectiveness of pre-pregnancy care for women with diabetes for improving maternal and perinatal outcomes. PLoS One 2020; 15: e0237571.

各論I　妊娠中の糖代謝異常：妊娠中の病態

妊娠中の糖代謝異常のスクリーニング

> 妊娠前に糖尿病と診断されている場合を除き，全妊婦を対象に妊娠判明後早期（妊娠初期）および妊娠24～28週に糖代謝異常スクリーニングを実施する。妊娠初期は随時血糖法，妊娠24～28週は随時血糖法もしくは50gグルコースチャレンジテストが推奨される。スクリーニング陽性例では診断検査を実施し糖代謝異常の有無を判定する。診断検査は75g経口ブドウ糖負荷試験であるが，妊娠初期スクリーニングの主目的を妊娠前の見逃されていた糖尿病の検出とする場合にはHbA1c測定が有用である。

　妊娠中の高血糖は妊娠高血圧症候群や巨大児をはじめとした母児の周産期有害事象につながる。従って，妊婦における糖代謝異常の早期発見・治療は周産期予後の改善につながるものと考えられる。

1 わが国におけるスクリーニング・診断

　妊娠前に糖尿病と診断されている場合を除き，全妊婦を対象とした糖代謝異常のスクリーニングが強く推奨される[1,2]（図1）。

スクリーニング

　妊娠判明後早期（妊娠初期）および妊娠24～28週に糖代謝異常スクリーニングを実施する。

妊娠初期

　正常妊娠確認後，早期に随時血糖値（カットオフ：95 or 100mg/dL，各施設で選択）を用いたスクリーニングを行う。なお，随時血糖値とは食事と採血時間との時間関係を問わないで測定した血糖値（糖負荷後の血糖値は除く）とされ，おおむね食後2～4時間の血糖値が想定される。

妊娠24～28週

　妊娠24週までに糖代謝異常を認めない場合，随時血糖値（カットオフ：100mg/dL）もしくは50gグルコースチャレンジテスト（GCT）（カットオフ：140mg/dL）によるスクリーニングを行う。

診断検査

妊娠初期

　75g経口ブドウ糖負荷試験（OGTT）もしくはHbA1c測定を行う。なお，妊娠前に見逃されていた糖尿病の検出を主目的とする場合にはHbA1c測定が有用である。

妊娠24～28週

　75gOGTTを実施する。なお，スクリーニングとしての随時血糖値が200mg/dL以上の場合には，妊娠中の明らかな糖尿病（ODIP）の発症にも留意する。

スクリーニング精度

　2010年まで用いられたわが国独自の診断基準については，「GDMスクリーニングに関する全国多施設共同研究（Japan assessment of GDM screening trial；JAGS trial）」においてスクリーニング精度などが検討された[3]。現行の診断基準についてもJAGS trialデータの再解析によりスクリーニング精度・費用対効果などの検討が行われている[4]。具体的には，妊婦2,939名のうち妊娠糖尿病（GDM）は343例（12.08％）であった。妊娠初期の随時血糖値によるスクリーニングについて，カットオフ値を95mg/dLとした場合の感度および特異度は各々36.5％および86.4％であった。また，妊娠24～28週のスクリーニングについて，随時血糖値（カットオフ値：100mg/dL）の感度および特異度は各々39.5％および85.4％，50gGCT（カットオフ値：140mg/dL）の感度および特異度は各々52.6％および88.1％であった。

2 妊娠中にはじめて診断される糖代謝異常のリスク因子

　GDMおよびODIPの代表的なリスク因子としては，年齢，肥満，GDM既往，巨大児（出生体重≧4,000g）出産既往，糖尿病家族歴，多嚢胞性卵巣，人種が挙げられる[5]（表1）。

年齢

　妊娠年齢の高齢化は糖代謝異常発症と相関する。2020年に発表されたシステマティックレビューとメタ解析では，20～24歳を基準とすると，25～29歳，30～34歳，35～40歳，45歳以上での

図1 妊婦の糖代謝異常スクリーニング

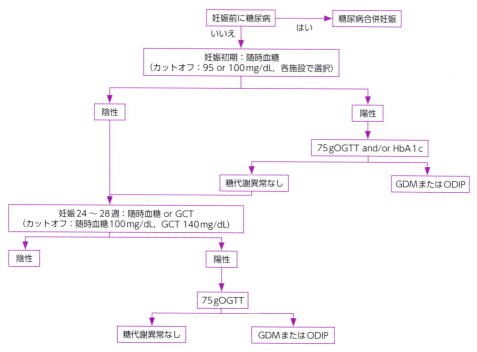

FPG：fasting plasma glucose（空腹時血糖），GCT：glucose challenge test，ODIP：overt diabetes in pregnancy，OGTT：oral glucose tolerance test，GDM：gestational diabetes mellitus

（文献1，2を参考に作成）

表1 妊娠中にはじめて診断される糖代謝異常のリスク因子

- 高齢（年齢≧35歳以上）
- 妊娠前の肥満（BMI≧25）
- 妊娠糖尿病既往
- 巨大児出産既往
- 糖尿病家族歴
- 多嚢胞性卵巣
- 人種（アジア人，ヒスパニックなど）

（文献5，10を参考に作成）

GDM発症オッズ比は1.69, 2.73, 3.54および4.86であり，発症リスクは年齢とともに有意に上昇する[6]。

肥満

2007年に発表されたシステマティックレビューとメタ解析では，BMI＜25に比べ，BMI 25～29およびBMI 30～34におけるGDM発症オッズ比は各々2.14および3.56であった[7]。

GDM既往

最も強いリスク因子であり，2015年のメタ解析ではGDM再発率は48％であった[8]。ただし，人種差があり，非ヒスパニック系白人に比べアジア系・ヒスパニック系における再発率は高い。わが国の検討においても再発率は47％であった[9]。

巨大児出産既往

巨大児既往では当該妊娠がGDM合併であった可能性も否定できない。GDMは産後糖代謝異常のリスク因子であることを考えると，巨大児出産既往にも注意が必要である。

糖尿病家族歴（一親等）

2型糖尿病（T2DM）の発症には遺伝的要因も関与している。従って，両親いずれかに糖尿病を認める妊婦では糖代謝異常発症に注意する。

表2　海外主要学術団体におけるスクリーニング：検査対象と検査方法

各論Ⅰ　妊娠中の糖代謝異常：妊娠中の病態「妊娠中の糖代謝異常の分類と診断基準」（p.52）も参照のこと。

学術団体	妊娠初期	妊娠24〜28週
International Federation of Gynecology and Obstetrics (FIGO) [12]	対象：医療資源で判断（例：医療資源が整った地域では全妊婦） 検査：空腹時血糖 or 随時血糖 or HbA1c （ただし，糖代謝異常ハイリスクethnicityでは75gOGTT）	
World Health Organization (WHO) [13]	対象／検査：言及なし	対象：妊娠24週までに糖代謝異常を認めない全妊婦 検査：75gOGTT（one-step approach）
International Association of Diabetes and Pregnancy Study Group (IADPSG) [11]	対象：全妊婦もしくは糖代謝異常ハイリスク妊婦（地域におけるDM罹病率により判断） 検査：空腹時血糖 or 随時血糖 or HbA1c	
Australasian Diabetes in Pregnancy Society (ADIPS) [14]	対象：中等度リスク因子≧2つ or 高度リスク因子≧1つの妊婦［中等度リスク因子：ethnicity（アジア人，太平洋諸島民，etc.），BMI≧25］（高度リスク因子：GDM既往，DM家族歴，巨大児出産既往，40歳以上，etc.） 検査：空腹時血糖 or HbA1c	
American Diabetes Association (ADA) [15]	対象：BMI≧25（アジア人≧23），かつリスク因子≧1つの妊婦（リスク因子：GDM既往，DM家族歴，巨大児出産既往，etc.） 検査：空腹時血糖＋75gOGTT	対象：妊娠24週までに糖代謝異常を認めない全妊婦 検査：50gGCTを行い，カットオフ値以上の場合には100gOGTTを実施（two-step approach） もしくは75gOGTT（one-step approach）
American College of Obstetricians and Gynecologists (ACOG) [16,17]	対象：BMI≧25（アジア人≧23），かつリスク因子≧1つの妊婦（リスク因子：GDM既往，DM家族歴，巨大児出産既往，etc.） 検査：空腹時血糖＋75gOGTT	
National Institute for Health and Care Excellence (NICE) [18]	対象：リスク因子≧1つの妊婦（リスク因子：GDM既往，DM家族歴，巨大児出産既往，BMI≧30，etc.） 検査：75gOGTT	対象：妊娠24週までに糖代謝異常を認めないがリスク因子を有する妊婦 検査：75gOGTT

NICEにおける75gOGTTによる診断基準：①早朝空腹時≧100mg/dL，②負荷後2時間値≧140mg/dLの1つ以上を満たす場合

多嚢胞性卵巣症候群（PCOS）

月経異常を主症状とする疾患であり，インスリン抵抗性の合併も指摘されている。従って，PCOS合併女性は糖代謝異常のリスクが高い。

人種

T2DMのリスクが高いとされるアジア人，ヒスパニック，太平洋諸島民，ネイティブアメリカンは妊娠中の糖代謝異常ハイリスクと位置付けられている。

3 海外主要学術団体におけるスクリーニング

妊娠初期

妊娠前に見逃された糖尿病の早期診断がスクリーニングの主目的であり，リスク因子に基づいた検査対象の選定が主流である（表2）[10〜18]。代表的なリスク因子は，肥満，妊娠糖尿病既往，巨大児出産既往，糖尿病家族歴である。また，具体的な検査は学術団体ごとに異なる。

妊娠24〜28週

妊娠24週までに糖代謝異常を認めない全妊婦に75gOGTTを行う一段階法（one-step approach）が主流となっている。なお，米国ではone-step approach［検査：75gOGTT（診断基準：IADPSG

基準）］もしくはtwo-step approach［検査：50gGCT（カットオフ値：130mg/dL，135mg/dL，140mg/dLのいずれかを選択）およびスクリーニング陽性例への100gOGTT（診断基準：Carpenter-Coustan基準）］が推奨され，どちらを用いるかは臨床医に一任されている。

4 スクリーニングの有効性

ODIP

未治療の糖尿病合併妊娠は予後不良である知見を踏まえ，糖尿病に相当する高血糖の早期是正は母児異常の低減に必要とされる。従って，ODIPの早期診断・治療の重要性については統一見解が得られている[11〜13]。なお，ODIPへの非介入は倫理的に許容されないため，ランダム化比較試験（RCT）は実施されていない。

GDM
妊娠初期

2017年に発表されたシステマティックレビューとメタ解析では，妊娠24週以降のGDMと比べて妊娠初期GDMでは周産期死亡率，新生児低血糖，インスリン治療が高率であった[19]。一方，GDMの病態は「妊娠後半期におけるインスリン抵抗性増大に対する代償性のインスリン分泌不全」と考えら

れてきたこともあり，妊娠24週以前のGDM診断について各学術団体で統一見解は得られていない。特に米国予防医療作業部会（USPSTF）は，無症状妊婦に対する妊娠24週以前のGDMスクリーニングの利益と不利益を評価するには現時点のエビデンスは不十分であるとしている[20]。

妊娠24週以降

従来，米国では妊婦の糖代謝異常スクリーニングには既往歴，体重，家族歴などのリスク因子が用いられていた。しかしながら，妊娠24週以降のGDMについてのリスク因子のみによるスクリーニングの感度は50％であったため，糖代謝異常のない妊娠24週以降の妊婦全員に50gGCTを実施する「ユニバーサルスクリーニング」が普及した。2014年，USPSTFは，2つの大規模RCT（米国：The Mild GDM Trial，オーストラリア：the Australian Carbohydrate Intolerance in Pregnancy Study）を含む研究成果を基に，妊娠24週以降のGDMへの早期診断・治療は妊娠高血圧腎症，肩甲難産，巨大児のリスク低減に有効であるとの声明を発表した[21]。さらに2021年に更新された同声明では妊娠高血圧腎症の低減は認めないものの，早期診断・治療は帝王切開率，large-for-gestational age（LGA）（出生体重≧90パーセンタイル），巨大児，肩甲難産，分娩外傷および小児集中治療管理の低減に寄与するとされた[20]。以上より，妊娠24週以降のGDMの早期診断・治療は周産期予後改善に有効とされている。

5 わが国における妊娠初期糖代謝異常スクリーニングと診断の実態

日本産科婦人科学会周産期委員会では妊娠前半期の糖代謝異常に関する診療実態の把握を目的として，2021年度産婦人科専門研修施設を対象に全国調査を実施した［対象：991施設，有効回答602施設（61％）］。535施設で施設プロトコルに基づいた妊娠初期糖代謝異常スクリーニングが実施されていた。具体的には，ほぼ全施設において随時血糖測定が採用され，139施設ではリスク因子評価を併用したスクリーニングであった。主なリスク因子は，GDM既往，巨大児出産既往，糖代謝異常既往，肥満および糖尿病家族歴であった。また，501施設における診断検査は75gOGTTであり，そのうち約半数ではHbA1c測定併用であった。診断検査をHbA1c測定のみとしている施設は34施設のみで

あり，大部分の施設においてGDMも早期診断対象となっていることが判明した[22]。

（宮越　敬）

文献

1) 日本糖尿病学会: 妊婦の糖代謝異常. 糖尿病診療ガイドライン2024. 日本糖尿病学会編. 南江堂, 東京, 2024, p355-93.
2) 日本産科婦人科学会・日本産婦人科医会: CQ 005-1 妊婦の糖代謝異常スクリーニングと診断のための検査は？ 産婦人科診療ガイドライン 産科編2023. 日本産科婦人科学会, 東京, 2023, 20-2.
3) 杉山　隆, 日下秀人, 佐川典正, ほか: 妊娠糖尿病のスクリーニングに関する多施設共同研究報告. 糖尿病と妊娠 2006; 6: 7-12.
4) 杉山　隆, 日下秀人, 村林奈緒, ほか: 妊娠糖尿病のスクリーニング. 糖尿病 2011; 20-4.
5) Sweeting A, Hannah W, Backman H, et al.: Epidemiology and management of gestational diabetes. Lancet 2024; 404: 175-92.
6) Li Y, Ren X, He L, et al.: Maternal age and the risk of gestational diabetes mellitus: A systematic review and meta-analysis of over 120 million participants. Diabetes Res Clin Pract 2020; 162: 108044.
7) Chu SY, Callaghan WM, Kim SY, et al.: Maternal obesity and risk of gestational diabetes mellitus. Diabetes Care, 30: 2070-2076, 2007
8) Schwartz N, Nachum Z, Green MS.: The prevalence of gestational diabetes mellitus recurrence--effect of ethnicity and parity: a metaanalysis. Am J Obstet Gynecol, 213: 310-317, 2015
9) Morikawa M, Yamada T, Saito Y, et al.: Predictors of recurrent gestational diabetes mellitus: A Japanese multicenter cohort study and literature review. J Obstet Gynaecol Res 2021; 47: 1292-304.
10) Sweeting A, Wong J, Murphy HR, et al.: A Clinical Update on Gestational Diabetes Mellitus. Endocr Rev 2022; 43: 763-93.
11) Metzger BE, Gabbe SG, Persson B, et al.: International association of diabetes and pregnancy study groups recommendations on the diagnosis and classification of hyperglycemia in pregnancy. Diabetes Care 2010; 33: 676-82.
12) Hod M, Kapur A, Sacks DA, et al.: The International Federation of Gynecology and Obstetrics (FIGO) Initiative on gestational diabetes mellitus: A pragmatic guide for diagnosis, management, and care. Int J Gynaecol Obstet 2015; 131 Suppl 3: S173-211.
13) World Health Organization: Diagnostic criteria and classification of hyperglycaemia first detected in pregnancy: a World Health Organization Guideline. Diabetes Res Clin Pract 2014; 103: 341-63.
14) Australasian Diabetes in Pregnancy Society: ADIPS Consensus Guidelines for the Testing and Diagnosis of Gestational Diabetes Mellitus. 2014. http://www.adips.org/downloads/2014ADIPSGDMGuidelinesV18.11.2014_000.pdf（2025年1月17日閲覧）.
15) American Diabetes Association: Diagnosis and Classification of Diabetes: Standards of Care in Diabetes-2024. Diabetes Care 2024; 47: S20-42.
16) ACOG Practice Bulletin No. 190: Gestational Diabetes Mellitus. Obstet Gynecol 2018; 131: e49-64.
17) ACOG Clinical Practice Update: Screening for Gestational and Pregestational Diabetes in Pregnancy and Postpartum. Obstet Gynecol 2024; 144: e20-3.
18) National Institute for Health and Care Excellence: Clinical Guidelines. Diabetes in Pregnancy:

Management of Diabetes and Its Complications from Preconception to the Postnatal Period. London: National Institute for Health and Care Excellence, 2015.

19) Immanuel J, Simmons D: Screening and Treatment for Early-Onset Gestational Diabetes Mellitus: a Systematic Review and Meta-analysis. Curr Diab Rep 2017; 17: 115.

20) Davidson KW, Barry MJ, Mangione CM, et al.: Screening for Gestational Diabetes: US Preventive Services Task Force Recommendation Statement. JAMA 2021; 326: 531-8.

21) Moyer VA: Screening for gestational diabetes mellitus: U.S. Preventive Services Task Force recommendation statement. Ann Intern Med 2014; 160: 414-20.

22) Yokoyama M, Miyakoshi K, Nakanishi S, et al.: Current status of screening and management of gestational diabetes in early pregnancy: a questionnaire survey in Japan. Diabetol Int 2024; 15: 627-31.

各論I　妊娠中の糖代謝異常：妊娠中の病態

妊娠糖尿病

妊娠後半期の生理的あるいは過剰なインスリン抵抗性の発現（インスリン感受性低下）に対する代償性インスリン分泌が不十分な場合には，母体は高血糖をきたす。従来，この状態が妊娠糖尿病（GDM）と称されていたが，診断基準改定後，妊娠20週以前（妊娠前半期）の「糖尿病に至らない程度の高血糖」もGDMとして重視されつつある。また，GDMのmetabolic phenotypeとして，インスリン抵抗性を主体とする"insulin resistant type"，インスリン分泌不足を主体とする"insulin deficient type"，両者を認める"mixed type"が提唱されている。

1 概念

妊娠糖尿病（GDM）は，妊娠時にはじめて診断され糖尿病に至らない糖代謝異常である［診断基準については，各論I　妊娠中の糖代謝異常：妊娠中の病態「妊娠中の糖代謝異常の分類と診断基準」（p.52）の項目を参照］。

2 病態

これまで主にインスリン抵抗性とインスリン分泌の観点からGDMの病態が検討されてきた。

インスリン抵抗性とインスリン分泌
（正常耐糖能妊婦 vs. GDM）

インスリン抵抗性とは，標的組織におけるインスリンの作用効果（効き具合）を意味する。胎児の主なエネルギー源であるグルコースの確保のために妊娠の進行に伴いインスリン感受性が低下する（換言するとインスリン抵抗性の発現）。一般に，インスリン感受性は妊娠10週以前に一過性に低下するが，妊娠10～20週にかけて軽度上昇する。妊娠20週以降にはインスリン感受性は低下傾向を示すが，特に妊娠20週後半～妊娠30週前半に急速に低下し，妊娠第3三半期のインスリン感受性は非妊娠時と比べて約40～50％低下するとされる[1,2]。一方，インスリン分泌は妊娠成立後から妊娠第3三半期に向けて徐々に増加傾向を示す[2]。

正常耐糖能妊婦では，妊娠後半期の生理的インスリン感受性低下（インスリン抵抗性）に対して代償性のインスリン分泌増加が生じ，母体血糖は適正化される。しかしながら，代償性インスリン分泌が不十分な場合には母体は高血糖をきたし，従来この状態はGDMと称されている。なお，診断基準改定後，

妊娠20週以前（妊娠前半期）における「糖尿病に至らない程度の高血糖」の周産期予後に関する知見が集積し，近年では妊娠前半期GDMという考え方が広まりつつある[3]。

慢性インスリン抵抗性

コーカソイドおよびヒスパニックではGDM母体の大部分は肥満例である。1990年後半に発表された米国におけるCatalanoら[4,5]による前方視的検討では，非妊娠時，妊娠12～14週，妊娠34～36週のすべての期間において，GDM合併妊婦のインスリン抵抗性は正常耐糖能と比べて有意に高値であった。特に非妊娠時にもインスリン抵抗性を示したことから，慢性インスリン抵抗性（chronic insulin resistance）がGDMの発症要因の1つと考えられた。

膵β細胞機能不全

一般に，インスリン感受性が高い状態では膵β細胞からのインスリン分泌は少なく，またインスリン感受性が低いときにはインスリン分泌は多い。このように，膵β細胞からのインスリン分泌はインスリン感受性に影響を受け，両者は負のフィードバックを介した双曲線関係（hyperbolic relation）にある（図1a）。インスリン感受性－インスリン分泌反応が双曲線関係を示すことから，Bergmanら[6]は両者の積をdisposition index（DI）と称し，膵β細胞機能指標が考案された。臨床的には経口ブドウ糖負荷試験（OGTT）指標を用いたDI（oral DI）も提唱され，具体的にはinsulin sensitivity index（ISI）× the ratio of area-under-the-insulin-curve to area-under-the-glucose-curve（ISI × AUCins/glu）やinsulinogenic index ÷ 空腹時インスリン値が報告されている[7]。

図1 インスリン感受性―インスリン分泌の関係

a：インスリン感受性―インスリン分泌反応
インスリン分泌はインスリン感受性の影響を受け、両者は双曲線関係（hyperbolic relation）にある。

b：正常耐糖能および糖尿病におけるインスリン感受性―インスリン分泌曲線
同じインスリン感受性であっても、健常例と比べて糖尿病ではインスリン分泌が不足している、すなわち膵β細胞機能不全（β cell dysfunction）の状態にある。

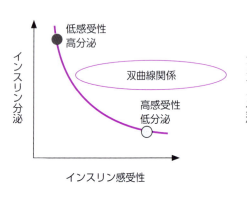
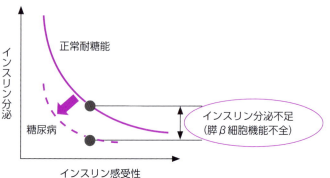

図2 正常耐糖能および妊娠糖尿病におけるインスリン感受性―インスリン分泌反応
妊娠第3三半期：正常耐糖能と比べてGDMではインスリン分泌が有意に少ない。
産褥期：正常耐糖能とGDM既往例のインスリン分泌の差は小さいものの、正常耐糖能と比べてGDM既往例ではインスリン感受性が低い。

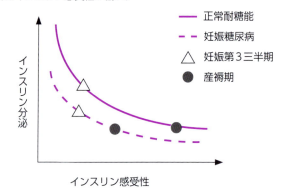

（文献8を参考に作成）

　非妊娠例では、正常耐糖能から2型糖尿病（T2DM）への進展に伴い、インスリン感受性―インスリン分泌反応曲線が左下方にシフトする（図1b）。従って、T2DMでは同じインスリン感受性であってもインスリン分泌が不足する膵β細胞機能不全（β cell dysfunction）の状態にあると考えられる（図1b）。T2DMと共通の病態を呈するGDMにおいてもインスリン感受性―インスリン分泌反応曲線の左下方偏位を認めるため、GDMでは膵β細胞機能不全を認めるとされている[8,9]（図2, 3）。特に、同一女性において妊娠第3三半期および産褥期にインスリン感受性およびインスリン分泌を評価した検討により、①妊娠第3三半期には正常耐糖能と比べてGDMではインスリン分泌が有意に少ないこと、②産褥期には正常耐糖能とGDM既往例のインスリン分泌の差は小さいものの、正常耐糖能と比べてGDM既往例ではインスリン感受性が低いことが判明した（図2）。このことから、GDM発症女性における潜在的な膵β細胞機能不全（subclinical β cell dysfunction）が示唆された。

Metabolic phenotype
　糖代謝異常はインスリン感受性低下（インスリン抵抗性）とインスリン分泌のミスマッチから生じ、T2DMにおける両者の関与は症例により異な

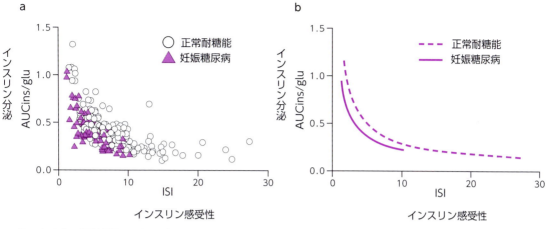

図3 正常耐糖能および妊娠糖尿病におけるインスリン感受性―インスリン分泌反応の一例

ISI：インスリン感受性指標，AUCins/glu：インスリン分泌指標

（文献9より改変）

る（heterogeneity）。GDMにおいても同様のheterogeneityが存在することが予想され，近年，metabolic phenotypeの観点からの病態が報告されている。具体的にはインスリン抵抗性を主体とする"insulin resistant type"，インスリン分泌不足を主体とする"insulin deficient type"，そして両者を認める"mixed type"の3つのサブタイプが提唱されている[3]。

Insulin resistant type

非妊娠時より慢性インスリン抵抗性を呈する。妊娠後半期に生理的インスリン抵抗性が加わる結果，高度インスリン抵抗性状態に対するインスリン分泌増加が得られず高血糖が生じる。

Insulin deficient type

非妊娠時よりインスリン分泌不足を呈する。妊娠成立後のインスリン分泌増加も十分ではないため，生理的インスリン抵抗性に見合ったインスリン分泌は得られず高血糖を呈する。

Mixed type

非妊娠時より慢性インスリン抵抗性およびインスリン分泌不足を呈する。妊娠前半期から高血糖を呈することが予想される。

Poweら[10]はGDMのmetabolic phenotypeについて詳細な検討結果を報告している。まず，妊娠24～30週に75gOGTTによるone-step screeningを実施した前方視的検討（n = 809）において，正常耐糖能妊婦のインスリン感受性およびインスリン分泌の基準値を算出した。続いて，各々の基準値の25パーセンタイル以下を「低値」と定義し，GDM（67例）をインスリン感受性が低値であるinsulin resistant type，インスリン分泌が低値であるinsulin deficient type，そして両者が低値であるmixed typeに分類した。結果的に，insulin resistant typeは34例，insulin deficient typeは20例，mixed typeは12例であった。既報も踏まえると妊娠後半期GDMの約50～60％はinsulin resistant type，15～30％はinsulin deficient type，残りがmixed typeと推定される[3]。また，Immanuelら[11]の妊娠前半期GDMに関する検討では，59％はinsulin resistant type，15％はinsulin deficient type，23％はmixed typeであった。以上より，診断時期に関係なくGDMにおいて3つのphenotypeが存在すると考えられる。なお，insulin resistant typeではLGA（出生体重≧90パーセンタイル）や帝王切開などGDM関連疾患のリスクが高いものの，insulin deficient typeの周産期予後は正常耐糖能例と同等であるという興味深い結果も報告されている[10]。

妊娠中のインスリン感受性およびインスリン分泌に影響を与える因子

糖代謝異常の発症にはインスリン感受性およびインスリン分泌のアンバランスが関与するが，各々に影響を与える因子を遺伝的要因および非遺伝的要因に分けて以下にまとめた。

表1　妊娠糖尿病感受性遺伝因子の一例

インスリン感受性関連
• Insulin receptor substrate 1（*IRS1*）

インスリン分泌関連
• Melatonin receptor 1B（*MTNR1B*）
• Transcription factor 7-like 2（*TCF7L2*）
• Cyclin-dependent kinase 5 regulatory subunit-associated protein 1-like 1（*CDKAL1*）

グルコース代謝関連
• Glucokinase regulator（*GCKR*）
• Glucose-6-phosphatase 2（*G6PC2*）
• Hexokinase domain containing 1（*HKDC1*）

グリコーゲン代謝関連
• Protein phosphatase 1, regulatory subunit 3B（*PPP1R3B*）

（文献12を参考に作成）

遺伝的要因

　GDMと類似した病態を示すT2DMでは網羅的遺伝子解析により，インスリン感受性やインスリン分泌，肥満関連の遺伝因子がその病態形成に関与することが示されてきた。T2DM同様に，ゲノムワイド関連解析などを用いてGDM感受性遺伝因子の探索が行われ，これまでにインスリン感受性，インスリン分泌，グルコース代謝およびグリコーゲン代謝関連遺伝因子のGDM発症への関与が報告されている[12]（表1）。

非遺伝的要因

　非妊娠時のインスリン感受性関連因子としては，肥満（内臓肥満含む），不健康な食べ物，運動不足などが挙げられる。一方，妊娠時には胎盤由来ホルモン［ヒト胎盤ラクトゲン（hPL），エストロゲン，プロゲステロンやプロラクチン（PRL）］，脂肪組織からのトリグリセリドや遊離脂肪酸，その他サイトカインが生理的インスリン感受性の変化に深く関与する。hPLは合胞体絨毛細胞で産生されるポリペプチドホルモンであり，妊娠5週ごろから母体血中に検出され，その血中濃度は妊娠34〜36週まで増加する。このhPLは，①絨毛細胞からのレプチン分泌抑制作用，②抗インスリン作用，③脂肪分解作用を有する。また，高濃度のエストロゲンやプロゲステロンもインスリン感受性低下を惹起することが指摘されている。

　妊娠中の脂肪蓄積に伴い増加するトリグリセリドの分解産物である遊離脂肪酸は，肝臓における解糖系およびグリコーゲン合成阻害にかかわり，さらに骨格筋ではグルコース取り込み抑制を介してインス

リン感受性低下に関与する。また，脂肪組織に浸潤するマクロファージや絨毛細胞から分泌されるTNF-αは妊娠の進行に伴い増加し，妊婦のインスリン感受性と高い相関を示す[13]。このようにhPLを含む胎盤由来ホルモン，脂肪酸およびサイトカインなどの複合的な作用が妊娠中のインスリン抵抗性の発現メカニズムと考えられている。

　妊娠時には胎盤由来ホルモンがインスリン分泌に関与する。例えば，エストロゲンはインスリン生合成に，hPLは膵β細胞増殖に，PRLは膵β細胞増殖およびインスリン生合成に関与するとされる[14]。特にPRLはセロトニンを介して膵β細胞増殖およびインスリン生合成を促進し，インスリン分泌を促すとされる[15]。

3 臨床像

頻度

　母体背景，スクリーニング方法および診断基準により異なるが，International Association of Diabetes and Pregnancy Study Groups（IADPSG）の75gOGTT基準を用いたone-step screeningの場合，GDM頻度は約14％と推測される[16]。なお，米国における妊娠24〜28週の50gグルコースチャレンジテスト（GCT）を用いたtwo-step screening（診断検査：100gOGTT）では，GDM頻度は5.8〜9.2％と推測される[17]。

周産期異常

　GDMに関連した母児合併症としては，妊娠高血圧腎症，妊娠高血圧，初回帝王切開，LGA，巨大児（出生体重≧4,000g），新生児呼吸障害，低血糖，

高ビリルビン血症，分娩時外傷，肩甲難産が挙げられる。米国予防医学専門員会（U.S. Preventive Services Task Force）のステートメントでは，治療（母体血糖管理）により初回帝王切開，LGA，巨大児，分娩時外傷，肩甲難産のリスク低減を期待できると述べられている[17]。なお，母体の血糖管理は，胎児過体重の発症予防を介して新生児合併症（呼吸障害，低血糖および高ビリルビン血症）のリスク低減に寄与することが期待される。小規模なランダム化比較試験（RCT）では，母体治療介入群における新生児合併症は有意に低率であった[18]。しかしながら，2つの大規模RCTでは治療介入による新生児合併症の発症予防効果は認められなかった[19,20]。従って，GDMへの医療介入による新生児合併症発症予防効果に関していまだ明確なエビデンスは得られていない。

中・長期予後

　一般にGDM既往女性の約半数では次回妊娠時にもGDMを認める。また，GDM非合併例と比べてGDM既往女性は将来的なT2DM発症リスクが7〜10倍高いとされる[3]。さらに将来的な心血管系疾患のリスクは約2倍高く，妊娠高血圧症候群合併例ではそのリスクはさらに上昇する。

（宮越　敬）

文　献

1) García-Patterson A, Gich I, Amini SB, et al.: Insulin requirements throughout pregnancy in women with type 1 diabetes mellitus: three changes of direction. Diabetologia 2010; 53: 446-51.
2) Sonagra AD, Biradar SM, Dattatreya K, et al.: Normal pregnancy- a state of insulin resistance. J Clin Diagn Res 2014; 8: CC01-03.
3) Hivert MF, Backman H, Benhalima K, et al.: Pathophysiology from preconception, during pregnancy, and beyond. Lancet 2024; 404: 158-74.
4) Catalano PM, Huston L, Amini SB, et al.: Longitudinal changes in glucose metabolism during pregnancy in obese women with normal glucose tolerance and gestational diabetes mellitus. Am J Obstet Gynecol 1999; 180: 903-16.
5) Catalano PM: Obesity, insulin resistance, and

pregnancy outcome. Reproduction 2010; 140: 365-71.
6) Bergman RN, Ader M, Huecking K, et al.: Accurate assessment of beta-cell function: the hyperbolic correction. Diabetes 2002; 51 Suppl 1: S212-20.
7) Retnakaran R, Qi Y, Goran MI, et al.: Evaluation of proposed oral disposition index measures in relation to the actual disposition index. Diabet Med 2009; 26: 1198-203.
8) Buchanan TA: Pancreatic B-cell defects in gestational diabetes: implications for the pathogenesis and prevention of type 2 diabetes. J Clin Endocrinol Metab 2001; 86: 989-93.
9) Saisho Y, Miyakoshi K, Tanaka M, et al.: Beta cell dysfunction and its clinical significance in gestational diabetes. Endocr J 2010; 30: 973-80.
10) Powe CE, Allard C, Battista M-C, et al.: Heterogeneous Contribution of Insulin Sensitivity and Secretion Defects to Gestational Diabetes Mellitus. Diabetes Care 2016; 39: 1052-5.
11) Immanuel J, Simmons D, Harreiter J, et al.: Metabolic phenotypes of early gestational diabetes mellitus and their association with adverse pregnancy outcomes. Diabet Med 2021; 38: e14413.
12) Sweeting A, Wong J, Murphy HR, et al.: A Clinical Update on Gestational Diabetes Mellitus. Endocr Rev 2022; 43: 763-93.
13) Kirwan JP, Hauguel-De Mouzon S, Lepercq J, et al.: TNF-alpha is a predictor of insulin resistance in human pregnancy. Diabetes 2002; 51: 2207-13.
14) Nadal A, Alonso-Magdalena P, Soriano S, et al.: The role of oestrogens in the adaptation of islets to insulin resistance. J Physiol 2009; 587: 5031-7.
15) Georgia S, Bhushan A: Pregnancy hormones boost beta cells via serotonin. Nature medicine 2010; 16: 756-7.
16) Wang H, Li N, Chivese T, et al.: IDF Diabetes Atlas: Estimation of Global and Regional Gestational Diabetes Mellitus Prevalence for 2021 by International Association of Diabetes in Pregnancy Study Group's Criteria. Diabetes Res Clin Pract 2022; 183: 109050.
17) Davidson KW, Barry MJ, Mangione CM, et al.: Screening for Gestational Diabetes: US Preventive Services Task Force Recommendation Statement. Jama 2021; 326: 531-8.
18) Elnour AA, El Mugammar IT, Jaber T,et al.: Pharmaceutical care of patients with gestational diabetes mellitus. J Eval Clin Pract 2008; 14: 131-40.
19) Crowther CA, Hiller JE, Moss JR, et al.: Effect of treatment of gestational diabetes mellitus on pregnancy outcomes. N Engl J Med 2005; 352: 2477-86.
20) Landon MB, Spong CY, Thom E, et al.: A multicenter, randomized trial of treatment for mild gestational diabetes. N Engl J Med 200; 361: 1339-48.

各論Ⅰ　妊娠中の糖代謝異常：妊娠中の病態

妊娠中の明らかな糖尿病

妊娠中の明らかな糖尿病（ODIP）は，①妊娠前に未診断の糖尿病，もしくは，②妊娠中のインスリン抵抗性に対する代償性のインスリン分泌不全により生じた糖尿病に相当する糖代謝異常に大別される。妊娠前半期診断例では①の，妊娠後半期診断例では②の可能性が高い。診断後には速やかな血糖管理を行うとともに，妊娠高血圧症候群の発症にも注意が必要である。なお，ODIPは妊娠中の診断であるため，産後に再度耐糖能の評価を行う。

1 概念

妊娠中の明らかな糖尿病（ODIP）は，妊娠糖尿病（GDM）と同様に妊娠時にはじめて診断される糖代謝異常である［診断基準については，各論Ⅰ 妊娠中の糖代謝異常：妊娠中の病態「妊娠中の糖代謝異常の分類と診断基準」（p.52）の項目を参照］。

2 病態

ODIPは，①妊娠前に未診断の糖尿病（DM），もしくは，②妊娠中のインスリン抵抗性に対する代償性のインスリン分泌不全により生じたDMに相当する糖代謝異常に大別される。妊娠中に両者を鑑別することは難しいが，妊娠成立後早期に診断され，かつHbA1c≧6.5%の基準を満たす場合には妊娠前に未診断のDMと考えられる。一方，妊娠初期検査は正常で，妊娠後半期にはじめて診断された症例では，もともとの肥満を背景にした過剰なインスリン抵抗性の発現に対する代償性インスリン分泌不全という病態が考えられる[1,2]。GDMよりも重症の高血糖に該当するためにGDMとは区別されるが，病態的にはGDMと同様である。以下に各々の一例を提示する。なお，劇症1型糖尿病（fulminant T1DM）も広義にはODIPであるが，その発症はきわめてまれである。

妊娠前に未診断のDM

30歳，2妊1産。26歳時の第1子妊娠ではGDMを認めインスリン療法を要した。産後の75g経口ブドウ糖負荷試験（OGTT）は境界型であったが，フォローアップは中断していた。妊娠8週4日に実施したスクリーニングにて，随時血糖値は110mg/dLであった。75gOGTTでは空腹時110mg/dL，1時間値230mg/dL，2時間値212mg/dL，HbA1cは6.6%であった。

妊娠中のインスリン抵抗性に対する代償性インスリン分泌不全

36歳，1妊0産。毎年の職場検診にてBMI 26〜27であり，DMの家族歴を認めることから体重管理の指導を受けていた。妊娠10週4日に実施したスクリーニングにて随時血糖値は103mg/dLであり，75gOGTTでは空腹時90mg/dL，1時間値175mg/dL，2時間値150mg/dLであった。妊娠15週以降は健診を受けず，妊娠27週4日に実施した50gグルコースチャレンジテスト（GCT）の血糖値は198mg/dLであった。75gOGTTでは空腹時113mg/dL，1時間値232mg/dL，2時間値190mg/dL，HbA1cは6.5%であった。なお，初診時から妊娠27週4日までの体重増加は10.2kgであった。

3 臨床像

頻度

母体背景やスクリーニング法により異なるが，ODIPの頻度は1%弱と推測される。例えば，Ikenoueら[3]，およびManeら[4]の後方視的検討ではそれぞれ0.2%および0.88%，Millnら[5]の前方視的検討では1.3%であった。

周産期異常

ODIPの糖代謝異常重症度がDMに相当することを考えると，高血糖の早期是正が必要である。従って，ODIPに関する既報データは治療介入例であり，主な研究ではGDMと比較した臨床像が示されている（表1）。

わが国からは，2014年にSugiyamaら[6]が国内40施設のデータ（対象期間：2003〜2009年）を発表している。ODIPおよびGDMの診断基準は現行の基準と異なるが，全施設において診断後は栄養管理と血糖自己測定が実施され，血糖管理不良例で

表1 妊娠中の明らかな糖尿病の周産期異常に関する報告例

Parkら[2]の報告では正常耐糖能妊婦463名を含む3群間の比較検討結果が提示されている。従って，ODIP vs. GDMでの有意差は不明である。

著者（発表年）	国	研究デザイン	症例数 （ODIP vs. GDM）	周産期異常 （ODIP vs. GDM）
Sugiyamaら[6] (2014)	日本	後方視的， 多施設	348 vs. 1,267	インスリン療法：85.6% vs. 34.1%* 妊娠高血圧／妊娠高血圧腎症：10.1% vs. 6.1%* LGA：20.1% vs. 22.9%
Wongら[7] (2013)	オーストラリア	後方視的， 単施設	254 vs. 1,570	インスリン療法：49.2% vs. 25.1%** LGA：25.9% vs. 15.0%# 新生児低血糖：11.7% vs. 7.3%* 肩甲難産：6.9% vs. 0.7%##
Parkら[2] (2015)	韓国	後方視的， 単施設	71 vs. 1,781	インスリン療法：91.3% vs. 24.9% LGA：15.3% vs. 7.74%
Maneら[4] (2019)	スペイン	後方視的， 単施設	50 vs. 572	インスリン療法：98% vs. 33%* 妊娠高血圧腎症：22% vs. 3.7%# LGA：40.0% vs. 14.1%**
Sampaioら[8] (2021)	ブラジル	後方視的， 単施設	48 vs. 176	インスリン療法：60.4% vs. 38.1%** LGA：23.5% vs. 13.3%

ODIP：妊娠中の明らかな糖尿病，GDM：妊娠糖尿病，LGA：large-for-gestational age（出生体重≧90パーセンタイル）
*：$P<0.05$，**：$P<0.01$，#：$P<0.001$，##：$P<0.0001$

はインスリン療法が導入された。本検討では，large-for-gestational age（LGA）（出生体重≧90パーセンタイル），巨大児（出生体重≧4,000g）および帝王切開率に有意差を認めなかったものの，ODIPにおけるインスリン療法率および妊娠高血圧／妊娠高血圧腎症はGDMと比べて有意に高率であった。また，ODIPのほうが診断週数（平均値）は早期であり（妊娠22.0週 vs. 妊娠23.5週），診断時HbA1c（平均値）は有意に高値であった（6.8% vs. 5.8%，$p<0.05$）。さらに，ODIPと診断された2例では糖尿病網膜症を認めた。

海外からは2013年にWongら[7]がオーストラリアの単一施設における解析結果を発表している（対象期間：1993～2010年）。この検討では，GDMと比べてODIPではインスリン療法率およびLGAが有意に高率であった。また，ODIPにおける肩甲難産はGDMと比べて有意に高率であった（6.9% vs. 0.7%）。

2015年に発表された韓国からの報告（対象期間：2006年8月～2012年12月）では，正常耐糖能妊婦，厳格な血糖管理を実施したGDMおよびODIP（ともに妊娠24週以降の診断例）における周産期異常が比較検討された。3群間でインスリン療法およびLGAの頻度に有意差を認め，ともにGDMよりもODIPのほうが高率であった[2]。

スペインにおける後方視的検討（対象期間：2010年1月～2013年4月）では，5,633例中50例（0.88%）にODIPを，572例（10%）にGDMを認めた[4]。GDMと比べ，ODIPでは糖尿病家族歴（81% vs. 48.3%）およびGDM既往（50% vs. 30%）が有意に高率であった。また，診断週数（平均値）はODIPのほうが有意に早期であった（妊娠21.38 vs. 妊娠27.82週）。さらに，GDMと比べてODIPではインスリン療法率，妊娠高血圧腎症およびLGAが有意に高率であった。

最後に2021年に発表されたブラジルにおける検討（対象期間：2015年1月～2017年7月）においても，GDMと比べてODIPではインスリン療法率が有意に高率であった[8]。

既報をまとめると，ODIPはGDMと比べて，より早期に診断され，診断時のHbA1c値は高値を示す。また，ODIP合併妊娠ではインスリン療法を要する頻度が高く，妊娠高血圧腎症とともに胎児・新生児合併症のリスクが高いため，より厳重な管理が必要である。さらに，糖尿病性網膜症合併例や産褥早期にDMを高頻度に認めることも報告されていることから，ODIPのなかに妊娠前の未診断のDMが一定の割合で含まれていることにも注意が必要である。

産後糖代謝異常

　現時点では，ODIPの産後糖代謝に関する知見は海外からの報告のみである。2013年のWongら[7]の検討では，産後6～8週時に75gOGTTによる耐糖能評価を受けたODIP既往女性113名中，28名（21.1%）にDMを，50名（37.6%）にimpaired fasting glucose（IGT）or impaired glucose tolerance（IFG）を認めた［診断基準：世界保健機関（WHO）基準］。一方，GDM既往女性993名については，DMは23名（2.3%），impaired fasting glucose or impaired glucose toleranceは226名（22.8%）であり，多変量解析にてGDMと比べてODIPは糖代謝異常ハイリスクであった［オッズ比6.67（95%信頼区間：3.14-14.17）］。また，Parkら[2]の研究（ODIP：n＝40，GDM：n＝1,197）では，産後6～12週時に75gOGTTが実施され，ODIPおよびGDM既往女性におけるDMは各々19名（47%）および50名（4.3%）であった［診断基準：米国糖尿病学会（ADA）］[2]。なお，ODIPおよびGDMにおけるIGT or IFG［診断基準：米国糖尿病学会（ADA）］は13名（32.5%）および466名（39.9%）と同等の割合であった。

　以上より，GDMと比べてODIPはDMを含む糖代謝異常ハイリスクである。

（宮越　敬）

文　献

1) Morikawa M, Yamada T, Yamada T, et al.: Characteristics of insulin secretion patterns in Japanese women with overt diabetes and gestational diabetes defined according to the International Association of Diabetes and Pregnancy Study Groups criteria. J Obstet Gynaecol Res 2012; 38: 220-5.

2) Park S, Kim SH: Women with rigorously managed overt diabetes during pregnancy do not experience adverse infant outcomes but do remain at serious risk of postpartum diabetes. Endocr J 2015; 62: 319-27.

3) Ikenoue S, Miyakoshi K, Saisho Y, et al.: Clinical impact of women with gestational diabetes mellitus by the new consensus criteria: two year experience in a single institution in Japan. Endocr J 2014; 61: 353-8.

4) Mane L, Flores-Le Roux JA, Benaiges D, et al.: Impact of overt diabetes diagnosed in pregnancy in a multi-ethnic cohort in Spain. Gynecol Endocrinol 2019; 35: 332-6.

5) Milln J, Nakabuye B, Natamba BK, et al.: Antenatal management and maternal/fetal outcomes associated with hyperglycaemia in pregnancy (HIP) in Uganda: a prospective cohort study. BMC Pregnancy Childbirth 2021; 21: 386.

6) Sugiyama T, Saito M, Nishigori H, et al.: Comparison of pregnancy outcomes between women with gestational diabetes and overt diabetes first diagnosed in pregnancy: a retrospective multi-institutional study in Japan. Diabetes Res Clin Pract 2014; 103: 20-5.

7) Wong T, Ross GP, Jalaludin BB, et al.: The clinical significance of overt diabetes in pregnancy. Diabet Med 2013; 30: 468-74.

8) Sampaio Y, Porto LB, Lauand TCG, et al.: Gestational diabetes and overt diabetes first diagnosed in pregnancy: characteristics, therapeutic approach and perinatal outcomes in a public healthcare referral center in Brazil. Arch Endocrinol Metab 2021; 65: 79-84.

各論Ⅰ　妊娠中の糖代謝異常：妊娠中の病態

妊娠関連発症1型糖尿病

妊娠中に突然ケトアシドーシスを伴って発症する劇症1型糖尿病は，母児ともに致命的となることが少なくないため早期診断・早期治療が重要である。糖尿病の既往がないにもかかわらず著明な高血糖（≧288mg/dL）とHbA1cの相対的低値（＜8.7％）を認めた場合には本疾患を疑い，直ちにインスリン治療を始めなければならない。また，膵島関連自己抗体陽性の妊娠糖尿病妊婦は，分娩後に緩徐進行1型糖尿病を発症するリスクが高いため，血糖値，HbA1c，内因性インスリン分泌の定期的なフォローが重要である。

妊娠中には免疫状態が変化することが知られており，妊娠前から存在する自己免疫疾患の病態が改善・悪化したり，妊娠中や分娩後に自己免疫疾患が発症しやすいことが知られている。妊娠中または分娩後に1型糖尿病を発症することもあり，妊娠関連発症1型糖尿病とよばれている。1型糖尿病には臨床的に，①劇症1型糖尿病，②急性発症1型糖尿病，③緩徐進行1型糖尿病の3つのタイプがあるが，このうち妊娠との関連が知られているのは劇症1型糖尿病と緩徐進行1型糖尿病である。そこで本項では，これら2つの1型糖尿病と妊娠の関連について概説する。

1 妊娠と免疫

妊娠は，「胎児という非自己の移植」という免疫学的側面を有し，母体には女性ホルモンの変化に伴い胎児を拒絶から守る免疫機構が働いている。免疫応答に重要な役割を担っている細胞としては，細胞傷害性T細胞を誘導し細胞内の非自己を攻撃するTh1細胞と，抗体産生により細胞外病原体を排除する役割を担うTh2細胞という2種類のヘルパーT細胞が知られている。妊娠中は，両者のバランスがTh2優位になることにより免疫寛容状態が維持され，そのバランスには樹状細胞を介したエストロゲンによるTh1反応の抑制と，プロゲステロンによるTh2反応の活性化が関与しているとされていた[1]。しかし，近年では，着床および初期の妊娠継続のための免疫寛容の維持において，自己免疫応答の負の調節を担っている制御性T細胞（Treg）と自己免疫性炎症や拒絶反応などを担っているTh17細胞の関与が注目されており，両者のバランス（Th17/Treg）がTreg優位になることが妊娠の維持にとって重要であり，Th17優位になると自己免疫疾患のリスクが高まるとされている[2]。

2 劇症1型糖尿病と妊娠

妊娠中あるいは分娩後まもなく1型糖尿病が発症することが知られている。13〜49歳の妊娠可能年齢286例の女性を対象とした「妊娠関連発症1型糖尿病に関する全国調査」[3]では，妊娠に関連して発症した1型糖尿病は1型糖尿病全体の4％であり，このうち劇症1型糖尿病が75％を占めていた。また，劇症1型糖尿病全体のうち妊娠関連発症の占める割合が26.5％であったのに対して，急性発症1型糖尿病は1.2％と低頻度であった。

一方，日本糖尿病学会劇症1型糖尿病調査研究委員会による調査[4]では，妊娠関連発症劇症1型糖尿病と非妊娠関連発症劇症1型糖尿病の診断時の臨床像は，発症年齢，BMI，糖尿病の家族歴，罹病期間，感冒様症状の頻度，血糖値，抗グルタミン酸脱炭酸酵素（GAD）抗体の陽性率，C-ペプチド値については明らかな差はなかったが，妊娠関連発症劇症1型糖尿病では非妊娠関連発症劇症1型糖尿病に比べ動脈血pHが有意に低く，血清アミラーゼ値が高い傾向を示したと報告されている。また，妊娠関連発症劇症1型糖尿病は妊娠第3三半期〜分娩2週後までの発症が多く，67％が胎児死亡をきたしていた。

以上のように，妊娠に関連して発症する1型糖尿病は劇症1型糖尿病が多く，母児ともに致命的となることが少なくないため，糖尿病の既往がないにもかかわらず著明な高血糖（≧288mg/dL）とHbA1cの比較的低値（＜8.7％）を認めた場合には本疾患を疑い，内科と産科が連携して直ちにインスリン治療を始めなければならない。表1に劇症1型糖尿病の診断基準を示す。

妊娠に関連して発症する1型糖尿病が劇症型を呈

表1　劇症1型糖尿病の診断基準 (2012)

1. 糖尿病症状発現後1週間前後以内でケトーシスあるいはケトアシドーシスに陥る。
   （初診時尿ケトン体陽性，血中ケトン体上昇のいずれかを認める）

2. 初診時の (随時) 血糖値≧288mg/dL，かつHbA1c＜8.7%※。
   ※劇症1型糖尿病発症前に耐糖能異常が存在した場合は，必ずしもこの数字は該当しない。

3. 発症時の尿中Cペプチド＜10μg/日，または空腹時血中Cペプチド＜0.3ng/mL，かつ
   グルカゴン負荷後 (または食後2時間) 血中Cペプチド＜0.5ng/mL。

判定：上記1～3のすべての項目を満たすものを劇症1型糖尿病と診断する。

(文献10より転載)

しやすい機序については不明な点が多いが，Treg の数が妊娠第1三半期より増加し，妊娠第2三半期でピークとなった後に減少するため，妊娠第3三半期以降にウイルス感染などにより膵β細胞に対する細胞傷害性T細胞が活性化されると，免疫制御機構が破綻し劇症1型糖尿病の発症に至ることが想定される。一方，関連するHLAクラスⅡが非妊娠関連発症劇症1型糖尿病ではDR4ハプロタイプ (DRB1＊04:05-DQB1＊04：01) であるのに対し，妊娠関連発症劇症1型糖尿病ではDR9ハプロタイプ (DRB1＊09:01-DQB1＊03：03) であるため両者では発症機転が異なる可能性もある[4]。

3 緩徐進行1型糖尿病と妊娠

　妊娠糖尿病は，インスリン抵抗性の増大で顕性化する耐糖能異常であるが，妊娠前より膵β細胞に対する自己免疫反応が母体に潜在し，妊娠によって増大したインスリン抵抗性によって耐糖能異常が表面化して妊娠糖尿病と診断されることがある。このようなケースは「自己免疫性妊娠糖尿病」（膵島関連自己抗体陽性の妊娠糖尿病）とよばれ，分娩後に1型糖尿病を発症するリスクが高いことが知られている。1型糖尿病の臨床病型としては緩徐進行1型糖尿病がほとんどであり，臨床的特徴からは非自己免疫性の妊娠糖尿病との区別が困難である。従って自己免疫性妊娠糖尿病と非自己免疫性妊娠糖尿病の鑑別のためには，抗GAD抗体，膵島細胞抗体 (ICA)，インスリン自己抗体 (IAA)，抗インスリノーマ関連抗原-2（IA-2）抗体，抗亜鉛トランスポーター8 (ZnT8) 抗体などの膵島関連自己抗体を妊娠糖尿病診断時に測定することが重要である。また，妊娠中の明らかな糖尿病として発見されることもあるため，そのような妊婦に対しても膵島関連自己抗体の測定が望まれる。

　妊娠糖尿病における膵島関連自己抗体の陽性率は，欧米白人を対象とした研究[5] によると，抗GAD抗体が1.4～10.8%，ICAが0.98～14.7%で，IAAが0.98～5.9%，抗IA-2抗体が1.8～6.2%，抗ZnT8抗体が2.6～4.8%であり，自己免疫性妊娠糖尿病の頻度は5～10%と報告されている。一方，日本人を対象とした数少ない研究[6,7]では，抗GAD抗体の陽性率が妊娠糖尿病で0.3～3.5%，妊娠中の明らかな糖尿病では0.8%とされており，韓国からの報告[8]では妊娠糖尿病の1.7%が抗GAD抗体陽性であったとされているため，欧米白人に比べアジア人では頻度が低い可能性があるが，今後，抗GAD抗体以外の膵島関連自己抗体の検討が待たれる。表2に緩徐進行1型糖尿病の診断基準を示す。

　自己免疫性妊娠糖尿病58名を含む391名の妊娠糖尿病妊婦を23年にわたって追跡調査したフィンランドの研究[9] は，ICA，抗GAD抗体，抗IA-2抗体，IAAの陽性数が増えるに従い分娩後の1型糖尿病発症率は上昇し，3抗体陽性の妊婦は全員が7年以内に1型糖尿病を発症したと報告している（図1）。さらに，ICA陽性，抗GAD抗体陽性，妊娠糖尿病診断時年齢＜30歳，妊娠中にインスリン治療を必要とした妊娠糖尿病妊婦が，独立した1型糖尿病発症のリスク因子であった。また，妊娠前の非肥満や自己免疫疾患の合併も1型糖尿病発症のリスク因子とされている[5]。従って，妊娠糖尿病の診断時年齢が若く，肥満のない妊娠糖尿病妊婦，妊娠中にインスリン治療を必要とする妊婦，自己免疫疾患を有する妊娠糖尿病例では積極的に抗GAD抗体などの膵島関連自己抗体を測定し，陽性であれば血糖値，HbA1c,内因性インスリン分泌を定期的にフォローして1型糖尿病の早期発見に努めることが重要である。

(川﨑英二)

表2　緩徐進行1型糖尿病の診断基準（2023）

【必須項目】
1. 経過のどこかの時点で膵島関連自己抗体が陽性である[a]。
2. 原則として，糖尿病の診断時，ケトーシスもしくはケトアシドーシスはなく，ただちには高血糖是正のためインスリン療法が必要とならない。
3. 経過とともにインスリン分泌能が緩徐に低下し，糖尿病の診断後3カ月[b]を過ぎてからインスリン療法が必要になり，最終観察時点で内因性インスリン欠乏状態（空腹時血清Cペプチド＜0.6 ng/mL）である。

判定：● 上記1，2，3を満たす場合，「緩徐進行1型糖尿病（definite）」と診断する。
　　　● 上記1，2のみを満たす場合は，インスリン非依存状態の糖尿病であり，「緩徐進行1型糖尿病（probable）」とする。

【参考項目】
「緩徐進行1型糖尿病（probable）」は，海外では，LADA（latent autoimmune diabetes in adults，緩徐発症成人自己免疫性糖尿病）に含まれる概念で，典型例では35歳以降に発症する。しかし，小児を含む若年者にも発症する場合があり，これらの例は海外ではLADY（latent autoimmune diabetes in youth）と呼称されている。

a) 膵島関連自己抗体とは，グルタミン酸脱炭酸酵素（GAD）抗体，膵島細胞抗体（ICA），insulinoma-associated antigen-2（IA-2）抗体，亜鉛輸送担体8（ZnT8）抗体，インスリン自己抗体（IAA）を指す。ただし，IAAはインスリン治療開始前に測定した場合に限る。
b) 典型例は6カ月以上である。

（文献10より転載）

図1　膵島関連自己抗体の陽性数と1型糖尿病の発症リスク

膵島細胞抗体（ICA），抗グルタミン酸脱炭酸酵素（GAD）抗体，抗インスリノーマ関連抗原2（IA-2）抗体，インスリン自己抗体（IAA）の陽性数が増えるに従い1型糖尿病の発症リスクが上昇した。

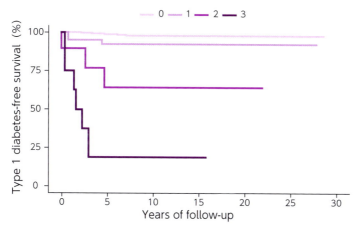

（文献9より引用）

=== 文　献 ===

1) 松下　祥：妊娠と免疫. アレルギー 2014；63：1-5.
2) Figueiredo AS, Schumacher A: The T helper type 17/regulatory T cell paradigm in pregnancy. Immunology 2016; 148: 13-21.
3) 川﨑英二, 清水一紀, 花房俊昭, ほか：妊娠関連発症1型糖尿病に関する全国調査. 糖尿病と妊娠 2006；6：104-7.
4) 清水一紀, 牧野英一, 今川彰久, ほか：妊娠関連発症劇症1型糖尿病の臨床的特徴とHLA解析－劇症1型糖尿病調査研究委員会報告－. 糖尿病 2006；49：755-60.
5) Incani M, Baroni MG, Cossu E: Testing for type 1 diabetes autoantibodies in gestational diabetes mellitus (GDM): is it clinically useful? BMC Endocr Disord 2019; 19: 44.
6) 池ノ上　学, 宮越　敬, 遠藤豊英, ほか：妊娠糖尿病における抗Glutamic Acid Decarboxylase 抗体と周産期事象との関連. 糖尿病と妊娠 2019；19：S84-5.
7) 鈴木まり重, 市川雷師, 小泉知子, ほか：当施設における抗GAD抗体陽性の妊娠糖尿病および妊娠中の明らかな糖尿病妊婦の頻度に関する検討. 糖尿病と妊娠 2019；19：37-41.
8) Yu SH, Park S, Kim HS, et al.: The prevalence of GAD

antibodies in Korean women with gestational diabetes mellitus and their clinical characteristics during and after pregnancy. Diabetes Metab Res Rev 2009; 25: 329-34.

9) Luiro K, Auvinen AM, Auvinen J, et al.: Autoantibodies predict type 1 diabetes after gestational diabetes-a 23-year cohort study. Front Endocrinol (Lausanne) 2023; 14: 1286375.

10) 日本糖尿病学会 編・著: C 糖尿病の分類. 糖尿病治療ガイド2024. 東京: 文光堂, 2024: 6-10.

各論II　糖尿病をもつ女性のプレコンセプションケア：総論

糖尿病をもつ女性のプレコンセプションケア

糖尿病合併妊娠では，糖代謝正常な妊婦と比較して，先天性形態異常や流産，周産期死亡などの児の妊娠転帰や妊娠高血圧症候群，緊急帝王切開，弛緩出血などの母体妊娠転帰が悪いことが知られている。糖尿病合併妊娠のプレコンセプションケアの有効性は1980年代から明らかにされており，その医療経済効果も示されている。生殖可能年齢のすべての糖尿病をもつ女性が妊娠前のカウンセリングとして通常の糖尿病診療に取り入れられるべきであるが，しっかりとなされていない現状がある。プレコンセプションケアの介入項目として，妊娠前の血糖管理の重要性，妊娠転帰に対するBMIの影響，妊娠前の催奇形性の可能性のある薬剤の中止の必要性，糖尿病合併症の妊娠前評価，適切な葉酸サプリメント摂取の必要性および信頼のできる避妊法などが含まれる。このケアは，医師，看護師，助産師，栄養士，薬剤師を含む専門職種間のチームとして行うことが重要である。さらに，妊娠糖尿病と診断された女性にとっては，次の妊娠のためにも2型糖尿病発症予防や適性体重へ近付けること，次の妊娠時期を含めたプレコンセプションケアが必要である。

糖尿病合併妊娠では，糖代謝正常な妊婦と比較して，妊娠転帰が悪いことが知られている[1,2]。

主に高血糖によるものであるが，慢性合併症や併存疾患も関連している。糖尿病合併妊娠のリスクとしては，流産，児の先天性形態異常，妊娠高血圧腎症，早産，胎児死亡，巨大児，新生児合併症（低血糖，高ビリルビン血症，呼吸窮迫症候群など）が含まれる。また，糖尿病合併妊娠の児の長期リスクとして，児の肥満，高血圧，2型糖尿病のリスクの増加がある。

糖尿病をもつ女性のプレコンセプションケアの有効性

糖尿病合併妊娠のプレコンセプションケアの有効性に関しては，メタ解析において，プレコンセプションケアを受けたことで妊娠第1三半期のHbA1cが低下し，児の先天性形態異常，早産や周産期死亡のリスクが減少するなどの有効性が示されている[3]。さらに，英国で施行された糖尿病をもつ女性680人を対象とした前向きコホート研究の結果，血糖管理と独立して，プレコンセプションケアにより児の先天性形態異常，死産，新生児死亡が低下することが示された[4]。

糖尿病をもつ女性のプレコンセプションケアの詳細

血糖管理と薬物治療の変更

妊娠前の血糖管理に関しては，自然流産，児の先天性形態異常，妊娠高血圧腎症，妊娠中の網膜症の進行，死産のリスクを減らすために，重症低血糖を避けるなど可能な限り正常に近い血糖値，理想的には妊娠前HbA1c≦6.5%の達成に努める[1,2]。症例によって重症低血糖などのリスクが高い場合にはHbA1c≦7.0%の達成に努める。

経口血糖降下薬に関しては，妊娠前にインスリンに変更するのが原則である[1,2]。一方で，メトホルミンの妊娠第1三半期の使用と催奇形性の有意な関連は観察研究のメタ解析では示されていないことから[5]，国内外のガイドラインではメトホルミンの内服に関しては，血糖管理が適切である場合，妊娠が達成されるまで継続するとされている[6,7]。

妊娠中の有効性と安全性のエビデンスが揃っているインスリンは，ヒトインスリン，インスリンリスプロ，インスリンアスパルト，インスリンデテミル，インスリンデグルデク，インスリングラルギンである[1]。

1型糖尿病に関連した妊娠中の持続グルコースモニタリング（CGM）の使用は母体の高血糖を抑制し，新生児アウトカムの改善に寄与することから[8]，妊娠前からのCGM使用を考慮する。持続皮下インスリン注入療法（CSII）の使用に関しては，2025年1月時点のエビデンスでは妊娠中の使用の効果は認められていないが，暁現象のあるものや夜中の低血糖を回避できない症例などには効果が期待できることから，症例を選んで妊娠前から使いこなすことも大切である。また，カーボカウントを含めた食事療

法の見直しを行う。

妊娠中の禁忌薬を中止

アンジオテンシン変換酵素（ACE）阻害薬，アンジオテンシンⅡ受容体拮抗薬（ARB）などレニン-アンギオテンシン系に関連した薬剤は，胎児の低血圧や腎血流の低下のために，無尿，乏尿，羊水過少，頭蓋・顔面の異常，肺低形成，胎児発育不全，周産期死亡の原因となる。原則として妊娠前からACE阻害薬やARBの使用は行わないが，糖尿病性腎症など中止すると腎機能が増悪する可能性が高い場合は，十分な説明と同意のうえ妊娠成立まで継続し，妊娠成立後は可及的速やかに中止・他薬へ変更する[2,7]。ACE阻害薬やARBの催奇形性は否定的であったが[9]，最新のメタ解析では必ずしも安全性を確保するものではなかった[10]。

スタチン（HMG-CoA還元酵素阻害薬），フィブラートは妊娠前に中止するのが原則であるが，スタチンの催奇形性は否定的である[11]。さらに，台湾からの後ろ向きコホート研究にて，妊娠前から脂質異常症にスタチンを使用している女性は先天性形態異常のみならず，妊娠転帰も対照群と差を認めなかった[12]。2021年に米国食品医薬品局（FDA）は，多くの妊婦は妊娠中のスタチン使用は中止すべきとしながらも，妊娠中のコレステロール値降下のためのスタチンの使用に対する最も強い警告の削除を要請した。家族性高コレステロール血症や冠血管の動脈硬化のリスクの高い女性では添付文書上禁忌薬であるが，十分な説明と同意のうえ，継続も考慮される。

糖尿病合併症の評価

糖尿病網膜症

糖尿病をもつ患者が妊娠を希望する場合には，糖尿病網膜症の評価および管理を行う。妊娠による網膜症の進展は妊娠第2三半期にピークに達し，産後1年まで持続する。妊娠中および出産後に糖尿病網膜症は悪化しやすいことから，妊娠前に急激な血糖変動を起こさせないよう徐々に改善させ良好な管理を達成し，増殖網膜症であれば単純網膜症までにあらかじめ治療を行っておくことが大切である。

糖尿病性腎症

糖尿病性腎症合併妊娠は，妊娠高血圧症候群，早産，母体の腎機能悪化などのリスクがあり，胎児発育不全などのリスクを伴うため，母児両者にとってハイリスクである。糖尿病性腎症2期では，腎症1期と比較して34週未満の早産が増加するが，糖尿病性腎症2期の1型糖尿病合併妊娠をもつ女性において，妊娠前からの集中的な降圧治療により妊娠高血圧腎症と早産のリスクが減ったことが報告されている[13,14]。糖尿病性腎症3期以降では，尿蛋白の増加，腎機能の悪化，妊娠高血圧腎症，胎児発育不全，早産（34週未満，37週未満）がさらに増加し，母児ともにリスクが高く，できれば妊娠は避けたい。妊娠前から尿蛋白量やeGFRを含めた腎機能評価を行い，適切な治療により妊娠前に尿蛋白や血圧のコントロールを行うことが重要である。また，腎症2期まででもGFRの低下（＜60ml/分/1.73m^2）した症例があり，妊娠予後は必ずしもよくない可能性があるので注意が必要である[2]。

糖尿病性神経障害

自律神経性の胃腸症状や膀胱機能障害を含めて評価しておく。

高血圧症

2015年の日本高血圧学会のガイドラインでは，妊娠中の第一選択の経口降圧薬はメチルドパ，ラベタロール，ニフェジピン（妊娠20週以降）とされる[15]。一方で，糖尿病に合併した高血圧症は妊娠前から適切に管理されるべきであり，多くの海外のガイドラインではニフェジピン（カルシウム阻害薬）は妊娠中に使用可能とされている[1,6,7]。わが国でも2022年に添付文書が改訂され，ニフェジピンとアムロジピンの妊娠中の禁忌は削除され，選択可能な薬剤となった。

体重

糖尿病合併妊娠では，妊娠前にHbA1c≦7.0%を達成している女性においても，一般人口と比較して妊娠合併症のリスクが高く，部分的には特に2型糖尿病の場合は肥満による影響が示唆される。肥満女性では，卵巣機能不全などから妊孕性の低下をもたらすこと，妊娠中に関しては，妊娠高血圧症候群，妊娠糖尿病，睡眠時無呼吸症候群，流産，早産，巨大児，帝王切開，弛緩出血など母児の妊娠合併症が増加することが知られている。肥満女性において妊娠前に減量することで，自然妊娠が増加し，肥満に合併する妊娠転帰のリスクを減らすことができることから，肥満を予防および是正するための必要に応じたライフスタイル介入や管理栄養士への紹介が推奨される。また，「やせ」も排卵障害の原因になり，早産や低出生体重児のリスクが増加する。妊娠前に，適切な栄養の下で適正体重（BMI 18.5〜24.9）に近付けることが望ましい。

表1　妊娠可能年齢の糖尿病をもつ女性へのカウンセリング内容

信頼できる避妊方法のアドバイス
・低用量経口避妊薬またはレボノルゲストレル放出子宮内システム (LNG-IUS) ※
生理周期に伴う血糖管理や体重変動について
・黄体ホルモンの影響
妊娠前の血糖管理の重要性
・流産，先天性形態異常，妊娠高血圧腎症，妊娠中の網膜症進展のリスクを減らす
妊娠前の健康的な体重の達成
・肥満では排卵障害，流早産，妊娠高血圧症候群，児の過成長，帝王切開，弛緩出血のリスクが高くなる
胎児に悪影響のある可能性のある薬剤の妊娠前中止の必要性
・特にアンジオテンシン変換酵素 (ACE) 阻害薬／アンジオテンシンⅡ受容体拮抗薬 (ARB)
妊娠前からのサプリメントによる葉酸摂取の必要性
★多専門家チームによるカウンセリングがより望まれる

※：徐放性レボノルゲストレル-子宮内避妊システム (ミレーナ®)

葉酸

糖尿病をもつ女性に対する葉酸摂取と妊娠転帰に関する介入研究や，葉酸摂取の用量について検討された研究はない。糖尿病をもつ女性においては，葉酸サプリメントを摂取することで児の神経管閉鎖障害発症リスクの増加が相殺される可能性がある[16]。食事からの葉酸の十分な摂取とともに，妊娠4週以上前からの葉酸サプリメント（人工葉酸400〜800μg/日）服用を勧める。

その他

糖尿病合併妊娠は妊娠高血圧腎症のリスク増加と関連しており，海外のガイドラインでは，その発症リスク因子である妊娠高血圧腎症の既往，多胎，慢性高血圧症，腎疾患，自己免疫疾患の女性と同様に，1型または2型糖尿病をもつ女性においても予防的な低用量アスピリンの使用を推奨しているが[1,7]，糖尿病合併妊娠に限った低用量アスピリンの介入効果は必ずしも示されていない。わが国における適応について，今後の検討課題であろう。

1型糖尿病では，自己免疫性甲状腺疾患を合併する確率が高く，1型糖尿病をもつ女性においては甲状腺機能チェックが必要である。

避妊薬

経口避妊薬 (OC) に関しては，日本ではエチニルエストラジオールとプロゲストーゲン配合薬が使用可能であり，エストロゲンの絶対的および相対的禁忌（高血圧，最小血管障害，血管病変）に注意する。プロゲストーゲン配合薬では血糖上昇に留意が必要である。糖尿病性腎症，網膜症，神経障害などの血管病変がある患者，管理されていない高血圧，血管病変（狭心症，間欠性跛行，高血圧性網膜症，一過性脳虚血発作）のある場合は投与禁忌である。OC服薬中に血圧上昇を認めた場合には血管障害のリスクが懸念されるため中止し，子宮内避妊具 (IUD) を検討する。糖尿病をもつ女性におけるシステマティックレビューにおいて，銅含有量とレボノルゲストレル放出子宮内システム (LNG-IUS) は安全に使用でき，効果的とされている。

高齢化による不妊リスクの上昇と合併症の進展の可能性から，糖尿病があることで妊娠を先延ばしにすることのないよう，生殖可能年齢のすべての糖尿病をもつ女性において，妊娠前のカウンセリングを通常の糖尿病診療に取り入れる必要がある。具体的な方法として，妊娠可能年齢の糖尿病をもつ女性へのカウンセリング内容（表1）および妊娠前チェックリスト（表2），一般的なプレコンセプションチェックリスト（表3）を各表に示す。

（荒田尚子）

文献

1) American Diabetes Association: 15. Management of Diabetes in Pregnancy: Standards of Medical Care in Diabetes-2025. Diabetes Care 2024; 48: S306-20.
2) 日本糖尿病学会：17章 妊婦の糖代謝異常．糖尿病診療ガイドライン2024．東京：南江堂，2024: 355-93.
3) Wahabi HA, Alzeidan RA, Bawazeer GA, et al: Preconception care for diabetic women for improving maternal and fetal outcomes: a systematic review and meta-analysis. BMC Pregnancy Childbirth 2010; 10: 63.
4) Murphy HR, Roland JM, Skinner TC, et al: Effectiveness of a regional prepregnancy care program in women with type 1 and type 2 diabetes: benefits beyond glycemic control. Diabetes Care 2010;

表2 糖尿病をもつ女性の妊娠前チェックリスト

妊娠前にHbA1cを6.5%未満(せめて7.0%未満)に
- ・食事療法,血糖モニタリング,インスリン療法の徹底的な教育

合併症の評価と管理⇒カウンセリングへ
- ・糖尿病網膜症:増殖網膜症がないか安定(前増殖網膜症では光凝固を行う)
- ・糖尿病性腎症:腎症2期(微量アルブミン尿まで)
- ・許容範囲:クレアチニン・クリアランス≧70mL/分,蛋白尿≦1g/日,高血圧管理)
- ・慢性高血圧症,脂質異常症
- ・虚血性心疾患

経口血糖降下薬
- ・原則としてインスリンに変更(ただしメトホルミンは妊娠成立後の中止でよい)

インスリンは妊娠中使用可能なものに変更(妊娠前か妊娠成立後)
- ・超速効型:インスリンアスパルト,インスリンリスプロ
- ・持効型:インスリンデテミル,インスリンデグルデク,インスリングラルギン
- ・速効型:レギュラーインスリン,中間型:NPHインスリン)

妊娠中の禁忌薬を中止する(妊娠前が原則)
- ・ACE阻害薬/ARB:胎児腎機能障害や羊水過少
- ・スタチン系薬剤

甲状腺機能,甲状腺自己抗体のチェック
- ・FT4,TSH,甲状腺ペルオキシダーゼ抗体

体重の適正化

葉酸サプリメント摂取

表3 一般的なプレコンセプションチェックリスト

□適正体重をキープしよう。

□禁煙する。受動喫煙を避ける。

□アルコールを控える。
　妊娠したら禁酒する。

□バランスの良い食事をこころがける。

□食事とサプリメントから
　葉酸を積極的に摂取しよう。

□150分/週運動しよう。
　こころもからだも活発に。

□ストレスをためこまない。

□よい睡眠をとろう。

□感染症から自分を守る。
　(風疹・B型/C型肝炎・性感染症など)

□ワクチン接種をしよう。
　(風疹・インフルエンザなど)

□パートナーも一緒に健康管理をしよう。

□危険ドラッグを使用しない。

□有害な薬品を避ける。

□生活習慣病をチェックしよう。
　(血圧・糖尿病・検尿など)

□がんのチェックをしよう。
　(乳がん・子宮頸がんなど)

□HPVワクチンを接種したか確認しよう。

□かかりつけの婦人科医をつくろう。

□持病と妊娠について知ろう。
　(薬の内服についてなど)

□家族の病気を知っておこう。

□歯のケアをしよう。

□計画:将来の妊娠・出産を
　ライフプランとして考えてみよう。

(文献17より引用)

33: 2514-20.

5) Cassina M, Dona M, Di Gianantonio E, et al: First-trimester exposure to metformin and risk of birth defects: a systematic review and meta-analysis. Hum Reprod Update 2014; 20: 656-69.

6) Diabetes Canada Clinical Practice Guidelines Expert Committee, Feig DS, Berger H, et al.: Diabetes and Pregnancy. Can J Diabetes 2018; 42 (Suppl 1): S255-82.

7) National Institute for Health and Care Excellence: Diabetes in pregnancy: management from preconception to the postnatal period. 2020. https://www.nice.org.uk/guidance/ng3 (2025年1月27日最終閲覧).

8) Feig DS, Donovan LE, Corcoy R, et al.: Continuous glucose monitoring in pregnant women with type 1 diabetes (CONCEPTT): a multicentre international randomised controlled trial. Lancet (London, England) 2017; 390: 2347-59.

9) Walfisch A, Al-maawali A, Moretti ME, et al.: Teratogenicity of angiotensin converting enzyme inhibitors or receptor blockers. J Obstet Gynaecol 2011; 31: 465-72.

10) Fu J, Tomlinson G, Feig DS: Increased risk of major congenital malformations in early pregnancy use of angiotensin-converting-enzyme inhibitors and angiotensin-receptor-blockers: a meta-analysis. Diabetes Metab Res Rev 2021; 37: e3453.

11) Karalis DG, Hill AN, Clifton S, et al.: The risks of statin use in pregnancy: A systematic review. J Clin Lipidol 2016; 10: 1081-90.

12) Chang JC, Chen YJ, Chen IC, et al.: Perinatal Outcomes After Statin Exposure During Pregnancy. JAMA Network Open 2021; 4: e2141321.

13) Nielsen LR, Muller C, Damm P, et al.: Reduced prevalence of early preterm delivery in women with Type 1 diabetes and microalbuminuria--possible effect of early antihypertensive treatment during pregnancy. Diabet Med 2006; 23: 426-31.

14) Nielsen LR, Damm P, Mathiesen ER: Improved pregnancy outcome in type 1 diabetic women with microalbuminuria or diabetic nephropathy: effect of intensified antihypertensive therapy？Diabetes Care 2009; 32: 38-44.

15) 日本高血圧学会: 妊娠と関連した高血圧. 高血圧治療ガイドライン2019. 東京: ライフサイエンス出版, 2019: 156-61.

16) Correa A, Gilboa SM, Botto LD, et al.: Lack of periconceptional vitamins or supplements that contain folic acid and diabetes mellitus-associated birth defects. Am J Obstet Gynecol 2012; 206: 218. e1-13.

17) 国立成育医療研究センター: プレコン・チェックシート. https://www.ncchd.go.jp/hospital/about/section/preconception/pcc_check-list.html (2025年1月27日閲覧).

各論Ⅱ　糖尿病をもつ女性のプレコンセプションケア：PCCとしての血糖管理

血糖管理目標

妊娠前のケアで最も重要な糖尿病特有の要素は，妊娠前の血糖管理目標の達成である。糖尿病に特化したカウンセリングには，糖尿病合併妊娠に関連した母体と胎児へのリスク，および血糖目標設定，生活習慣および行動管理，栄養指導などのリスクを軽減する方法についての説明が含まれるべきである。すべての糖尿病をもつ女性および妊娠の可能性のある患者は，妊娠前から妊娠中を通じて，安全に可能な限り正常血糖に近い状態を達成し，維持することの重要性について知られるべきである。

妊娠の可能性があるすべての糖尿病をもつ女性において，プレコンセプションカウンセリングを思春期より開始し，日常的な糖尿病治療に組み込むべきである。そして，家族計画について話し合い，個人の治療計画とHbA1Cが目標値に達成されるまで，効果的な避妊を行うことが大切である。妊娠前のカウンセリングでは，先天性形態異常，妊娠高血圧腎症，巨大児，早産，その他の合併症のリスクを減らすために，安全に可能な限り正常値に近いグルコースレベル，理想的にはHbA1C＜6.5％を達成することの重要性を述べる必要がある。

1 妊娠前の血糖管理目標

1型または2型糖尿病をもつ女性に対する妊娠前カウンセリングは，先天性形態異常のリスクを減少させ，周産期死亡や新生児集中治療室（NICU）入室のリスクを減少させるうえで非常に有効である[1]。40論文36研究の系統的レビューとメタ解析の結果，糖尿病を有する女性へのプレコンセプションケアは，妊娠第1三半期のHbA1c値を平均1.27％低下させるとともに，先天性形態異常のリスクを71％減少させ，周産期死亡のリスクを54％減少，低出生体重児のリスクを48％減少させた[1]。さらに，早産のリスクを15％，NICU入室のリスクを25％減少させた[1]。血糖管理とともに，プレコンセプションケアを受けることが独立して周産期リスクを下げることも明らかであるが[3]，先天性形態異常や流産，周産期死亡リスクの増加と妊娠初期のHbA1cの増加との関連性は明らかであり，先天性形態異常と胎児喪失を減らすためには妊娠前の血糖管理が特に重要といえる。

観察研究では，糖尿病性胎芽症（diabetic embryopathy），特に無脳症，小頭症，先天性心疾患，腎臓の異常，尾部退行症候群のリスクが，妊娠初期10週間のHbA1cの上昇に正比例して増加することが示されている[4]。いくつかの観察研究の結果から，先天性形態異常，妊娠高血圧腎症，早産のリスクが最も低いことから[4〜8,9]，HbA1cを6.5％未満に妊娠前に血糖を最適化することが国内外のガイドラインで推奨されている[2,10]。ただし，日本糖尿病学会の2024年のガイドラインでは，重症低血糖などのリスクが高い場合は7.0％未満でも許容するとされている[10]。わが国からは，大阪母子医療センターのデータで，妊娠初期のHbA1c別にみた児の先天性形態異常の頻度が報告され，妊娠初期，特に器官形成期（妊娠4〜8週）の血糖管理が悪いほど先天性形態異常の出現率が高くなり，HbA1cが7.4％を超えるとその頻度は有意に増加し，8.4％を超えると4人に1人の割合で児に先天性形態異常が出現した[11]。また，同施設より妊娠第1三半期のHbA1cが6.5％を超えると，6.5％以下を基準とした大奇形の調整オッズ比は3.5であることがその後に示され[12]，妊娠前HbA1cは6.5％未満を推奨，7未満が妊娠を許容できる目安とする。

血糖自己測定の妊娠前の目標値としては，食後の根拠は特にないようであるが，以前の米国糖尿病学会（ADA）のガイドラインでは，食前血糖値80〜110mg/dL，食後2時間血糖値＜155mg/dLが挙げられている[13]。これらの目標値は妊娠時の目標値よりわずかに高く，まだ妊娠していない患者にとっては実際的かもしれない。

近年，1型糖尿病をもつ患者を中心に持続血糖モニタリングが普及しつつあり，1型糖尿病および2型糖尿病をもつ女性において，グルコース値が適切な範囲にある時間（time in range；TIR）が治療目標に用いられている。非妊娠時はグルコース値70〜

180 mg/dLを目標範囲内とし，この範囲にある時間をTIR，TIRより高血糖域にある時間をTAR（time above range），低血糖域にある時間をTBR（time below range）と定義し，それぞれの時間を時間/日もしくはその割合（%）で表現し用いることが推奨されている[14]。1型糖尿病，2型糖尿病の通常診療では，TIR＞70%とすることが目標値として示されているが，HbA1c 7%に相当するTIRが約70%であるというデータに基づいたものである[15,16]。妊娠前は，HbA1c6.5%に相当するといわれているTIR＞80%を目標の目安にすることができる。

（荒田尚子）

文献

1) Wahabi HA, Fayed A, Esmaeil S, et al.: Systematic review and meta-analysis of the effectiveness of pre-pregnancy care for women with diabetes for improving maternal and perinatal outcomes. PLoS One 2020; 15: e0237571.

2) Committee ADAPP: 15. Management of Diabetes in Pregnancy: Standards of Care in Diabetes—2025. Diabetes Care 2024; 48（Suppl 1）: S306-20.

3) Murphy HR, Roland JM, Skinner TC, et al.: Effectiveness of a regional prepregnancy care program in women with type 1 and type 2 diabetes: benefits beyond glycemic control. Diabetes Care 2010; 33: 2514-20.

4) Guerin A, Nisenbaum R, Ray JG: Use of maternal GHb concentration to estimate the risk of congenital anomalies in the offspring of women with prepregnancy diabetes. Diabetes Care 2007; 30: 1920-5.

5) Jensen DM, Korsholm L, Ovesen P, et al.: Peri-conceptional A1C and risk of serious adverse pregnancy outcome in 933 women with type 1 diabetes. Diabetes Care 2009; 32: 1046-8.

6) Nielsen GL, Møller M, Sørensen HT: HbA1c in early diabetic pregnancy and pregnancy outcomes: a Danish population-based cohort study of 573 pregnancies in women with type 1 diabetes. Diabetes Care 2006; 29: 2612-6.

7) Ludvigsson JF, Neovius M, Söderling J, et al.: Maternal Glycemic Control in Type 1 Diabetes and the Risk for Preterm Birth: A Population-Based Cohort Study. Ann Intern Med 2019; 170: 691-701.

8) Ludvigsson JF, Neovius M, Söderling J, et al.: Periconception glycaemic control in women with type 1 diabetes and risk of major birth defects: population based cohort study in Sweden. BMJ 2018; 362: k2638.

9) Tennant PW, Glinianaia SV, Bilous RW, et al.: Pre-existing diabetes, maternal glycated haemoglobin, and the risks of fetal and infant death: a population-based study. Diabetologia 2014; 57: 285-94.

10) 日本糖尿病学会: 17章 妊婦の糖代謝異常. 糖尿病診療ガイドライン2024. 東京: 南江堂, 2024: 355-93.

11) 末原節代, 和栗雅子, 若林可奈, ほか: 当センターにおける糖代謝異常妊婦の頻度と先天性形態異常に関する検討. 糖尿病と妊娠 2010; 10: 104-8.

12) Nakanishi K, Kanagawa T, Fujikawa K, et al.: Congenital malformation and hemoglobin A1c in the first trimester among Japanese women with pregestational diabetes. J Obstet Gynaecol Res 2021; 47: 4164-70.

13) American Diabetes Association: Preconception Care of Women With Diabetes. Diabetes Care 2004; 27（suppl 1）: S76-8.【ガイドライン】

14) Battelino T, Danne T, Bergenstal RM, et al.: Clinical Targets for Continuous Glucose Monitoring Data Interpretation: Recommendations From the International Consensus on Time in Range. Diabetes Care 2019; 42: 1593-603.

15) Vigersky RA, McMahon C: The Relationship of Hemoglobin A1C to Time-in-Range in Patients with Diabetes. Diabetes Technol Ther 2019; 21: 81-5.

16) Beck RW, Bergenstal RM, Cheng P, et al.: The Relationships Between Time in Range, Hyperglycemia Metrics, and HbA1c. J Diabetes Sci Technol 2019; 13: 614-26.

各論Ⅱ

糖尿病をもつ女性のプレコンセプションケア：PCCとしての血糖管理

各論Ⅱ　糖尿病をもつ女性のプレコンセプションケア：PCCとしての血糖管理

薬物療法：インスリン療法

妊娠中の薬物療法はインスリン療法が原則であり，インスリン以外の糖尿病治療薬を使用している場合は，妊娠前からインスリン療法に切り替える。妊娠中は厳格な血糖管理が必要なため，強化インスリン療法が行われることが多いが，各々の症例の病型や病態に合ったインスリン投与方法を選択する。インスリンアナログ製剤に関しては妊娠中の安全性や有効性を考慮し，患者との合意のうえで選択し使用する。

糖尿病を有する女性が挙児を希望する場合には，児の先天性形態異常や流産，母体の糖尿病合併症の発症・悪化を予防するために，妊娠前から厳格な血糖管理が必要である。インスリン以外の多くの血糖降下薬は胎盤透過性があり，妊娠中の使用については安全性が確立していないこと，厳格な血糖管理を必要とする妊娠中はインスリン以外の血糖降下薬では効果が不十分であること，母体に投与したインスリンのほとんどは胎盤を通過しないことなどから，妊娠中の薬物療法はインスリン療法が原則である。インスリン以外の糖尿病治療薬を使用している場合は妊娠前からインスリン療法に切り替えることが勧められる。

1 インスリン療法

健常者のインスリン分泌は，空腹時血糖値を制御する基礎分泌と，食事摂取による血糖上昇を制御する追加分泌からなる（図1a）。インスリン療法は，健常者にみられるインスリン分泌パターンをインスリン注射によって模倣することにより血糖管理を行う。

インスリン療法の絶対的適応は，①インスリン依存状態，②高血糖性の昏睡（糖尿病性ケトアシドーシス，高浸透圧高血糖状態），③重症の肝障害，腎障害を合併しているとき，④重症感染症，外傷，中等度以上の外科手術（全身麻酔施行例など）のとき，⑤糖尿病合併妊婦（妊娠糖尿病で食事療法だけでは良好な血糖管理が得られない場合も含む），⑥静脈栄養時の血糖管理である。相対的適応としては，①インスリン非依存状態の例でも著明な高血糖（例えば空腹時血糖値250mg/dL以上，随時血糖値350mg/dL以上）を認める場合，②経口薬療法のみでは良好な血糖管理が得られない場合，③やせ型で栄養状態が低下している場合，④ステロイド治療

時に高血糖を認める場合，⑤糖毒性を積極的に解除する場合が挙げられる[1]。

2 インスリン製剤

インスリン製剤には，作用発現時間や作用持続時間によって，超速効型，速効型，中間型，持効型溶解インスリン製剤がある。さらに，超速効型または速効型インスリンにプロタミンを加えたもの，あるいは中間型インスリンをさまざまな比率で混合した混合型インスリン製剤，そして超速効型インスリンと持効型溶解インスリンを混合した配合溶解インスリン製剤がある（表1）。個々の患者の血糖変動に応じて，これらの各種インスリンを組み合わせて基礎分泌や追加分泌を補充していく。さらに，2025年1月には最も新しいインスリン製剤として週1回投与の持効型溶解インスリン，インスリン イコデクが発売された。投与回数の減少により，これまでインスリン投与が難しかった高齢者などへの使用も期待される。

また，インスリン製剤はヒトインスリン製剤とインスリンアナログ製剤に分けられる。ヒトインスリン製剤はヒトインスリンとアミノ酸配列が同じインスリンであり，速効型インスリンと中間型インスリンがそれにあたる。超速効型，持効型溶解，一部の混合型，配合溶解インスリンはインスリンアナログ製剤であり，ヒトインスリンのアミノ酸残基の一部を改変することにより，より生理的なインスリン作用動態を再現している。しかし，インスリンアナログ製剤はヒトインスリンとは異なるため，その抗原性や安全性が問題となる。妊娠中の使用に関する有効性や安全性については，各々の製剤で検討が行われ報告されている［各論Ⅲ　妊娠中の管理：インスリン療法「インスリン療法の適応と妊娠中に使用できるインスリン」（p.181）参照］。妊娠判明後に使用

図1 生理的インスリン分泌とインスリン投与方法の例

a：生理的インスリン分泌

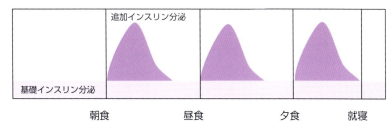

b：1日1回（BOT）

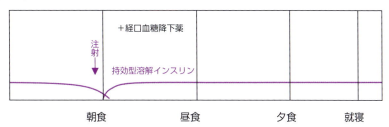

c：1日2回

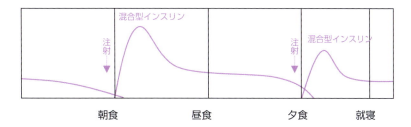

d：1日4回［頻回法（MDI）］

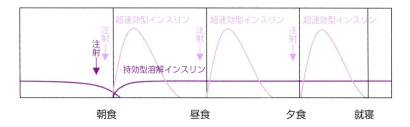

e：持続皮下インスリン注入療法（CSII）

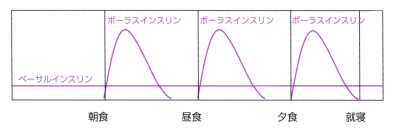

BOT：basal supported oral therapy, MDI：multiple daily injection,
CSII：continuous subcutaneous insulin infusion

表1 インスリン製剤

分類名	一般名	商品名	発現時間	最大作用時間	作用持続時間
超速効型	インスリン アスパルト	ノボラピッド®	10〜20分	1〜3時間	3〜5時間
		インスリン アスパルトBS	10〜20分	1〜3時間	3〜5時間
		フィアスプ®	ノボラピッド®より5分速い	1〜3時間	3〜5時間
	インスリン リスプロ	ヒューマログ®	15分未満	1〜3時間	約5時間
		インスリン リスプロBS	15分未満	1〜3時間	約5時間
		ルムジェブ®	ヒューマログ®より6分速い	1〜3時間	約4時間
	インスリン グルリジン	アピドラ®	15分未満	1〜3時間	約5時間
速効型	インスリン ヒト	ノボリン®R	約30分	1〜3時間	約8時間
		ヒューマリン®R	30分〜1時間	1〜3時間	5〜7時間
混合型	ヒト二相性イソフェンインスリン水性懸濁	ノボリン®30R	約30分	2〜8時間	約24時間
		ヒューマリン®3/7	30分〜1時間	2〜12時間	18〜24時間
	二相性プロタミン結晶性インスリンアナログ水性懸濁	ノボラピッド®30ミックス	10〜20分	1〜4時間	約24時間
		ノボラピッド®50ミックス			
	インスリン リスプロ混合	ヒューマログ®ミックス25	15分未満	1〜6時間	18〜24時間
		ヒューマログ®ミックス50		1〜4時間	
配合溶解	インスリン デグルデク/インスリン アスパルト配合	ライゾデグ®	10〜20分	1〜3時間	42時間超
中間型	ヒトイソフェンインスリン水性懸濁	ノボリン®N	1.5時間	4〜12時間	約24時間
		ヒューマリン®N	1〜3時間	8〜10時間	18〜24時間
持効型溶解	インスリン デテミル	レベミル®	約1時間	3〜14時間	約24時間
	インスリン デグルデク	トレシーバ®	−	明らかなピークなし	42時間超（反復投与時）
	インスリン グラルギン	ランタス®	1〜2時間	明らかなピークなし	約24時間
		インスリン グラルギンBS	1〜2時間	明らかなピークなし	約24時間
		ランタス®XR	1〜2時間	明らかなピークなし	24時間
週1回持効型溶解	インスリン イコデク	アウィクリ®	−	明らかなピークなし	7日超（半減期：約1週間）

しているインスリン製剤を変更することは，血糖管理が一時的に乱れる原因ともなる。このため，各々のインスリン製剤の情報を患者と共有して妊娠中に使用するインスリン製剤を選択し，妊娠する前に変更し，各々の症例の血糖管理に適した製剤であるかを確認しておく必要がある。

3 インスリン投与方法

インスリン投与方法に関しては，経口血糖降下薬に加えて1日1回持効型溶解インスリンを投与する"BOT"（図1b），混合型インスリンを一日2回朝食前と夕食前に投与する方法（図1c），超速効型インスリンまたは速効型インスリンを各食前と持効型溶解インスリンを1日1回投与する頻回法（MDI）（図1d），インスリン専用ポンプを使用した持続皮下インスリン注入療法（CSII）（図1e）などのさまざまな方法があり，各々の患者に適した方法でインスリンが投与される。

1型糖尿病では，強化インスリン療法であるMDIやセンサー付きポンプ療法（SAP）を含むCSIIを行う。MDI，CSIIとも適切に行えば妊娠中の血糖管理は可能であり，患者が選択できるように，それぞれの方法の利点・欠点を十分に説明する［各論Ⅲ 妊娠中の管理：インスリン療法「強化インスリン療法」（p.186），「インスリンポンプ（CSII）」（p.192）参照］。特にCSIIのよい適応としては，①高血糖と低

血糖を繰り返す血糖不安定な症例，②暁現象が顕著な症例，③無自覚性低血糖が頻回な症例，④仕事などで生活が不規則な症例などである。また，CSIIはその操作や機能，そして持続グルコースモニタリング（CGM）などから得られる膨大なデータを理解し活用できるかが問題であり，その適応を見極めることも大切である。

2型糖尿病でインスリン以外の薬物療法を行っている場合は，妊娠前からインスリン療法に切り替える。食後高血糖がみられる場合は食前に速効型または超速効型インスリンを使用し，朝食前血糖値が高い場合は眠前の持効型溶解インスリンが必要となる。インスリンへの切り替えには経口血糖降下薬を中止して翌日からインスリン注射を開始する場合と，経口血糖降下薬を減量しながら徐々にインスリンへ移行していく場合があるが，それまでの経口薬の量から必要インスリン量を推定することはできない。はじめは体重1kg当たり1日0.1〜0.2単位から開始し，血糖自己測定（SMBG）で測定した血糖値に応じてインスリン量を調整していく。

インスリン療法は経口薬に比べ経済的な負担が大きい。MDIとSMBG，CSIIとSMBG，さらにSAP療法へと患者の医療費負担は増えていく。妊娠に向けた準備として，どのタイミングで切り替えを行っていくかも患者との相談が必要である。

4 インスリン療法の注意点

インスリン療法による厳格な血糖管理は低血糖のリスクを増加させる[2]。そして低血糖は糖尿病網膜症の悪化に関与することがある[2, 3]。また，高頻度の低血糖による過度な補食や不適切な食事療法，運動療法下でのインスリン投与は体重増加をきたす原因となる[2, 4]。

妊娠前の過体重や肥満は，帝王切開，妊娠高血圧症候群，巨大児，児の新生児集中治療室（NICU）入室，Apgarスコア低値，早産，死産などのリス

クを高める[5]。糖尿病合併妊娠においても，妊娠前の母体BMI高値は巨大児，児のNICU入院[6]，帝王切開[7, 8]，妊娠高血圧腎症，先天性形態異常[7]のリスク増加に関連することが報告されている。

妊娠前から食事療法と運動療法を行い［各論Ⅱ 糖尿病をもつ女性のプレコンセプションケア：PCCとしての血糖管理「食事療法」（p.94）および各論Ⅲ 妊娠中の管理：食事・運動療法「妊娠期における運動療法の意義と実践（産科の立場から）」（p.174）参照］，適切な体重を維持したうえでインスリン量の調整を行う。そして，低血糖時の適切な対処を指導することが重要である。

(柳澤慶香)

=== 文 献 ===

1) 日本糖尿病学会：薬物療法．糖尿病治療ガイド2022-2023．東京：文光堂，2022：59-80.
2) Diabetes Control and Complications Trial Research Group; Nathan DM, Genuth S, J Lachin J, et al.: The effect of intensive treatment of diabetes on the development and progression of long-term complications in insulin-dependent diabetes mellitus. N Engl J Med 1993; 329: 977-86.
3) Bain SC, Klufas MA, Ho A, et al.: Worsening of diabetic retinopathy with rapid improvement in systemic glucose control: a review. Diabetes Obes Metab 2019; 21: 454-66.
4) UK Prospective Diabetes Study (UKPDS) Group: Intensive blood-glucose control with sulphonylureas or insulin compared with conventional treatment and risk of complications in patients with type 2 diabetes (UKPDS 33). Lancet 1998; 352: 837-53.
5) Vats H, Saxena R, Sachdeva MP, et al.: Impact of maternal pre-pregnancy body mass index on maternal, fetal and neonatal adverse outcomes in the worldwide populations: a systematic review and meta-analysis. Obes Res Clin Pract 2021; 15: 536-45.
6) Klemetti M, Nuutila M, Tikkanen M, et al.: Trends in maternal BMI, glycaemic control and perinatal outcome among type 1 diabetic pregnant women in 1989-2008. Diabetologia 2012; 55: 2327-34.
7) Sato T, Sugiyama T, Kurakata M, et al.: Pregnancy outcomes in women with type 1 and type 2 diabetes mellitus in a retrospective multi-institutional study in Japan. Endocr J 2024; 61: 759-64.
8) Persson M, Pasupathy D, Hanson U, et al: Pre-pregnancy body mass index and the risk of adverse outcome in type 1 diabetic pregnancies: a population-based cohort study. BMJ Open 2012; e000601.

各論Ⅱ　糖尿病をもつ女性のプレコンセプションケア：PCCとしての血糖管理

薬物療法：インスリン以外の薬物療法

近年，さまざまな作用機序をもつ血糖降下薬が登場し，妊娠可能年齢の2型糖尿病にも使用されている。また，その一部は1型糖尿病に対しても使用が認められている。しかし，インスリン以外の血糖降下薬の妊娠中の使用の安全性は確立されておらず，安全に使用できるインスリンへ妊娠前に切り替える必要がある。不妊治療にも使用されるメトホルミンを妊娠初期まで投与する際には，胎児への影響について患者に説明を行い同意を得る必要がある。

　現在インスリン以外の血糖降下薬には，インスリン分泌非促進系薬剤であるα-グルコシダーゼ阻害薬，sodium-glucose cotransporter 2（SGLT2）阻害薬，チアゾリジン薬，ビグアナイド薬，血糖依存性インスリン分泌促進薬であるイメグリミン，dipeptidyl-peptidase 4（DPP-4）阻害薬，glucagon-like peptide 1（GLP-1）受容体作動薬，glucagon-dependent insulinotropic polypeptide（GIP）/GLP-1受容体作動薬，血糖非依存性インスリン分泌促進薬であるスルホニル尿素（SU）薬，速効型インスリン分泌促進薬の計10系統がある（表1）。

　2型糖尿病では，これらの薬剤から各々の症例の病態や合併症，併存疾患などを考慮し治療薬を選択する[1]。また，α-グルコシダーゼ阻害薬およびSGLT2阻害薬の一部は1型糖尿病への使用も認められている。このため，1型糖尿病であっても2型糖尿病であっても，妊娠前にインスリン以外の血糖降下薬を使用している可能性がある。しかし，現在これらの薬剤の妊娠中の使用に関する安全性は確立されておらず［各論Ⅲ 妊娠中の管理：インスリン以外の薬物療法「妊娠糖尿病の治療：インスリン以外の薬物療法」（p.201）参照］，妊娠前に中止，必要であればインスリン療法への切り替えが必要である。

1 ビグアナイド薬

　肝臓からのブドウ糖放出の抑制および筋肉などの末梢組織でのインスリン感受性を高め，インスリン抵抗性を改善する。2022年にはメトホルミンの添付文書の効能・効果に「多嚢胞性卵巣症候群における排卵誘発，多嚢胞性卵巣症候群の生殖補助医療における調節卵巣刺激。ただし，肥満，耐糖能異常，又はインスリン抵抗性のいずれかを呈する患者に限る」が追加され，用法・用量には「なお，本剤は排

卵までに中止する」と記載されている。一方，英国などではメトホルミンの妊娠中の使用が認められている。

　メトホルミンの先天性形態異常誘発について検討した11研究のメタ解析では，多嚢胞性卵巣症候群または糖尿病合併妊娠における妊娠初期のメトホルミン使用は先天性形態異常の発生率を増加させなかった[2]。2022年に報告された妊娠糖尿病または2型糖尿病合併妊娠を対象としたメトホルミンとインスリンの有効性と安全性を比較した21研究のメタ解析では，メトホルミン群はインスリン群と比較して，早産，帝王切開のリスク，血糖管理に差はなかったが，母体体重増加量が少なく，妊娠高血圧症候群と母体低血糖のリスクが低かった。新生児に関しては，メトホルミンは出生時体重が少なく，巨大児，在胎不当過大児，新生児低血糖，新生児集中治療室（NICU）入院のリスクを減少させたが，在胎不当過小児のリスクを増加させた[3]。また，妊娠糖尿病のメトホルミン治療と胎児，乳児，小児期の成長を検討したメタ解析では，メトホルミンに曝露された児は，母体がインスリン治療であった児と比べ出生時体重が低く，巨大児や在胎不当過体重児の頻度が低かったが，生後18～24カ月の体重，そして5～9歳のBMIが高値であった[4]。

　メトホルミンは非妊娠時と同様に必要インスリン量を減らし良好な血糖管理に寄与し，母体の過剰な体重増加および胎児の過成長を抑止する効果が期待される。しかし，メトホルミンは容易に胎盤を通過し，胎児では母体と同等かそれ以上の濃度となることがある。メトホルミンは血糖降下作用の他にもさまざまな作用を有しており，mammalian target of rapamycin（mTOR）経路の抑制などを介してブドウ糖やアミノ酸などの栄養障害を引き起こし，胎児の成長抑制に繋がった可能性がある。そして，

表1　インスリン以外の血糖降下薬

種類		一般名
α-グルコシダーゼ阻害薬		• アカルボース • ボグリボース • ミグリトール
SGLT2阻害薬		• イプラグリフロジンL-プロリン • ダパグリフロジンプロピレングリコール水和物 • ルセオグリフロジン水和物 • トホグリフロジン水和物 • カナグリフロジン水和物 • エンパグリフロジン
チアゾリジン薬		• ピオグリタゾン塩酸塩
ビグアナイド薬		• メトホルミン塩酸塩 • ブホルミン塩酸塩
イメグリミン		• イメグリミン塩酸塩
DPP-4阻害薬	1日1〜2回	• シタグリプチン酸塩水和物 • ビルダグリプチン • アログリプチン安息香酸塩 • リナグリプチン • テネリグリプチン臭化水素酸塩水和物 • アナグリプチン • サキサグリプチン水和物
	週1回	• トレラグリプチンコハク酸塩 • オマリグリプチン
GLP-1受容体作動薬	経口薬	• セマグルチド
	注射薬 （1日1〜2回）	• リラグルチド • リキシセナチド
	注射薬 （週1回）	• デュラグルチド • セマグルチド
GIP/GLP-1受容体作動薬	注射薬 （週1回）	• チルゼパチド
スルホニル尿素薬		• アセトヘキサミド • グリクロピラミド • グリベンクラミド • グリクラジド • グリメピリド
速効型インスリン分泌促進薬		• ナテグリニド • ミチグリニドカルシウム水和物 • レパグリニド

developmental origins of health and disease (DOHaD) 仮説でも示されているように，小児期の成長のキャッチアップは児の将来の心血管系疾患リスクを高める可能性がある。以上より，児の長期的な安全性については不明確であり，妊娠中期・後期での使用は避けるべきである。

『産婦人科診療ガイドライン　産科編2023』においてメトホルミンは添付文書上いわゆる禁忌の医薬品のうち，妊娠初期のみに使用された場合，臨床的に有意な胎児への影響はないと判断してよい医薬品の1つであるが，妊娠初期まで使用する際には患者に胎児への影響を十分に説明し，同意を得たうえで使用する[5]。また，メトホルミンは肥満や過体重の症例に投与している場合が多いため，中止後は高用量のインスリンが必要になる可能性があり，妊娠判明後に速やかにインスリン療法へ移行するためには入院での管理も考慮する。

2 スルホニル尿素(SU) 薬

膵β細胞上のSU受容体に結合して，血糖非依存性にインスリン分泌を促進させ，食前・食後血糖ともに低下させる。

胎盤移行が少ないグリベンクラミドについては，妊娠糖尿病を対象としたいくつかのメタ解析が報告されている。インスリンと比較した10件のランダム化比較試験のメタ解析では，母体の妊娠末期の血糖管理，体重増加，妊娠高血圧症候群，帝王切開，早産，出生時体重，巨大児，周産期死亡で両群に差は認めなかったが，インスリンと比べグリベンクラミドは新生児低血糖のリスクを有意に上昇させた[6]。また，メトホルミン，メトホルミン＋インスリン，インスリン，グリベンクラミド，アカルボース，プラセボの6種類を比較したメタ解析では，グリベンクラミドは他の治療と比べて血糖管理はよいものの，巨大児，妊娠高血圧症候群，新生児高ビリルビン血症，新生児低血糖の頻度が高く，分娩週数が早く，出生時体重は最少であった[7]。

グリベンクラミドもメトホルミンと同様に添付文書上いわゆる禁忌の医薬品のうち，妊娠初期のみに使用された場合，臨床的に有意な胎児への影響はないと判断してよい医薬品の1つであるが，強力な血糖降下作用を有する薬でありインスリンへの切り替えの際には高用量のインスリンが必要となる可能性があるため，妊娠前からの切り替えが勧められる。

3 α-グルコシダーゼ阻害薬

α-グルコシダーゼ阻害薬は小腸内でのα-グルコシダーゼ活性を阻害し糖質の吸収を遅延させることで，食後高血糖を抑える薬である。妊娠中の使用に関する報告は少ないが，妊娠糖尿病でアカルボースとインスリン治療を比較した検討では，両群間で血糖管理，先天性形態異常，妊娠転帰に差は認められなかった[8]。

4 チアゾリジン薬

核内受容体型転写因子 (PPARγ) のアゴニストであり，骨格筋や肝臓でのインスリン作用を増強し，肝臓からのブドウ糖放出を抑制する。メトホルミンと同様に，多嚢胞性卵巣症候群の排卵誘発に使用されることもあるが，妊娠中の安全性は確立されていない。

5 速効型インスリン分泌促進薬 (グリニド薬)

SU薬と同様にβ細胞のSU受容体に結合してインスリン分泌を促進するが，SU薬と比べ作用発現時間，作用持続時間が短い。

レパグリニドは胎盤移行が少ないこと，妊娠初期の曝露で先天性形態異常は認めなかったという症例報告などがある。

6 最近開発されたその他の薬

SGLT2阻害薬はインスリン作用とは独立して，腎糸球体で濾過されたブドウ糖の近位尿細管における再吸収を抑制し，血糖を低下させる。尿中へのブドウ糖排泄の増加により体重が減少すると考えられる。

イメグリミンは，膵β細胞におけるグルコース濃度依存性インスリン分泌促進作用および肝臓での糖新生抑制や骨格筋での糖取り込みの改善作用を有する。ミトコンドリアを介した作用が想定されているが，詳細な機序は明らかではない。

DPP-4阻害薬，GLP-1受容体作動薬は，血糖値に依存してインスリン分泌を促進させるとともにグルカゴン分泌を抑制し，高血糖を改善する。DPP-4阻害薬はGLP-1を分解するDPP-4を阻害し，GLP-1の作用を増強する。GLP-1受容体作動薬には食欲抑制作用によると考えらえる減量効果がある。

GIP/GLP-1受容体作動薬はGIP受容体およびGLP-1受容体のデュアルアゴニストであり，両受容体を活性化することで，血糖値に依存してインスリン分泌を促進させるとともにグルカゴン分泌を抑制する。

北欧，米国，イスラエルのデータベースを用いたコホート研究で，母体2型糖尿病に対して妊娠前から妊娠初期にDPP-4阻害薬，GLP-1受容体作動薬，SGLT2阻害薬を投与された児の先天性形態異常の相対リスクはインスリンと比較して，各々0.83，0.95，0.98であった[9]。しかし，製薬会社の安全性データベースでは，DPP-4阻害薬やSGLT2阻害薬が投与された妊婦での流産や先天性形態異常が報告されている[10]。これらの新しい薬剤の安全性については情報が不十分であり，妊娠前に中止する。

(柳澤慶香)

文 献

1) 坊内良太郎, 近藤龍也, 太田康晴, ほか: 2型糖尿病の薬物療法のアルゴリズム (第2版). 糖尿病 2023; 66: 715-33.

2) Abolhassani N, Winterfeld U, Kaplan YC, et al.: Major malformations risk following early pregnancy exposure to metformin: a systematic review and meta-analysis. BMJ Open Diabetes Res Care 2023; 11: e002919.

3) He K, Guo Q, Ge J, et al.: The efficacy and safety of metformin alone or as an add-on therapy to insulin in pregnancy with GDM or T2DM: a systematic review and meta-analysis of 21 randomized controlled trials. J Clin Pharm Ther 2022; 47: 68-177.

4) Tarry-Adkins JL, Aiken CE, Ozanne SE: Neonatal, infant, and childhood growth following metformin versus insulin treatment for gestational diabetes: a systematic review and meta-analysis. PLoS Med 2019; 16: e1002848.

5) 日本産科婦人科学会/日本産婦人科医会: CQ104-3 添付文書上いわゆる禁忌の医薬品のうち, 妊娠初期のみに使用された場合, 臨床的に有意な胎児への影響はないと判断してよい医薬品は? 産婦人科診療ガイドライン産科編2023. 東京: 日本産科婦人科学会, 2023: 72-4.

6) Song R, Chen L, Chen Y, et al.: Comparison of glyburide and insulin in the management of gestational diabetes: a meta-analysis. PLoS One 2017; 12: e0182488.

7) Liang HL, Ma SJ, Xiao YN, et al.: Comparative efficacy and safety of oral antidiabetic drugs and insulin in treating gestational diabetes mellitus: an updated PRISMA-compliant network meta-analysis. Medicine (Baltimore) 2017; 96: e7939.

8) Jayasingh S, Sr. Nanda S, Misra S, et al.: Comparison of fetomaternal outcomes in patients with gestational diabetes mellitus treated with insulin versus acarbose: results of a prospective, open label, controlled study. Cureus 2020; 12: e12283.

9) Cesta CE, Rotem R, Bateman BT, et al.: Safety of GLP-1 receptor agonists and other second-line antidiabetics in early pregnancy. JAMA Intern Med 2024; 184: 144-52.

10) Benhalim K, Mathiesen ER, Paldanius PM, et al.: The need for appropriate registration of pregnancy outcomes under newer oral glucose-lowering therapies. Diabetes Obes Metab 2018; 20: 2477-80.

各論Ⅱ 糖尿病をもつ女性のプレコンセプションケア：PCCとしての血糖管理

食事療法

糖尿病合併妊娠において，プレコンセプションケアの提供により母児の転帰が改善することが示唆され，その有効性が示されている。妊娠前に健康的な生活習慣を形成することで，母児の将来的な疾患リスクの低減につながることが期待されるなか，生活習慣の要素の1つである「栄養」について，先進国のなかでも日本に特異的な健康課題に触れながら，わが国の実情にあったプレコンセプションケアとしての栄養管理について概説する。

1 日本特有の健康課題 ―若年女性の栄養

日本では，若年女性の低栄養および「やせ」者の割合が高く，またそれに伴う出生体重の減少と低出生体重児出産割合の高さは，女性本人と次世代の健康への影響が懸念されている。低出生体重児は将来，2型糖尿病や冠動脈疾患の発症率が高いといわれており[1]，児の慢性疾患リスクの増大に加え，中長期的には社会的生産性の損失といった帰結を生むことにもつながることから，早急に対応すべき課題である。このことは，食糧不足による低栄養リスクが低い先進国のなかでは，日本に特異的な健康問題である一方で，国際的に増加の一途をたどっている肥満については[2]，日本人若年女性のおよそ1割が「肥満」であり，経年的変化としては横ばい傾向にあるものの，20歳代女性においては緩やかな増加傾向にあることも解決すべき課題の1つである。また，妊娠前からの適切な葉酸摂取の必要性など，栄養に関する知識や活用が不十分であることも明らかになっており[3]，わが国の若い世代のヘルスリテラシーの低さも危惧されている。

2 若年女性の体格 ―肥満とやせの割合

女性本人とその児の健康を考えるうえで，妊娠前からの健康なからだづくりが重要である。糖尿病をもつ患者の妊娠前の体格において，「肥満」も「やせ」もどちらも母児の健康に影響を及ぼすことが知られており，「肥満」では，先天性形態異常，妊娠高血圧症候群，耐糖能の悪化，巨大児，帝王切開術，弛緩出血などの周産期合併症のリスクを上昇させ，「やせ」では，早産や低出生体重児出産リスクを上昇させる。

「令和元年国民健康・栄養調査」[4]によると，BMI≥ 25kg/m^{2}の肥満者の割合は20歳代女性で8.9％，30歳代女性で15.0％，40歳代女性で16.6％となっている。肥満女性では妊孕性の低下や妊娠合併症の増加，次世代への肥満に起因する疾病の継承が懸念されること，また妊娠してからの体重管理では妊娠合併症リスク軽減は不十分であることなどから，妊娠前の減量および肥満の改善が重要である。

一方，BMI< 18.5kg/m^{2}のやせ者の割合は，20歳代で20.7％と若年女性のおよそ5人に1人がやせの状態にあり，さらに下の世代（15〜19歳）におけるやせ者の割合も，同様に21.0％を占めていることから，妊娠可能年齢にある若い女性の低栄養が危惧される。20歳代女性の「やせ」は，1980年ごろは15％に満たない割合であったが，1990年ごろから2009年にかけてその割合は増加傾向で推移し，2010年には29％を超え痩身化が進んだ。その後は減少，横ばい状態が続いており，やせの増加傾向には歯止めがかかったようにもみえる。

「健康日本21（第二次）最終評価報告書」[5]では，「20歳代女性のやせの割合は，ベースラインの平成22年（2010年）の値が29.0％と高かったため，令和元年（2019年）の20.7％と比べ改善傾向にあると判定されたが，健康日本21（第一次）の開始時からほぼ20％前後で推移していることから，大きな改善はしていない」と評価しているため，現在の若年女性の「やせ」の頻度は，なお高いと考えるべきである。

令和6年度から第五次国民健康づくり対策として実施される「健康日本21（第三次）」[6]では，次世代の健康を育むという観点からも，「若年女性のやせの減少（目標値15％：2032年度）」を目標として設定している。一般にやせ女性では，早産や低出生体重児出産のリスクが上がることから，「肥満」と

同様に妊娠前からの生活習慣是正により，適正な体重に近づけることが重要である。

3 妊娠前からの体重管理

　妊娠前の体格は妊娠転帰に影響を及ぼすことから，妊娠前からの体重管理は糖尿病をもつ女性において非常に重要である。体重はエネルギー摂取と消費のバランスが基本となり，エネルギー摂取量と消費量のバランス維持を示す指標としてBMIがある。「肥満」または「やせ」と判定された場合には，目標とするBMIに近づけるために，エネルギーの摂取と消費の調整およびエネルギー摂取量の適正化が重要である。総エネルギー摂取量の適正化は体重管理に密接に関連しているが，その摂取目安は年齢や身体活動量などによっても異なり，個別化が必要であると想定される。一般に「肥満」の場合は，食事と運動を組み合わせた減量が基本となり，現体重の3〜5％の減量を目標とするが，周産期予後改善のための具体的な減量目標については，現状では不明な点が多い。プレコンセプション期の減量効果や安全性に関する今後の検討が待たれる。また「やせ」においても，総エネルギー摂取量の適正化と併せて身体活動量を増やすことが重要と考えられる。実際に，運動習慣のある者の割合は女性で25.1％であり，この10年間でみると有意に減少しており，年齢階級別にみると，その割合は30歳代で最も低く9.4％，次いで20歳代，40歳代で12.9％であり，妊娠・出産を迎える世代において，定期的な運動を実施できていない状況が明らかにされている[4]。エネルギー摂取量不足に加え，低活動性による「やせ」が一定数存在すると考えられることから，しっかり食べてよく動く生活を送ることの重要性について説明し，理解してもらうよう努めることが重要である。

4 妊娠可能年齢世代における
　食生活の実態

　適正な体重を維持するには，適切なエネルギー摂取と栄養素を過不足なく，バランスよく摂取することも重要である。近年の日本人のエネルギー産生栄養素バランスにおいては，食生活の欧米化，穀物離れなどを背景に炭水化物のエネルギー摂取割合は減少傾向にある一方，脂質のエネルギー摂取割合が高くなっており，令和元年国民健康・栄養調査[4]の結果では，20〜40歳代女性の平均脂質エネルギー比率は30％を超えている。食品群でみると，肉類の摂取量は増加する一方で魚介類の摂取量は減少傾向にあり，さらに野菜の摂取量は低調で推移し，20歳代で212.1g，30歳代で223.2g，40歳代で241.2gと，「健康日本21（第二次）」の掲げる目標量より100g以上少ない。野菜の摂取不足に伴い食物繊維や葉酸の摂取量も十分ではない現状から，血糖管理や児の先天性形態異常予防の観点からも懸念されるところである。プレコンセプション期の食事としては，野菜の摂取量増加を意識するとともに，肉類の過剰摂取に注意を促す指導が必要と考えられる。

　摂取するエネルギーと栄養の決定要因の1つとして，本人の食生活の意識や知識が挙げられるが，現在の「食習慣改善の意思」については，20〜29歳女性において「改善することに関心がない」が14.3％，「関心はあるが改善するつもりがない」が30％を占め，食生活改善の意識が低い者の割合が高いことが明らかになっている[4]。さらに体格による違いもみられており，「やせ」の者で食習慣改善の意思がない者の割合が高いことから，やせていることを健康問題ととらえていない可能性が示唆されている。

　このような日本のプレコンセプション期の健康栄養課題の実情から，成人期以降の健診を主体としたアプローチでは，女性本人および次世代の健康障害リスクを低減する効果は限定的であると考えられる。女性本人およびその将来のこどもたちが健康長寿を全うするためには，ライフコースにおける小児期・思春期からの健康栄養教育の充実とヘルスリテラシーの底上げが必要不可欠であり，肥満や糖尿病が世代を超えて伝搬される悪循環を断ち切るためにも，プレコンセプション期の栄養ケアが重要と考えられる。

5 葉酸摂取と先天性形態異常予防対策

　わが国における健康栄養課題のなかで，プレコンセプションケアによって先天性形態異常のリスクを減ずることが可能なものとして，妊娠前からの葉酸摂取が挙げられる。妊娠可能年齢女性において，葉酸摂取不足と胎児神経管閉鎖障害リスクの関連が明らかとなっており，妊娠前からの1日400μgの葉酸サプリメントの摂取で，その発症リスクを低減することが期待されることから，2000年に旧厚生省から食事と葉酸サプリメント摂取の推奨に関する通達が出されている[7]。わが国において，妊娠前から

適切な葉酸摂取をしている女性は8.3%にすぎず[3]，妊娠経験のない女性のうち，葉酸摂取の重要性を知っている割合は22〜35%と低く，十分に広まっていない[8] 現状にある。糖尿病をもつ女性においては，葉酸サプリメントを摂取することで糖尿病のない女性と比べ児の神経管閉鎖障害発症リスクが同等となり，先天性形態異常のリスクを軽減する可能性が示唆されている[9]。糖尿病をもつ女性への将来の妊娠・出産に向けた指導および情報提供の一環として，1日400μgの葉酸サプリメントの摂取について妊娠前から繰り返し説明と助言を行い，計画妊娠に取り組むうえでの支援体制を整えることが重要である。

(谷内洋子)

文　献

1) Mercq V, Martinez-Aguayo A, Uauy R, et al.: Long-term metabolic risk among children born premature or small for gestational age. Nat Rev Endocrinol 2017; 13: 50-62.
2) NCD Risk Factor Collaboration (NCD-RisC): Worldwide trends in underweight and obesity from 1990 to 2022: a pooled analysis of 3663 population-representative studies with 222 million children, adolescents, and adults. Lancet 2024; 403: 1027-50.
3) Nishigori H, Obara T, Nishigori T, et al.: Preconception folic acid supplementation use and the occurrence of neural tube defects in Japan. : A nationwide birth cohort study of the Japan Environment and Children's Study. Congenit Anom (Kyoto) 2019; 59: 110-7.
4) 厚生労働省: 令和元年 国民健康・栄養調査結果の概要. https://www.mhlw.go.jp/content/10900000/000687163.pdf（2024年9月3日閲覧）.
5) 厚生労働省: 健康日本21（第二次）最終評価報告書. https://www.mhlw.go.jp/content/10904750/001077213.pdf（2024年9月3日閲覧）.
6) 厚生労働省: 健康日本21（第三次）の概要. https://www.mhlw.go.jp/content/10904750/001158810.pdf（2024年9月3日閲覧）.
7) 厚生労働省:神経管閉鎖障害の発症リスク低減のための妊娠可能な年齢の女性等に対する葉酸の摂取に係る適切な情報提供の推進について. https://www.mhlw.go.jp/www1/houdou/1212/h1228-1_18.html（2024年9月3日閲覧）.
8) 日本総合研究所:平成30年度子ども・子育て支援推進調査研究事業 妊娠・出産にあたっての適切な栄養・食生活に関する調査報告書. https://www.mhlw.go.jp/content/11900000/000592928.pdf(2024年9月3日閲覧).
9) Correa A, Gilboa SM, Botto LD, et al.: Lack of periconceptional vitamins or supplements that contain folic acid and diabetes mellitus-associated birth defects. Am J Obstet Gynecol 2012; 206: 218. e1-13.

各論Ⅱ　糖尿病をもつ女性のプレコンセプションケア：PCCとしての合併症管理

高血圧

妊娠における高血圧管理は母児の健康転帰に影響するため，糖尿病をもつ女性において妊娠前の適切な管理が不可欠である。高血圧合併妊娠は妊娠高血圧症候群の一病型とされ，妊娠前からの血圧管理が重要視されている。妊娠前の血圧目標は定まっていないが，少なくとも140/90mmHg未満，可能であれば130/80mmHg未満が望ましい。ACE阻害薬とアンジオテンシンⅡ受容体拮抗薬（ARB）は妊娠第2・第3三半期は禁忌であり，妊娠第1三半期の使用についても催奇形性を危惧する報告もあり，基本的には妊娠前に妊娠中の使用が可能な薬剤への変更が推奨される。

高血圧合併妊娠の位置付け

　妊娠高血圧症候群（HDP）の定義と分類は2018年に改定され，「妊娠時に高血圧を認めた場合，妊娠高血圧症候群とする」と変更された[1]。それに伴い，高血圧合併妊娠（CH）はHDPの一病型として位置付けられている。この定義および分類では，CHとして，「高血圧が妊娠前あるいは妊娠20週までに存在し，過重型妊娠高血圧腎症を発症していない場合」と記述されている。CHはハイリスク妊娠[2]に分類され，妊娠20週以降に臓器障害や血圧上昇を認める加重型妊娠高血圧腎症を発症する可能性がある。さらに，帝王切開，早産，低出生体重児の出産，胎児死亡や新生児死亡のリスクが高いため，適切な管理が求められる。

糖尿病をもつ場合の高血圧の意義 ～ADAガイドライン～

　米国糖尿病学会（ADA）が毎年発表している糖尿病診療ガイドラインである『Standards of Care in Diabetes』[3]では，「第15章 Management of Diabetes in Pregnancy」のプレコンセプションケアの項で，高血圧について「妊娠における肥満の特定のリスクについてのカウンセリングや，肥満を予防・治療するためのライフスタイル介入（栄養士への紹介を含む）は，糖尿病の有無にかかわらず推奨される。関連する高血圧や他の併存疾患のリスクは，1型糖尿病と同様，またはそれ以上に2型糖尿病で高い可能性がある」と触れられているのみである。また，「第10章 Cardiovascular Disease and Risk Management」[4]のPregnancy and Antihypertensive Medicationsという項で，薬剤について触れられている箇所がある。

プレコンセプションケアでの血圧測定

　高血圧を有する女性においては，妊娠前から血圧を適切に管理することが，HDPの発症リスクを低減させるために重要である。従って，母児の健康転帰に影響を及ぼす要因となりうる血圧を，妊娠前から自身で把握することは重要である。妊娠が成立すると，プロゲステロンなどの妊娠関連ホルモンや胎盤循環の影響で全身の血管拡張が起こり，妊娠7週で全身血管抵抗は約10%，妊娠中期には約30%程度低下して血圧は最低値に達し，その後は分娩に向けて上昇する。このように，妊娠後には生理的血圧低下が起こるため，妊娠してから初めて血圧測定を行った場合，本来の血圧が過小評価される可能性がある。このことからも，妊娠前からの定期的な血圧測定の重要性が強調される。

妊娠前の高血圧基準と評価

　『高血圧治療ガイドライン2019』では，成人の高血圧は，診察室で測定した収縮期血圧が140mmHg以上，または拡張期血圧が90mmHg以上と定義される[5]。また，家庭での血圧測定では，収縮期血圧135mmHg以上，拡張期血圧85mmHg以上が高血圧の基準とされている[5]。さらに，24時間自由行動下血圧測定（ABPM）では130/80mmHg以上（昼間135/85mmHg以上，夜間120/70mmHg以上）で高血圧と判断する[5]。高血圧を指摘された場合，医療機関において診察室血圧が測定されると同時に，家庭血圧が測定されることが多くなる。診察室血圧および家庭血圧のレベルによって高血圧の診断がなされるが，両者に較差がある場合は，家庭

97

血圧による高血圧診断を優先する[5]。その理由は家庭血圧の予後予測性が診察室血圧よりも高いことが明らかであるためである。なお，家庭血圧測定の評価においては，起床後1時間以内や就寝前に座位で1～2分安静後に測定すること，測定は1回の機会につき原則2回行い，その平均値を記録して選択せずすべて記録用紙に記載すること，高血圧の診断および降圧薬の効果判定には，朝・晩それぞれ7日間（最低5日間）の測定平均値を用いることが推奨されている[5]。

米国心臓病学会（ACC）および米国心臓協会（AHA）は高血圧の診断基準を2017年に改定し，収縮期血圧130～139mmHgまたは拡張期血圧80～89mmHgを「ステージ1高血圧」，収縮期血圧120～129mmHgおよび拡張期血圧80mmHg未満を「上昇血圧」，120/80mmHg未満を「正常血圧」と定義した。しかし，これらの新基準の妊婦における妥当性については十分に評価されていない。

初産婦8,899名を対象とした前向き観察研究では，妊娠16週の時点で血圧が120/80mmHg以上の妊婦は，120/80mmHg未満の妊婦と比べ，HDPの発症リスクが1.54～2.16倍高いとされている[6]。また，「ステージ1高血圧」の女性は，重症の子癇前症のリスクが最も高く，リスクが2.48倍であった[6]。このように，妊娠時においても従来の140/90mmHgから130/80mmHgに基準を引き下げるべきであるとする報告が増えている。また，妊娠時からの血圧管理の重要性を考えると，妊娠前から血圧管理を行うことの重要性は高い。

高血圧の診断時

高血圧と診断された場合に開始される降圧治療は，非薬物療法と薬物療法に大別される。非薬物療法には，減塩を中心とした食事療法，運動，アルコール制限，肥満の改善などの生活習慣の修正が含まれ，さらに睡眠時無呼吸症候群に対する持続陽圧呼吸療法や，二次性高血圧に対する腎動脈形成術，副腎腫瘍摘出術などの治療が含まれる[5]。特に若い女性の場合，原発性アルドステロン症などの二次性高血圧の検索は重要である。妊娠中はエストロゲンが肝臓に作用し，アンジオテンシノーゲンの生成が増加することで，レニン・アンジオテンシン系が亢進する。従って，原発性アルドステロン症の妊娠中の診断基準は定まっていない。また，頻度は低いものの腎血

管性高血圧，褐色細胞腫などを合併した妊娠は周産期転帰が悪いため，プレコンセプションケア期に適切に評価および治療を行うことが重要である。

妊娠前の血圧管理

妊娠前の高血圧を有する女性に対し，周産期転帰を改善させる妊娠前至適血圧は明らかとなっていない。

ただし，慢性高血圧をもつ妊婦の妊娠合併症に関する包括的な評価を行うことを目的とした，システマティックレビューおよびメタ解析が存在する[2]。2013年6月までの期間を対象とし，慢性高血圧を有する妊婦に関する研究（後向きおよび前向きコホート研究，人口ベース研究，ランダム化比較試験の関連データを含む）を選定し，各妊娠転帰の総合的な発生率を報告し，米国の研究については2006年の全米人口統計と比較した。55の適格な研究（795,221件の妊娠）を特定し，慢性高血圧を有する女性では，加重型妊娠高血圧腎症（25.9%），帝王切開（41.4%），37週未満の早産（28.1%），出生体重2,500g未満（16.9%），新生児集中治療室（NICU）入院（20.5%），周産期死亡（4.0%）の発生率が高かった[2]。しかし，報告された発生率には大きな異質性が認められたことが記載されている。さらに，米国の一般妊婦人口と比較した場合，慢性高血圧をもつ女性は，加重型妊娠高血圧腎症の相対リスクが7.7倍，帝王切開が1.3倍，早産が2.7倍，低出生体重児が2.7倍，NICU入院が3.2倍，周産期死亡が4.2倍と高いリスクを示している。慢性高血圧を有する妊婦の妊娠転帰は不良であることが多く，より厳格な妊娠中の管理が必要であると結論付けている[2]。

また，妊娠前から高血圧を認める慢性高血圧において，初診時（妊娠10週），降圧薬未使用で140/80mmHg未満の群（group 1），降圧薬を使用して140/90mmHg未満の群（group 2），降圧薬を使用して140/90mmHg以上の群（group 3）で妊娠転帰を比較した研究（妊娠中130～140/80～90mmHgの範囲を目標）では，group 1，group 2，group 3の順に160/110mmHg以上の重症高血圧の発症（10.6%，22.2%，52.1%），妊娠37週未満の加重型妊娠高血圧腎症の発症（7.0%，15.9%，20.4%），small-for-gestational age（SGA）（13.1%，17.7%，21.1%）が増加していた[7]。この研究結果から，降圧薬使用の有無

にかかわらず，妊娠初期の血圧が140/90mmHg以上であった場合，妊娠転帰は不良となることが確認されており，少なくとも140/90mmHg未満にしておくことが好ましいと考えられる。

さらに，妊娠前の血圧と妊娠転帰を検討した韓国における全国規模の人口ベースのコホート研究が実施されている[8]。対象は高血圧の既往がなく，妊娠前の血圧が140/90mmHg未満の妊婦であり，主要アウトカムは，HDP，常位胎盤早期剥離，死産，早産，低出生体重のいずれかが含まれる合併症の複合指標と定義している。375,305人の妊婦が対象となり，共変量を調整した後，ステージⅠ高血圧（収縮期血圧130〜139mmHg，拡張期血圧80〜89mmHg）の妊婦は，正常血圧群と比較して合併症のリスクが有意に高かった［収縮期血圧：オッズ比1.68（95%信頼区間：1.59-1.78），拡張期血圧：オッズ比1.56（95%信頼区間：1.42-1.72）][8]。妊娠前血圧と主要アウトカムとの間には線形の関係が認められ，ステージⅠ高血圧でリスクが最大となり，血圧が低いほどリスクが低下したことが示されている[8]。本研究結果は，米国における診断基準の最近の変更が妊婦にも適用可能であることを示唆しており，妊娠前にステージⅠ高血圧を有する女性は，妊娠中の有害転帰を防ぐために慎重な管理が必要であり，プレコンセプションケアの重要性を示している。

まだエビデンスが不足しており，現時点では，妊娠前の血圧管理の目標値については明確な基準が確立されていないが，少なくとも140/90mmHg未満，できるだけ130/80mmHg未満には降圧しておくことが望ましいと考えられる。

妊娠を考慮した降圧薬の選択

糖尿病を有する女性では，高血圧や脂質異常症を合併することが多く，妊娠中にこれらの疾患が悪化することが知られている。そのため，妊娠前からの十分な管理が望ましい。特に，糖尿病性腎症や高血圧を合併する例では，血圧管理が重要である。

高血圧合併例においては，ACE阻害薬（ACE inhibitors）やアンジオテンシンⅡ受容体拮抗薬（ARB）が広く使用されるが，これらの薬剤は胎盤を通過し，胎児のレニン・アンジオテンシン系（RA系）に作用することが知られている。その結果，胎児の低血圧，腎機能異常，胎児発育不全（FGR），さらには死亡の原因となる可能性があるため，妊娠

第2・第3三半期での使用は禁忌とされている。妊娠初期におけるACE阻害薬やARBの催奇形性については，妊娠第1三半期の使用において先天性形態異常のリスク増加を示すシステマティックレビューも報告[9]されており，基本的には妊娠前に妊娠中の使用が可能な薬剤への変更が推奨される。日本妊娠高血圧学会の診療指針では，妊娠前にACE阻害薬，ARB，レニン阻害薬を服用していた場合，妊娠判明後は速やかに中止・変更することが推奨されている[10]。従って，糖尿病性腎症などの管理に必須である場合を除き，妊娠年齢女性，特に挙児希望のある女性の高血圧診療においては，レニン・アンジオテンシン系抑制薬は原則使用せず，妊娠に安全な降圧薬への変更を事前に検討するべきであろう。

妊娠中に安全に使用できる降圧薬として，メチルドパ，ラベタロール，ヒドララジン，長時間作用型のニフェジピンが挙げられている[11]。

メチルドパ

海外のガイドラインでも妊娠中の第一選択薬として推奨されている。副作用として眠気や肝機能障害に注意が必要である。

ラベタロール（α・β遮断薬）

欧米諸国の診療ガイドラインでは，妊娠全期間を通じて第一選択薬として推奨されている。ただし，気管支喘息患者には慎重に使用する必要がある。

ヒドララジン

一般高血圧の治療にはほとんど使われていないが，妊娠中に使用可能な薬剤に位置付けられている。

ニフェジピン（長時間作用型Ca拮抗薬）

妊娠全期間において使用が可能であり，急激な血圧低下を防ぐため徐放薬の使用が推奨される。2022年より妊婦の使用に関する添付文書上の禁忌が解除されている。

また，アムロジピンは2022年に添付文書が改定され，禁忌から有益性投与へ変更されたため，適切な管理の下で使用が可能となっている。

（廣田勇士）

=== 文 献 ===

1) 日本妊娠高血圧学会 編: 妊娠高血圧症候群 新定義・分類 運用上のポイント. 東京: メジカルビュー社, 2019.

2) Bramham K, Parnell B, Nelson-Piercy C, et al.: Chronic hypertension and pregnancy outcomes: systematic review and meta-analysis. BMJ 2014; 348: g2301.

3) American Diabetes Association Professional Practice Committee: 15. Management of Diabetes in Pregnancy: Standards of Care in Diabetes-2025. Diabetes Care 2025; 48（Suppl 1）: S306-20.

4) American Diabetes Association Professional Practice

Committee: 10. Cardiovascular Disease and Risk Management: Standards of Care in Diabetes-2025. Diabetes Care 2025; 48 (Suppl 1): S207-38.

5) 日本高血圧学会高血圧治療ガイドライン作成委員会 編: 高血圧治療ガイドライン 2019. 東京: ライフサイエンス出版, 2019.

6) Hauspurg A, Parry S, Mercer BM, et al.: Blood pressure trajectory and category and risk of hypertensive disorders of pregnancy in nulliparous women. Am J Obstet Gynecol 2019; 221: 277. e1-277. e8.

7) Nzelu D, Dumitrascu-Biris D, Nicolaides KH, et al.: Chronic hypertension: first-trimester blood pressure control and likelihood of severe hypertension, preeclampsia, and small for gestational age. Am J Obstet Gynecol 2018; 218: 337. e1-337. e7.

8) Jung YM, Oh GC, Noh E, et al.: Pre-pregnancy blood pressure and pregnancy outcomes: a nationwide population-based study. BMC Pregnancy Childbirth 2022; 22: 226.

9) Buawangpong N, Teekachunhatean S, Koonrungsesomboon N: Adverse pregnancy outcomes associated with first-trimester exposure to angiotensin-converting enzyme inhibitors or angiotensin Ⅱ receptor blockers: A systematic review and meta-analysis. Pharmacol Res Perspect 2020; 8: e00644.

10) 日本妊娠高血圧学会 編: 妊娠高血圧症候群の診療指針 2021 Best Practice Guide. 東京: メジカルビュー社, 2021.

11) 日本糖尿病学会 編: 17章妊婦の糖代謝異常. 糖尿病診療ガイドライン 2024. 東京: 南江堂, 2024.【ガイドライン】

各論Ⅱ　糖尿病をもつ女性のプレコンセプションケア：PCCとしての合併症管理

糖尿病性腎症

> プレコンセプションケアとしての糖尿病性腎症（腎症）の考え方は，腎症を正確に診断すること，診断したらその腎機能の程度を把握すること，同時に他の合併症（特に糖尿病網膜症）を把握すること，薬物療法に気を配ることである。すなわち，重要なことは正確なリスク評価である。一方，妊婦への心理的サポートも大変重要であり，そのためには，腎症そのもの，腎症と妊娠の関連などに医療者が正確な知識をもち，患者に十分な説明ができ，患者に理解してもらうことが必要である。腎症と妊娠の関連に関しては，各論Ⅴ 妊娠中の糖尿病合併症の管理「糖尿病性腎症」（p.245）を参照されたい。

「糖尿病があっても産める」といわれて久しい。しかし，それにはいくつかの条件が存在する。従来の糖尿病をもつ女性の妊娠許容条件は，血糖管理に関しては，HbA1cが7％未満，慢性合併症に関しては，糖尿病網膜症（網膜症）はなし，あるいは良性で安定，糖尿病性腎症（腎症）は正常〜微量アルブミン尿期とされてきた。昨今では，腎症を伴いながら妊娠を希望する糖尿病をもつ女性も存在するが，当然ある程度のリスクを伴う。本項では，プレコンセプションケアとしての腎合併症の評価およびそれに対してのケア，治療，患者へのサポートについて述べる。

1 プレコンセプションケアとしての腎症管理の原則

糖尿病管理が良好であることはいうまでもないが，同時に腎合併症に関してきちんと評価をしなくてはならない。そのためには，以下の項目の測定や判定が必須である。①尿アルブミンを測定すること，②腎機能（eGFR）を測定すること，③網膜症の状況を把握すること，そのうえで，④腎症なのか否かの判定をすること，⑤腎症であるならば病期を判定し，それに応じた治療をすること，である。

2 腎症の特徴

ここで，腎症の一般的な特徴を述べる。
・糖尿病の代表的な慢性合併症の1つである
・慢性的な高血糖によってもたらされる細小血管症の1つである（ほかに網膜症，糖尿病性神経障害）
・病理組織学的にはメサンギウムの拡大と糸球体基底膜の肥厚を特徴とする。これらの変化は正常アルブミン尿期にすでに認められる

・初期に症状はみられない。糸球体過剰濾過，微量アルブミン尿，蛋白尿，高血圧，浮腫などを呈する
・次第に腎機能が低下して腎不全に至る
・腎外合併症（糖尿病網膜症，糖尿病性神経障害，虚血性心疾患など）が程度の差はあれ必ず存在している→糖尿病性腎症患者は視力障害もある，心疾患も合併している，脳梗塞の既往もある

以上は腎症の臨床的特徴である。上記を理解することにより，次に述べる診断が正確に行えうることになるが，上記は腎症がかなり進展した場合も含んでいるので，本項で対象とする妊娠を希望する腎症合併の糖尿病をもつ女性の場合は，該当しない項目もあることに注意する。

3 腎症の診断

腎症の確定診断は現時点では腎生検のみである。しかし，すべての糖尿病をもつ女性に腎生検を行うことは現実的ではない。従って，臨床所見から腎症を診断することが重要である。実臨床では，**表1**に示す項目を検討して腎症を診断することになる。

診断に際しての注意事項

診断に際して重要な臨床データは，尿所見（微量アルブミン尿ないしは顕性アルブミン尿）である。腎機能の低下（S-Crの上昇，eGFRの低下）は診断には不要である。もちろん，昨今では尿アルブミンの増加を伴わずにeGFRが低下している糖尿病をもつ女性も存在するが，それは腎症以外の腎疾患を合併しているか，腎症に対してレニン−アンジオテンシン系阻害薬などの腎保護薬を使用している場合である。腎機能は，腎症と診断できた時点で病期の分類を行うときに考慮する検査である。

表1 糖尿病性腎症の臨床的診断

- 一定以上の糖尿病罹病期間（少なくとも5年）が存在すること
- 尿アルブミン排泄の増加あるいは顕性アルブミン尿が認められること
- 糖尿病網膜症が存在すること
- 高度の血尿が存在しないこと
- 尿路感染症が存在しないこと
- 病歴上，他の腎疾患の既往がないこと，あるいは診察・検査上，他の腎疾患を疑わせる所見がないこと
- 腎疾患を起こしうる糖尿病以外の全身性疾患（膠原病など）がないこと

表2 糖尿病性腎症病期分類2024

病期	尿中アルブミン・クレアチニン比 (UACR, mg/gCr) あるいは尿中蛋白・クレアチニン比 (UPCR, g/gCr)	推算糸球体濾過量 (eGFR, mL/min/1.73m²)
正常アルブミン尿期（第1期）	UACR 30未満	30以上
微量アルブミン尿期（第2期）	UACR 30〜299	30以上
顕性アルブミン尿期（第3期）	UACR 300以上あるいはUPCR 0.5以上	30以上
GFR高度低下，末期腎不全期（第4期）	問わない	30未満
腎代替療法期（第5期）	透析療法中あるいは腎移植後	

また，表1の項目のなかには網膜症が挙げられているが，腎症の診断には網膜症の存在がかなり有力な情報となる。もちろん網膜症が存在しない腎症患者も存在するが，眼底を正確に評価する姿勢は必要である。なお，プレコンセプションケアとしての網膜症の取り扱いは各論Ⅱ 糖尿病をもつ女性のプレコンセプションケア：PCCとしての合併症管理「糖尿病網膜症」（p.105）を参照されたい。また，詳細は当該文献[1]を参照していただきたいが，腎症の腎機能の予後を推定するのに網膜症の存在は重要である。すなわち，尿アルブミンの増加が著明でなくても網膜症が存在する場合は腎機能低下のスピードが速い可能性があるので，腎症のプレコンセプションケアとしても網膜症の把握は必要である。

4 病期分類

腎症の診断が行えたら病期分類（表2）を行いリスクを判断する。腎症の病期分類の詳細は文献[2]を参照されたい。ここで腎機能（主にはeGFR）が病期の判定に必要となる。腎症の病期分類における正常〜微量アルブミン尿期（1〜2期）は，従来妊娠が可能といわれていたが，それらにもGFRが60mL/min/1.73m²未満のものが存在する。すなわち，従来通りに同時期のすべてが許可できるとは

限らないことに注意が必要である。『腎疾患患者の妊娠 診療ガイドライン2017』[3]でも，慢性腎臓病（CKD）重症度分類のGFR区分G1（eGFR＞90mL/min/1.73m²），G2（eGFR 60〜90mL/min/1.73m²）であっても妊娠合併症のリスクは高いと記載されている。

5 より進行した例の考え方（原則的には妊娠は困難である）

正常〜微量アルブミン尿期でも腎機能障害（eGFR 60mL/min/1.73m²未満）を認める場合および顕性アルブミン尿期以降では，周産期合併症や妊娠に伴う腎機能悪化の可能性が高い。糖尿病をもつ女性が妊娠を希望する場合は，それらのリスクを十分に説明する必要がある。すなわち，特に顕性アルブミン尿期（第3期）以降の患者では，微量アルブミン尿期（第2期）以前と比較してさらなるリスクの理解が重要である。加えて，顕性アルブミン尿期であるが，すでに妊娠した状態で来院することもありうる。どのような場合でも妊娠に伴う周産期合併症ないしは腎機能低下のリスクを十分に説明することは重要である。また，産科医との連携は早めに行う必要があること，内科・産科のメディカルスタッフの連携を含めたチームによるケアが必須のも

図1 腎症の観点から妊娠を希望する糖尿病をもつ女性の対応フロー（案）
腎症が存在するか否かも含め，状態を正確に把握・診断し対応を考える．産科側と内科側の連携はすべての状況において必要である．

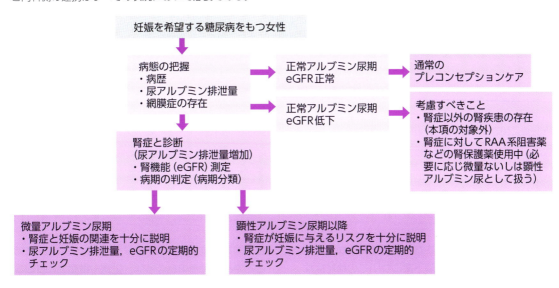

のとなる（各論Ⅴ 妊娠中の糖尿病合併症の管理「糖尿病性腎症」（p.245）も参照）．

6 プレコンセプションケアとしての実際の例

それでは，実際どのように進めるべきかの例を私見ではあるが示す．外来通院している糖尿病をもつ女性が妊娠を希望した場合を想定する．図1のような場合が考えられる．まずは，どんな状況であっても血糖管理を極力正常化する必要がある．次いで，腎症をはじめとする慢性合併症状態の正確な把握が必要である．前述したような診断項目（表1）に従い，腎症が存在しているか否かを判断する．腎症が存在しない（すなわち正常アルブミン尿期で腎機能正常）と判断できたら通常のプレコンセプションケアを行い，妊娠に備える．すなわち，臨床的には腎症が存在しないと考えられる患者に関しては，糖尿病の管理と腎症に関する合併症の定期的なチェックを継続することでよいであろう．

一方，腎症が存在する場合には，まず腎症の病期を判別する（表2および図1参照）．微量アルブミン尿期なのか，顕性アルブミン尿期なのか，さらに腎機能の低下があるのかないのかなど，それぞれ対応が異なるので，極力病期の判別および腎機能の評価を正確に行う．そのうえで，各論Ⅴ 妊娠中の糖尿病合併症の管理「糖尿病性腎症」（p.245）に記載した腎症と妊娠の関連を理解してもらうことになる．

7 腎症と妊娠の関連を知識としてもつこと

プレコンセプションケアとして，腎症患者の妊娠については以下のことを知っておきたい．
・腎症は妊娠・妊娠合併症に影響を与えるか？
・妊娠は腎症の経過に影響を与えるか？
この内容の詳細は各論Ⅴ 妊娠中の糖尿病合併症の管理「糖尿病性腎症」（p.245）に記載するが，極力正確に説明することは重要である．

上記を評価したうえ，腎症を有する糖尿病をもつ患者が妊娠を希望した場合は，以下のようなケア・説明が必要であろう．まず，妊娠に伴う腎障害の増悪や腎障害が存在することによる妊娠合併症の頻度に関する知識が必要であり，上記に伴うような合併症に関して十分に患者に説明できるような体制が必要である．

8 薬物療法に関して

腎症患者の妊娠に関しては，それまでの薬物療法を変更する必要があることが多い．

食事療法のみで血糖管理が不十分な場合や，経口血糖降下薬使用下で妊娠した場合には，インスリン療法を積極的に導入する．海外では耐糖能異常合併妊娠に対する経口血糖降下薬（メトホルミンなど）

表3 腎症を合併する糖尿病をもつ女性が妊娠・出産を希望した際の説明例

■腎症の診断に関して
- 尿アルブミンおよびeGFRを必ず測定します。それによって腎症の状態・ステージを判断します
- 正常アルブミン尿期であれば血糖管理をはじめとする通常のプレコンセプションケアを行います
- 微量アルブミン尿期で腎機能が正常範囲であれば妊娠は可能ですが，綿密な経過観察が必要です
- 微量アルブミン尿期でも腎機能が低下していた場合，さらに顕性アルブミン尿期の際には本来は妊娠は難しいです 以下に述べるような妊娠に伴うリスクがあります

■腎症と妊娠の関連に関して
- 特に腎機能が低下している場合，顕性アルブミン尿期の場合は妊娠中や分娩後の腎機能の悪化や人工透析導入になる可能性もあります
- 妊娠に関連する合併症（妊娠高血圧症候群など）が発症する可能性が高いです

■全般的に
- 妊娠・出産は産んでしまえばそれで終了ではありません。今後のことをご家族そして私たち医療者とも十分にお話し合いをしましょう

の治療効果について検証された研究もあるが，わが国では妊娠中の経口血糖降下薬についての検証はなく，その使用についてのコンセンサスは得られていない。従って，妊娠を希望している耐糖能異常を有する女性が経口血糖降下薬を服用している場合は事前に中止し，インスリン療法に切り替える。経口血糖降下薬を服用したまま妊娠した場合は，ヒトにおける明らかな催奇形性は報告されていないが，胎児への影響は明らかでないことを説明し，インスリン療法へ変更する。また，顕性アルブミン尿期以降の腎症を合併している例や，微量アルブミン尿期で尿アルブミン排泄量減少を目的としてレニン-アンジオテンシン系阻害薬を使用している場合があるが，これらには中止する。血圧コントロールに対して使用できる薬剤は，ヒドララジン系，ラベタロール，アルファメチルドーパである。なお，HMG-CoA阻害薬（スタチン），フィブラート系薬剤も中止する。

9 腎症がありながら妊娠を希望する患者への説明

腎症を有する女性が妊娠を希望する場合，病状の把握だけではなく，心理的サポートを含めた十分かつ正確な説明が必要である。表3に例を示す。この内容に関しては，妊娠と腎症との関連を十分に理解する必要があるので，別項を参照して対応する。

出産年齢の高齢化や糖尿病をもつ患者数の増加により，腎症合併妊娠は今後も認められる。まずは，糖尿病をもつ女性の尿アルブミンを確実に測定することである。今のところは，正常〜微量アルブミン尿で腎機能が保たれていれば妊娠・出産は可能であろう。一方，顕性アルブミン尿ないしは腎機能低下例は，妊娠合併症や分娩後の腎機能の推移に十分に注意を払う。

特に顕性アルブミン尿期以降の患者が妊娠を希望した場合，妊娠に伴う周産期合併症のリスクを十分に説明し，もちろん計画妊娠を行ったうえで，産科医との連携を早めに行う。腎症合併妊婦の妊娠関連合併症に関しては，（海外では）データが蓄積されつつあるが，妊娠により腎症が悪化するか否かはまだ議論の余地がある。さらに，わが国では症例の蓄積がない。欧米の検討結果のみをみているだけでは実態が把握できないことを申し上げておく。腎症患者でも出産は可能であるが，出産すればそれで終わりではないことも常に念頭に置くべきである。重要なことは，妊娠可能年齢の糖尿病をもつ女性すべての良好な管理の達成と合併症評価である。

（守屋達美）

文献

1) Moriya T, Tanaka S, Kawasaki R, et al.: Diabetic retinopathy and microalbuminuria can predict macroalbuminuria and renal function decline in Japanese type 2 diabetic patients: Japan Diabetes Complications Study. Diabetes Care 2013; 36: 2803-9.
2) 馬場園哲也, 金崎啓三, 宇都宮一典: 糖尿病性腎症病期分類2023の策定. 日腎会誌 2023; 65: 847-56.
3) 日本腎臓学会 編: 腎疾患患者の妊娠 診療ガイドライン 2017. 東京: 診断と治療社, 2017.

各論Ⅱ 糖尿病をもつ女性のプレコンセプションケア：PCCとしての合併症管理

糖尿病網膜症

耐糖能異常を伴う妊娠のなかでも，糖尿病合併妊娠でプレコンセプションケアが必要であり，妊娠の有無にかかわらず眼科定期検査が重要である。事前からの眼底管理と治療介入による糖尿病網膜症沈静化が重要である。糖尿病眼手帳や糖尿病連携手帳などは病期・治療内容の把握の面から医師・患者双方に役立つ。

糖尿病（DM）患者数は増加しており，International diabetes federationの試算では2019年には全世界で4億6,300万人，2030年には5億7,800万人に達するとされている。このなかで2,040万人が高血糖ないしは耐糖能異常を伴う妊娠（妊娠中の糖代謝異常）を併発している[1]。妊娠中の糖代謝異常は，①糖尿病合併妊娠（糖尿病が妊娠前から存在するもの），②妊娠中に発見される糖代謝異常に分類される。特にプレコンセプションケアを要するのは前者であり，本項ではこの点を詳述する。

1 糖尿病合併妊娠における糖尿病網膜症（DR）管理の重要性

DMと診断された時点で眼合併症のスクリーニングと定期検査が必須である[2]。特に妊娠可能な年齢の女性患者に対しては，妊娠時（糖尿病合併妊娠）の眼科管理についても指導が必要となる。一般的にDRの重症度により進展リスクが増強するが，妊娠中は進展速度が上がる傾向がある。糖尿病合併妊娠は，①妊娠前にすでに診断されているDM，②確実な糖尿病網膜症（DR）があるものに分類されるが，非妊娠患者と比べ1.63〜2.48倍のDR進展リスクがある[3]。特に視機能低下に直結しうる増殖糖尿病網膜症や重症非増殖糖尿病網膜症を有する場合には注意が必要である。糖尿病合併妊娠におけるDR進行をまとめたレビューでは，ベースラインでDRを認めない場合で平均22％，非増殖糖尿病網膜症を認めた場合は平均18％においてDRの進行があったとされている[4]。しかし近年，特にわが国における調査では，血糖管理の改善により周産期のDR進展頻度は改善している[5,6]。糖尿病合併妊娠におけるDR進展因子としては，妊娠時にすでに進行した病期のDRがあること，HbA1c高値，妊娠初期の急激な血糖低下，妊娠中の高血圧などがある[7,8]。

DR管理の問題点

一般的なDR管理の問題点として，DR進行と視機能低下の度合いが必ずしも一致しない点がある。このため，自覚症状のみに依存すると受診時期の遅れが生じ，眼科受診時にはすでに手術加療を要する増殖糖尿病網膜症となっていることがある。現在，DRはわが国での失明原因第3位の眼疾患であるが，このような受診の遅れがその理由の1つである。中壮年期のDM患者のみならず，妊娠可能な比較的若年世代では仕事などの都合で受診中断となることが少なくなく，受診の啓発や受診中断がないようにする啓発活動がプレコンセプションケアにも重要である（表1）。

DMをもつ女性が挙児を希望する場合，母子双方の安全と健康を目指す周産期管理に血糖管理が重要である。眼科的には母体のDR増悪を防止するため，一般的な全身管理に加えて種々の配慮が必要である。事前の眼科定期受診，そして妊娠前からの眼底管理と治療によるDRの沈静化が重要である。この点ではDRがない時期ならびにDRが落ち着いた時期での計画妊娠が理想的である。まず，妊娠前からの眼科定期受診により，DR病期や治療内容を内科・産科担当医とともに把握しておく必要がある。従来より，糖尿病眼手帳や糖尿病連携手帳などのツールが内科－眼科連携や患者側の治療動機付けに非常に有用であり，内科・眼科双方での普及に努めている。この手帳を基に病期を把握しておくことは，医師・患者双方のプレコンセプションケアにも役立つ（図1）。

眼科検査

眼科検査としては，視力・眼圧検査，細隙灯前眼部検査，眼底検査が行われる。特に眼底検査は散瞳薬の点眼による散瞳下での実施が推奨される。このため，眼底検査時には車などを運転して受診することを安全面から控えるよう説明している。無散瞳で

105

表1　眼科プレコンセプションケア

妊娠前
- 病期に準じ提示された間隔での眼科受診
- 挙児希望に向けての病勢管理と計画妊娠

妊娠判明後
- 判明時点で改めて眼科受診と次回以降の受診間隔の設定
- 進行が危惧される場合は受診間隔の短縮，治療介入の計画

妊娠の有無にかかわらず
- 糖尿病眼手帳や糖尿病連携手帳による病期の把握
- 進行が疑われたら眼底血流を評価，網膜虚血があれば網膜光凝固
- 場合により手術などの外科的治療

図1　糖尿病眼手帳

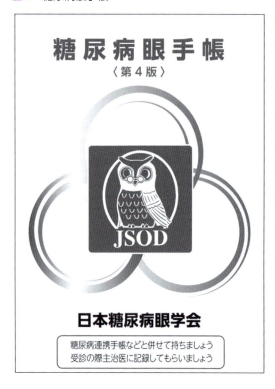

（日本糖尿病眼学会より許諾を得て掲載）

の眼底カメラによる眼底検査も有用であるが，従来の眼底カメラでは撮像範囲が狭く，周辺部病変の評価ができないことが問題である．近年開発された広角眼底カメラは撮像範囲が広く，周辺部評価も可能であるがすべての施設に普及しているわけではないため，散瞳下眼底検査は依然スタンダードな検査である．

　DRを認めない，ないしは軽症～中等症非増殖期網膜症（かつての分類での単純網膜症）などの時期は眼科的な網膜症治療を必ずしも要しない病期であるが，ここから眼科的治療が必須な病期へ進行する危険があるため，適切な診察間隔（表2）を患者に提示し，定期的な眼科検査を行うように指導することが重要である．特に，自覚症状や所見がなくとも定期検査を継続することの必要性を十分に伝えること，そして妊娠時の眼科再診を伝えておくことが重要である．

表2　推奨される眼科診察間隔

Davis分類 (対応する国際重症度分類)	受診間隔
糖尿病 (網膜症なし)	1回/1年
単純糖尿病網膜症 (軽症〜中等症非増殖糖尿病網膜症)	1回/6カ月
増殖前糖尿病網膜症 (重症非増殖糖尿病網膜症)	1回/2カ月
増殖糖尿病網膜症 (増殖糖尿病網膜症)	1回/1カ月

(文献2より転載)

DRの沈静化

受診時，DRが増殖・重症非増殖網膜症 (かつての増殖前網膜症) に病期が進行し，今後の増悪が一層危惧される場合にはDRに対する十分な対応を講じ，受診間隔短縮の提示や治療介入によるDRの沈静化が必要となる。眼底検査で出血や異常血管，白斑が出現した場合にはDR進行を疑い，治療の要否を決定目的とした網膜虚血評価が必要となる。蛍光眼底造影検査や光干渉断層血管撮影検査のいずれかが選択されるが，前者は造影剤を用いるため妊娠の可能性がある場合には慎重な適応判断を要する。後者は近年保険収載された造影剤を用いない血流評価法であるが，まだすべての施設で実施できるわけではない。病勢の鎮静化が得られるまでは，患者にも避妊をお願いする必要がある (計画妊娠)。治療として網膜光凝固や硝子体手術などがあるが，詳細は各論V　妊娠中の糖尿病合併症の管理「糖尿病網膜症」(p.254) に詳述する。妊娠前の眼底所見は正常ないしはいわゆる単純網膜症として管理されていること，また併発する高血圧網膜症や腎性網膜症管理の観点からも良好な血圧コントロールと，腎症第1〜2期よりコントロールされていることが望ましい。また，妊娠自体による体の変化や全身の代謝コントロールの変化により短期間でDRが悪化しうる危険性についても事前に説明し啓発する必要がある[9,10]。

糖尿病黄斑浮腫 (DME)

糖尿病黄斑浮腫 (DME) は黄斑のみが選択的に障害される病態であり，失明まで至ることは少ないものの，中心視機能の障害を生じる点から注意が必要な病態である。DRが沈静化していても，あらゆる病期においてDMEが併発する可能性がある。現在，DMEの第一選択治療は抗血管内皮増殖因子阻害薬の硝子体内注射であるが，期間形成期の妊娠家兎を用いた毒性試験で母胎の異常や先天性形態異常，死亡，流産，また薬剤の胎盤通過などが報告されている点から，妊婦または妊娠している可能性のある女性への投与は禁忌とされている。本薬剤の安全性は十分確立されておらず，非妊娠時といえども妊娠可能な年代の女性への投与時には慎重な適応判断が必要である。

(杦本昌彦)

=====　文　献　=====

1) International Diabetes Federation: IDF diabetes atlas 6th ed. Brussels: International Diabetes Federation, 2019: https://www.diabetesatlas.org/upload/resources/material/20200302_133351_IDFATLAS9e-final-web.pdf

2) 日本糖尿病眼学会診療ガイドライン委員会: 糖尿病網膜症診療ガイドライン (第1版). 日眼会誌 2020; 124: 955-81.

3) Diabetes Control and Complications Trial Research Group: Effect of pregnancy on microvascular complications in the diabetes control and complications trial. The Diabetes Control and Complications Trial Research Group. Diabetes Care 2000; 23: 1084-91.

4) Morrison JL, Hodgson LAB, Lim LL, et al.: Diabetic retinopathy in pregnancy. Clin Exp Ophthalmol 2016; 44: 321-34.

5) Toda J, Kato S, Sanaka M, et al.: The effect of pregnancy on the progression of diabetic retinopathy. Jpn J Ophthalmol 2016; 60: 454-8.

6) Sugimoto M, Sampa K, Tsukitome H, et al.: Trends in the Prevalence and Progression of Diabetic Retinopathy Associated with Hyperglycemic Disorders during Pregnancy in Japan. J Clin Med 2021; 11: 165.

7) Chew EY, Mills JL, Metzger BE, et al.: Metabolic control and progression of retinopathy. The Diabetes in Early Pregnancy Study. National Institute of Child Health and Human Development Diabetes in Early Pregnancy Study. Diabetes Care 1995; 18: 631-7.

8) Vestgaard M, Ringholm L, Laugesen CS, et al.: Pregnancy-induced sight-threatening diabetic retinopathy in women with Type 1 diabetes. Diabet Med 2010; 27: 431-5.

9) Klein BE, Moss SE, Klein R: Effect of pregnancy on progression of diabetic retinopathy. Diabetes Care 1990; 13: 34-40.

10) Diabetes Control and Complications Trial Research Group: Effect of pregnancy on microvascular complications in the diabetes control and complications trial. Diabetes Care 2000; 23: 1084-91.

各論Ⅱ　糖尿病をもつ女性のプレコンセプションケア：PCCとしての合併症管理

脂質異常症

妊娠に伴うインスリン抵抗性とアポ蛋白A-I，アポ蛋白Bの産生増加により，高中性脂肪血症と高コレステロール血症が第2三半期〜第3三半期を中心に生じるが，脂質異常症を合併した糖尿病をもつ女性では著明な脂質異常症をきたす可能性がある。妊娠前よりスタチン系薬剤やフィブラート系薬剤は中止が推奨されているが，食事療法での改善が乏しい場合には高中性脂肪血症にはn-3系多価不飽和脂肪酸製剤が，高コレステロール血症には陰イオン交換樹脂製剤が選択肢となる。

妊娠によって血中脂質が増加することが知られている。これらの変化は妊娠に伴った生理的な変化とされているが，妊娠高血圧症候群，妊娠高血圧腎症，妊娠糖尿病，早期産，巨大児などとの関連も報告されている[1]。また，母体の高コレステロール血症と児における早期動脈硬化の発症との関連についても報告されており[2]，母体の脂質異常症が胎児の動脈病変を導いていることが推測される。本項では，妊婦における中性脂肪およびコレステロール代謝の特徴と脂質異常症の妊娠前・妊娠中管理について概説する。

1 妊婦における中性脂肪代謝

第1三半期には胎児発育をサポートするため，母体では中性脂肪の合成と脂肪の蓄積が促進されるため，母体の体重増加は胎児発育分より大きい。すなわち胎児のグルコース需要は少なく，母体の同化が優位となり脂肪の貯蓄が促される。この変化は，妊娠7週より始まり第2三半期の終わりまでにピークとなり，蓄積された脂肪は胎盤における脂肪酸合成のリザーバーとして利用される[3]。この状態は徐々に増加するインスリンやコルチゾール，ラクトーゲン，エストロゲン，プロゲステロンなどのホルモンにより助長される。

脂質は疎水性であるため血液中においてはリポ蛋白として存在しており，それぞれのリポ蛋白には脂質のほかにアポ蛋白が含まれているが，エストロゲンは肝臓での中性脂肪の合成を促進し，超低密度リポ蛋白質（VLDL）の産生が増加する。また，妊娠に伴うインスリン抵抗性の増大によるリポ蛋白リパーゼ活性の低下により，中性脂肪の加水分解が低下することで中性脂肪が豊富なVLDLが増え高中性脂肪血症を引き起こす。その結果，第3三半期までに血中の中性脂肪は妊娠前と比べ2〜4倍に上昇する（表1）[4]。第3三半期になり胎児が発育する過程において脂質合成は依然としてみられるが，母体栄養素の胎児への供給分は母体の摂食以外に脂肪組織において生じる異化により一部補われるため，脂肪分解が亢進した状態となる。母体脂肪細胞に中性脂肪として貯蔵されていた脂肪がホルモン感受性リパーゼ（HSL）により遊離脂肪酸（FFA）とグリセロールに分解され，血中に放出される。次にこのFFAが肝臓においてβ酸化を受けケトンが生成される。脳ではグルコースのみならずケトン体をエネルギーとして用いることができるため，この代謝動態は妊娠母体の脳にとって空腹時の血糖値低下をFFA上昇によるケトン生成増加によってエネルギー源として補えることとなり好都合であるが，妊娠時において代謝のバランスが崩れてケトン体の異常生成が生じるとケトーシスが生じる危険性がある。このように正常妊婦においても中性脂肪の上昇がみられるが，糖代謝異常合併妊娠においては著明な高中性脂肪血症をきたし急性膵炎を発症するおそれがあるため，厳重な管理が必要である[5]。中性脂肪はそのままでは胎盤を通過できないため，胎盤において分解され転送された脂肪酸は非エステル化脂肪酸として胎児に移行する。

2 妊婦におけるコレステロール代謝

妊娠に伴い，高密度リポ蛋白質（HDL）の構成アポリポ蛋白であるアポ蛋白A-Iおよび低密度リポ蛋白質（LDL）に含まれるアポ蛋白Bが，第2三半期，第3三半期に増加するため，HDL-C，LDL-Cの増加がみられる（表1）。また，LDL粒子のサイズも変化し，妊娠の生理的変化としてLDL粒子のサイズが小さくなり，特にアテローム性動脈硬化のリスク上

表1　妊娠中の脂質とアポ蛋白の変化

	非妊娠時	妊娠時		
		第1三半期	第2三半期	第3三半期
中性脂肪 (mg/dL)	59.8±20.7	112.5±35.3[a]	154.0±31.7[b]	198.0±46.0[b, c]
総コレステロール (mg/dL)	178.3±35.1	177.9±33.4	254.6±47.4[b]	282.6±72.3[b, c]
LDL-C (mg/dL)	98.1±32.8	84.8±23.1	127.9±33.0[b]	145.4±44.5[b, c]
HDL-C (mg/dL)	59.9±11.5	53.6±11.9	63.3±8.4[b]	56.1±10.3[c]
アポ蛋白B (mg/dL)	70.1±18.0	80.6±17.8	114.7±26.9[b]	123.3±34.7[b]
アポ蛋白A-I (mg/dL)	160.7±36.3	172.0±34.8	213.8±20.7[b]	196.4±25.9[b, c]

データは平均値±SD
[a]：P<0.05 vs. 非妊娠時，[b]：P<0.05 vs. 第1三半期，[c]：P<0.05 vs. 第2三半期

（文献4より作成）

昇に関連する小型高密度LDL（sdLDL）濃度が上昇することが知られている[4)]。この母体にとって好ましくない変化は，HDL-Cの増加によって緩和される。

　母体血中のコレステロールは胎盤が合成するステロイドホルモンの原料として使用されるばかりでなく，胎盤に発現するLDL受容体を介して胎児へ移行し，胎児におけるステロールの約20％を占めている。

3 プレコンセプションケアにおける脂質異常症の管理

　糖尿病をもつ女性が高血圧や脂質異常症を合併することは多く，妊娠中に悪化することも多いため妊娠前から厳格に管理しておくことが重要である。しかし，妊娠中に一時的に治療を中断しても長期的な影響が少ないことから，基本的にはスタチン系薬剤やフィブラート系薬剤は各国のガイドラインでも妊娠前からの中止を推奨している[6)]。しかし，家族性高コレステロール血症（FH）患者など動脈硬化性疾患のリスクが高い患者では益と害を個別に判断することが求められ，2021年には米国食品医薬品局（FDA）がスタチンについて妊婦禁忌の記載を削除するよう各製薬メーカーに要請している。さらに，スタチンの催奇形性との関連性を否定する大規模な研究結果[7)] が示されたことから，高LDL-C血症を合併した糖尿病をもつ女性における妊娠成立までのスタチンの内服は，十分な説明と同意の下で許容される。陰イオン交換樹脂製剤（レジン）は，多くの国では妊娠中に使用できる脂質異常症治療薬として認められており，そのほかに使用できる可能性がある薬剤としては，小腸コレステロールトランスポー

ター阻害薬（エゼチミブ），ニコチン酸製剤，多価不飽和脂肪酸で，添付文書上は治療上の有益性が危険性を上回ると判断される場合にのみ投与することとなっている。

4 妊娠中の脂質異常症の管理

　糖代謝異常合併妊娠における中性脂肪の管理においては，血糖管理が非常に重要である。食事療法に関しては，脂質異常症の妊婦向けにカスタマイズされたものは存在しないが，動物由来の食品や飽和脂肪酸の過剰摂取を避け，トランス脂肪と超加工食品を排除し，n-3系多価飽和脂肪酸，野菜，果物，大豆製品，穀物，ナッツ，植物油，豆類の摂取量を増やすなど，非妊娠の脂質異常症患者に推奨される食事療法が基本となる。

　一方，重度の妊娠性高中性脂肪血症は急性膵炎を引き起こす可能性があるため，National Lipid Association part 2 expert panel[8)] では，空腹時中性脂肪が250mg/dLを超える場合は中性脂肪を毎月測定し，妊娠糖尿病のスクリーニング，厳格な低炭水化物，低脂肪の食事，運動を実施することを推奨している。さらに500mg/dLを超える場合はn-3系多価不飽和脂肪酸による治療を開始し，脂肪制限食（脂肪摂取量＜20g/日または総エネルギーの15％未満）を行い，1,000mg/dLを超える無症状の妊婦，または最大限の生活習慣の変更と薬物療法にもかかわらず膵炎の臨床徴候と症状があり中性脂肪が500mg/dLを超える妊婦では，早期に血漿交換療法を検討することを推奨している。

　高コレステロール血症については，FH合併妊娠のほとんどは妊娠中に薬物療法を受けるべきではないとしているが，動脈硬化性心血管疾患またはホモ

接合FH合併妊娠では薬物療法が必要になる場合があり，その場合には現在利用可能な脂質薬のなかで，陰イオン交換樹脂製剤（レジン）が適切な治療選択肢であるとしている。

(川﨑英二)

―――――― 文　献 ――――――

1) Vrijkotte TG, Krukziener N, Hutten BA, et al.: Maternal lipid profile during early pregnancy and pregnancy complications and outcomes: the ABCD study. J Clin Endocrinol Metab 2012; 97: 3917-25.
2) Napoli C, Glass CK, Witztum JL, et al.: Influence of maternal hypercholesterolaemia during pregnancy on progression of early atherosclerotic lesions in childhood: Fate of Early Lesions in Children (FELIC) study. Lancet 1999; 354 (9186): 1234-41.
3) Coleman RA, Haynes EB: Synthesis and release of fatty acids by human trophoblast cells in culture. J Lipid Res 1987; 28: 1335-41.
4) Belo L, Caslake M, Santos-Silva A, et al.: LDL size, total antioxidant status and oxidised LDL in normal human pregnancy: a longitudinal study. Atherosclerosis 2004; 177: 391-9.
5) Gupta M, Liti B, Barrett C, et al.: Prevention and management of hypertriglyceridemia-induced acute pancreatitis during pregnancy: A systematic review. Am J Med 2022; 135: 709-14.
6) American Diabetes Association: Management of diabetes in pregnancy: Standards of Medical Care in Diabetes-2024. Diabetes Care 2024; 47 (Suppl 1): S282-94.
7) Chang JC, Chen YJ, Chen IC, et al.: Perinatal outcomes after statin exposure during pregnancy. JAMA Netw Open 2021; 4: e2141321.
8) Jacobson TA, Maki KC, Orringer CE, et al.: National Lipid Association recommendations for patient-centered management of dyslipidemia: Part 2. J Clin Lipidol 2015; 9 (6 Suppl): S1-122.

各論Ⅱ　糖尿病をもつ女性のプレコンセプションケア：PCCその他

葉酸サプリ

適切な葉酸補充により胎児の神経管閉鎖障害の発症リスクが低減される。食事からの適切な葉酸摂取に加え，妊娠成立1カ月以上前から妊娠11週末まで葉酸サプリメントで0.4mg/日の補充を行う。神経管閉鎖障害の妊娠既往者では，妊娠11週末まで4〜5mg/日の高用量葉酸補充で同胞の発症リスク低減を図る。ただし長期間の高用量摂取は児の神経発達への悪影響のおそれが指摘されており，漫然とした使用にならないよう留意する。

妊娠前から妊娠初期にかけて適切に葉酸補充を行うことで，神経管閉鎖障害（NTDs）の発症リスク低減が期待できる。

1991年に発表された多施設ランダム化比較試験（RCT）では，葉酸補充によるNTDsの同胞発症リスク低減効果が示された。NTDsの妊娠既往のある女性に，妊娠前から妊娠11週末まで葉酸4mg/日を補充した場合，葉酸補充を行わなかった群に対してNTDsの同胞発症リスクの72％の予防効果［相対リスク0.28（95% CI：0.12-0.71）］があった[1]。続いて，Czeizelら[2]が1992年に発表したRCTでは，NTDsの妊娠既往のない女性に対し，妊娠成立の1カ月以上前から妊娠8週まで葉酸0.8mg/日を投与した場合にNTDsの発症頻度が有意に低いこと（$P = 0.029$）が示された。これらを根拠に，NTDsの同胞発症リスク低減を目的とした葉酸補充が推奨されている。

2019年にNishigoriら[3]により2011〜2014年の日本における大規模コホート研究の結果が発表された。92,269例の単胎妊娠のうち，74例（1万人当たり8.02人）の流産例を含むNTDsの発症があった。妊娠前からの適切な葉酸補充例は8.27％，妊娠判明後開始例が30.96％，無補充例が60.77％であった。妊娠前からの葉酸補充の有無と児のNTDsの有無に有意差を認めなかった［オッズ比0.622（95％CI：0.226-1.713）］が，妊娠前からの葉酸補充に加え食事からも0.48mg/日以上葉酸摂取をした例（全体の0.67％）で児のNTDsがなかったことを報告している。

1 葉酸

葉酸は水溶性ビタミンの1つであり，DNA合成に関与する。葉酸補充によるNTDs発症予防について扱われる用量は，狭義の葉酸，プテロイルモノグルタミン酸によるものである。狭義の葉酸とは，葉酸サプリメントや葉酸強化食品などに含まれる合成ビタミンである。通常の食品，野菜や柑橘類やレバーなどに多く含まれる天然由来の葉酸（食事性葉酸）はポリグルタミン酸型で存在する。消化吸収効率が食品の種類によって異なり，同時に摂取するほかの食品の影響も受け，生体利用率は狭義の葉酸に比べて低くなる[4]。

2 妊娠中の葉酸摂取の有害事象

葉酸とビタミンB_{12}はいずれもDNA合成に関与し，巨赤芽球性貧血はそれらの欠乏症の1つである。高用量の葉酸補充により巨赤芽球性貧血がマスクされ，ビタミンB_{12}欠乏症の診断が遅れ神経症状の発症および増悪した例が指摘されており[4]，高用量の葉酸補充を行う際には医師の管理が必要とされている[5]。

また，母体の血清葉酸濃度が過剰に高い場合と低い場合に児の自閉症スペクトラム障害の頻度が上昇したとする報告[6]や，高用量の葉酸補充により遺伝子発現の変化や発達行動異常，代謝および生殖障害を引き起こす可能性を示唆する文献もあり[7]，高用量の葉酸投与を妊娠12週以降も漫然と継続しないよう留意する。

多胎の増加，母体の悪性腫瘍，児の喘息やアトピー性皮膚炎などのアレルギー性疾患の発症リスクが懸念されたことがあったが，近年のシステマティックレビューではそれらの発症リスク上昇と推奨量の葉酸補充との関連に証拠がないとされている[8]。

3 神経管閉鎖障害とは

NTDsとは，二分脊椎，脳瘤，無脳症など，神経管の形成不全である。受胎後およそ28日までの間に起こる先天性形態異常である。

表1 葉酸サプリメントの使用方法

使用期間		妊娠成立の1カ月以上前から妊娠11週末までの間
使用方法	NTDs妊娠既往がない場合	市販のサプリメントなどにより0.4mg/日の葉酸を補充する。妊娠期を通じて摂取してもよい
	NTDs妊娠既往がある場合	医師の管理の下で妊娠前から妊娠11週末までの間4〜5mg/日の葉酸を補充する

(文献5を参考に作成)

表2 各ガイドラインにおける糖尿病合併女性の葉酸補充推奨量

		糖尿病合併女性の葉酸補充推奨量
日本糖尿病学会[14] (2024年)	−	妊娠計画時より0.4mg/日
日本産科婦人科学会[5] (2023年)	標準量	妊娠前から0.4mg/日
ACOG[9] [米国 (2017年)]	標準量	妊娠前から0.4mg/日
SOGC[12] [カナダ (2022年)]	中用量	妊娠前から妊娠12週まで1mg/日，妊娠12週以降0.4mg/日
NICE[15] [英国 (2020年)]	高用量	妊娠前から妊娠12週まで5mg/日
WHO[13] (2007年)	高用量	5mg/日＋食事からの葉酸摂取の増量

ACOG：American College of Obstetrics and Gynaecologists, SOGC：Society of Obstetricians and Gynaecologists of Canada, NICE：National Institute for Health and Care Excellence, WHO：World Health Organization

その発症要因には環境や遺伝的要因など多くの因子があり，葉酸補充さえ行えば完全に予防できるものではない。抗てんかん薬であるカルバマゼピンやバルプロ酸には葉酸拮抗作用があり，NTDsのリスクを上昇させる。胎児の染色体異常に伴うNTDsもある。妊娠初期の高血糖，肥満，妊娠初期の高体温はNTDsの発症リスクを増大するとされている[9]。

糖尿病合併妊娠または肥満合併妊娠とNTDsについての，2013年のParkerらの報告[10]を紹介する。二分脊椎の児を妊娠した妊婦では，糖尿病有病率は0.69％，BMI≧30kg/m²の肥満の率は19.02％で，二分脊椎ではない場合の各々0.44％，10.77％と比較して有意に高率であった。さらに，糖尿病がなく葉酸摂取量が0.4mg/日以上の妊婦の児の二分脊椎発症を1とした場合，糖尿病合併妊娠では，葉酸摂取量が0.4mg/日未満の場合の調整オッズは3.95（95％CI：1.56-10.00）で有意に高値であったが，葉酸摂取量が0.4mg/日以上の場合の調整オッズは1.31（95％CI：0.17-10.30）で有意差はなくなり，糖尿病合併妊娠でも葉酸摂取をした群で二分脊椎発症率が低いことを示している。

妊娠初期の高血糖もNTDsのリスクが上昇するので，耐糖能異常合併妊娠では葉酸補充だけでなく血糖管理の改善がNTDs発症予防には重要である。

4 葉酸サプリメントの使用方法

葉酸サプリメントの使用期間と使用方法を表1に示す。

日本を含む多くの国のガイドライン[5, 9, 11〜13]で，妊娠可能なすべての女性に対し児のNTDsの発症リスク低減を目的とした標準的な0.4mg/日の葉酸補充を推奨している。また，NTDsの妊娠既往をもつ女性については同胞のNTDs発症高リスクとして，より高用量の葉酸補充を推奨している。

糖尿病合併妊娠ではNTDsの発症頻度が高いことから，糖尿病合併女性に高用量の葉酸補充を推奨するものもある。表2に各ガイドラインにおける糖尿病合併女性の葉酸補充推奨量をまとめる。

5 葉酸をめぐる日本の現状

「日本人の食事摂取基準」では，食事からの葉酸の1日当たりの摂取推奨量は，一般的な成人で0.24mg，妊娠中期および後期で0.48mg，授乳婦は0.34mgとしている。妊娠初期は「NTDsの予防」として，通常の食事性葉酸の摂取に加え狭義の葉酸として0.4mgの摂取を推奨している[4]。しかし，「令和元年国民健康・栄養調査報告」によれば，葉酸の平均摂取量は20〜29歳・30〜39歳女性，妊婦，授乳婦のすべての層で推奨量に達していない[16]。前述したNishigoriら[3]の観察研究でも，

適切な葉酸補充ができている割合は少ないことが明らかにされている。

2023年時点で，北・南米およびアフリカ諸国を含む多数の国では，小麦粉など穀類への葉酸などの栄養強化を義務付けている。葉酸強化を義務付けている国では，そうでない国と比べ二分脊椎の有病率が低いという報告もある[17]。世界保健機関（WHO）傘下の世界保健総会は2023年にすべての加盟国に対し，NTDs予防のため食品への葉酸をはじめとした栄養強化を提唱している[18]。日本では，2000年に旧厚生省から妊娠を計画している女性に関し，「食品からの葉酸摂取に加えて，いわゆる栄養補助食品から1日0.4mgの葉酸を摂取すれば，神経管閉鎖障害の発症リスクが集団としてみた場合に低減することが期待できる旨情報提供を行うこと」とする通知が発出された[19]。しかし，その後に大きな動きはなく，2024年9月時点では葉酸強化の義務化までには至っていない。

神経管が形成される時期は，まだ妊娠判明前である場合も多い。NTDs発症予防目的には，妊娠計画時もしくは妊娠する可能性のある時点からの葉酸補充開始が勧められる。葉酸強化食品や葉酸サプリメントは多数市販されているが，それらを選択し摂取するかは現状では当事者自身の判断に委ねられる。現状では妊娠可能年代の女性やカップルに葉酸補充の利点が広く認識されているとは言い難く，プレコンセプションケアの観点から葉酸補充を含めたバランスのよい栄養摂取の勧奨など，関心を高める取り組みが望まれる。

（嶋田真弓，和栗雅子）

文献

1) MRC Vitamin Study Research Group: Prevention of neural tube defects: results of the Medical Research Council Vitamin Study. Lancet 1991; 338: 131-7.

2) Czeizel AE, Dudás I: Prevention of the first occurrence of neural-tube defects by periconceptional vitamin supplementation. N Eng J Med 1992; 327: 1832-5.

3) Nishigori H, Obara T, Nishigori T, et al: Preconception folic acid supplementation use and the occurrence of neural tube defects in Japan: A nationwide birth cohort study of the Japan environment and Children's study. Congenit Anom 2019; 59: 110-7.

4) 厚生労働省: ⑥葉酸. 日本人の食事摂取基準（2020年版）. 東京: 厚生労働省, 2020: 232-7. https://www.mhlw.go.jp/content/10904750/000586563.pdf（2024年8月26日閲覧）.

5) 日本産科婦人科学会・日本産婦人科医会: CQ105 神経管閉鎖障害（二分脊椎，脳瘤，無脳症等）と葉酸の関係について説明を求められたら？ 産婦人科診療ガイドラ

イン産科編2023. 東京: 日本産科婦人科学会, 2023: 81-3.

6) Raghavan R, Riley AW, Volk H, et al.: Maternal Multivitamin Intake, Plasma Folate and Vitamin B12 Levels and Autism Spectrum Disorder Risk in Offspring. Paediatr Perinat Epidemiol 2018; 32: 100-11.

7) Xu X, Zhang Z, Lin Y, et al.: Risk of Excess Maternal Folic Acid Supplementation in Offspring. Nutrients 2024; 16: 755.

8) Viswanathan M, Urrutia RP, Hudson KN, et al.: Folic Acid Supplementation to Prevent Neural Tube Defects. Updated Evidence Report and Systematic Review for the US Preventive Services Task Force. JAMA 2023; 330: 460-6.

9) The American College of Obstetricians and Gynecologists: Neural tube defects. Practice Bulletin No. 187. American College of Obstetricians and Gynecologists. Obstet Gynecol 2017; 130: e279-90.

10) Parker SE, Yazdy MM, Tinker SC, et al.: The impact of folic acid intake on the association among diabetes mellitus, obesity, and spina bifida. Am J Obstet Gynecol 2013; 209: 239. e1-8.

11) NICE: Maternal and child nutrition. NICE guideline [PH11]. 2014. https://www.nice.org.uk/guidance/ph11（2024年10月1日閲覧）.

12) SOGC: Guideline No. 427: Folic Acid and Multivitamin Supplementation for Prevention of Folic Acid Sensitive Congenital Anomalies. 2022. J Obstet Gynaecol Can 2022; 44: 707-19.

13) WHO: Standards for Maternal and Neonatal Care. 2007. https://www.who.int/publications/i/item/standards-for-maternal-and-neonatal-care（2024年8月29日閲覧）.

14) 日本糖尿病学会 編・監: Q17-6 糖尿病患者の妊娠前管理（プレコンセプションケア）をどのように行うか？（糖尿病合併症・併存症を含めて）. 糖尿病診療ガイドライン2024. 東京: 日本糖尿病学会, 2024: 364-8.

15) NICE: Diabetes in Pregnancy: Management from Preconception to the Postnatal Period. NICE guideline [NG3]. 2020. https://www.nice.org.uk/guidance/ng3（2024年8月19日閲覧）.

16) 厚生労働省: 第1表の3 栄養素等摂取量−エネルギー・栄養素等，年齢階級別，平均値，標準偏差，中央値. 令和元年国民健康・栄養調査報告. 東京: 厚生労働省, 2019: 72-3. https://www.mhlw.go.jp/stf/seisakunitsuite/bunya/kenkou_iryou/kenkou/eiyou/r1-houkoku_00002.html（2024年8月25日閲覧）.

17) Callie A.M.A, Kirsten MF, Alexandra DF, et al.: Global Birth Prevalence of Spina Bifida by Folic Acid Fortification Status: A Systematic Review and Meta-Analysis. Am J Public Health 2016; 106: e24-34.

18) Accelerating efforts for preventing micronutrient deficiencies and their consequences, including spina bifida and other neural tube defects, through safe and effective food fortification. Presented at: 76th World Health Assembly; May 21-30, 2023. https://apps.who.int/gb/ebwha/pdf_files/WHA76/A76_R19-en.pdf（2024年8月26日閲覧）.

19) 厚生省児童家庭局母子保健課長，厚生省保健医療局地域保健・健康増進栄養課生活習慣病対策室長: 神経管閉鎖障害の発症リスク低減のための妊娠可能な年齢の女性等に対する葉酸の摂取に係る適切な情報提供の推進について. 児母第72号 健医地生発第78号 平成12年12月28日. https://www.mhlw.go.jp/www1/houdou/1212/h1228-1_18.html（2024年8月19日閲覧）

各論II
糖尿病をもつ女性のプレコンセプションケア：PCCその他

各論Ⅱ　糖尿病をもつ女性のプレコンセプションケア：PCCその他

計画妊娠

糖尿病合併妊娠において計画妊娠が重要であることは周知の事実であるが，実際の計画妊娠の割合は低い。糖尿病をもつ生殖可能年齢の女性を診察する際には，常に妊娠の可能性を念頭に置きつつ診療に当たる必要があり，挙児希望の確認は必須である。加齢により妊孕性は低下し，妊娠時の合併症の頻度は上昇する。妊娠に向けて管理する際には漫然とした管理にならないように注意し，内科と産婦人科の密な連携が必要である。

本項では仮想症例を用い，各症例における注意点や治療方針を通して具体的な計画妊娠の道筋の例を示す。

1 ＜症例1＞24歳の1型糖尿病をもつ患者

現病歴：糖尿病罹病期間は16年。ここ最近の10年はHbA1c＝9〜10％を推移している。2カ月前に結婚した。
現在の治療内容：頻回注射療法。カーボカウントは行っていない。
体格：身長162cm，体重58kg（BMI 22.1）
妊娠分娩歴：妊娠歴なし。
　家族計画を確認したところ挙児希望あり（①），妊娠に向けて管理を開始した。血糖管理不良のため避妊を指示した。増殖前糖尿病網膜症，腎症2期と細小血管合併症の進行を認めたが，大血管合併症は認めなかった（②）。網膜症の治療中は低血糖を避けることを優先して血糖管理を行い，治療終了後はHbA1c＜6.5％を目標に血糖管理を強化した。応用カーボカウントの習得およびインスリンポンプ療法の導入（③）により血糖管理は改善し，目標値を達成したため妊娠を許容した。妊娠許容後1年で妊娠，分娩に至った。

①挙児希望の確認

　糖尿病合併妊娠において計画妊娠が重要であることは周知の事実であるが，実際の計画妊娠の頻度は低く，20〜60％程度である[1〜3]。その要因の1つには，内科医からの計画妊娠に関する説明不足があるかもしれない。

　妊娠可能年齢の糖尿病をもつ女性を診察する際に

は，必ず妊娠の可能性と挙児希望の確認を行う。妊娠前からの厳しい血糖管理が求められるうえに，妊娠中に安全に使用できる薬剤は限られる。つまり，挙児希望の有無は治療内容や治療法を決定するうえで非常に重要な情報である。

　確認時点で挙児希望がない場合でも，妊娠時に求められる血糖管理や使用可能な薬剤，周産期合併症のリスクなどについて簡単に情報提供を行う。予定外の妊娠をしないように適切な避妊方法を指導する。

　「子供はいつか欲しいけれど，今は仕事が忙しい」などの理由で妊娠を先送りにする女性は多い。しかし，出産を強く希望するのであれば，妊活開始のタイムリミットは案外短い。子供の希望人数と希望の強さに応じた妊活開始に必要な年齢を示した研究[4]があり，それによると絶対に子供を二人授かりたい場合，自然妊娠を望むなら27歳から，体外受精も選択肢に入れるなら31歳から妊活開始が必要とされている。こちらは10,000組のカップルのコホートのコンピューターシミュレーションから導き出された結果であり，実臨床と必ずしも合致しない可能性はあるが，1つの目安として参考にされたい。

②合併症の評価

　進行した糖尿病網膜症がある場合は安定化するまで妊娠を許容しない。また，低血糖により網膜症の悪化をきたすため，不安定な糖尿病網膜症を有する場合は低血糖を避けることを優先して血糖管理を行う。

　糖尿病性腎症3期以上であったり腎機能低下を認める症例は周産期合併症のリスクが高く，妊娠に伴う腎機能の低下をきたす可能性があるため，十分なインフォームドコンセントを行う必要がある。

　そのほか，必要に応じて大血管障害，二次性肥満や二次性高血圧症，睡眠時無呼吸症候群のスクリー

114

ニング検査を実施する。

③１型糖尿病をもつ患者の治療

カーボカウントや持続グルコースモニタリングは血糖管理に非常に有用である。インスリン頻回療法で管理目標を達成できない場合にはインスリンポンプ療法の導入を検討する。近年，基礎インスリンと補正インスリン両方の自動インスリン注入機能をもつインスリンポンプ（ミニメド™780G）の血糖管理における有効性が注目されており，妊娠中も使用可能である。

2 ＜症例２＞40歳の２型糖尿病をもつ患者

現病歴：5年前の第一子妊娠時に妊娠糖尿病の診断でインスリン治療歴あり。産後２年目の職場健診を契機に２型糖尿病，高血圧症，脂質異常症の診断で治療が開始された。近医でsodium glucose cotransporter 2（SGLT2）阻害薬，glucagon-like peptide 1（GLP1）受容体作動薬，ビグアナイド薬，レニン－アンジオテンシン系阻害薬，HMG-CoA還元酵素阻害薬を処方され，HbA1cは6.5％前後で安定していた。第二子妊娠希望のため紹介となった。網膜症なし，腎症１期，大血管障害なし。

体格：身長165cm，体重90kg（BMI 33.1）

妊娠分娩歴：１経妊１経産

SGLT2阻害薬，GLP-1受容体作動薬，レニン-アンジオテンシン系（RAS）阻害薬，スタチンを中止し，ビグアナイド薬のみを継続した（①）。当面の目安として9kgの減量を目標に，食事・運動療法を指示した（②）。産婦人科へ紹介したところ（③），子宮内膜症および多嚢胞性卵巣症候群を指摘され，年齢も加味して早期の不妊治療開始を勧められた。HbA1cが7％台に上昇したためインスリン治療を導入した。介入開始から5カ月で3kg減量し，HbA1cは6.2％となった。体重は目標に到達しなかったが血糖管理目標は達成したため妊娠を許容し，産婦人科へ不妊治療開始を依頼した。治療開始後１年６カ月で妊娠成立，分娩に至った。

①使用薬剤

妊娠前の治療の基本はインスリンである。ただし，ビグアナイド薬やスルホニルウレア薬は先天性形態異常や流産のリスクを上昇させないことが知られているため，妊娠判明時点での中止を条件に使用することは許容される。特にビグアナイド薬は多嚢胞性卵巣症候群への有効性が知られており，本症例においては継続することが適切であろう。その他の経口血糖降下薬，GLP-1受容体作動薬の多くは妊娠中使用の安全性が確認されておらず，妊娠計画中は基本的に使用しない。

母児転帰を改善させるための明確な血圧，脂質の管理目標値は定まっていない。降圧に薬物治療を要する場合は妊娠中に使用可能な薬剤を優先的に選択する。糖尿病性腎症の管理目的にやむなくRAS阻害薬を使用する場合は，妊娠判明後ただちに中止する。スタチンは妊娠中の安全性が確立されておらず，妊娠前の中止が望ましい。ただし，近年スタチンの催奇形性を否定する報告が複数あり，重度の家族性高コレステロール血症などにおいては，妊娠中の使用も許容するという考え方もある[5]。

②減量

肥満は月経異常や流産率の上昇，不妊治療の成績低下，周産期合併症のリスク上昇と関連し，減量による月経異常の改善，排卵再開，妊孕性の改善が知られている[6〜9]。

減量の基本は食事療法であり，適切に順守できれば効果は大きいが，実臨床では食事療法のみで目標体重を達成することは困難な場合が多い。運動療法で減量するには150分間/週以上の運動が必要とされており，肥満患者が実施することは現実的に難しいが，運動による妊孕性の改善が知られている[9]ため，禁忌事項がなければ積極的に推奨する。

若年で妊娠可能年齢に余裕があるならば，GLP-1受容体作動薬，GIP/GLP-1受容体作動薬，SGLT2阻害薬を用いて減量した後の妊娠を検討してもよい。ただし，これらの薬剤の使用中は避妊を厳命する。特にセマグルチド（オゼンピック®，リベルサス®）については，半減期が長いため最終使用から2カ月は避妊が望ましいとされている。

食事・運動療法，薬物療法で十分な減量が達成できない場合，減量手術も選択肢に挙がる。ただし，適応症例は限られており，実施可能な施設はいまだ少なく，術後１年半は妊娠を許容されない点には注意が必要である。

妊娠前の体重に明確な目標値は存在しない。妊孕性や妊娠中の合併症のリスクの観点からは，BMI

18.5から25kg/m²の達成が理想であるが，現実的には困難である。また減量に時間を取られている間に加齢が進み，妊孕性が低下するリスクもある。患者の年齢なども考慮しつつ個別に目標体重を設定するが，現状目標設定の根拠となるデータは乏しい。

③産婦人科との連携

糖尿病をもつ患者は妊孕性が低いことが知られている。なかなか妊娠成立しない場合には，産婦人科で精査を受けることを勧める。症例1は比較的若く，1年間自然妊娠を待機をする猶予を設けたが，症例2のような高齢かつ肥満の場合，そのほかに，やせ，月経異常がある場合にはより早期の産婦人科受診を推奨する。また，妊娠希望や月経異常などの症状がなくても，子宮頸がん検診の受診や避妊，ライフステージに応じた相談先としても産婦人科受診が勧められる。

加齢により妊孕性は低下し，流産率は上昇する。わが国における生殖補助医療の成績[9]をみると，総治療当たりの妊娠率は35歳までは25～29%程度で横ばいだが，以降は年齢に反比例して低下し，40歳では16.1%，45歳では3.5%まで低下する。一方，総妊娠当たりの流産率は年齢に比例して上昇し，35歳までは15～20%，40歳では32.2%，45歳では56.9%と半数以上が流産に至る。さらに，高齢妊娠は妊娠高血圧症候群や早産，胎児死亡などの周産期合併症のリスクが上昇することが知られている。妊娠を希望する糖尿病をもつ女性を診察するに当たっては，内科的治療にタイムリミットを設け（「半年以内に目標を達成する」など），漫然とした管理にならないように注意する。

2022年より，43歳未満の女性を対象に不妊治療が保険適用の対象となり，さらに多くの自治体が先進医療に要する費用への助成金制度を設けているため，費用面でのハードルは大幅に下がった。不妊治療施設と内科医で，現在の管理状況や管理目標，不妊治療開始のタイミングなどを共有し，連携して治療に当たる必要がある。

（藤川　慧，和栗雅子）

文　献

1) Lipscombe LL, McLaughlin HM, Wu W, et al.: Pregnancy planning in women with pregestational diabetes. J Matern Fetal Neonatal Med 2011; 24: 1095-101.

2) Wotherspoon AC, Young IS, Patterson CC, et al.: Diabetes and Pre-eclampsia Intervention Trial (DAPIT) Study Group. Effect of pregnancy planning on maternal and neonatal outcomes in women with Type 1 diabetes. Diabet Med 2017; 34: 1303-8.

3) Chimenea A, Calderón AM, Antiñolo G, et al.: Assessing the impact of pregnancy planning on obstetric and perinatal outcomes in women with pregestational diabetes mellitus. Diabetes Res Clin Pract 2024; 209: 111599.

4) Habbema JDF, Eijkemans MJC, Leridon H, et al.: Realizing a desired family size: when should couples start ? Hum Reprod 2015; 30: 2215-21.

5) Lewek J, Bielecka-Dąbrowa A, Toth PP, et al.: Dyslipidaemia management in pregnant patients: a 2024 update. Eur Heart J Open 2024; 4: doi:10.1093/ehjopen/oeae032. eCollection 2024 May. PMID: 38784103; PMCID: PMC11114474.

6) Rittenberg V, Seshadri S, Sunkara SK, et al. Effect of body mass index on IVF treatment outcome: an updated systematic review and meta-analysis. Reprod Biomed Online. 2011;23（4）:421-439.

7) Matsuzaki T, Douchi T, Oki T, et al.: Weight reduction using a formula diet recovers menstruation in obese patients with an ovulatory disorder. Reprod Med Biol 2017; 16: 268-75.

8) Rowland AS, Baird DD, Long S, et al.: Influence of medical conditions and lifestyle factors on the menstrual cycle. Epidemiology 2002; 13: 668-74.

9) 日本肥満学会: 肥満症診療ガイドライン2022. 東京: ライフサイエンス出版, 2022: 127-31.

10) 日本産科婦人科学会: 2021年体外受精・胚移植等の臨床実施成績. https://www.jsog.or.jp/activity/art/2021_JSOG-ART.pdf（2024年8月25日閲覧）.

各論Ⅱ　糖尿病をもつ女性のプレコンセプションケア：PCCその他

未経産の糖尿病をもつ女性に対する避妊法の指導

不十分な血糖管理のままで糖尿病をもつ女性が妊娠すると，さまざまな合併症のリスクが上昇するが，血糖管理を改善させることによって，これらリスクの軽減が期待される。特に胎児の先天性形態異常は，妊娠成立後の血糖管理改善ではリスク低下につながらないとされている。そのため，妊娠を希望する糖尿病をもつ女性に対してはプレコンセプションケアとして，インスリン療法が実施され，目標到達までの間は避妊を勧める必要がある。従って医療者には避妊法の指導が求められるが，実際にはプレコンセプションケアを開始する以前の女性に対する避妊に関する情報提供も必要となる。一般的には糖尿病を合併していても健常女性と避妊法は変わらないが，血管病変がある糖尿病をもつ女性には経口避妊薬は禁忌である。

糖尿病（DM）をもつ女性に計画妊娠を勧める際には，避妊法についても指導が求められる。子宮頸がんワクチンの公費助成も小学校6年生から高校1年生相当の思春期の女子を対象として，性交渉を経験する前に接種をすることが推奨されている。避妊指導についても思春期から開始するのが望ましい。

DMをもつ女性に推奨される避妊法は，健常女性に対する方法と基本的には変わらない。まず知っておくべきはパール指数である（表1）。これは一般的な避妊法のうち，100人の女性当たりの妊娠数/年をその避妊法が正しく行われた場合と，薬の飲み忘れなど一般的な使用の場合で分けて示したものであり，いわば避妊法の失敗率である。最初にDMをもつ女性に示すにはとても効果的である。

1 バリア法

男性用コンドームは最も普及している避妊法であり，目立った副作用もない。性感染症（STD）への予防効果もあり，医療機関を受診せずとも入手可能であることから利用者は多い。しかし，一般的な使用でのパール指数はとても高い。装着法や装着時期などが「正しい使用」に当てはまらない頻度も高い。特に性交渉に慣れていない若い世代では予定外性交渉も多く，「正しい使用」ができない可能性も高い。そのため他の方法との併用も推奨されている。なお女性が装着するバリア法の多くは，すでに発売中止となっている。

2 経口避妊薬(OC)

わが国では，長く経口避妊薬＝ピルと認識されて

きたが，英語の"oral contraceptives"から，最近ではOCとよばれることが多い。わが国で発売されているOCは，エチニルエストラジオールとプロゲスチンの合剤で，飲み忘れなく1日1錠内服する「正しい使用」ならば，パール指数は0.3と最も低い。7日間休薬する21錠タイプと，飲み続ける28錠タイプがあるが，後者は偽薬が7日間入っているため，基本的には同じでいずれも月経周期はほぼ28日に固定される。

副作用は不正出血が20％にみられるが，内服継続によって多くは消失する。気分変調，体重増加の関連も指摘されていたが，現在のところランダム化比較試験（RCT）ではOCとの関連は否定されている[1]。深部静脈血栓症（VTE）は最も懸念される副作用であるが，米国食品医薬品局（FDA）によると，OC非使用者は1〜5人/10,000婦人・年間でVTEを発症するのに対して，OC使用者の発症頻度は3〜9人/10,000婦人・年間と上昇はするものの，他疾患の罹患や事故へ遭遇する頻度を考えると，リスク上昇は必ずしも高いとはいえない[2]。しかし，肥満女性はVTEリスクが上昇し，20≦BMI＜25のVTEリスクを1とすると，BMI 25≦でオッズ比（OR）2.4，BMI 30≦でOR 5.5となると報告されており[3]，注意を要する。さらにOC開始後は空腹時血糖が上昇することがあり，腎症，網膜症，神経障害や他の血管病変があるDMをもつ女性は，OCが禁忌であることも知っておくべきである。

また，わが国では「骨成長が終了していない可能性がある患者」にもOCは禁忌である。骨成長の終了は，月経周期が確立し身長が固まる15歳ごろが

117

表1 計画的妊娠について（避妊方法など）

避妊方法	避妊のメカニズム	パール指数 正しい使用による100人の女性あたりの妊娠数/年	パール指数 一般的な使用での100人の女性あたりの妊娠数/年
経口避妊薬	排卵をおさえる	0.3	7
子宮内レボノルゲストレル徐放システム（IUS）	子宮口の粘液の状態を変化させ，受精を妨げる	0.5	0.7
銅付加子宮内避妊具（IUD）	銅イオンが精子に作用し受精を妨げる	0.6	0.8
男性用コンドーム	精子と卵子が出会うことを物理的にさまたげる	2	13
基礎体温	妊娠しやすい日をさけて性交渉をする	信頼できるデータなし	信頼できるデータなし
リズム法	妊娠しやすいといわれている期間の性交渉をさける	信頼できる有効性のデータなし	15
性交中絶法（腟外射精）	腟外で射精をする	4	20

表は世界保健機関ホームページ「Family planning/Contraception method」を一部改変して作成しています https://www.who.int/news-room/fact-sheets/detail/family-planning-contraception
国立成育医療研究センター 妊娠と薬情報センター https://www.ncchd.go.jp/kusuri/
（国立成育医療研究センター 妊娠と薬情報センター：計画的妊娠について（避妊方法など）「計画的な妊娠を考えるために」資料．https://www.ncchd.go.jp/kusuri/news_med/keikaku_ninshin.pdf（2024年10月2日閲覧）．より転載）

目安となる．月経痛も軽減することが多く，月経困難症に使用されているが，これは保険適用される低用量エストロゲン・プロゲスチン配合薬でlow dose estrogen progestin（LEP）とよばれている．OCの処方には医療機関を受診する必要があるものの，最近ではオンライン診療による診察と宅配による配薬サービスを行っている医療機関も多い．

3 緊急避妊法

緊急避妊法（EC）とは，避妊せずに行われた性交または避妊したものの避妊手段が適切かつ十分でなかった性交の後に緊急避難的に用いるものである．従来Yuzpe法（ノルゲストレル＋エチニルエストラジオール合剤を2回内服）や銅付加子宮内避妊具（IUD）の挿入も行われてきたが，緊急避妊薬として黄体ホルモン製剤であるレボノルゲストレル（LNG）が発売され，銅付加IUDが2024年末に発売中止となったことから，現在わが国で実施されている緊急避妊法のほとんどはLNGの投与となっている．性交後72時間以内にLNG 1.5mgを内服する方法であり，避妊の確実性を高めて常用を避けることからも，処方を受けたら直ちに内服することを勧める．LNGにはOCにあるようなDMをもつ女性に対する注意や禁忌もないことから，緊急避妊の要請があった場合に，禁忌に該当する重篤な肝障害などがない限りLNGを回避する必要はない．

4 子宮内避妊具（IUD）

各論Ⅸ 分娩後の母体支援とフォローアップ「糖代謝異常女性の産後避妊法」（p.303）を参照．

添付文書の未経産婦の欄には「第一選択の避妊法としないこと」とある．さらにFD-1®の添付文書には「避妊を希望する健康な経産婦を対象としてください」とあり，未経産のDMをもつ女性の避妊法としての利用はかなり限られている．

糖尿病専門医が思春期女性に避妊指導を実施することは簡単ではない．DMをもつ女性への言葉かけにも困難を感じる医師も多いであろう．また，これまで築いてきた信頼関係を損うのではと心配する医師もいるであろう．しかし，実際は予期せぬ妊娠であっても，妊娠を避けるような指導を受けていないと産婦人科医に訴える女性に遭遇することがある．避妊指導は，受胎調節指導として産婦人科医師だけでなく，看護師，助産師が実施している医療施設もある．また，日本産婦人科医会や日本家族計画協会などから資材の提供もあるので，これらを利用して情報提供を行い，詳細の指導は産婦人科施設と相談することも勧められる．内科医であっても，こうした避妊指導や情報提供から目を背けないでいただきたい．

（板倉敦夫）

―――― 文　献 ――――

1) Gallo MF, Lopez LM, Grimes DA, et al.: Combination contraceptives: effects on weight. Cochrane Database Syst Rev 2014; 2014: CD003987.
2) ACOG Committee Opinion No.540: Risk of venous thromboembolism incidence among users of drospirenone-containing oral contraceptive pills: Committee on Gynecologic Practice. Obstet Gynecol 2012; 120: 1239-43.
3) Heinemann K, Heinemann LA: Comparative risks of venous thromboembolism among users of oral contraceptives containing drospirenone and levonorgestrel. J Fam Plann Reprod Health Care 2011; 37: 132-5.

各論Ⅱ　糖尿病をもつ女性のプレコンセプションケア：PCCその他

思春期の支援：性教育

> 糖尿病をもつ思春期の女性に，月経，月経と血糖の関連の知識を提供し，女性としての自分のからだに関心をもつよう支援する。さらに，確実な避妊にはパートナーと互いを尊重し健康的な関係性を築けることが重要であり，医療者や家族，患者会が一丸となって，性に関する正しい情報提供と併せて，「すべての人は個々に異なりそれぞれにすばらしく価値があり，尊厳と尊重をもって接せられる権利をもつ」というメッセージを伝えていく。

1 性教育の現状

プレコンセプションケアは，これから妊娠・出産を控えている男女だけでなく，思春期から自らの健康に関心をもち，将来に向けた健康管理に取り組むことが求められる。性教育を通じて自分の性について理解し，自分自身を大切にし，相手を尊重できることが，その基盤となりうる。そのためにもまずは，性に関する正しい知識（性科学・行動だけでなくセクシュアリティや性役割についても）の理解が重要となるが，わが国の性教育は，過去の性教育バッシングなども影響し，学校で積極的に取り組まれてこなかった。学校での性教育を効果的に進めていくためには，まずは学習指導要領を踏まえた内容とすることが重要となる。

文部科学省は教育の水準を保つために「学習指導要領」とよばれる教育課程の基準を定めており，10年に一度程度改訂している。最新の改訂は2017〜2018年で，実施日は小学校が2020年，中学校が2021年，高校が2022年となっている。わが国では「性教育」という科目はなく，性に関する指導は，「学習指導要領に基づき，児童生徒が性に関して正しく理解し，適切に行動を取れるようにすることを目的に実施されており，体育科，保健体育科や特別活動をはじめ，学校教育活動全体を通じて指導することとしている」[1]とされている。具体的な内容としては，小学4年生では「思春期の体の変化」で，初経・精通に加えて，異性への関心が芽生える（個人差あり）となっている。中学1年生では「生殖にかかわる機能の成熟」として，射精・月経，加えて異性の尊重，性情報への対処など性に関する適切な態度や行動の選択についてである。妊娠については，受精・妊娠を取り扱うが妊娠の経過は取り扱わない[1]。この文言により「性交」は扱わないとされ，

いわゆる「歯止め規定」といわれている。教えてはならないというわけではないが，性に関する指導に当たって学習指導要領解説（保健体育編）では，①発達の段階を踏まえる，②学校全体で共通理解を図る，③保護者の理解を得ることなどに配慮する，④事前に集団で一律に指導（集団指導）する内容と，個々の児童生徒の状況などに応じ個別に指導（個別指導）する内容を区別しておくなど，計画性をもって実施することが大切であると述べられている[1]。従って，教育現場で妊娠に至るプロセスを扱うことはハードルが高いものとなる。中学3年生では「感染症の予防」として，エイズおよび性感染症について，感染経路は性的接触で，性的接触をしない，コンドームを使うことなどが有効なこととして挙げられている[1]。高校生では「生涯の各段階における健康」として，性的成熟に伴う健康課題や性に関する情報などへの適切な対処，家族計画の意義と人工妊娠中絶の心身への影響，母子の健康診査や保健・医療サービスの活用，男女それぞれの生殖にかかわる機能などが挙げられている[1]。

なお，文部科学省と内閣府が連携し，子供たちが性暴力の加害者，被害者，傍観者にならないよう，全国の学校などにおいて「生命（いのち）の安全教育」が2020年より開始された。その内容には，発達段階に応じた「プライベートゾーン」，SNSの使い方，性暴力，デートDVなどが盛り込まれている。しかし，文部科学省は生命の安全教育を性教育とは位置付けていない。

2 性教育のあり方（包括的性教育）

国際的な性教育の指針として，ユネスコは2009年に「国際セクシュアリティ教育ガイダンス」を公表し，2018年に改訂した。包括的セクシュアリティ教育は，セクシュアリティの認知的，感情的，身体

的，社会的諸側面についてのカリキュラムをベースにした教育と学習のプロセスであるとしている[2]。その特徴として，①科学的に正確であること，②徐々に進展すること，③年齢・成長に即していること，④カリキュラムベースであること，⑤包括的であること，⑥人権的アプローチに基づいていること，⑦ジェンダー平等を基盤にしていること，⑧文化的関係と状況に適応させること，⑨変化をもたらすこと，⑩健康的な選択のためのライフスキルを発達させることが挙げられている[2]が，日本はこのガイダンスを取り入れていない。

しかし，性教育において，ただ単に性や妊娠に関する知識・情報の提供だけでは，前述した「プレコンセプションケアの基盤となりうる，自分の性について理解し，自分自身を大切にし，相手を尊重できる」ことに繋がる必要があろう。

3 思春期にある糖尿病をもつ女性への支援に向けて

では，思春期にある糖尿病をもつ女性への性教育には，どのようなことが求められるのであろうか。

まず，性教育は糖尿病をもつ・もたないことにより異なるものではないと考える。しかし，糖尿病をもつ女性には，月経周期と血糖管理，カンジダ腟炎などの感染症予防，厳格な計画妊娠に向けての受胎調節などの知識・情報を確実にもっていただきたい。また，知識・情報だけでなく，糖尿病をもつことで妊娠や結婚に対してハードルを高く感じ，そのことが「自分自身を大切にする」ことにも影響を及ぼす可能性がある。前述したように学校における性教育が十分でないことは，糖尿病をもつ女性が必要とされる知識やスキルを結婚・妊娠前までに十分得られないことにつながる。性教育は学校だけでなく，家庭において子どもの成長・発達や理解度を確認しながら実施されることでより効果的なものとなるが，親世代も性教育を十分に受けておらず，難しい状況がある。糖尿病をもつ思春期の女性に，医療者や患者会が支援することが必要となる。

患者に頻回に接する機会の少ない医療者がデリケートな性に関する話題をすることに，糖尿病をもつ女性だけでなく医療者自身も抵抗を感じやすいが，月経に関する教育から始めることが思春期における糖尿病をもつ女性への支援の足掛かりとなる。エストロゲンはインスリン感受性を亢進（抵抗性を改善）させる作用があり，一方，プログステロンは

インスリン感受性を低下（抵抗性を亢進）させるため，黄体期に血糖が上昇する[3]。このようなホルモンの影響を基に，女性の医療者・看護職者が受診時に血糖の状況と併せて月経についても積極的に声をかけることで，糖尿病をもつ女性が性や妊娠に関する相談ができる関係性構築の基盤に繋がる。1型糖尿病をもつ女性は，月経異常を伴うことの多い摂食障害が多くみられ[4]，摂食障害による極度のやせは，希発月経や無月経などの月経異常が生じる原因となる。多嚢胞性卵巣症候群（PCOS）は，インスリン抵抗性と関連し，2型糖尿病罹患のリスクが高い[5]。月経周期の異常は後の不妊症にも関連し，糖尿病をもつ女性が不妊となった場合，計画妊娠に向けての血糖管理と併せての不妊治療は一層の困難となりうる。月経についての教育は，小学校3・4年次の初経教育以後系統だって行われていない。まずは，月経の正常・異常と一連の性周期にかかわる知識を提供したうえで，糖尿病をもつ女性が月経周期を記録し，併せて月経に伴う心身の症状を血糖値と一緒に記録することを説明する。「月経は女性の健康のバロメーター」ととらえ，糖尿病だけでなく女性としての自分のからだにもっと関心をもち，血糖管理も併せて月経と上手につきあっていけるような支援が求められる。さらに，月経異常などがあれば必要に応じて産婦人科受診を促す。糖尿病をもつ女性がかかりつけの産婦人科をもてるよう，内科と産婦人科の連携が求められる。

性行動の開始に伴い，妊娠や性感染症の可能性が生ずる。性生活が開始される年頃には，ピルも含めた助産師をはじめとした医療従事者からの具体的な避妊指導が受けられる機会の提供が求められる。わが国の避妊は男性用のコンドームが主体であるが，一般的な使用でパール指数（100人の女性がある避妊法を1年間使用して，避妊に失敗する確率を示す指数。数値が低いほど妊娠効果が高い）[p.118「表1 計画的妊娠について（避妊方法など）」参照]は13.0%[6]とされており，避妊法として十分でない。避妊の無実施に関係する意識として，女性はパートナーへの依存度が高くなるほど避妊行動がとれない傾向にあることが報告されている[7]。女性が自ら避妊行動を主張することは，気恥ずかしいことであり難しいと感じていることが推察される。特に男性主体のコンドームによる避妊行動には，パートナーとの良好な，対等な関係性が重要であり，女性が避妊についてパートナーと語り合えることが求められ

る。国際セクシュアリティ教育ガイダンスの「健康的な選択のためのライフスキルを発達させること」には，情報に基づいて熟考し，意思決定できること，効果的にコミュニケーションと交渉を行うこと，自分の主張ができることが含まれる[2]。これらのスキルは，子どもや若者が家族，仲間，友人，恋人，性的パートナーと互いを尊重し健康的な関係性を築くことに役立つとされている[2]。性教育を特別なものとしてとらえるのではなく，糖尿病をもつ女性を取り巻く医療者や家族，患者会などが一丸となって，性に関する正しい情報提供と併せて，「国際セクシュアリティ教育ガイダンス」のキーコンセプトである「人間関係」のなかにある，「すべての人は個々に異なりそれぞれにすばらしく価値があり，尊厳と尊重をもって接せられる権利をもつ」[7]というメッセージを折に触れて伝えていくことが，重要であると考える。

(田中佳代)

=== 文　献 ===

1) 文部科学省：学校における性に関する指導について．https://www.mhlw.go.jp/content/11121000/000838180.pdf（2024年8月26日閲覧）．
2) 艮　香織，田代美江子，ほか：2.1包括的セクシュアリティ教育とは何か．国際セクシュアリティ教育ガイダンス（改訂版），ユネスコ編，浅井春夫 訳．東京：赤石書店，2021：28-31．
3) Pulido JME, Salazar MA: Changes in insulin sensitivity, secretion and glucose effectiveness during menstrual cycle. Arch Med Res 1999; 30: 19-22.
4) 瀧井正人：1型糖尿病の心身医療．心身医学 2013; 53: 12-9.
5) 堂地 勉：PCOSとインスリン抵抗性の関連性．日産婦会誌 2010; 62: 1017-24.
6) 国立研究開発法人 国立成育医療研究センター：計画的妊娠について（避妊法など）．https://www.ncchd.go.jp/kusuri/news_med/keikaku_ninshin.html（2024年8月24日閲覧）．
7) 笹野奈菜，佐々木綾子：日本の大学生における避妊の現状と課題に関する文献検討．思春期学 2021; 39: 307-15.
8) 艮　香織，田代美江子，ほか：キーコンセプト1 人間関係 1.3寛容，包摂，尊重．国際セクシュアリティ教育ガイダンス（改訂版），ユネスコ編，浅井春夫 訳．東京：赤石書店，2021：81-2．

各論Ⅱ　糖尿病をもつ女性のプレコンセプションケア：PCCその他

産婦人科一般のプレコンセプションケア

> プレコンセプションケア（PCC）は，妊娠・出産・育児を母児ともに健康に迎えることを目的として，妊娠前の女性とパートナーに医学的・行動学的・社会的な保健介入を行うことを目的とする。糖尿病をもつ女性に対しては，同疾患のみならず産婦人科一般のPCCを行うことが重要である。PCCのさまざまな項目と目標の達成のためには，助産師，栄養士，ソーシャルワーカー，保健師などと連携した多職種によるチームアプローチが根幹をなす。

プレコンセプションケア（PCC）は，妊娠・出産・育児を母児ともに健康に迎えることを目的として，妊娠前の女性とパートナーに医学的・行動学的・社会的な保健介入を行うことであり，2008年に米国疾病管理予防センター（CDC），2012年には世界保健機構（WHO）が推奨したことで，近年その有用性が注目されている。糖尿病は，先天性形態異常の予防のためPCCが効果的な代表的内科疾患であるが，ここでは，糖尿病以外の産婦人科診療にかかわる一般的なPCCとして必要な項目について概説する。

PCCの目的，概念

産婦人科一般のPCCの目的は，児の先天異常（形態異常，染色体異常，周産期感染症など）とともに，流・早産，妊娠高血圧症候群，妊娠糖尿病（GDM），胎児発育異常（発育不全や巨大児），分娩時合併症（胎児機能不全，分娩停止，帝王切開など）のさまざまな産科合併症のリスクを軽減することにある[1〜4]。また，避妊指導や不妊治療の情報提供は，望まない妊娠を回避するだけでなく，病態に応じて適切なタイミングで妊娠するためにも重要である。先天異常の予防のためには，受胎期の葉酸摂取とともに催奇形性のある薬剤の変更や投薬中止が必要となる[1,2]。さらに，前述したCDCやWHOは，こうした受胎期に限定したものだけではなく，妊娠を前提としたより広範で包括的なPCCの概念を提起している。そこには，至適体重の達成とそのための栄養指導や日常的な運動習慣，禁煙指導やアルコール摂取制限などの嗜好品に関する注意喚起，生活リズムや睡眠と日常的なストレスの軽減，周産期異常に関連する内科疾患（糖尿病，甲状腺疾患，膠原病，貧血など），感染症や遺伝性疾患のスクリーニング，子宮頸がん検診などが含まれている。このように，今日のPCCの概念は，単に妊娠を希望する女性に限定せず，妊娠の可能性があるすべての女性のヘルスケア全般にわたる項目を包括した概念に発展している。

PCCのタイミング

わが国では定期的な婦人科受診をしていない妊娠可能年齢の女性も多く，PCCのタイミングとしては，結婚前のブライダルチェックが一般的であるが，人工妊娠中絶や流産での受診の際には，望まれない妊娠の回避とともに，次の妊娠に備えたPCCの入り口としての重要な機会である。婦人科的異常（月経異常，不正出血，帯下異常など）での産婦人科受診機会や他科からの急性腹症の紹介受診などもまた，PCCにつなぐことのできるタイミングとして逃してはならない。また，PCCでは，産婦人科医のみならず，助産師，看護師，薬剤師，栄養士など多職種との連携，合併症の加療にあたる他科専門医との連携も必要である。近年，専門的な知識を要する遺伝性疾患を認めるケースも増えており，臨床遺伝専門医や遺伝カウンセラー，小児科医との連携も重要である。

産婦人科一般PCCの進め方

PCCは次の手順で行う。

①リスク評価：妊娠に伴う母体および胎児への潜在的なリスクを評価する。この際，チェックリスト（表1）を用いた問題点の抽出が有効である。このようなチェックリストは，本人のPCCを認識する端緒となる。婦人科受診をサポートする一般的なチェックリストはweb上にも多く掲載されているが，さらにPCCの観点からのアプローチが求められる。

②情報提供，教育：これらのリスクを軽減するための介入（治療）の選択肢について情報提供および

123

教育を行う。

③介入，治療：実際に介入を開始する。このなかには動機付けカウンセリングだけでなく，合併症の管理や他科，他職種への紹介も含まれる。

PCCの評価項目

年齢

　母体の高齢化に伴い，妊娠高血圧症候群やGDMなどの妊娠合併症のみならず，不妊症，流産，死産のリスクも増加する[5]。また父親の高年齢にもリス

表1　プレコンセプションケア チェックリストの一例

このチェックリストは，妊娠前の健康状態を評価するために，医療者が妊娠に向けた最善の方法についてアドバイスするための基礎となるように作成されています。

年齢：　　歳　　生年月日：　/　　/　　　　　血液型：　　型　Rh（　）
既婚　or　未婚
パートナーあり　or　なし
パートナーの年齢：
[家族歴]
あなたの母親，父親，兄弟に高血圧，糖尿病，血栓症など問題がありましたか？
遺伝性疾患またはその他の病気がありますか？
□はい □いいえ □わからない
あれば，その病気は何ですか？（　　　　　　　　　　　　　　　　　　　　　）
[栄養]
身長：　　cm 体重：　　kg　　（BMI：　　　kg/m²）
BMIが30kg/m²以上または18.5kg/m²以下の場合→栄養士に相談
[サプリメント]
・葉酸を飲んでいますか？
□はい □いいえ □葉酸が入っているかはわからないが，サプリメントを飲んでいる
加えて，以下の情報を確認してください。
a) 妊娠の少なくとも3カ月前から葉酸の摂取を開始する
・神経管欠損症（NDT）のリスクが低い場合は，1日0.4mg
・神経管閉鎖障害（NTDs）のリスクが高い場合（例：BMIが30以上，前の子どもにNTDsの既往歴がある，てんかん，抗けいれん薬の使用，2型糖尿病）には，1日4〜5mg
b) 医師から勧められた場合，複数の微量栄養素の摂取を開始する
c) 医師による貧血チェックの後，必要であれば貧血を改善する必要がある
[ライフスタイル]
a) タバコを吸いますか？
□はい　　□いいえ
「はい」と答えた方は，妊娠を希望する前に禁煙してください。
方法については，医師その他のスタッフと相談しましょう。
場合により，専門家による診察およびケアが必要な場合があります。
b) お酒を飲みますか？
□はい　□いいえ
「はい」と答えた方は，妊娠を希望している間は飲酒を控えてください。
アルコールを多量に摂取している場合は，専門家による診察および介入が必要な場合があります。
c) 違法薬物などを使用していますか？
□はい　□いいえ
「はい」と答えた方は，やめるべきです。
定期的に使用している場合は，専門家による詳細な評価が必要です。

d) 有害な環境化学物質にさらされていると思いますか？

　　　　□はい　　□いいえ　　□わからない

「はい」と答えた場合は，避ける／減らす方法について具体的なアドバイスを受ける必要があります。

e) 定期的に体を動かしていますか？

　　　　□はい　□いいえ

1日　　　　分　　　　1週間に　　回

通常，妊娠前および妊娠中は，1日30分以上，週5日，週150分以上の適度な運動が推奨されています。

f) 睡眠時間は1日何時間くらいですか？　　　　　　　　　　　　時間

g) 現在の職業は何ですか？　　　　（　　　　　　　　　）

職場で困っていることや，勤務時間，勤務形態に関する悩みはありますか？プライバシーはお守りしますので，自由に記載して下さい。

　　　　□はい　□いいえ

（　　　　　　　　　　　　　　　　　　　　　　　　　　　　　　　）

h) 現在家庭のなかで困っていることはありますか？　プライバシーはお守りしますので，自由に記載して下さい。

　　　　□はい　□いいえ

（　　　　　　　　　　　　　　　　　　　　　　　　　　　　　　　）

[ワクチン]

下記のワクチンを打ったことがありますか？

a) 麻疹，おたふく風邪，風疹　　　　□はい　□いいえ　□わからない

b) B型肝炎　　　　　　　　　　　　□はい　□いいえ　□わからない

c) ヒトパピローマウイルス（HPV）　□はい　□いいえ　□わからない

d) 髄膜炎菌　　　　　　　　　　　　□はい　□いいえ　□わからない

e) 水痘　　　　　　　　　　　　　　□はい　□いいえ　□わからない

f) 破傷風，ジフテリア，百日咳　　　□はい　□いいえ　□わからない

g) インフルエンザ　　　　　　　　　□はい　□いいえ　□わからない

h) コロナウイルス　　　　　　　　　□はい　□いいえ　□わからない

＊医療者と話し合い，必要に応じて検査を行い，打ったことがなければ，ご自身と赤ちゃんの合併症を予防するためのワクチン接種を検討してください。

ワクチンの種類により，抗体の有無を確認し，ワクチンをお勧めすることも可能です。

[妊娠，不妊治療]

a) 過去に何回妊娠しましたか？　　0　1　2　3　4回以上

b) それはいつですか？　出産日　　　　　　　　もしくは　妊娠診断日

c) 妊娠中または出産中に合併症がありましたか？

　　　　□はい　□いいえ

「はい」とお答えになった場合，詳細をご記入ください。

（　　　　　　　　　　　　　　　　　　　　　　　　　　　　　　　）

d) 現在，不妊治療を行っていますか？

　　　　□はい　□いいえ

「はい」とお答えになった方は，いつからかを記載してください。（　　　　　　　　　）

[既往症]

a) 血糖値が高いといわれたことはありますか？　または，糖尿病と診断されたことはありますか？

　　　　□はい　□いいえ

b) 内分泌疾患（甲状腺疾患など）がありますか？

　　　　□はい　□いいえ

c) 血中コレステロール値が高いといわれたことはありますか？

　　　　□はい　□いいえ

125

d) 血圧が高いといわれたことはありますか？　または，高血圧と診断されたことがありますか？
　　　　　□はい　□いいえ

e) 血栓塞栓症を起こしたことがありますか？　血栓症と診断されたことがありますか？
　　　　　□はい　□いいえ

f) 気管支喘息と診断されたことがありますか？
　　　　　□はい　□いいえ

g) これまで心臓の病気になったことがありますか？
　　　　　□はい　□いいえ

h) これまで脳卒中，脳の疾患になったことはありますか？
　　　　　□はい　□いいえ

i) これまで肺の病気になったことがありますか？
　　　　　□はい　□いいえ

j) これまで腎臓の病気になったことがありますか？
　　　　　□はい　□いいえ

k) 尿路感染症を繰り返していますか？
　　　　　□はい　□いいえ

l) これまで肝臓および／または腸の病気になったことがありますか？
　　　　　□はい　□いいえ

m) これまで神経の病気になったことがありますか？
　　　　　□はい　□いいえ

n) うつ病やその他の精神障害になったことがありますか？
　　　　　□はい　□いいえ

o) 摂食障害 (拒食症，過食症) になったことがありますか？
　　　　　□はい　□いいえ

p) 自己免疫疾患 (膠原病など) になったことがありますか？
　　　　　□はい　□いいえ

q) 貧血やその他の血液疾患 (血小板減少症，白血病など) になったことがありますか？
　　　　　□はい　□いいえ

r) 性感染症にかかったことがありますか？
　　　　　□はい　□いいえ

s) がんになったことがありますか？
　　　　　□はい　□いいえ

t) ほかに過去に何か病気になったことがあったり，現在治療中や経過観察中の病気がありますか？
　　　　　□はい　□いいえ

u) 特定の薬を定期的に服用していますか？
　　　　　□はい　□いいえ

[婦人科検診]

・婦人科検診を受けたことがありますか？
　　　　　□はい　□いいえ

はいの方は，最終受診はいつですか？　　　　(　　　　　　　　　　　　　　　)

・婦人科で指摘された婦人科疾患はありますか (子宮筋腫，卵巣腫瘍など)。
　　　　　□はい　□いいえ

はいの方は，疾患名を記載してください。　(　　　　　　　　　　　　　　)

・子宮がん検診を受けたことがありますか？
　　　　　□はい　□いいえ

はいの方は，最終受診はいつですか。その結果も覚えていたら記載してください。
　　　(　　　　　　　　　　　　　　　　　　　　　　　　　　　　　　)

・性感染症の検査を受けたことがありますか？
　　　　　□はい　□いいえ
受けた検査　　　　　　　　□クラミジア　□淋菌　□梅毒　□その他
診断された疾患　　　　　　□クラミジア　□淋菌　□梅毒　□その他
・乳がん検診を受けたことがありますか？
　　　　　□はい　□いいえ
はいの方は，最終受診はいつですか。その結果も覚えていたら記載してください。
　　　（　　　　　　　　　　　　　　　　　　　　　　　　　　）
・現在，避妊していますか？
　　　　　□はい　□いいえ
避妊の方法は何ですか？　（　　　　　　　　　　　　　　）

（文献22を参考に作成）

クがあることが知られている[6]。ここでは，高年齢のリスクや不妊治療などのタイミングについての情報提供が必要である。

妊娠出産歴

　これまでの妊娠出産歴は，将来の妊娠リスクを把握するために重要な情報である。このなかには不妊歴・中絶歴も含まれ，望まれない妊娠を回避する，もしくは適切なタイミングで妊娠するための避妊指導とともに，不妊治療や不育症治療の必要性の評価を行う。

既往歴，合併症，内服薬

　糖尿病だけでなく，高血圧症，甲状腺疾患，膠原病，てんかん，心血管疾患，血栓性素因，精神疾患，喘息などの内科合併症は，管理が良好もしくは安定した病勢での妊娠が望ましい[7〜9]。患者は内科かかりつけ医に挙児希望の有無やタイミングについて話していないことも多く，内科かかりつけ医が妊娠を前提とした対応をしていないこともまれではない。産婦人科医として病状の把握と投薬内容を知ることはPCCの基本であるとともに，内科かかりつけ医への挙児希望（とその程度）についての情報提供を行い，両者が連携して対応する必要がある。また，「挙児希望はない，妊娠は考えていない」という患者が偶発的に妊娠し，その継続を希望することは，産婦人科からみるとごく日常的な出来事であり，生殖可能年齢の女性のヘルスケアの観点を内科かかりつけ医と共有するために相互に情報提供を行う。そのほか，齲歯，歯周病などの口腔疾患も早産などの妊娠合併症に関連するため[10]，妊娠前の歯科治療と口腔ケアを指導する。

　合併症の治療における内服薬のなかには，児の催奇形性のリスクや胎児発育に影響する薬剤があり，薬剤についての内科主治医間との情報共有は，PCCで最も重要な項目の1つである。当該薬剤を中止あるいは他のリスクの低い薬剤に変更できる可能性があるか，また，妊娠前に中止すべきか，妊娠判明後に中止または変更すべきかなどについて検討すべきである。こうした薬剤については，患者を含めた情報共有が必須である。特に，抗てんかん薬のように妊娠を前提としても中止できない薬剤については，本人がかかりつけ医に相談することなく服用を中断することがないよう，十分な指導を行う。

家族歴

　本人のリスクのみならず児へのリスクを知るうえでも家族歴は重要である。遺伝性疾患は，特に疾患への正しい知識の提供を含む専門的な情報提供のため，適切なタイミングでの遺伝専門医，遺伝カウンセラーへの紹介が必要である。また，精子への影響が危惧されるサリドマイドやシクロフォスファミドなど，父親の病歴にも注意が必要である[11]。

ライフスタイル[12,13]，至適体重と栄養指導

　良質な睡眠と食事，適度な運動，ストレス軽減などライフスタイルに関連した課題もPCCの重要なテーマである。家族とともに解決していかなければならない問題が多いため，パートナーへのアプローチも考慮した体重管理（至適体重の維持）は，PCCの最重要項目の1つである。肥満は，妊娠高血圧症候群，GDM，巨大児，遷延分娩，帝王切開など周産期異常の最大のリスクの1つである[14]とともに，多嚢胞性卵巣症候群による不妊症とも関連する。一方，やせは早産や胎児発育不全と関連の深いリスク因子である[15]。肥満もやせも妊娠後の体重の適正

化はきわめて難しく，妊娠前に至適体重を目指したライフスタイル介入（栄養指導と運動療法）が必要である．栄養士による栄養指導は必須である．やせの運動療法は筋肉量の増加を目的とし，産後の腰痛などリスク軽減も期待できる．しかし，妊娠は体重管理のモチベーションとなるものの，妊娠前においても至適体重を達成することは実際に難しく，家族全体を巻き込んだ介入が必要かもしれない．

嗜好品（喫煙，アルコール，その他の薬剤）

喫煙やアルコールの有害事象については広く知られている[16,17]が，仕事や家庭のストレスを理由に，これらに依存しているケースも少なくない．禁煙外来，心療内科・精神科などのサポートが必要となることもある[18]．妊娠前ケアの一環としての葉酸サプリや葉酸を含むマルチビタミンは推奨されるが，近年，オメガ3系脂肪酸をはじめとしてさまざまなサプリメントが発売されている．妊娠出産に向けその必要性・安全性に関する注意喚起も重要である．

感染症

風疹，サイトメガロウイルス，梅毒，トキソプラズマ症，水痘，単純ヘルペスウイルスなどは催奇形性のリスクがある感染症であり[19]，PCCとしてはこれらの知識と予防接種について説明し，妊娠前に必要に応じてワクチン接種を推奨する．予防接種は，母体感染，さらにその先の先天性感染予防につながる．生ワクチンは，妊娠の少なくとも1カ月前に投与する必要がある．インフルエンザやCOVID-19に関してもワクチン接種が推奨されており，妊娠中の接種についても重症化リスクを下げるために推奨されていることを情報として提供しておく．最近では，百日咳ワクチンやRSウイルスワクチンなど，新生児の感染予防を目的とした妊娠中に摂取可能なワクチンがあり，これらのワクチンの安全性や有効性に関する情報提供もPCCの一環である．

社会的ハイリスク

近年問題となっているのが，社会的および精神的リスクをもった妊婦の増加である[20,21]．うつ病などの精神疾患を合併している場合だけでなく，診断はついていないが精神疾患のリスクのある女性にはそのスクリーニングを行い，パートナーや家族による暴力などの可能性がないかなど，スクリーニングツールを利用したリスクの抽出と対応もPCCの重要な課題である．助産師による社会的リスクの把握とともに，ソーシャルワーカーや地域の保健師等との連携も必要となる．

PCCは，当事者の女性だけでなく，そのパートナーを含む家族全体で妊娠を迎えることがその理想型であり，そのために医療者側は多職種によるチームアプローチ体制の構築が求められる．もちろん，妊娠前に問題を解決できれば理想であるが，そのためにいつまでも妊娠することができないというジレンマに陥ることがないよう，課題の優先性を整理し，妥協点を協議することも重要である．

（菅　幸恵）

―――――― 文　献 ――――――

1) Korenbrot CC, Steinberg A, Bender C, et al.: Preconception care: a systematic review. Matern Child Health J 2002 ; 6 : 75.
2) Ray JG, O'Brien TE, Chan WS: Preconception care and the risk of congenital anomalies in the offspring of women with diabetes mellitus: a meta-analysis. QJM 2001 ; 94 : 435.
3) Chandranipapongse W, Koren G: Preconception counseling for preventable risks. Can Fam Physician 2013 ; 59 : 737.
4) Shannon GD, Alberg C, Nacul L, et al.: Preconception health care and congenital disorders: mathematical modelling of the impact of a preconception care programme on congenital disorders. BJOG 2013 ; 120 : 555.
5) Leuzzi RA, Scoles KS: Preconception counseling for the primary care physician. Med Clin North Am 1996 ; 80 : 337.
6) Paternal exposures and effects on pregnancy outcome. UK Technology Information Service. Available. https://www.medicinesinpregnancy.org/bumps/monographs/PATERNAL-EXPOSURES-AND-EFFECTS-ON-PREGNANCY-OUTCOME/（2024年12月6日閲覧）
7) Khan SS, Brewer LC, Canobbio MM, et al.: Optimizing Prepregnancy Cardiovascular Health to Improve Outcomes in Pregnant and Postpartum Individuals and Offspring: A Scientific Statement From the American Heart Association. Circulation 2023 ; 147 : e76.
8) American Diabetes Association Professional Practice Committee: 15. Management of Diabetes in Pregnancy: Standards of Care in Diabetes-2024. Diabetes Care 2024 ; 47 : S282.
9) Dunlop AL, Jack BW, Bottalico JN, et al.: The clinical content of preconception care: women with chronic medical conditions. Am J Obstet Gynecol 2008 ; 199 : S310.
10) Corbella S, Taschieri S, Francetti L, et al.: Periodontal disease as a risk factor for adverse pregnancy outcomes: a systematic review and meta-analysis of case-control studies. Odontology 2012 ; 100 : 232-40. doi: 10.1007/s10266-011-0036-z. Epub 2011 Jul 8. PMID: 21739194.
11) Paternal exposures and effects on pregnancy outcome. UK Technology Information Service. Available. https://www.medicinesinpregnancy.org/bumps/monographs/PATERNAL-EXPOSURES-AND-EFFECTS-ON-PREGNANCY-OUTCOME/（2024年12月6日閲覧）．
12) Taneja S, Chowdhury R, Dhabhai N, et al.: Impact of a

package of health, nutrition, psychosocial support, and WaSH interventions delivered during preconception, pregnancy, and early childhood periods on birth outcomes and on linear growth at 24 months of age: factorial, individually randomised controlled trial. BMJ 2022; 379: e072046.

13) Wang S, Mitsunami M, Ortiz-Panozo E, et al.: Prepregnancy Healthy Lifestyle and Adverse Pregnancy Outcomes. Obstet Gynecol 2023; 142: 1278.

14) Lim S, Harrison C, Callander E, et al.: Addressing Obesity in Preconception, Pregnancy, and Postpartum: A Review of the Literature. Curr Obes Rep 2022; 11: 405-14. doi: 10.1007/s13679-022-00485-x. Epub 2022 Nov 1. PMID: 36318371; PMCID: PMC9729313.

15) Tabet M, Flick LH, Tuuli MG, et al.: Prepregnancy body mass index in a first uncomplicated pregnancy and outcomes of a second pregnancy. Am J Obstet Gynecol 2015; 213: 548.e1

16) Lumley J, Chamberlain C, Dowswell T, et al.: Interventions for promoting smoking cessation during pregnancy. Cochrane Database Syst Rev 2009; CD001055.

17) Stephenson J, Heslehurst N, Hall J, et al.: Before the beginning: nutrition and lifestyle in the preconception period and its importance for future health. Lancet 2018; 391: 1830-41.

18) Klerman LV, Jack BW, Coonrod DV, et al.: The clinical content of preconception care: care of psychosocial stressors. Am J Obstet Gynecol 2008; 199: S362.

19) Stegmann BJ, Carey JC: TORCH Infections. Toxoplasmosis, Other (syphilis, varicella-zoster, parvovirus B19), Rubella, Cytomegalovirus (CMV), and Herpes infections. Curr Womens Health Rep 2002; 2: 253-8. PMID: 12150751.

20) Frieder A, Dunlop AL, Culpepper L, et al.: The clinical content of preconception care: women with psychiatric conditions. Am J Obstet Gynecol 2008; 199: S328.

21) Yonkers KA, Wisner KL, Stewart DE, et al.: The management of depression during pregnancy: a report from the American Psychiatric Association and the American College of Obstetricians and Gynecologists. Obstet Gynecol 2009; 114: 703.

22) Benedetto C, Borella F, Divakar H, et al.: FIGO Committee on Well Woman Healthcare, FIGO Committee on the Impact of Pregnancy on Long-Term Health. FIGO Preconception Checklist: Preconception care for mother and baby. Int J Gynaecol Obstet 2024; 165: 1-8.

各論Ⅲ　妊娠中の管理：妊娠初期の管理

妊娠の診断

一般的には，妊娠5～6週ごろに妊娠と診断され，妊娠8～10週までに分娩予定日が決定された後に母子健康手帳が交付され，その1～2週間後に母体の糖代謝異常のスクリーニングを含む妊娠初期検査が行われる。「妊娠中の明らかな糖尿病」においては，診断・治療によって血糖管理が開始された際には，先天性形態異常が発生しやすい「絶対過敏期」（妊娠4週以降7週末まで）ならびに「相対過敏期」（妊娠8週以降12週末まで）を過ぎている可能性が高い。

1 耐糖能異常合併妊娠における妊娠の診断の重要性

　一般的には，妊娠5～6週ごろに妊娠と診断され，妊娠8～10週までに分娩予定日が決定された後に母子健康手帳が交付され，その1～2週間後に母体の糖代謝異常のスクリーニングを含む妊娠初期検査が行われる（図1）。妊娠初期における母体の糖代謝異常のスクリーニングならびに診断・治療の目的は，高血糖による先天性形態異常出現の回避ならびに妊娠中の糖尿病合併症の発症および悪化の回避である。妊娠初期における母体の糖代謝異常のスクリーニングは，一般的に妊娠8～12週で行われる場合が多い。薬剤における先天性形態異常の発生においては妊娠時期によって胎児への影響が異なる[1]（図2）。母体高血糖による先天性形態異常の発生においても参考にできる。母体の糖代謝異常が診断され，治療によって血糖管理が開始されたころには，「絶対過敏期」（妊娠4週以降7週末まで）ならびに「相対過敏期」（妊娠8週以降12週末まで）を過ぎている可能性が高い[1]。すなわち，妊娠後に初めて診断される糖尿病である「妊娠中の明らかな糖尿病（ODIP）」においては，先天性形態異常の発生を回避できない可能性がある。

2 妊娠成立～妊娠の診断

　月経周期の長短にも左右されるが，28日周期で正常妊娠が成立した場合には，一般的に月経が4～5日遅れた時点（妊娠4週4日ないし同5日）で市販の妊娠判定薬［ヒト絨毛性ゴナドトロピン（hCG）の簡易定性検査］が陽性になる。妊娠反応が陽性の場合，着床部位の判定は超音波断層法検査で行う[2]。妊娠4週後半から5週前半に子宮内に胎嚢（GS）を確認する。妊娠5週後半を過ぎても子宮内にGSを認めない場合には，異所性妊娠を疑って，hCGの定量検査を行いながら慎重に管理する。不全流産や進行流産の場合もあるが，1回のみの診察での診断は避ける。分娩予定日が正確であれば，一般的に胎児心拍は妊娠8週までに確認できる。

3 自然流産の診断

　臨床的に確認された妊娠の約15％が流産するが，流産の診断は慎重に行う[3]。胎芽・胎児が確認できない場合，1回のみの診察での診断は避ける。最終月経から計算した妊娠週数と比べて妊娠構造物が小さい場合，排卵遅れの可能性を考慮し，適切な間隔（1～2週間以内）をあけて再検討を行い稽留流産診断の妥当性について検討することが望ましい。胎芽・胎児は確認されるものの心拍が認められない場合には，複数回の検査あるいは複数人の医療者による確認を行うなど，患者への配慮を十分に行い診断する。経腟超音波検査でGSが25mm以上または頭殿長（CRL）が7mm以上にもかかわらず胎児心拍が確認できない場合は，流産の診断精度は高いとされる[2]。

4 分娩予定日の決定と妊娠初期血液検査

　分娩予定日は妊娠13週6日までに決定するが，①胚移植日か特定できる排卵日，②通常の月経周期と最終月経，③妊娠8～10週相当の頭殿長や妊娠11週以降の児頭大横径（BPD）の超音波計測値から決定する[3]。なお，優先順位は①＞②＞③で，②と③に7日以上のずれが生じた場合には③を優先する。

　分娩予定日決定後に，妊娠初期検査を施行する。

図1 妊娠初期のイベント（目安）と児娩出時期の定義

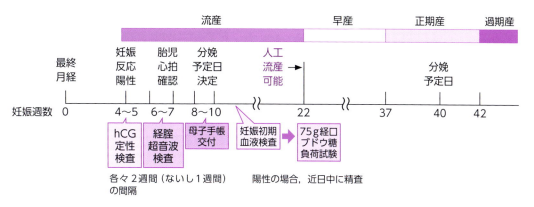

図2 妊娠週数と胎児形態異常発生リスクとの関係

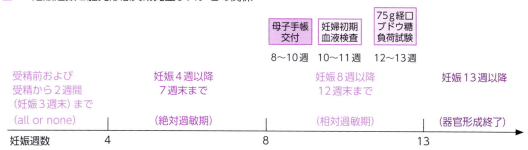

妊婦健康診査の費用は通常，全額自己負担であるが，在住の市区町村に妊娠届を提出すると，検査費用の一部が公費負担となる受診票を受け取ることができる。受診票は，原則として発行した都道府県内の契約医療機関でのみ使用でき，公費負担の部分が引かれ残りを支払うことになる。妊娠初期検査も大部分が公費負担となる。妊娠初期検査として，血糖検査を施行することが推奨されている[4]。「厚生労働省の妊婦に対する健康診査についての望ましい基準」の項目に血糖検査が含まれている[5]。

5 耐糖能異常合併妊娠における正確な分娩予定日算出の重要性

妊娠の診断，特に分娩予定日の算出が正確であることは，妊娠初期における母体の糖代謝異常のスクリーニングならびに診断・治療において非常に重要である。

また，母体の糖代謝異常は胎児発育に影響する。分娩予定日の算出が正確であることは，胎児が heavy-for-date（HFD児：発育評価曲線で出生体重が90パーセンタイル以上の児）あるいは light-for-date（LFD児：同10パーセンタイル以下の児）であるかの評価において，絶対条件である。

(森川　守)

―――― 文　献 ――――

1) 日本産科婦人科学会・日本産婦人科医会：CQ104-1．医薬品使用による胎児への影響について尋ねられたら？ 産婦人科診療ガイドライン産科編2023．東京：日本産科婦人科学会，2023：65-8．
2) 日本産科婦人科学会・日本産婦人科医会：CQ009．分娩予定日決定法については？ 産婦人科診療ガイドライン産科編2023．東京：日本産科婦人科学会，2023：43-5．
3) 日本産科婦人科学会・日本産婦人科医会：CQ202．妊娠12週未満の流産診断時の注意点は？ 産婦人科診療ガイドライン産科編2023．東京：日本産科婦人科学会，2023：115-9．
4) 日本産科婦人科学会・日本産婦人科医会：CQ003 妊娠初期の血液検査項目は？ 産婦人科診療ガイドライン産科編2023．東京：日本産科婦人科学会，2023：6-7．
5) 厚生労働省：妊婦に対する健康診査についての望ましい基準の一部を改正する告示（令和2年厚生労働省告示第116号）2020．https://www.mhlw.go.jp/content/11908000/000958031.pdf（2024年8月21日閲覧）

各論Ⅲ　妊娠中の管理：妊娠初期の管理

トピックス

妊娠前半期に診断された妊娠糖尿病

妊娠中の糖代謝異常に関する定義・診断基準改定後，妊娠24週以前の妊娠糖尿病（妊娠前半期GDM）の臨床像が検討されてきた。診断基準に関する議論はあるものの，診断時期に関係なくGDMは妊娠高血圧症候群や巨大児などの周産期有害事象および産後糖代謝異常ハイリスクと考えられる。2025年1月現在，妊娠前半期GDMへの医療介入の適否について国内外で検討中である。

1 概念

　妊娠糖尿病（GDM）の定義は「妊娠中にはじめて発見または発症した糖尿病に至っていない糖代謝異常」である。日本産科婦人科学会，日本糖尿病学会，世界保健機関（WHO），国際産婦人科連合（FIGO）およびAustralasian Diabetes in Pregnancy Society（ADIPS）は，妊娠全期間においてInternational Association of Diabetes and Pregnancy Study Groups（IADPSG）の75g経口ブドウ糖負荷試験（OGTT）基準を用いたGDM診断を提唱している（診断基準：IADPSG/WHO 2013）。従来の妊娠24～28週のスクリーニング前にGDMと診断される症例は前半期GDM（early GDM）と称されている。

2 病態

　各論Ⅰ 妊娠中の糖代謝異常：妊娠中の病態「妊娠糖尿病」（p.67）を参照。

3 スクリーニングおよび診断基準

　各論Ⅰ 妊娠中の糖代謝異常：妊娠中の病態「妊娠中の糖代謝異常の分類と診断基準」（p.52），「妊娠中の糖代謝異常のスクリーニング」（p.62）を参照。

4 臨床像

頻度

　既報では「妊娠第1三半期」，「妊娠20週以前」もしくは「妊娠24週以前」を「前半期（early）」とする報告が多い。母体基礎特性（背景），検査対象・方法，診断基準にも影響を受けるが，2022年に発表されたシステマティックレビューでは，前半期GDMの頻度は約10％とされている[1]。なお，妊娠20週以前の肥満例（BMI≧29）を対象に75gOGTTによるone-step approach（診断基準：IADPSG/WHO 2013）を実施した前向き研究（DALI trial）における前半期GDMの頻度は23％（237/1,023）であった[2]。

母体背景

　妊娠24週以降のGDM（後半期GDM）と比べ前半期GDMでは，高齢，妊娠前BMI高値，GDM既往，糖尿病家族歴の割り合いが高い[1]。また，わが国におけるDiabetes and Pregnancy Outcome for Mother and Baby（DREAMBee）studyデータによると，前半期GDMでは妊娠前肥満（BMI≧25）および糖尿病家族歴が有意に高い割り合いであった（診断基準：IADPSG/WHO 2013）[3]。

周産期予後

　アイルランドにおけるGDM（n＝1,471，医療介入あり）の後方視的検討では，後半期GDMと比べ，前半期GDMは妊娠高血圧症候群，早産およびlarge-for-gestational age（LGA）のハイリスクであった[4]。一方，わが国からの報告では，後半期GDMと比べ前半期GDMでは妊娠中の母体体重増加が少ないものの，妊娠高血圧症候群，早産，LGAおよびsmall-for-gestational age（SGA）の割合に有意差を認めていない[3,5]。欧米におけるGDM妊婦は肥満例が多い。一方，わが国では肥満に限らず標準およびやせ体型の妊婦にもGDMを認めており，臨床経過は人種・生活習慣により異なることが示唆される。なお，DREAMBee studyデータを用いた解析では，妊娠前肥満（BMI≧25）および診断時OGTTの負荷前血糖値95～125mg/dLは周産期予後不良アウトカムのリスク因子であった[6]。

妊娠前半期からの医療介入が周産期予後に与える影響

妊娠第1三半期の血糖値が出生体重と相関することや，後半期GDMでは妊娠20週ごろから胎児皮下脂肪蓄積を認めることなどの知見を踏まえると，妊娠前半期からの積極的な血糖管理の重要性が推察される[7]。これまでの報告をまとめると，まず肥満妊婦（BMI ≧ 30）を対象としたランダム化比較試験（RCT）"Lifestyle in Pregnancy"の二次解析では，前半期GDMへの栄養・運動指導による周産期予後改善効果は認められなかった[8]。続いて，肥満妊婦（BMI ≧ 30）を対象とした米国のRCTでは，妊娠前半期からのGDMスクリーニングによる複合周産期アウトカム低減効果は確認されなかった（表1）[9]。最後に2023年に発表された糖代謝異常ハイリスク妊婦を対象としたRCTでは，前半期GDMに対する早期治療は新生児呼吸障害の軽度低減に寄与することが示された（表1）[10]。なお，診断時OGTT結果をhigher range（空腹時血糖95 ～ 108mg/dL，負荷後1時間値 ≧ 191mg/dL，もしくは負荷後2時間値162 ～ 199mg/dL）およびlower range（空腹時血糖92 ～ 94mg/dL，負荷後1時間値180 ～ 190mg/dL，もしくは負荷後2時間値153 ～ 161mg/dL）に分類した層別化解析によると，lower rangeへの介入群ではSGAの割り合いが有意に高値であり，糖代謝異常の重症度により介入の影響が異なる可能性も示唆された。しかしながら，本RCTの二次解析結果では妊娠24 ～ 28週以降に血糖管理を開始した前半期GDMの早産率や新生児黄疸は，正常耐糖能例と比べて高値であることが示され，早期介入の必要性が指摘された[11]。一方，わが国からは前半期GDMへの早期介入はLGA減少に寄与せず，むしろSGA発症リスクとの関連を認めたとの報告も発表された[12]。一般に前半期GDMの約30 ～ 70％において妊娠24 ～ 28週時に正常耐糖能を呈するため，診断された前半期GDM全例への一律の医療介入を疑問視する声もある[10,13,14]。以上をまとめると，前半期GDM全例に対する早期介入の有効性を裏付けるエビデンスはいまだ十分ではない。

中長期予後

後半期GDMと同様に，産後糖代謝異常ハイリスクである[1]。例えば，フランスにおける前向き研究（前半期GDM診断基準：空腹時BS ≧ 92mg/dL）では，産後4 ～ 18週において前半期GDM既往例

表1 妊娠前半期の妊娠糖尿病に関する大規模ランダム化比較試験の概要

著者（発表年）	目的	対象	エントリー	プロトコル	耐糖能評価	症例数	結果（介入群 vs. 非介入群）	糖代謝に関するコメント
Harper, et al. (2020)[9]	妊娠前半期における糖代謝異常スクリーニングの有効性の検証	単胎妊娠 BMI ≧ 30	妊娠14 ～ 20週	登録妊婦を2群に分類 (1)介入群：妊娠14 ～ 20週時に耐糖能評価 ・GDM例では血糖管理開始 ・非GDM例では妊娠24 ～ 28週に耐糖能を再評価し，GDMでは血糖管理開始 (2)非介入群：妊娠24 ～ 28週時に耐糖能を評価し，GDMでは血糖管理開始	Two-step approach ・GCT ≧ 135mg/dL →100gOGTT実施 ・診断基準：Carpenter-Coustan criteria	介入群（n = 459） 非介入群（n = 463）	妊娠高血圧腎症：13.6% vs. 9.5% LGA：5.9% vs. 5.6% 巨大児：5.5% vs. 4.6%	GDM例数 ・介入群：69例（このうち妊娠14 ～ 20週診断：29例） ・非介入群：56例
Simmons et al. (2023)[10]	妊娠前半期における糖代謝異常スクリーニングの有効性の検証	単胎妊娠 糖代謝異常ハイリスク妊婦（例：GDM既往，BMI ≧ 30，糖尿病家族歴，etc.）	妊娠4 ～ 19週	妊娠4 ～ 19週時に耐糖能の評価を行いGDMを抽出 (1)介入群：診断後ただちに血糖管理開始 (2)非介入群：血糖管理を行わずに経過観察。妊娠24 ～ 28週時に耐糖能評価を行い，GDMでは血糖管理開始	One-step approach ・75gOGTT実施 ・診断基準：IADPSG基準	介入群（n = 400） 非介入群（n = 393）	妊娠高血圧・妊娠高血圧腎症・子癇：10.6% vs. 9.9% LGA：16.8% vs. 19.6% SGA：12.0% vs. 9.2% 新生児呼吸障害：9.8% vs. 17.0% *	非介入群のうち238例では妊娠24 ～ 28週時のOGTTは正常型

*：統計学的有意差あり
GDM：妊娠糖尿病，LGA：large-for-gestational age, SGA：small-for-gestational age, IADPSG：International Association of Diabetes and Pregnancy Study Groups,
OGTT：経口ブドウ糖負荷試験，GCT：グルコースチャレンジテスト

の9.4％にimpaired glucose tolerance（IGT）を，18.8％にimpaired fasting glucose（IFG）を認めた［糖代謝異常診断基準：米国糖尿病学会（ADA）］[15]。また，わが国のDREAMBee studyデータによると，前半期GDM既往例の27.7％が産後4～16週時にIGTもしくはIFGを呈し，かつ後半期GDMよりも糖代謝異常ハイリスクであった（糖代謝異常診断基準：日本糖尿病学会）[3]。

5 わが国における妊娠前半期GDM診療の実態

日本産科婦人科学会周産期委員会において2021年度産婦人科専門研修施設を対象に実施した全国調査［対象：991施設，有効回答：602施設（61％）］によると，施設プロトコルを有する535施設のうち429施設（80％）では，診断後の早期介入が実施されていた[16]。特に356施設では食事療法・血糖自己測定を行い，血糖管理が不十分な場合にはインスリン療法導入とするプロトコルであった。従って，わが国では大部分の施設において現診断基準該当例すべてを治療対象とし，かつ積極的な血糖管理が行われている現状と考えられる［各論Ⅰ 妊娠中の糖代謝異常：妊娠中の病態「妊娠中の糖代謝異常のスクリーニング」（p.62）も参照］。

（宮越 敬）

文 献

1) Hannah W, Bhavadharini B, Beks H, et al.: Global burden of early pregnancy gestational diabetes mellitus（eGDM）: A systematic review. Acta Diabetol 2022; 59: 403-27. PMID: 34743219. Epub 2021/11/08. eng.

2) Egan AM, Vellinga A, Harreiter J, et al.: Epidemiology of gestational diabetes mellitus according to IADPSG/WHO 2013 criteria among obese pregnant women in Europe. Diabetologia 2017; 60: 1913-21. PMID: 28702810. PMCID: PMC6448875. Epub 2017/07/14. eng.

3) Yokoyama M, Miyakoshi K, Iwama N, et al.: Gestational diabetes in early pregnancy is associated with postpartum glucose intolerance: A perspective from the diabetes and pregnancy outcome for mother and baby study in Japan. J Diabetes Investig 2024. PMID: 39610144. Epub 2024/11/29. eng.

4) Mustafa M, Bogdanet D, Khattak A, et al.: Early gestational diabetes mellitus（GDM）is associated with worse pregnancy outcomes compared with GDM diagnosed at 24-28 weeks gestation despite early treatment. QJM 2021; 114: 17-24. PMID: 32413109. Epub 2020/05/16. eng.

5) Hagiwara Y, Kasai J, Nakanishi S, et al.: Should the IADPSG criteria be applied when diagnosing early-

onset gestational diabetes？Diabetes Res Clin Pract 2018; 140: 154-61. PMID: 29621563. Epub 2018/04/06. eng.

6) Iwama N, Yokoyama M, Yamashita H, et al.: Impact of maternal overweight/obesity and high fasting plasma glucose on adverse perinatal outcomes in early gestational diabetes mellitus. J Diabetes Investig 2025. doi: 10.1111/jdi.14411.

7) Li M, Hinkle SN, Grantz KL, et al.: Glycaemic status during pregnancy and longitudinal measures of fetal growth in a multi-racial US population: a prospective cohort study. Lancet Diabetes Endocrinol 2020; 8: 292-300. PMID: 32135135. PMCID: PMC7676113. Epub 2020/03/07. eng.

8) Vinter CA, Tanvig MH, Christensen MH, et al.: Lifestyle Intervention in Danish Obese Pregnant Women With Early Gestational Diabetes Mellitus According to WHO 2013 Criteria Does Not Change Pregnancy Outcomes: Results From the LiP（Lifestyle in Pregnancy）Study. Diabetes Care 2018; 41: 2079-85. PMID: 30061318. Epub 2018/08/01. eng.

9) Harper LM, Jauk V, Longo S, et al.: Early gestational diabetes screening in obese women: a randomized controlled trial. Am J Obstet Gynecol 2020; 222: 495. e1-8. PMID: 31926951. PMCID: PMC7196002. Epub 2020/01/14. eng.

10) Simmons D, Immanuel J, Hague WM, et al.: Treatment of Gestational Diabetes Mellitus Diagnosed Early in Pregnancy. N Engl J Med 2023; 388: 2132-44. PMID: 37144983. Epub 2023/05/05. eng.

11) Simmons D, Immanuel J, Hague WM, et al.: Perinatal Outcomes in Early and Late Gestational Diabetes Mellitus After Treatment From 24-28 Weeks' Gestation: A TOBOGM Secondary Analysis. Diabetes Care. 2024 Feb 29. PubMed PMID: 38421672. Epub 2024/02/29. eng.

12) Nakanishi S, Aoki S, Kasai J, et al.: Non-efficacy of early intervention strategy for non-obese patients with early-onset gestational diabetes mellitus: solely based on the short-term outcomes. BMJ Open Diabetes Res Care 2023; 11. PMID: 37270179. PMCID: PMC10254954. Epub 2023/06/04. eng.

13) Nakanishi S, Aoki S, Kasai J, et al.: High probability of false-positive gestational diabetes mellitus diagnosis during early pregnancy. BMJ Open Diabetes Res Care 2020; 8. PMID: 32699112. PMCID: PMC7375392. Epub 2020/07/24. eng.

14) Liu B, Cai J, Xu Y, et al.: Early Diagnosed Gestational Diabetes Mellitus Is Associated With Adverse Pregnancy Outcomes: A Prospective Cohort Study. J Clin Endocrinol Metab 2020; 105. PMID: 32898218. Epub 2020/09/09. eng.

15) Cosma V, Imbernon J, Zagdoun L, et al.: A prospective cohort study of postpartum glucose metabolic disorders in early versus standard diagnosed gestational diabetes mellitus. Sci Rep 2021; 11: 10430. PMID: 34001938. PMCID: PMC8128886. Epub 2021/05/19. eng.

16) Yokoyama M, Miyakoshi K, Nakanishi S, et al.: Current status of screening and management of gestational diabetes in early pregnancy: a questionnaire survey in Japan. Diabetol Int 2024; 15: 627-31. PMID: 39101190. PMCID: PMC11291772. Epub 2024/08/05. eng.

各論Ⅲ　妊娠中の管理：妊娠初期の管理

糖尿病合併妊娠における妊娠悪阻の管理

重症妊娠悪阻では糖尿病ケトアシドーシスの発症に注意し，早期発見・早期治療に努める。食事摂取が困難な場合の血糖管理は容易ではなく，スライディングスケールを用いて，食事摂取量によってインスリン投与量を調整する。また，インスリンポンプ療法の施行も考慮する。重症妊娠悪阻では「シックデイ」への管理に準ずることも考慮する。糖代謝スクリーニングの診断的中率が低いことに留意する。

1 妊娠悪阻の病態

「つわり」（妊娠初期の悪心・嘔吐）は半数以上の妊婦にみられる。「つわり」の重症型が「妊娠悪阻」であり，体重減少，脱水，電解質異常などを呈する「妊娠悪阻」は全妊婦の0.5～2％に発症する[1]。「妊娠悪阻」の原因は，胎盤から分泌される血液中のエストロゲンやヒト絨毛性ゴナドトロピン（hCG）が関与しているとする説，免疫反応であるとする説などがあるが，いまだ明らかになっていない。

一般的に，血液中のhCG値の低下に伴い，遅くとも妊娠20週には妊娠悪阻が改善する。妊娠16週以降の発症例や妊娠後半まで症状が継続する場合は，他疾患（甲状腺疾患，胃潰瘍，胃がん，精神疾患など）の可能性を考慮する[1]。

2 妊娠悪阻の治療

妊娠悪阻の治療は対症療法が中心となる。皮膚や口腔内乾燥など脱水の理学的所見が認められる場合，5％以上の体重減少があり経口水分摂取ができない場合，尿中ケトン体強陽性が続く場合などには輸液を行う。脱水に対して十分なブドウ糖を含んだ輸液にビタミンB_1（thiamine）を添加して行う。悪心の緩和に，ビタミンB_6（pyridoxine）を投与する[1]。糖質代謝に必須な補酵素であるビタミンB_1の欠乏では，乳酸アシドーシスやWernicke脳症（眼球運動障害，失調性歩行，意識障害など）を引き起こすため，妊娠悪阻時には発症予防としてビタミンB_1を補充する。体重減少が続く場合には脂肪製剤などで熱量付加も考慮するが，中心静脈栄養時には糖負荷によるビタミンB_1欠乏症の危険性が増加する[1]。欧米では生姜エキスが有効との報告もある。

希望があれば，制吐薬（ドパミン拮抗薬，ヒスタミンH_1受容体拮抗薬，セロトニン5-HT_3受容体拮抗薬など）を投与する。妊娠中の使用に関連した明らかな催奇形性や胎児毒性は認められていない[1]が，適応外使用である薬剤も多い。

なお，海外では治療が無効に終わった場合は，メチルプレドニゾロンを試すこと[1,2]や人工妊娠中絶を勧めることも提案されている。

妊娠悪阻は深部静脈血栓症のリスク因子であり，十分な飲水や補液で発症予防に努める。なお，妊娠中の深部静脈血栓症の2大好発時期は，妊娠初期と分娩～分娩後である。

妊娠悪阻の児への影響に関する報告は少ないが，4～11歳で行った75g経口ブドウ糖負荷試験（75gOGTT）で重症妊娠悪阻母体から出生した児のインスリン感受性は対照児に比べ20％低く，糖尿病が発症する長期的リスクが高い可能性があるとの報告もある[3]。なお，母体のビタミンK欠乏による胎児の頭蓋内出血の予防のため，長期にわたる悪阻・摂食障害には，ビタミンK投与を考慮する[1]。

3 糖尿病合併妊娠における妊娠悪阻の管理

妊娠悪阻では空腹時血糖値ならびにインスリン値が妊娠前に比べ低下する。また，妊娠悪阻が重症化し食事摂取が困難となると，母体のグルコースは胎児のエネルギー源として優先的に利用され，母体自身は脂肪をエネルギー源として利用するためケトン体の産生が増加する。糖尿病性ケトアシドーシス（DKA）を発症した1型糖尿病をもつ妊婦のうち，23％（16/70）に嘔吐・妊娠悪阻を認めたとの報告がある[4]。

妊娠悪阻における食事摂取は，「食べたいときに・食べられるものを・食べられる分だけ」という対応が一般的である。ただし，食事摂取量が一定しない

ため血糖管理は容易でない。インスリン療法を施行している糖尿病合併妊婦が妊娠悪阻を発症し食事摂取が困難な状況下において，これまでどおりの量でインスリンを投与すると低血糖に陥る可能性がある。スライディングスケールを用いて，食事摂取量によってインスリン投与量を調整する。また，インスリンポンプ療法[持続皮下インスリン注入療法（CSII）] が有効との報告もある。重症妊娠悪阻により食事量が極端に減ると，Basal-Bolus インスリン療法においてbolus（追加）インスリンのみならずbasal（基礎）インスリンまで減量しなければならないことがあり，血糖の低下傾向があれば一時基礎レートを用いて減量するのが便利である。

重症妊娠悪阻では「シックデイ」への管理に準ずることも考慮する。糖尿病をもつ患者が感染症などによる発熱，下痢，嘔吐や食欲不振のために食事が摂取できず，脱水やケトアシドーシスになりやすく通常の血糖管理が困難となる状態を「シックデイ」とよび，ストレスに対しカテコールアミンやコルチゾールなどのインスリン拮抗ホルモンが増加するため高血糖になる。高血糖やケトアシドーシスを回避するために特別な対応が必要である[6]。具体的には，①食事摂取が困難な際には早期に医療機関に連絡し指示を受ける。②脱水予防のため十分に水分を摂取し，できるだけ摂取しやすい形（お粥，麺類，果汁など）で糖分を摂取し，エネルギーを補給する。決して自己判断でインスリンを中断しないように指導する。③できるだけ血糖自己測定やケトン体測定を頻回に行う。なお，インスリン療法では，1）中間型または持効型インスリン注射の継続を原則とする。2）追加インスリンは，食事量（主に糖質），血糖値,ケトン体に応じて調整する。3) 頻回に血糖値・ケトン体を測定する[5]。

インスリンはカリウムを細胞内に移動させるため，インスリン高値は血清カリウム濃度を低下させる。前述のとおり妊娠悪阻では低カリウム血症となり，嘔吐によりさらに悪化する。血清カリウム濃度が3mEq/L（3mmol/L）未満になると一般に筋力低下が生じ，麻痺や呼吸不全に至ることもある。

食事摂取をしなければ嘔気が落ち着かない「食べづわり」では，糖質の過剰摂取により高血糖に陥る。

4 妊娠悪阻における糖代謝異常スクリーニング

わが国では全妊婦に対し糖代謝異常スクリーニングを施行することが推奨されており，妊娠初期に随時血糖測定（カットオフ値は95mg/dLもしくは100mg/dLなど各施設で独自に設定）を行う[1]。しかし妊娠悪阻では随時血糖が低下するため，妊娠中の明らかな糖尿病または糖尿病合併妊娠であっても，結果は偽陰性となる可能性がある。わが国における検討では，入院管理を要した妊娠悪阻妊婦における妊娠糖尿病の診断的中率は妊娠悪阻のない妊婦と比べ有意に低かった[6]。妊娠前に診断されずに見逃されていた糖尿病をもつ妊婦が，妊娠悪阻の影響で妊娠初期に「妊娠中の明らかな糖尿病」の基準を満たさない可能性がある。肥満や過去の妊娠・分娩歴（巨大児，既往妊娠糖尿病，死産など）などのハイリスク妊婦では，妊娠悪阻が軽減した後の再検査も考慮する。

（森川　守）

=== 文　献 ===

1) 日本産科婦人科学会・日本産婦人科医会: CQ201. 妊娠悪阻の治療は？ 産婦人科診療ガイドライン産科編2023. 東京: 日本産科婦人科学会, 2023: 112-4.

2) Poon SL: Towards evidence-based emergency medicine: Best BETs from the Manchester Royal Infirmary. BET 2: Steroid therapy in the treatment of intractable hyperemesis gravidarum. Emerg Med J 2011; 28: 898-900.

3) Ayyavoo A, Derraik JGB, Hofman PL, et al.: Severe hyperemesis gravidarum is associated with reduced insulin sensitivity in the offspring in childhood. J Clin Endocrinol Metab 2013; 98: 3263-8.

4) Diguisto C, Strachan MWJ, Churchill D, et. al.: A study of diabetic ketoacidosis in the pregnant population in the United Kingdom: Investigating the incidence, aetiology, management and outcomes. Diabet Med 2022; 39: e14743.

5) 日本糖尿病学会: 20章 糖尿病における急性代謝失調・シックデイ（感染症を含む）Q20-8 シックデイにはどう対応するか？ 糖尿病診療ガイドライン2024. 東京: 南江堂, 2024: 459-65. https://www.jds.or.jp/uploads/files/publications/gl2024/20.pdf（2024年8月21日閲覧）

6) Ohara R, Obata-Yasuoka M, Abe K, et al.: Effect of hyperemesis gravidarum on gestational diabetes mellitus screening. Int J Gynaecol Obstet 2016; 132: 156-8.

各論Ⅲ　妊娠中の管理：血糖管理・評価

目標血糖値

糖代謝異常合併妊娠の周産期合併症の軽減のためには，厳格な血糖管理が重要である。当初は「平均血糖値」が着目されたが，その後の妊娠糖尿病や1型糖尿病合併妊婦でのランダム化比較試験で，食前血糖値より食後血糖値を管理するほうが周産期予後がよいことが示された。さらに正常耐糖能妊婦の血糖値の研究から，現在の目標である空腹時血糖値<95mg/dL，食後1時間値<140mg/dLまたは食後2時間値<120mg/dLが確立された。ただし，重症低血糖リスクが高い場合は目標値の緩和も考慮する。

糖代謝異常合併妊娠において，高血糖状態は周産期母児合併症のリスクを増加させる。それを防止するため，妊娠中は低血糖を避けながら可能な限り正常耐糖能妊婦の日内変動に近づけることを目標に，食事療法や運動療法，インスリン治療を行う。糖尿病の罹病期間が長い場合は，細小血管症などの糖尿病合併症や高血圧などの併存症も認められ，管理が難しくなる。無自覚低血糖など重症低血糖の危険性がある場合や，糖尿病合併症・併存症の状態によっては目標血糖値の緩和も考慮する。

1 母体の血糖値と周産期予後

インスリンが発見される前は，糖尿病合併妊娠では子宮内胎児死亡が多く，母体はケトアシドーシスを発症し死亡することが多かった。1921年にインスリンが発見され，翌1922年から臨床応用されたことにより，糖尿病合併妊婦のケトアシドーシスによる母体死亡が克服されるようになった。糖尿病合併妊娠の周産期死亡率（胎児・新生児死亡）も徐々に改善してきたが，Jovanovicら[1]は1922～1979年までの糖尿病合併妊娠の周産期死亡率に関する文献から，「平均血糖値」が下がると周産期死亡率が低下することを示した（図1）。さらに1980年，Jovanovicらは，1週間程度の入院中に血糖自己測定，食事療法，血糖値に応じたインスリン調整のアルゴリズムを作成し，その後はほぼ外来で正常血糖値を維持するプログラムを報告した。入院初日は1時間ごとの血糖測定で投与インスリン量を計算した後，2日目以降は日中に2時間ごとの血糖測定を実施した。日々のインスリン投与量は，夕方と朝食前血糖値で朝と眠前の中間型インスリン（NPH）製剤の量を，10時の血糖値で7時30分に打つ朝食時の量を，18時の血糖値で16時30分に打つ夕食

時のレギュラーインスリンの量をそれぞれ増減するアルゴリズムで，管理目標は早朝空腹時血糖値60～70mg/dL，24時間平均血糖値80～87mg/dL，食後血糖値140mg/dLを超えないように設定された。36人のインスリン依存型糖尿病をもつ妊婦が対象だったが，出産前の平均血糖値87mg/dL，正常耐糖能妊婦と同程度の体重増加量で，先天性形態異常や新生児低血糖，新生児黄疸，新生児呼吸困難などの周産期合併症はみられなかった[1]。糖尿病合併妊婦も，血糖自己測定（SMBG）により外来で従来より早く正常血糖値が達成され長期間維持できるようになり，さらに糖尿病のない人と同様に健康な児を出産できる可能性が示唆された。

2 早朝空腹時血糖値と食後血糖値

周産期死亡率が改善された後は，周産期合併症への対策が課題となる。糖代謝異常合併妊婦に対してランダム化比較試験（RCT）を行うことが難しいため数が少ないが，以下に2つの報告を紹介する。1995年にDe Vecianaら[2]は，妊娠30週以前にインスリン治療を開始した妊娠糖尿病（GDM）妊婦を対象にSMBGを用いて，早朝空腹時血糖値（目標値60～90mg/dL）と食前血糖値（昼食前，夕食前：目標値60～105mg/dL）を測定する群と，早朝空腹時血糖値と食後血糖値（食後1時間：目標値≦140mg/dL）を測定する群に分けて周産期予後を比較した。その結果，食後血糖値測定群のほうがHbA1cは有意に低下し，児の出生時体重も少なく，新生児低血糖，large-for-gestational age（LGA）児，帝王切開率などの周産期有害事象が有意に少なかった。

さらに，2003年にMandersonら[3]は，1型糖尿病合併妊婦を対象としたRCTを行った。妊娠16

137

図1 母体の平均血糖値と周産期死亡率との関連（1922～1979年）

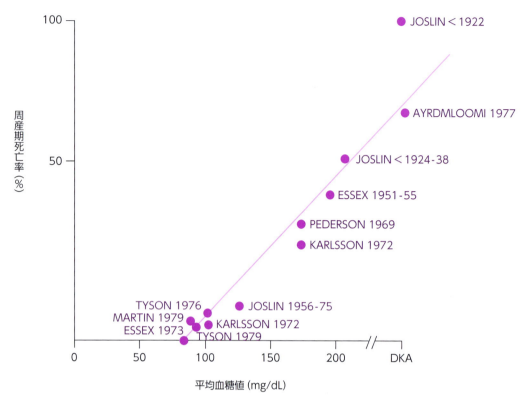

(文献1より引用)

図2 妊娠後半期の正常耐糖能妊婦の血糖推移

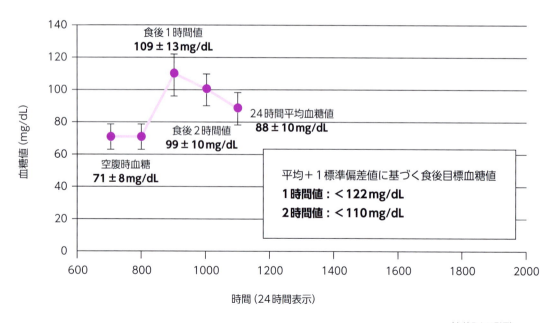

(文献5より引用)

表1　目標血糖値

		空腹時血糖値	食前値	食後1時間値	食後2時間値
日本糖尿病学会（2024年）[6]		＜95	−	＜140	＜120
日本産科婦人科学会（2023年）[7] （　）内は経験的目標値		＜95（≦95）	（≦100）	＜140（≦140）	＜120（≦120）
米国糖尿病学会 （2024年）[8]	DM	70〜95＊	−	110〜140＊	100〜120＊
	GDM	＜95＊＊	−	＜140＊＊	＜120＊＊
米国産婦人科学会 （2018年）	DM[10]	＜95	＜95	＜140	＜120
	GDM[11]	95	−	140	120
英国国立医療技術評価機構（NICE）[12]		＜95	−	＜140	＜115

＊：食事療法の2型糖尿病には下限値は適用しない
＊＊：インスリン治療の場合，下限値はDMと同様にする

週から早朝空腹時血糖値（目標値60〜90mg/dL）と各食前血糖値測定群（昼食前，夕食前：目標値60〜105mg/dL），早朝空腹時血糖値と各食後血糖値測定群（食後1時間：目標値≦140mg/dL）に割付けて周産期予後を比較したところ，食後血糖値測定群のほうが妊娠高血圧症候群が少なく，新生児上腕三頭筋皮下脂肪厚が少ないことが示された。

3 正常耐糖能妊婦の血糖値

妊娠中は，胎盤由来ホルモンなどの影響でインスリン抵抗性が増大し，食後高血糖と高インスリン血症がみられる。一方，早朝空腹時血糖値は，胎児へのブドウ糖供給のため妊娠中は非妊娠時より低くなる。

Yogevら[4]は，妊娠後期の正常耐糖能妊婦の血糖推移を持続グルコースモニタリング（CGM）を用いて解析した。それによると，空腹時血糖値75±12mg/dL，食後1時間値105.3±12mg/dL，食後2時間値97.2±10mg/dL，平均血糖値83.7±18mg/dL，食後のピーク値は110.1±16mg/dLでピーク到達時間は食後70.5±13分だった。

また2011年にHernandezら[5]は，血糖値が当時の治療目標内のGDM妊婦で巨大児出産が減少しないことから，治療目標値の再考を促すため正常耐糖能妊婦の血糖値に関するシステマティックレビューを行った。その結果では，空腹時血糖値71±8mg/dL，食後1時間値109±13mg/dL，食後2時間値99±10mg/dL，平均血糖値88±10mg/dLであった（図2）。

4 目標血糖値の設定

糖代謝異常合併妊娠の血糖値に関してはRCTが少ないため臨床的エビデンスは乏しいものの，エキスパートコンセンサスとして正常耐糖能妊婦の血糖値に近づけることを基本としている。その際，低血糖のリスクは極力抑えるように配慮する。

日本糖尿病学会の『糖尿病診療ガイドライン2024』では，空腹時血糖値＜95mg/dL，食後1時間値＜140mg/dLまたは食後2時間値＜120mg/dLを管理目標としている[6]。日本産科婦人科学会の『産婦人科診療ガイドライン 産科編2023』でも同様の管理目標としているが，これまでの経験的な目標値である空腹時血糖値≦95mg/dL，食前血糖値≦100mg/dL，食後2時間値≦120mg/dLも容認しており[7]，学会によって多少異なる。わが国と海外での目標血糖値を表1に示すが，海外でもおおむね同様の目標血糖値となっている。

Hernandezらのレビューにおける食後血糖値の＋2SDは，食後1時間値135mg/dL，食後2時間値119mg/dLと各ガイドラインの目標値と近い値であり，管理目標として妥当であると考えられる。空腹時血糖値については，正常耐糖能妊婦のほうがかなり低いことや，HAPO Studyから導かれたGDM診断の世界統一基準の空腹時血糖値≧92mg/dLであることから，各ガイドラインで推奨されている空腹時血糖値の管理目標＜95mg/dLについては再検討の余地があるかもしれない。

5 低血糖，合併症と個別の管理目標

低血糖については，わが国のガイドラインでは特に明記されていないが，米国糖尿病学会のガイドラインでは血糖値＜70mg/dL，CGMセンサーグルコース値＜63mg/dLと定義されている。過去には＜60〜＜70mg/dLの範囲となっていたが変更さ

れた[8]）。

　小児期発症の1型糖尿病や遺伝による糖尿病，2型糖尿病でも病歴が長いと，細小血管症を合併している場合がある。自律神経障害の合併や，低血糖を頻回に繰り返してきた場合には低血糖症状を感じる閾値が低下するため，無自覚低血糖から重症の低血糖を生じる危険性がある。母児の安全のため，血糖測定をさまざまなタイミングで行うことや，個別に目標血糖値を緩和することも考慮する。

　糖尿病網膜症（網膜症）は，妊娠経過中から分娩後1年にかけて悪化する危険性がある。妊娠前から眼科で評価および管理を行うことが重要だが，妊娠初期に血糖値が高く急に血糖管理を改善させた場合にも網膜症の発症や進行のリスクが高まるため，低血糖を含む急激な血糖変動は避けるよう注意を要する。

　インスリン治療期間が長いと，注射による腹部硬結（インスリンボール）ができている場合がある。硬結部分に注射した場合はインスリンの吸収が低下して血糖が下がらないため投与インスリン量が増えてしまうが，そのインスリン量を硬結以外の部分に注射した場合はインスリンが過量となり，低血糖を起こす要因になる。注射部位を少しずつ変えることと，腹部硬結の有無をときどき確認することが重要である。

6 その他の管理目標

　SMBGですべての時間帯をモニターすることは困難なため，中長期的には血糖管理指標としてHbA1cやグリコアルブミン（GA）が用いられる。HbA1cは貧血の影響を受けやすいことや，赤血球寿命が120日であることからおよそ2カ月前後の平均血糖値を表しており，直近の管理状況が反映されにくい。しかし過去の観察研究から，第2・第3三半期のHbA1c 6％以上でLGA児のリスクが上昇し，6.5％以上では早産や高血圧性腎症のリスクが上昇することが示されており[9]，長期的な管理指標に用いられる。GAは半減期が短いアルブミンを用いていることや，最高血糖値の影響を受けやすいことから食後高血糖を反映するともいわれ，糖代謝異常合併妊婦の管理に有効とされているが，肥満の場合低値になるなど，それぞれ一長一短ある［詳細は各論Ⅲ 妊娠中の管理：血糖管理・評価「妊娠中のヘモグロビンA1c（HbA1c）値，グリコアルブミン（GA）値」（p.160）を参照］。

　また近年，CGMの登場でSMBGを実施する以外の時間帯の血糖変動がわかるようになった。CGMの場合はSMBGでの管理目標とは異なり，目標血糖値の範囲を目標グルコース範囲のTIR（time in range），高血糖域のTAR（time above range）と低血糖域のTBR（time below rang）に分け，24時間のうち各範囲に収まっている時間の割合を表す新しい概念の指標となった［詳細は各論Ⅲ 妊娠中の管理：血糖管理・評価「グルコースモニタリング（CGM）の評価」（p.155）を参照］。

　血糖管理は1つの指標では不十分なため，妊娠中は血糖値を優先させて，HbA1cとGAを補助管理目標として対応するとよいと考えられる。

（山田貴穂，曽根博仁）

=== 文　献 ===

1) Jovanovic L, Peterson CM: Management of the pregnant, insulin-dependent diabetic woman. Diabetes Care 1980; 3: 63-8.
2) De Veciana M, Major CA, Morgan MA, et al.: Postprandial versus preprandial blood glucose monitoring in women with gestational diabetes mellitus requiring insulin therapy. NEJM 1995; 333: 1237-41.
3) Manderson JG, Patterson CC, McCance DR, et al.: Preprandial versus postprandical blood glucose monitoring in type1 diabetic pregnancy：A randomized controlled clinical trial. Am J Obstet Gynecol 2003; 189: 507-12.
4) Yogev Y, Ben-Haroush A, Langer O, et al.: Diurnal glycemic profile in obese and normal weight nondiabetic pregnant women. Am J Obstet Gynecol 2004; 191: 949-53.
5) Hernandez TL, Friedman JE, Barbour LA, et al.: Patterns of glycemia in normal pregnancy. Diabetes Care 2011; 34: 1660-8.
6) 日本糖尿病学会: 17. 妊婦の糖代謝異常. 糖尿病診療ガイドライン2024. 東京: 南江堂, 2024: 368-71.
7) 日本産科婦人科学会・日本産婦人科医会: CQ005-2 妊娠糖尿病（GDM），妊娠中の明らかな糖尿病，ならびに糖尿病（DM）合併妊娠の管理・分娩は？ 産婦人科診療ガイドライン産科編2023. 東京: 日本産科婦人科学会, 2023: 23-7.
8) American Diabetes Association: Management of diabetes in pregnancy. Standards of Medical Care in Diabetes-2024. Diabetes Care 2024; 47: S282-94.
9) Maresh MJA, Holmes VA, Patterson CC, et al.: Glycemic targets in the second and third trimester of pregnancy for women with type 1 diabetes. Diabetes Care 2015; 38: 34-42.
10) ACOG Practice Bulletin No.201：Pregestational Diabetes Mellitus. Obstet Gynecol 2018; 132: e228-48.
11) ACOG Practice Bulletin No.190：Gestational Diabetes Mellitus. Obstet Gynecol 2018; 131: e49-64.
12) National Institute for Health and Care Excellence（NICE）: Diabetes in pregnancy: management from preconception to the postnatal period. NICE guideline 2015.

各論Ⅲ　妊娠中の管理：血糖管理・評価

血糖自己測定（SMBG）の適応と実際

血糖自己測定（SMBG）は，患者自身が血糖値の状態を把握できるため糖尿病の自己管理に有用である。1986年からインスリン治療でなくとも一定の基準を満たす糖代謝異常合併妊婦でSMBGが保険適用となった。SMBGは，患者への精神的・身体的・経済的負担を考慮し必要最低限の頻度で十分な情報が得られ，かつ患者の自己管理意欲の向上につながる指導を心がける。

1 血糖自己測定とは

血糖自己測定（SMBG）とは，糖代謝異常をもつ患者が自身で血糖値を測定することで，日常生活での血糖値の日内変動を把握して行動変容や食事・運動の見直し，インスリン投与量の調節など，自己管理に役立てるための方法である。低血糖時やシックディのときにも有用である。専用の機器を用いて指先穿刺で採血し，血糖自己測定器で毛細血管血内の血糖値を測定する。

2 糖代謝異常合併妊婦でのSMBGに対するわが国の対応

糖代謝異常合併妊娠での血糖管理は非妊娠時よりも厳格なため，頻回の血糖自己測定は有用であり[1, 2]，ガイドラインでも推奨されている[3, 4]。すべての糖代謝異常合併妊婦でSMBGを実施できると理想的だが，現在は保険診療上の適用に条件がある。

わが国では，1986年にインスリン治療を行っている患者に限り在宅自己注射指導管理料に血糖自己測定器加算の追加が認められ，糖代謝異常合併妊婦もインスリン治療中の人のみ保険診療下でSMBGが可能になった。2014年4月の診療報酬改定では，妊娠中の明らかな糖尿病や経口ブドウ糖負荷試験（OGTT）で糖尿病型を示す場合に限り，インスリン治療を行っていない妊婦でもSMBGが保険診療で認められることになった[5]。ただ，OGTTで糖尿病型に至らなくても妊娠後半期に血糖値が上昇し，インスリン治療を開始する例が存在するため，SMBG適応の拡大が要望されてきた。その結果2016年の診療報酬改定で，①非妊娠時BMI≧25かつOGTT 1点陽性，または②OGTT 2点以上陽性のいずれかを満たすGDM妊婦も「ハイリスクな

妊娠糖尿病」としてSMBGが保険診療で算定できるようになり[6]，現在に至っている。2024年9月時点において，糖代謝異常合併妊婦にSMBGを導入する際は，在宅妊娠糖尿病患者指導管理料150点（表1）を算定すれば，月120回以上までの血糖自己測定が認められている（p.313「表1 C150 血糖自己測定器加算（令和4年厚生労働省告示第54号）」参照）。

SMBGの保険適用の拡大で対象となる糖代謝異常合併妊婦が増加したが，不適切な頻回のSMBG実施により膨大に医療費が増えるようなことがあれば，将来保険適用に制限が加わるおそれがある。糖代謝異常合併妊婦に対してSMBGを導入する際は，血糖測定の目的を明確にして必要最小限の回数にとどめる努力が必要である。血糖変動のパターン確認後は，1日4回を基本に血糖管理状況や血糖変動を考慮して，個々に測定タイミングを調整することを推奨する意見もある[7]。

3 SMBGの実際

①血糖自己測定器の現状

2024年9月現在，日本国内では血糖自己測定器が9社，27機種（表2），個人用穿刺器具は7社，16種類，単回使用の穿刺器具は8社，11種類発売されている。測定器に専用のセンサーを装着し，その所定の部分に血液を点着させることにより測定する。

血糖値の測定原理には，還元法，縮合法，酵素法などがあるが，現在は酵素法が主流である。酵素法のうち血糖自己測定器で多いものは，グルコース酸化酵素（GOD）法とグルコース脱水素酵素（GDH）法である。測定法には電極法（酵素反応の量を電流量の変化で測定）と，比色法（酵素反応の量を色素の変化で測定）がある。GOD比色法は，グルコー

141

表1 在宅妊娠糖尿病患者指導管理料

C 101-3　在宅妊娠糖尿病患者指導管理料（150点）

在宅妊娠糖尿病患者指導管理料1は，妊娠中の糖尿病患者または妊娠糖尿病の患者であって，下記の者のうち，血糖自己測定値に基づく指導を行うため血糖測定器を現に使用している者に対して，適切な療養指導を行った場合に算定する。

妊娠中の糖尿病患者，指導管理料は妊娠中の糖尿病患者または妊娠糖尿病の患者であって，下記の者のうち，血糖自己測定値に基づく指導を行うため血糖測定器を現に使用している者に対して，適切な療養指導を行った場合に算定する。

妊娠中の糖尿病患者または妊娠糖尿病患者のうち，以下のアまたはイに該当するもの

ア：以下のいずれかを満たす糖尿病である者（妊娠時に診断された明らかな糖尿病）
（イ）空腹時血糖値が126mg/dL以上
（ロ）HbA1cがJDS値で6.1％以上（NGSP値で6.5％以上）
（ハ）随時血糖値が200mg/dL以上
（注）（ハ）の場合は，空腹時血糖値またはHbA1cで確認すること
（ニ）糖尿病網膜症が存在する場合

イ：ハイリスクな妊娠糖尿病である者
（イ）HbA1cがJDS値で6.1％未満（NGSP値で6.5％未満）で75g OGTT 2時間値が200mg/dL以上
（ロ）75gOGTTを行い，次に掲げる項目に2項目以上該当する場合または非妊娠時のBMIが25以上であって，次に掲げる項目に1項目以上該当する場合
　①空腹時血糖値が92mg/dL以上
　②1時間値が180mg/dL以上
　③2時間値が153mg/dL以上

(文献6より作成)

スが酸化されてグルクロン酸に変換されるときに生じるH_2O_2を比色法で測定したものであり，GOD電極法は生じたH_2O_2を電流量の変化で測定する。GDH電極法は，グルコースがGDHと反応してグルコノラクトンと電子が発生し，センサー内のフェリシアン化イオンが還元型フェロシアン化イオンになり，再び酸化してフェリシアン化イオンに戻るときに生じる起電力が血中のグルコース濃度に比例することを利用した測定法である。補酵素としてPQQ（ピロロキノリンキノン），NAD（ニコチンアミドアデニンジヌクレオチド）やFAD（フラビンアデニンジヌクレオチド）を用いるものもある[8]。FADはマルトースに反応しない特性があり，最近はFAD-GDH電極法が多い。

最近の機種では，採血量は0.3〜0.8μL，測定時間4〜7秒，測定範囲は10〜600mg/dLのものが多い。小型化・軽量化されており本体重量はおおむね100g以下で，数値が表示される液晶部分はカラー表示のものが増えている。文字も大きく見やすい。視覚障害者が使用しやすいよう，音声機能をもつ機種もある。測定値はごく小型の機種を除き，400〜1,000件程度記憶できる。また，パソコンやスマートフォン用のアプリでデータを取り込める機種や，持続皮下インスリン注入療法（CSII）と連動可能な機種もある。

②血糖自己測定器の精度

SMBGの検体は毛細血管からの全血であり，機種ごとの換算システムにより静脈血漿値に換算された数値が表示される。

血糖自己測定器は，医薬品医療機器総合機構のクラスⅢ：高度医療機器に分類され，国際規格ISO 15197に基づき精度が管理されている。国際規格ISO 15197の2003年版では，精確性のみの基準（血糖値75mg/dL未満では測定値の95％が基準値の±15mg/dL以内に入ること，血糖値75mg/dL以上では測定値の95％が基準値の±20％以内に入ること）で，精確性の評価，ヘマトクリットや干渉物質の影響に関する規定はなかった。2013年に改正され，精確性の基準は「血糖値100mg/dL未満では測定値の95％が基準値の±15mg/dL以内に入ること，血糖値100mg/dL以上では測定値の95％が基準値の±15％以内に入ること」に変更され，精確性の評価では測定値の99％がコンセンサスエラーグリッドのゾーンAおよびBの範囲内にあること，ヘマトクリットや干渉物質についても血糖値100mg/dL未満では誤差±10mg/dL以内，血糖値100mg/dL以上では誤差10％以内の基準が示された。干渉物質には，アスコルビン酸，アセト

表2　表2　主な血糖自己測定器一覧表（2024年8月現在）

機種名 （販元）	測定原理	採血量 （μL）	測定時間（秒）	記録容量 （回）	重量 （g）	測定範囲 （mg/dL）	動作範囲 （ヘマトクリット値） （%）	使用温度環境 （℃）	ISO 15197: 2013
アキュチェックガイド （ロシュDCジャパン）	酵素電極法 （FAD-GDH）	0.6	4	720	40	10～600	10～65	4～45	○
アキュチェックガイドMe （ロシュDCジャパン）	酵素電極法 （FAD-GDH）	0.6	4	720	43	10～600	10～65	4～45	○
アキュチェックガイドLink （ロシュDCジャパン）	酵素電極法 （FAD-GDH）	0.6	4	720	40	10～600	10～65	4～45	○
アキュチェックモバイル （ロシュDCジャパン）	酵素比色法 （Mut.Q-GDH）	0.6	5	300	129	10～600	25～55	10～40	○
アキュチェックアビバ （ロシュDCジャパン）	酵素電極法 （Mut.Q-GDH）	0.6	5	500	60	10～600	10～65	6～44	○
アキュチェックアビバナノ （ロシュDCジャパン）	酵素電極法 （Mut.Q-GDH）	0.6	5	500	40	10～600	10～65	8～44	○
メディセーフフィットスマイル（テルモ）	酵素比色法 （GOD）	0.8	9	500	80	20～600	20～60	5～40	○
メディセーフフィット （テルモ）	酵素比色法 （GOD）	0.8	9	500	42	20～600	20～60	5～40	○
グルコカードプライム （アークレイマーケティング）	酵素電極法 （FAD-GDH）	0.6	Gセンサー：5.5 プライムセンサー：7	1,100	82	10～600	Gセンサー：20～70 プライムセンサー：5～70	Gセンサー：10～40 プライムセンサー：5～45	○
グルコカードプラスケア （アークレイマーケティング）	酵素電極法 （FAD-GDH）	0.6	5.5	800	82	10～600	20～70	10～40	○
グルテストアクア （三和化学）	酵素電極法 （FAD-GDH）	0.6	Neoセンサー：5.5 ブルーセンサー：7	1,100	82	10～600	Neoセンサー：20～70 ブルーセンサー：5～70	Neoセンサー：10～40 ブルーセンサー：5～45	○
グルテストアイ （三和化学）	酵素電極法 （FAD-GDH）	0.6	5.5	800	82	10～600	20～70	10～40	○
ニプロFS Next （ニプロ）	酵素電極法 （FAD-GDH）	0.3	4	1,000	47	20～500	15～65	4～40	○
ニプロケアファストLink （ニプロ）	酵素電極法 （FAD-GDH）	0.4	5	1,000	96	20～600	15～65	5～45	○
ニプロケアファストR （ニプロ）	酵素電極法 （FAD-GDH）	0.4	5	500	52	20～600	15～65	5～50	○
ニプロフリースタイルフリーダムライト（ニプロ）	酵素電極法 （FAD-GDH）	0.3	4	400	45	20～500	15～65	4～40	○
FreeStyleリブレ （アボットジャパン）	酵素電極法 （NAD-GDH）	0.6	5	90日	65	20～500	30～60	10～45	○
フリースタイルフリーダムライト（アボットジャパン）	酵素電極法 （FAD-GDH）	0.3	4	400	45.4	20～500	15～65	4～40	○
フリースタイルプレシジョンネオ（アボットジャパン）	酵素電極法 （NAD-GDH）	0.6	5	1,000	37	20～500	30～60	15～40	○
ワンタッチベリオIQ （LifeScan Japan）	酵素電極法 （FAD-GDH）	0.4	5	750	47.06	20～600	20～60	6～44	○
ワンタッチベリオリフレクト （LifeScan Japan）	酵素電極法 （FAD-GDH）	0.4	5	750	53	20～600	20～60	6～44	○
ワンタッチベリビュー （LifeScan Japan）	酵素電極法 （FAD-GDH）	0.4	5	600	105	20～600	20～60	6～44	○
ワンタッチウルトラビュー （LifeScan Japan）	酵素電極法 （GOD）	1.0	5	600	90	20～600	30～55	6～44	○
コントアネクストLink 2.4 （PHC）	酵素電極法 （FAD-GDH）	0.6	5	1,000	43	20～600	0～70	5～45	○
フォラケアスリム （フォラケア・ジャパン）	酵素電極法 （GOD）	0.5	5	20	19	20～600		10～40	
フォラケアミニ （フォラケア・ジャパン）	酵素電極法 （FAD-GDH）	0.7	7	20	19	20～600		10～40	
フォラケアグラフィックZ （フォラケア・ジャパン）	酵素電極法 （FAD-GDH）	0.7	7	400	46	20～600		10～40	

アミノフェン，マルトースなど日常診療で頻用されるものも含まれている。国内で販売されている機種のほとんどが2013年版のISO 15197に適合しているが，一部そうでない機種もあるため確認を要する。SMBGの測定値は，自動分析装置や迅速検体検査（POCT）機器と比べると大きい誤差が容認さ

れている（表3，図1）。検査室などでの静脈血の血糖値とは必ずしも一致しない場合があり，自動分析装置の代用としてSMBG値を診断や治療に用いることは避ける。

③穿刺器具

患者が自身の血糖測定時に使用する器具は，ペン

143

表3 測定値の精確性についての国際規格，国際ガイドライン

	血糖値	グルコース濃度
ISO 15197 2003	75 mg/dL 未満	測定値の95％が基準値の±15 mg/dL 以内
	75 mg/dL 以上	測定値の95％が基準値の±20％以内
ISO 15197 2013	100 mg/dL 未満	測定値の95％が基準値の±15 mg/dL 以内
	100 mg/dL 以上	測定値の95％が基準値の±15％以内
POCT 12-3A	100 mg/dL 未満	測定値の95％が基準値の±12 mg/dL 以内
	100 mg/dL 以上	測定値の95％が基準値の±12.5％以内

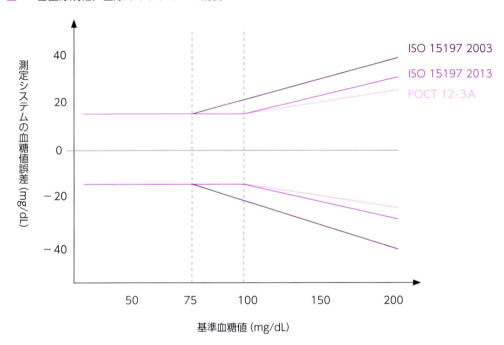

図1 各国際規格，国際ガイドラインの精度

型の穿刺用具に穿刺針（ランセット）を装着するタイプが多い。医療機関において複数の患者で穿刺採血する場合は，血液汚染による感染を防止するため穿刺用具は用いず，ランセット自体がディスポーザブルタイプの物で単回使用にするか，針を装着する部分がディスポーザブルタイプの穿刺器具を使用する。患者個人で使用する穿刺器具では，病原微生物感染の危険性からランセットの再使用は禁止されており，一度使用したランセットは必ず廃棄し新しいものを使用する。穿刺の深さもダイヤルなどで調節できるようになっている。穿刺時の疼痛は患者の負担になるため，各メーカーとも針の太さや針先のカッティングを工夫し，疼痛軽減を図っている。

④SMBG機器を介した感染の予防

わが国では，2008年に微量採血の穿刺針の使い回しによる感染症を疑うケースが発生したことや，各地で穿刺針は交換しているが穿刺針を装着する穿刺器具（針の周辺部分がディスポーザブルタイプでないもの）を複数患者に使用している事例があることが判明した。日本糖尿病学会でも，厚生労働省からの通知を受け，「微量採血のための穿刺器具の取り扱いルール」を作成して周知・注意喚起がなされた[9]。米国では，血糖測定用の個人使用型の穿刺用具を複数の人に使用したことなどによるB型肝炎のアウトブレイクがたびたび生じることから，2011年にThompsonら[10]が調査を行い感染管理に関する注意喚起がなされた。

血糖測定後のSMBGセンサーやランセットは，血液が付着しており感染源となる。特にランセットは第三者の針刺し事故が生じる可能性があるため注意が必要で，針先が貫通しないような廃棄容器に入れて廃棄する。SMBGセンサーの廃棄についても，居住する地域自治体の条例や医療機関の指示に従うように指導する。

4 SMBGの指導

SMBGの指導は，SMBGの必要性の理解と，穿刺準備から測定終了までの一連の手技習得を目指す。導入時に手技を習得したことを確認するのはもちろん，指導後は確実に実施できているか，困ったことはないか連絡をとる，次回受診時に確認を行うことも必要である。

採血は指先穿刺が一般的で，母指球，小指球，前腕部からの採血も可能であるが，指先穿刺の値とは若干誤差がある。患者の職業などで指先穿刺が難しい場合は，他部位での穿刺を検討する。検体量が少ないときにはエラーや検体不足が表示される機種のほか，それらの表示がなく実際の値より低い値が表示される機種がある。検体量が少なくても基本的には二度付けは不可であるが，一部の機種では一定時間内であれば二度付け可能となっている。

SMBGを行う目的は，妊婦の日常生活における血糖変動を把握すること，食事・運動療法やインスリン治療による管理目標がどの程度達成されたかの確認，低血糖の有無を確認することなどにある。SMBGは回数が多く実施できれば血糖推移の状況は詳しく把握できるが，疼痛を伴う検査であり，費用もかかることから患者の身体的・精神的・経済的負担が大きくなり現実的には難しい。SMBGの回数やタイミングは，血糖変動を含む管理の状態，妊娠週数，治療法の違い，仕事などの生活環境に応じ，必要最小限の回数でできるだけ多くの情報を集めるようにタイミングを工夫する［各論Ⅲ 妊娠中の管理：血糖管理・評価「血糖自己測定（SMBGの評価）」

（p.146）参照］。SMBGを行うことで，食事内容や身体活動，悪阻などの体調と血糖値の推移の関係に関心をもてるようになると，より患者の自己管理力が向上し，血糖値の改善につながりやすい。医療者は，患者がSMBGを行うに当たりどういうことを知りたいのか，目的を明確に伝えて指導を行うことが重要である。

（山田貴穂，曽根博仁）

文　献

1) Landon MB, Spong CY, Thom E, et al.: A multicenter, randomized trial of treatment for mild gestational diabetes. N Eng J Med 2009; 361: 1339-48.
2) Yeh PT, Kennedy CE, Rhee DK, et al.: Self-monitoring of blood glucose levels among pregnant individuals with gestational diabetes : a systematic review and meta-analysis. Front Glob Womens Health 2023; 4: 1006041.
3) 日本糖尿病学会: 17. 妊婦の糖代謝異常. 糖尿病診療ガイドライン2024. 東京: 南江堂, 2024: 368-71.
4) American Diabetes Association: Management of diabetes in pregnancy. Standards of Medical Care in Diabetes-2024. Diabetes Care 2024; 47: S282-94.
5) 厚生労働省: C101-3在宅妊娠糖尿病患者指導管理料. 平成26年度診療報酬改定 診療報酬の算定方法の一部改正にともなう実施上の留意事項について（通知）平成26年3月5日保医発0305第3号第2部在宅医療: 在宅29-30. https://www.mhlw.go.jp/file/06-Seisakujouhou-12400000-Hokenkyoku/0000041235.pdf（2024年9月6日閲覧）.
6) 厚生労働省: C101-3在宅妊娠糖尿病患者指導管理料. 平成28年度診療報酬改定 診療報酬の算定方法の一部改正にともなう実施上の留意事項について（通知）平成28年3月4日保医発0304第3号第2部在宅医療: 在宅30-1. https://www.mhlw.go.jp/file/06-Seisakujouhou-12400000-Hokenkyoku/0000114867.pdf（2024年9月6日閲覧）.
7) 日本糖尿病・妊娠学会: ワークショップ「妊娠糖尿病の血糖管理と血糖自己測定法（SMBG）」. 糖尿病と妊娠 2015; 15: 70-90.
8) 日本糖尿病学会: 6. 臨床検査の意義と評価法 血糖値（簡易測定も含む）. 糖尿病専門医研修ガイドブック 改訂第9版. 東京: 診断と治療社, 2023: 101-5.
9) 日本糖尿病学会: 微量採血のための穿刺器具の取り扱いのルール. 2008: https://www.jds.or.jp/modules/important/index.php?content_id=31（2024年9月6日閲覧）.
10) Thompson ND, Schaefer MK: "Never events" : Hepatitis B outbreaks and patient notifications resulting from unsafe practices during assisted monitoring of blood glucose, 2009-2010. J Diabetes Sci Technol 2011; 5: 1396-402.

各論Ⅲ　妊娠中の管理：血糖管理・評価

血糖自己測定(SMBG) の評価

血糖自己測定(SMBG) を行うと，患者が自身の血糖値の推移をすぐに把握することができ，食事・運動療法の効果判定やインスリン投与量の調整に役立つ。測定器の性質上，測定値は貧血の有無や干渉物質以外にも，血液採取部位，測定手技，温度環境などの影響を受ける。より正確な値を得るために，これらの影響を極力減らしてSMBGが行えるように指導する必要がある。

1 SMBGの測定回数とタイミング

わが国での糖代謝異常合併妊婦における血糖自己測定 (SMBG) の保険適用は，インスリン治療中の妊婦，妊娠中の明らかな糖尿病とハイリスク妊娠糖尿病 (GDM) 妊婦 [非妊娠時BMI ≧ 25かつ経口ブドウ糖負荷試験 (OGTT) 1点陽性，またはOGTT 2点以上陽性のいずれかを満たすGDM妊婦] のみで，それ以外のGDM妊婦でSMBGを行いたい場合は自費購入となる。測定回数が多ければ情報量は多くなるが，医療費を含む費用や，穿刺の疼痛に対する精神的・身体的負担を考えると，ある程度回数を抑える必要がある。

安定している症例の場合，血糖の変動パターン確認後は1日4回までのSMBGを目安に血糖管理を行うことを推奨する意見もある[1]。タイミングについての規則はないが，管理目標が空腹時血糖値と食後1時間または2時間血糖値のため，①空腹時と，各食後1時間または2時間 (日によって変える)，②空腹時と1日1回食前後の組み合わせ (朝⇒昼⇒夕と順次変える)，③空腹時と各食前後＋次の食前 (朝⇒昼⇒夕と順次変える) などが例として挙げられる (表1)。和栗ら[1] は，SMBG導入時に4回/日 (空腹時，毎食後) を3日間測定し，基準値を超えた時間帯はその後も測定を継続，すべて基準内でも週1回は4回/日の測定を実施し，食後測定のタイミングは，OGTTで陽性になった時間帯や持続グルコースモニタリング (CGM) でピークになる時間帯，日によって食後1時間または2時間後を選択する方法を提示した。安定していれば3回などに減らす。逆にインスリン導入時や1型糖尿病の場合は7回/日に増やしたり，持効型インスリンも使用している場合はときどき夜間低血糖の有無を確認する。

2 SMBGの評価

血糖値の日内変動の把握

SMBG開始時や経過中もときどき，血糖管理の状況や治療内容に応じて，4回/日 (空腹時＋各食後) 〜 7回/日 (各食前後＋夜間) のSMBGを行い，日内変動を把握する。妊娠中は，週数が進むとともにインスリン抵抗性により血糖が上昇するため，週1回程度は行うことが推奨される。安定していれば，日々の測定はポイントを絞って1日の測定回数を減らすことを考慮する。

食事・運動の内容・量と血糖変動の把握

食後の血糖変動は朝昼夕が同じにはならないため，朝食 (前) 後⇒昼食 (前) 後⇒夕食 (前) 後などと毎日測定時間帯をずらし，かつ，食後1時間後や2時間後など日によってさまざま測定してみる。食事の内容・量，活動量についても簡単に記録しておくと，食後血糖の評価に役立つ。食後血糖が管理目標より高く，食事指導などで食事や運動の見直しを行っても目標に到達しない場合はインスリン治療を導入する。

インスリン量の調整

インスリン投与量は，一度の測定で血糖値の高低を判断せず，数日間の傾向をみて判断する。基本的には責任インスリンの考え方で調整するが，糖代謝異常合併妊婦の場合，食後血糖の管理が重要であるため，次の食前血糖値だけでなく食後血糖値が基準を超える場合は，追加インスリンの増量を検討する。単に食事量が多くて血糖が上昇したところにインスリンも増量すると，母児ともに体重が増えやすくなる。また，血糖値の上昇やインスリンの増量を気にして過度に食事量を減らすのも児の成長を妨げるため，並行して食事指導も行い，適切な食事量を目指すとよい。

表1　血糖自己測定（SMBG）の回数とタイミングの例

日付	朝前	朝後	昼前	昼後	夕前	夕後	眠前または夜間	
1	○	○1h		○1h		○1h		①空腹時+食後1時間 または2時間
2	○	○2h		○2h		○2h		
1	○	○						②空腹時+食前後
2	○		○	○				
3	○				○	○		
1	○	○	○					③空腹時+各食前後+次の食前
2	○		○	○	○			
3	○				○	○		
1	○	○		○				朝食後が高い人の一例 →空腹時+朝食後+昼食後 または夕食後
2	○	○				○		
1	○			○				各食前後+ときどき 眠前or夜間
2	○	○	○	○	○	○	○	
3	○	○	○	○	○	○		

　基礎インスリンは空腹時血糖値をみて調整する。空腹時血糖が高めの場合，夜間低血糖後のSomogyi効果で上昇していることもあるため，深夜早朝の血糖を確認して持効型インスリン増量の可否を検討する。

低血糖の把握，シックデイの対応

　夜間の低血糖は自覚症状がわかりにくい。特に持効型インスリン使用時は，深夜早朝に低血糖を生じる場合もあるため，ときどき夜間もSMBGを行うとよい。悪阻や体調によって食欲がない場合，追加インスリンの量は食事量に応じて調整するが（シックデイ対応），予想外の低血糖を生じる場合があるため，普段より頻回にSMBGを行うようにする。

3 SMBG値に影響を与える要因・注意点

検体や採血部位による影響

　SMBGに用いるのは全血検体だが，含まれる水分量の差から通常は血漿や血清での血糖値より10％程度低値になる。血液の種類によっても差がある。末梢組織でのブドウ糖消費のため，一般に動脈血＞毛細血管血＞静脈血の順に低値となり，特に食後などの血糖が上昇した際は差が大きくなる。

　採血部位によっても差がある。SMBGでは通常指先で穿刺するが，母指球や小指球（手掌），前腕でも穿刺可能とされる。指先からの測定値が最も静脈血との相関が良好で，血糖値が変動しているとき

も正確に測定できる。手掌や前腕は，指先より組織液が混入しやすいことと組織でのブドウ糖の消費のため指先より低値となり，かつ静脈血の値が反映されるまでに15分程度遅れる[2]。特に低血糖の補正時は，指先からの穿刺を勧める。

測定手技による影響

　点着した血液量が少ない場合，エラーが表示されたり実際の血糖値より低く表示されたりする場合がある。指先でも絞り出して採血すると，組織液の混入量が多くなり，測定値が変わる可能性がある。採血では，消毒後に十分乾燥させないとアルコール類で血液が希釈されて低値になるため注意する。

　果物の皮をむいた後に手指を洗わずにSMBGを行うと偽高値となることが報告され[3]，果物に含まれる複数の糖類のうちグルコース（ブドウ糖）が反応したことを吉川ら[4]が検証した。食品に含まれる糖分との接触に留意が必要である。また，藤崎ら[5]はハンドクリームを塗布した手指でSMBGを行い偽低値や偽高値となった例を報告している。このハンドクリームには，アスコルビン酸，ハイドロキノン，酢酸トコフェロールなど多くの還元物質が含まれていた。血糖自己測定器は，グルコース酸化酵素（GOD）法やグルコース脱水素酵素（GDH）法で測定しており，両者とも還元物質の影響を受けやすい。GOD法では，グルコースがGODと反応して生成したH_2O_2と還元物質が作用して比色法での測定値が偽低値に，GDH法では，還元型フェロシアン化

表2 ISO 15197 2003年版と2023年版の比較

	ISO 15197：2003	ISO 15197：2013
分析的精確性*	自己検査用測定システムの最小許容精確さ 測定値の95％が次の範囲にあること • 血糖値75mg/dl未満では基準値の±15mg/dL以内 • 血糖値75mg/dL以上では基準値の±20％以内	システムの精確性 測定値の95％が次の範囲にあること • 血糖値100mg/dl未満では基準値の±15mg/dL以内 • 血糖値100mg/dl以上では基準値の±15％以内
精確さの評価	自己検査用測定システムの精確さの評価を回帰分析で行う	1型糖尿病に対して測定値の99％がParksのコンセンサスエラーグリッドのゾーンA，Bの範囲内（図1）
ヘマトクリットの影響	規定なし	（干渉物質の内因性要因） Htの正常検体（42±2％）における平均血糖値と比較して，測定器の動作範囲内の各Ht値における平均血糖値の差が下記の基準範囲を超える場合，Htの影響を添付文書に記載すること。 • 血糖値100mg/dL未満では誤差10mg/dL以内 • 血糖値100mg/dL以上では誤差10％以内
干渉物質※の影響	規定なし	通常検体における平均血糖値と比較して，定められた量の干渉物質を添付した検体における平均血糖値の差が下記の基準範囲を超える場合，その干渉物質の影響を添付文書に記載すること。 • 血糖値100mg/dL未満では誤差10mg/dL以内 • 血糖値100mg/dL以上では誤差10％以内

*：p.144「図1 各国際規格，国際ガイドラインの精度」参照
※干渉物質（外因性要因）：アセトアミノフェン，アスコルビン酸，ビリルビン，コレステロール，クレアチニン，ドーパミン，EDTA，ガラクトース，ゲンチジン酸，グルタチオン，ヘモグロビン，ヘパリン，イププロフェン，イコデキストリン，L-DOPA，マルトーゼ，メチルドーパ，プラリドキシムヨウ化メチル（PAM），サリチル酸塩，トルブタミド，トラザミド，トリグリセライド，尿酸，キシロース

イオンが再び酸化してフェリシアン化イオンに戻るときに放出された電子を測定するが，各種還元物質が酸化された際に生じた電子も測り込んだため，偽高値になると考えられている。ハンドクリームやアルコールへの溶解度が低いブドウ糖はアルコール綿だけでは十分に拭き取ることができず，流水での手洗いにより取り除かれたため，SMBGの前には手洗いを行い，アルコール綿で手指消毒をした後に穿刺するように指導する。

測定環境の影響

血糖自己測定器とセンサーが正しく作動するためには，至適温度環境がある。機種により多少の差はあるが，おおむね気温5〜40℃前後である。佐瀬ら[6]は，常温（23±1℃），低温（6.5±0.5℃），高温（37±1℃）の環境に測定器とセンサーを置いた場合の血糖測定値（低濃度，中濃度，高濃度）について検証した。最近の機器では測定器とセンサーを同一温度内に置いた場合，常温・高温・低温環境でも平均血糖値はISO 15197：2013の許容範囲内だった。一部の機種では，測定器を低温環境に置いたときには許容範囲をはずれて高値に，高温環境に置いたときには許容範囲を超えて低値になることが判明した。また，測定器を高温あるいは低温環境から復温させた場合は，10分程度でbiasが小さくなり常温でのbiasに戻ることがわかった。現実に

は，寒冷地では氷点下の気温になり，夏季の猛暑時には，わが国でも37℃以上の気温になることがたびたびある。冬季の夜間，暖房のない室内などの低温下に長時間測定器が置かれた後の朝のSMBG値や，夏季に冷房のない暑い部屋や車内，あるいは冬季に暖房器具の近くに測定器を放置した後のSMBGの測定結果は，エラー表示になったり実際の値と乖離する可能性があるため，季節と地域によっては，測定環境や測定器を保管する環境にも注意を払う。

溶存酸素の影響

GOD電極法の測定器では溶存酸素が測定値に影響を及ぼす。低酸素血症では測定値が実測より高値に，高酸素血症では測定値が実測より低値になるため[7]，特に心肺蘇生時や集中治療，酸素吸入中の患者への使用は控える。

干渉物質の影響

測定値に影響を及ぼす干渉物質について，ISO 15197の2003年版では基準が設定されていなかった。2013年版では，内因性要因としてヘマトクリット値，外因性要因として24種類の物質を挙げ，「血糖値100mg/dL未満では誤差10mg/dL以内，血糖値100mg/dL以上では誤差10％以内を超える場合は，その干渉物質の影響を添付文書に記載する」ことになった（表2）。

ヘマトクリット30％以下では，血漿や血清での

図1 Parkesのコンセンサスエラーグリッド

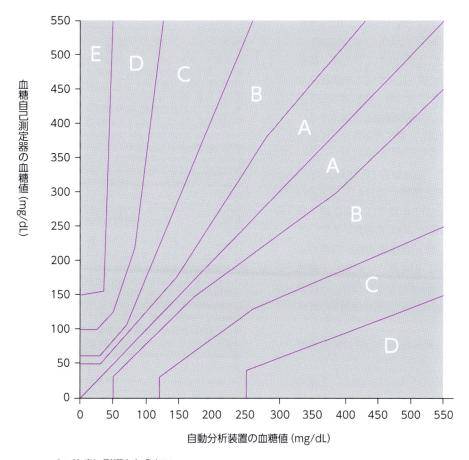

A：治療に影響を与えない
B：誤差はあるが治療にほとんど影響を与えない
C：誤差があり治療に影響を与える可能性がある
D：誤差が重大なリスクを与える可能性がある
E：誤差が危険な結果を招く可能性がある

(文献9より引用)

測定値が全血の測定値より低値となり，ヘマトクリット60％以上では血漿や血清での測定値が全血の測定値より高値となる。ISO 15197の2013年版から，ヘマトクリット正常の検体（42±2％）での平均血糖値と比較して規定の範囲を超える場合は，ヘマトクリットの影響を受けることが添付文書に記載された。高度の貧血や新生児などヘマトクリット値が低値あるいは高値の場合，ISO 15197：2013に適合していない機種では影響を受ける可能性が大きいため確認が必要である。外因性要因には，ビリルビン，コレステロール，トリグリセライド，尿酸などの生体内の物質，アセトアミノフェン，アスコルビン酸，ヘパリンなどの薬剤，マルトース，ガラクトースなどの糖類や透析液に含まれるイコデキストリンなど診療で取り扱っている物質が多く含まれる。GDH法のうち補酵素にPQQ（ピロロキノリンキノン）やその類似物質を使用している測定器ではグルコース以外の糖にも反応するため，マルトース含有輸液などを受けている患者では偽高値に注意が必要であり[7]，インスリン過剰投与にもつながる事例が欧米でも起きている。イコデキストリンは一部の腹膜透析液に含まれており，同様に注意を要する。

ラクトースはグルコースとガラクトースが結合した二糖類で乳汁中に多く含まれるが，GDH-PQQ酵素を使用した測定器で偽高値を示しており[4]，本

原理の測定器を使用する場合は，授乳後や乳製品に触れた後の手洗いが重要である。また，有機リン中毒の際に使用するプラリドキシムヨウ化メチル（PAM）について，GDH-PQQを用いる測定器では以前から偽高値となることが知られていたが，酵素比色法，酵素電極法のいずれにおいても偽高値となることが判明した。さらにヨウ素を含む外用薬を使用した部位から採血して，酵素電極法で測定すると偽高値となることも判明し，厚生労働省から注意喚起がなされている[8]。

　各論Ⅲ 妊娠中の管理：血糖管理・評価「血糖自己測定法（SMBG）の適応と実際」（p.141）でも述べたが，ISO 15197の2013年版では，測定器の精確性の規定も2003年版より厳しく設定されている（表2，図1，p.144「図1 各国際規格，国際ガイドラインの精度」参照）。現在販売されている機種のほとんどは2013年版に適合しているが，一部適合していない機種もあるため測定器を使用する際は確認を要する。

　SMBGの測定値は，糖代謝異常合併妊婦の治療方針の考案，食事・運動療法の評価，インスリン投与量の調整などの直接的な目安になるため，正確であることがきわめて重要である。ここで述べたさまざまな要因の影響を受けていることを理解し，より正確な測定値が得られるよう，適切なSMBGの実施を指導する。

（山田貴穂，曽根博仁）

=============== 文　献 ===============

1) 和栗雅子，宮里　舞，馬淵亜紀: 妊娠糖尿病における血糖自己測定法の意義と適応－当院でのワークショップ「妊娠糖尿病の血糖管理と血糖自己測定法（SMBG）」. 糖尿病と妊娠 2015; 15: 70-90.
2) 桑　克彦: 血糖自己測定. 医科器械学 2004; 74: 246-53.
3) Hirose T, Mita T, Kawamori R, et al.: Glucose monitoring after fruit peeling : pseudohyperglycemia when neglecting hand washing before fingertip blood sampling. Diabetes Care 2011; 34: 596-97.
4) 吉川康弘，稲村奈津美，大塚喜人，ほか: 血糖自己測定器における各種糖類の反応性試験. 医学検査 2016; 65: 408-13.
5) 藤崎夏子，尾辻真由美，郡山暢之，ほか: 多種還元物質含有輸入ハンドクリームの血糖自己測定値への影響. 糖尿病 2013; 56: 666-9.
6) 佐瀬正次郎，太郎良のぞみ，宮負　哲，ほか: 血糖自己測定（SMBG）に及ぼす環境温度における影響について. 医学検査 2009; 69: 168-78.
7) 日本糖尿病学会: 安全対策通知 血糖自己測定機器の適正使用について. 2006: https://www.jds.or.jp/uploads/fckeditor/files/uid000001_34383032736D62675F616E7A656E2E706466（2024年9月6日閲覧）.
8) 厚生労働省: 医薬品・医療機器等安全情報 No.327. 2015: https://www.mhlw.go.jp/file/06-Seisakujouhou-11120000-Iyakushokuhinkyoku/0000185093.pdf（2024年9月6日閲覧）.
9) Parkes JL, Pardo S, Ginsberg BH, et al.: A new consensus error grid to evaluate the clinical significance of inaccuracies in the measurement of blood glucose. Diabetes Care 2000; 23: 1143-8.

各論Ⅲ　妊娠中の管理：血糖管理・評価

持続グルコースモニタリング(CGM) の適応と実際

糖代謝異常合併妊娠における持続グルコースモニタリング(CGM) の重要性とその適用を解説する。CGMは，HbA1cや血糖自己測定(SMBG)では検出困難な血糖変動を評価可能であり，母児合併症の抑制に寄与することも報告されている。わが国で使用可能なCGM機器の特徴と診療報酬の適用条件について概説する。また，実際に糖代謝異常合併妊娠においてCGMを用いることにより期待される有用性について，実際の使用上の注意点についても概説する。

糖代謝異常合併妊娠では，母児合併症予防の観点から厳格な血糖管理が必要である。一方で，インスリンを使用した厳格な血糖管理では低血糖リスクが増加する。血糖管理の指標としてHbA1cやグリコアルブミン(GA)が使用されるが，HbA1cは貧血や鉄代謝の影響を受け過小評価になり，また過去2～3カ月の平均血糖を反映するため直近の血糖管理状況を反映しにくい。GAはより短期的な血糖管理状況を反映し，鉄代謝の影響を受けないが，肥満を有する妊婦では低値になりやすい。妊娠経過中の日々の血糖管理に血糖自己測定(SMBG)が重要であり，食事療法やインスリン治療の開始・調整に有用であるが，穿刺による疼痛や手技の煩雑さといった問題がある。加えて測定したタイミングの血糖値のみの把握であるため，食後血糖値のピークや夜間の低血糖，無自覚性低血糖を評価することは困難であった。一方で，持続グルコースモニタリング(CGM)は2009年に日本でも承認され，連続的にグルコース値の動的変化をとらえることが可能になった。

1 持続グルコースモニタリング(CGM)

CGMは，皮下に挿入した細いセンサーにより皮下の間質液中の糖濃度(間質液グルコース)を連続的に測定しセンサーグルコース値として表示する機器であり，1日のグルコースの動的変化を，夜間就寝中も含め間接的に評価することができる。皮下間質液中のグルコース濃度は，血糖値と比較すると5～10分前の値となる。機種により測定原理およびアルゴリズムは異なり，測定間隔は1～15分ごとで連続的に測定される。CGMは前述のように血糖値を直接的に測定しているわけではないが，糖代謝異常合併妊娠においてもセンサーグルコース値と

血糖値は強く相関することが示されている[1,2]。CGMを用いることで，臨床的にSMBGやHbA1c，GAでは検出できない血糖変動をより正確に評価でき，食後の急峻な血糖値上昇や無自覚性を含めた予期せぬ低血糖を検出することができる。CGMは，1つのセンサーで最大7～14日の測定が可能である。

CGMの種類

CGMには，プロフェッショナルCGM(レトロスペクティブCGM)とパーソナルCGMがある。プロフェッショナルCGMは，装着したセンサーデータを一定期間後に医療機関で読み取り，データを後ろ向きに解析する。パーソナルCGMは，SMBG同様に患者自身が日々のグルコース値，グルコースの動きをリアルタイムで把握し，血糖管理の維持，治療の変更に用いることができる。2024年8月現在，わが国で使用可能なCGMの種類と特性を表1に示す。

プロフェッショナルCGMとして「FreeStyleリブレPro」(アボットジャパン合同会社)，パーソナルCGMとして「ガーディアン™4スマートCGMシステム」(日本メドトロニック株式会社)，「DexcomG6」，「Dexcom G7」(デクスコムジャパン合同会社)，「FreeStyleリブレ」，「FreeStyleリブレ2」(アボットジャパン合同会社)が使用可能である。

このうち「ガーディアン™4スマートCGM」，「Dexcom G6」，「Dexcom G7」は常に専用のモニターないしスマートフォンにセンサーグルコース値が表示されるリアルタイムCGMである。

「FreeStyleリブレ」は間歇スキャン式CGM(isCGM)ともよばれ，専用のリーダーないしスマートフォンでセンサーをスキャンした際にのみセンサーグルコース値が表示される。「FreeStyleリブ

表1 わが国で使用可能な持続グルコースモニタリング（CGM）の種類と特性（2024年8月現在）

名称	FreeStyle リブレPro *	FreeStyle リブレ *	FreeStyle リブレ2	ガーディアン™4 スマートCGM システム	Dexcom G6	Dexcom G7
販売	アボットジャパン 合同会社	アボットジャパン 合同会社	アボットジャパン 合同会社	日本メドトロニック 株式会社	デクスコムジャパン 合同会社	デクスコムジャパン 合同会社
CGMタイプ	プロフェッショナル CGM（レトロスペクティブCGM）	パーソナルCGM/ 間歇スキャン式 CGM（isCGM）	パーソナルCGM（リアルタイムCGM）/間歇スキャン式CGM（isCGM）	パーソナルCGM（リアルタイムCGM）	パーソナルCGM（リアルタイムCGM）	パーソナルCGM（リアルタイムCGM）
リーダー/ モニター	専用リーダー	専用リーダー/ スマートフォン	専用リーダー/ スマートフォン	スマートフォン	専用モニター/ スマートフォン	専用モニター/ スマートフォン
測定範囲 (mg/dL)	40〜500	40〜500	40〜500	40〜400	40〜400	40〜400
記録間隔	15分	15分	15分	5分	5分	5分
較正（キャリブレーション）	不可	不可	不可	可能	可能	可能
センサー日数	14日	14日	14日	7日	10日	10.5日
イベント入力	不可	可	可	可	可	可
アラート機能	なし	なし	なし	あり	あり	あり
推奨装着部位	上腕後面	上腕後面	上腕後面	上腕背面，腹部（小児では上腕背面，殿部上部）	腹部（小児では殿部も可）	上腕後部，腹部（小児では殿部も可）

* ：FreeStyleリブレ，FreeStyleリブレProに関しては2024年12月末で販売終了

レ2」は専用のリーダーを使用した場合，センサーをスキャンした際にのみセンサーグルコース値が表示され，スマートフォンを使用した場合は常時スマートフォンにセンサーグルコース値が表示される。さらに「ガーディアン™4スマートCGMシステム」，「Dexcom G6」，「Dexcom G7」はSMBGの血糖値による較正が可能（較正をしないでも使用可能だが，較正もできる），「FreeStyleリブレ」，「FreeStyleリブレ2」および「FreeStyleリブレPro」は較正ができない。ただし，「FreeStyleリブレ」および「FreeStyleリブレPro」に関しては2024年12月末で販売終了の予定である。

2 CGMの適用

2024年8月現在，わが国で使用可能なCGMの診療報酬項目を表2に示す。このうちD231-2「皮下連続式グルコース測定」とC152-2「持続血糖測定器加算」は，持続皮下インスリン注入療法（CSII）を行っているなどの施設基準に適合し届け出を行った保険医療施設でのみ保険算定可能である。一方で，C150-7「間歇スキャン式持続血糖測定器によるもの」でのCGMの使用は，インスリン製剤の自己注射を1日1回以上行っている入院中の患者以外の患者で，糖尿病の治療に関し，専門の知識および5年以上の経験を有する常勤の医師がいれば保険算定

可能である。このため，比較的多くの医療施設で使用が可能である。患者適用の有無・保険算定に関しては最新の情報を日本糖尿病学会のホームページなどで確認していただきたい。保険適用を考慮すると，臨床的にプロフェッショナルCGMを糖代謝異常合併妊娠に実施することはまれであるが，プロフェッショナルCGMの結果を基に食事療法などの行動変容，薬剤調整により周産期血糖管理が改善することが報告されている[3, 4]。

パーソナルCGMを用いた血糖管理

保険適用を加味し臨床使用する場合には，パーソナルCGMの使用が望ましい。インスリン治療中の糖尿病に対してパーソナルCGMを使用する場合，妊婦に対するSMBG（月120回以上）と比較して，700円程度（3割負担）窓口支払いは減少する。SMBGを使用していない場合と比較すると，3,750円（3割負担）支払いが増加する。パーソナルCGMの場合，特に血糖管理が不安定な1型糖尿病や膵全摘後の患者，低血糖発作を繰り返すなどの重篤な有害事象が生じている血糖管理が不安定な2型糖尿病の場合には，インスリンポンプと連動したCGMの使用を考慮する。インスリンポンプと連動していないパーソナルCGMは，SMBGと同様に保険算定が可能なため，糖尿病合併妊娠，妊娠中の明らかな糖尿病，2点以上陽性の妊娠糖尿病，肥満を伴う1点

表2　CGMの診療報酬項目

	D231-2	C152-2	C150
診療報酬項目	皮下連続式グルコース測定 －700点（技術料） －6,340円（材料費）	持続血糖測定器加算 1. 2個以下の場合＝1,320点 2. 3個また4個の場合＝2,640点 3. 5個以上の場合＝3,300点	血糖自己測定器加算 1. 月20回以上測定する場合：350点 2. 月30回以上測定する場合：465点 3. 月40回以上測定する場合：580点 4. 月60回以上測定する場合：830点 5. 月90回以上測定する場合：1,170点 6. 月120回以上測定する場合：1,490点 7. 間歇スキャン式持続血糖測定器によるもの：1,250点 ＊1型糖尿病で用いる場合6ないし7，2型糖尿病の場合7が算定可能で，SMBGと同時に算定できない
適用患者	• 1型糖尿病 • 血糖管理が不安定な2型糖尿病	• 1型糖尿病 　急性発症および劇症1型糖尿病 • 2型糖尿病 　ただし，内因性インスリン分泌の欠乏を認め低血糖発作を繰り返す血糖管理不安定な患者 • 膵全摘後に皮下インスリン注入を行っているもの	7については，インスリン製剤の自己注射を1日に1回以上行っている患者が間歇スキャン式持続血糖測定器を使用した場合
適用CGM		ガーディアン™4スマートCGMシステム Dexcom G6 Dexcom G7	
	FreeStyleリブレPro＊ FreeStyleリブレ2	－	FreeStyleリブレ＊ FreeStyleリブレ2

＊FreeStyleリブレ，FreeStyleリブレProに関しては2024年12月末で販売終了

陽性の妊娠糖尿病などでは保険診療で使用できる。また，1日1回以上のインスリン注射を行っている妊婦でも，診断名にかかわらず保険診療で使用できる。

実際の臨床では，母児合併症抑制の観点から妊娠中の血糖管理は非妊娠時と比べてより厳格な血糖管理が必要となるため，低血糖が散見される場合や血糖管理が目標に達しない場合，血糖変動が不安定な場合には積極的にCGM使用を考慮すべきである。特に1型糖尿病合併妊娠ではSMBGを用いた場合と比較して，CGMを用いた場合に血糖管理の改善とlarge-for-gestational age（LGA）児，新生児低血糖，NICU入室率といった児の合併症抑制が報告されており，周産期血糖管理にCGMを用いることが推奨される[5,6]。2型糖尿病合併妊娠や妊娠中の明らかな糖尿病，妊娠糖尿病でも近年有用性の報告は増え[7]，特にインスリン治療症例ではCGMが血糖管理に寄与する可能性が示唆されるが，今後のエビデンスの蓄積が必要である。また，インスリン治療開始前の症例においてもSMBG開始とともに，もしくはSMBG開始後の血糖測定の結果を基にCGMを用いた血糖管理を行うことは，血糖プロファイルの把握のみならず食事療法の理解の面においても有効であり，CGMの開始は血糖管理上の利点がある。後述するCGMの欠点・注意点はあるものの，CGM使用によって詳細な血糖プロファイル

の確認が可能になるのみならず，頻回なSMBGは疼痛や煩雑さを伴うため，患者の精神的・肉体的負担の軽減も可能と考えられる。加えて，妊娠初期の受胎から器官形成期の血糖管理不良により先天性形態異常や流産が増加し，そのほとんどが妊娠7週以前に生じるため，妊娠が判明した後に血糖管理を早急に強化しても先天性形態異常などのリスクを減少させることが難しいことが考えられ，妊娠前からの血糖管理が必要である。このため，1型糖尿病やインスリン治療中の2型糖尿病では，妊娠前の時点（妊娠を希望している時点）で低血糖を回避しつつHbA1c 6.5％未満を血糖管理の目標とするためにも，パーソナルCGMを用いた血糖管理を行うべきである。さらに産褥期の血糖管理では，妊娠前や妊娠中，出産前と生活リズムやインスリン用量が大きく変化するため，インスリン治療を継続している場合にはCGMを継続使用することで詳細な血糖プロファイルの把握が可能である。特に1型糖尿病では授乳による低血糖のリスクもあるため，このような低血糖予防の観点でもCGMを継続することのメリットが大きい。

2 CGM使用における注意点

CGM使用に当たってはいくつかの注意点がある。

1点目はCGMの正確性である。CGMの正確性の指標として，平均絶対的相対的差異（MARD）が用いられ，センサーグルコース値と血糖値の差異の割合を示す指標である。現在，日本で使用可能なパーソナルCGMはMARD＜10％と報告されている[8]が，明確な正確性の目標設定はない。また，血糖値の変動が大きい場合や低血糖領域ではその精度が悪いことも報告されている[9]。妊婦を対象としたCGMの正確性の検討では，臨床的使用に問題ない正確性が報告されている[1, 2]。しかし特に血糖値の変動が大きい場合には，間質液グルコース値と血液中のグルコース値に差異が生じやすく，MARDが高くなる要因になる。このため，CGMでのセンサーグルコース値が，低血糖領域（70mg/dL未満）や著しい高血糖領域（250mg/dL以上）の場合には，SMBGによる血糖値の確認が必要である。また，穿刺時の出血や就寝中の圧迫によっても正確性が悪くなることがある。このため，自覚症状と一致しないセンサーグルコース値のときやセンサーグルコース値の正確性に疑問がある場合には，積極的にSMBGを行うように説明が必要である。さらにセンサーグルコース値の正確性の点から，少なくともセンサーグルコース値単独による直接的な治療変更には十分な注意を要する。ある一定期間CGMデータから治療変更を検討することは臨床的に有益であるが，直接血糖値を測定することなく，パーソナルCGMを使用中の患者がCGMモニターに表示されたセンサーグルコース値，すなわち間質液中のグルコース濃度だけで治療を変更することは現状では勧められない。例えば，CGMのセンサーグルコース値が低血糖（63mg/dL未満）を示しており低血糖と判断し補食を行う場合や，250mg/dL以上であり補正のインスリン投与を行う場合には，一度SMBGで血糖値を確認し，同様の数値が認められた際に治療行動をとることを考慮するべきであり，CGM開始の際に患者に十分に説明を行うべき点である。

2点目としては，CGMセンサー装着部分の皮膚トラブルが挙げられる。主として装着部分の粘着剤による接触性皮膚炎である。この点に関しては，あらかじめ皮膚保護剤を使用することにより改善する症例もあるが，皮膚トラブルが継続する場合にはCGM使用中止を検討する。

3点目は妊婦ではまれであるが，放射線検査時のCGMの取り扱いに関してである。CGMセンサー内に金属が使用されているため，MRI検査ではCGMの脱着が必須である。加えてＸ線検査やCT検査ではCGMセンサーの被曝による影響が検討されていないため，原則，検査前にCGMセンサーを取りはずすことが推奨されている。

最後にインスリンポンプのみならずCGMを用いた周産期血糖管理は専門的な知識が必要になるため，CGM開始後も目標血糖範囲内に至らない場合やCGMの適用があり，自施設での導入および管理が困難な場合には，インスリンポンプやCGMなどの先進糖尿病デバイスに精通した糖尿病専門医や糖尿病療養支援チームとの連携・紹介が必要である[10]。

（林　哲範）

文　献

1) Citro F, Bianchi C, Aragona M, et al.: Accuracy of intermittently scanned continuous glucose monitoring during caesarean delivery in pregnant women with insulin-treated diabetes. Diabetes Res Clin Pract 2024; 210: 111611.
2) Polsky S, Valent AM, Isganaitis E, et al.: Performance of the Dexcom G7 Continuous Glucose Monitoring System in Pregnant Women with Diabetes. Diabetes Technol Ther 2024; 26: 307-12.
3) Murphy HR, Rayman G, Lewis K, et al.: Effectiveness of continuous glucose monitoring in pregnant women with diabetes: randomised clinical trial. BMJ 2008; 337: a1680.
4) 林　哲範, 守屋達美, 鈴木貴博, ほか: 糖尿病合併妊娠におけるcontinuous glucose monitoring（CGM）の有用性の検討. 糖尿病と妊娠 2010; 10: 92-6.
5) Feig DS, Donovan LE, Corcoy R, et al.: Continuous glucose monitoring in pregnant women with type 1 diabetes（CONCEPTT）: a multicentre international randomised controlled trial. Lancet. 2017; 390: 2347-59.
6) Kristensen K, Ogge LE, Sengpiel V, et al.: Continuous glucose monitoring in pregnant women with type 1 diabetes: an observational cohort study of 186 pregnancies. Diabetologia 2019; 62: 1143-53.
7) Sanusi AA, Xue Y, McIlwraith C, et al.: Association of Continuous Glucose Monitoring Metrics With Pregnancy Outcomes in Patients With Preexisting Diabetes. Diabetes Care 2024; 47: 89-96.
8) Rossetti P, Bondia J, Vehi J, et al.: Estimating plasma glucose from interstitial glucose: the issue of calibration algorithms in commercial continuous glucose monitoring devices. Sensors（Basel）2010; 10: 10936-52.
9) Sato T, Oshima H, Nakata K, et al.: Accuracy of flash glucose monitoring in insulin-treated patients with type 2 diabetes. J Diabetes Investig 2019; 10: 846-50.
10) Heinemann L, Fleming GA, Petrie JR, et al.: Insulin pump risks and benefits: a clinical appraisal of pump safety standards, adverse event reporting, and research needs: a joint statement of the European Association for the Study of Diabetes and the American Diabetes Association Diabetes Technology Working Group. Diabetes Care 2015; 38: 716-22.

各論Ⅲ　妊娠中の管理：血糖管理・評価

持続グルコースモニタリング（CGM）の評価

糖代謝異常合併妊娠における持続グルコースモニタリング（CGM）データの評価に当たっては，目標グルコース値範囲63〜140mg/dLが推奨された。1型糖尿病合併妊娠では，目標グルコース値範囲内の時間の割合（TIR）70%以上，それ未満の時間の割合（TBR）4%未満が目標値として定められたが，妊娠糖尿病や2型糖尿病合併妊娠では具体的な目標はまだ確立されていないため，可能な限り迅速かつ安全に目標血糖範囲を超える時間の割合（TIR）を増加させ，TBR，TARと血糖変動を減らすことが目標となる。

1 持続グルコースモニタリング（CGM）データの解釈

持続グルコースモニタリング（CGM）を用いた血糖管理において，2019年に「目標血糖範囲の時間の割合（TIR）に関する国際コンセンサスによる推奨」が発表され[1]，14日間で70%以上得られたセンサーグルコース値データのTIR，目標血糖範囲未満の時間の割合（低血糖域：TBR），目標血糖範囲を超える時間の割合（高血糖域：TAR）を評価することが推奨された。この目標グルコース値範囲は，非妊娠時の糖尿病では70〜180mg/dLを定められ，高齢者や低血糖のハイリスク状態でない糖尿病（非ハイリスク群）ではTIR 70%以上を目標値とし，加えてTBR 4%未満，TAR 25%未満が目標値として推奨された。一方で高齢者や低血糖のハイリスク状態の糖尿病（ハイリスク群）では，低血糖をさけるためにTBR 1%未満，TIR 50%以上の目標値が推奨された。

糖代謝異常合併妊娠では，1型糖尿病合併妊娠を対象とした前向き研究において，妊娠中にCGMを用いて目標グルコース値範囲を63〜140mg/dLに管理したことで新生児アウトカムが有意に改善したことにより，目標グルコース値範囲63〜140mg/dLが定められた[2]。この目標グルコース値範囲を用いて，1型糖尿病合併妊娠ではTIR（63〜140mg/dL）>70%，TBR（<63mg/dL）<4%，TAR（>140mg/dL）>25%を目標値として推奨している。一方で妊娠糖尿病や2型糖尿病合併妊娠では，TIRは63〜140mg/dLに定めているものの，各TIR，TBR，TARの目標値はエビデンスが不十分であり，決まっていない（図1）。

2024年9月には日本糖尿病学会から「先進医療機器により得られる新たな血糖関連指標に関するコンセンサスステートメント」が発表された[3]。前述の「TIRに関する国際コンセンサスによる推奨」及び「先進医療機器により得られる新たな血糖関連指標に関するコンセンサスステートメント」を基にした妊娠中のCGMデータの解釈としては，まず直近14日間のうち70%以上（10日以上）のセンサーデータが得られているか確認する。70%以上のデータが得られていない場合には，CGM使用率が不十分な理由について患者と相談し，解決方法を話し合うことが必要である。70%以上のデータが得られている場合には，次に平均グルコース値，グルコース管理指標（GMI），グルコースの変動係数を評価する。

GMIは14日間の平均グルコース値から算出され，推定のHbA1c値に相当し，GMI（%）＝3.31＋0.02392×平均グルコース値（mg/dL）より算出される。実測のHbA1cとGMIの差をglycation gapというが，妊娠期間中は貧血や鉄代謝の影響でHbA1cが低値になるため，HbA1cとGMIの差が大きくなりやすいので注意が必要である。

グルコースの変動係数は，「TIRに関する国際コンセンサスによる推奨」ではcoefficient of variation（%CV），standard deviation（SD）が推奨されている。そのほか，血糖変動を反映するCGMのグルコースデータより算出される値として平均グルコース変動幅（MAGE）があり，グルコース値の1SDを超える血糖変動の平均値として算出される。

また，日差変動の指標としてmean of daily difference（MODD）があり，24時間あけた同時刻のグルコース値の差の絶対値の平均として算出される。グルコース値の安定性の評価としては，ambulatory glucose profile（AGP）の中央値曲線の上昇・下降のピークとその傾きを評価し，可能

図1 TIRに関する国際コンセンサスによる推奨

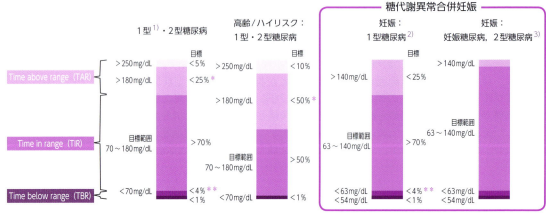

1): 25歳未満，HbA1c目標7.5%の場合，TIR目標値を約60%に設定する
2): エビデンスが限定されておりさらなる研究が必要
3): エビデンスが非常に限定的でありTIRの目標値は含まれない．さらなる研究が必要
＊：＞250mg/dLの割合も含む
＊＊：＜54mg/dLの割合も含む

な限り平坦にすることが望ましい．ただし妊娠経過中は悪阻により食事摂取量・時間が安定しなかったり，分食の実施によりばらつきが生じたりする．これによりAGPの中央値曲線が平坦に見えることがあることに留意し，日々の血糖推移および患者の食事量や食事のタイミングを含めた生活パターンを併せて確認することが必要である．平均グルコース値，GMI，%CVはともに妊娠期間中の目標値設定はないが，前回受診時のCGMデータと比較して評価することが望ましい．そのうえで次のステップとして，TIR，TBR，TAR，さらにはAGPを用いた血糖プロファイルの評価を行い，治療方針の決定に至る．そして糖代謝異常合併妊娠においては，可能な限り迅速かつ安全にTIRを増加させ，TBRおよびTARと血糖変動を減らすことが目標となる．

2 糖代謝異常合併妊娠のCGMのエビデンス

1型糖尿病合併妊娠では，目標グルコース値範囲を63〜140mg/dLとし，TIRを70%より多くしてTBR（＜63mg/dL）4%未満を目指す．妊娠糖尿病および2型糖尿病合併妊娠では，1型糖尿病合併妊娠同様に目標グルコース値範囲は63〜140mg/dLであるが，TIR，TBR，TARの具体的な目標値はエビデンスが不足しており定められていない．妊娠糖尿病および2型糖尿病合併妊娠では1型糖尿病合併妊娠と比べ，高血糖時間が約30%少ないという報告がある[4]．また2型糖尿病合併妊娠を対象とした研究において，平均グルコース値およびTIR，TARと周産期合併症の関係も報告されているが，TBRおよび血糖変動は一貫性が低い[5,6]．加えて，HbA1c 5.7%未満でlarge-for-gestational age（LGA）および妊娠高血圧症候群がなかった糖代謝正常妊婦においてCGMを実施した研究では，63〜140mg/dLのグルコース範囲が90%以上，63〜120mg/dLのグルコース範囲が80%以上であった報告もある[7]．平均血糖値にのみ依存した血糖管理は頻回な低血糖や高血糖に伴う血糖変動を見逃す可能性があり，さらにTBRを減らすことは母体の安全を確保するうえで重要であることに変わりはない[8]．このため，現状，糖代謝異常合併妊娠のCGMを用いた血糖管理において明確な単一の優れた指標はないため，TIR，TBRや血糖変動指標など総合的に用いて，周産期血糖管理を行うことが重要であり，今後のエビデンスの蓄積が必要である．加えて糖代謝異常合併妊娠のCGMを用いた研究報告は多くが海外からの報告であり，今後日本人を対象としたエビデンスの構築も必須である．

3 CGMの実際の使用方法

CGMの導入方法

CGM導入に当たっては，特に1型糖尿病合併妊娠ではインスリンポンプと連動したCGMの使用について，血糖管理におけるメリットと医療費などの

デメリットを十分に説明する。そのうえでインスリンポンプと連動しないCGMを使用する場合には，各CGMの特徴を理解したうえで十分に患者に説明を行い，使用するCGMの機種を決定する。そして使用するCGMセンサーの装着方法・脱着方法，センサーグルコース値のモニタリングデバイスとして患者のスマートフォンを使用するのか（使用できるか），専用のリーダーないしモニターを用いるか決定する。各施設により異なるが，CGMデータはクラウド管理も可能なため，データクラウド管理に関して説明を行い，同意が得られればクラウド管理の設定を行う。

CGMレポートの管理・評価

前述の「TIRに関する国際コンセンサスによる推奨」[1] において，非妊娠時の1型・2型糖尿病をもつ患者の目標グルコース値範囲が70〜180mg/dLであるのに対して，糖代謝異常合併妊娠の目標グルコース値範囲は63〜140mg/dLとより厳格に設定されている。このため，まずレポートの目標グルコース値範囲が妊婦で推奨されている63〜140mg/dLに変更する必要がある。各CGMのレポート管理システムでは通常70〜180mg/dLになっているため，妊娠が判明した後に63〜140mg/dLに変更する。各CGMのレポート管理システムで変更方法は異なるが，2024年8月現在でのレポートの設定変更に関して以下に記載する。ただしこれらのレポート管理システムの設定は常にアップデートされているため，最新の情報を確認することを勧める。

リブレView（アボットジャパン合同会社）

「FreeStyleリブレ」，「FreeStyleリブレ2」は「リブレView」でデータ管理，レポート出力が可能である。各患者の「レポート設定」において目標グルコース値範囲を63〜140mg/dLに変更が可能である。また「AGPレポート」上では目標グルコース値範囲70〜180mg/dLで算出されたTIR，TBR，TARが表示されているため，「スナップショット」のレポートにて63〜140mg/dLのTIR，TBR，TARの評価を行う。

Dexcom CLARITY（デクスコムジャパン合同会社）

「Dexcom G6」，「Dexcom G7」は「Dexcom CLARITY」でデータ管理，レポート出力が可能である。各患者の「インタラクティブレポート」内の「患者のグルコース範囲」にある「AGP目標範囲」において目標グルコース値範囲の変更が可能であるが，

2024年9月現在5mg/dLずつの変更しかできないため，65〜140mg/dLへの変更で対応する。そのうえで「AGP」のレポート上で65〜140mg/dLのTIR，TBR，TARの評価を行う。

ケアリンク™システム（日本メドトロニック株式会社）

「ガーディアン™4スマートCGMシステム」では「ケアリンク™システム」でデータ管理，レポート出力が可能である。「設定のカスタマイズ」より目標グルコース値範囲の変更が可能である。「評価と進捗状況」のレポートにて63〜140mg/dLのTIR，TBR，TARの評価を行う。

4 CGMデータに基づく治療方針の決定

糖代謝異常合併妊娠の血糖管理では前述のようにCGMデータを基に，可能な限り迅速かつ安全にTIRを増加させ，TBRおよびTARと血糖変動を減らすことが目標となる[9, 10]。そのためにCGMレポートの評価を以下の手順で行う。評価を行ううえで，CGMのセンサーグルコースデータの変動を視覚的に把握できるAGP（図2）を使用する。AGPは5本の曲線から構成されており，中央値曲線（50パーセンタイル曲線）を中心とし，その上下の25パーセンタイルから75パーセンタイル範囲を四分位範囲（IQR），そのさらに外側上下の5パーセンタイルから95パーセンタイル範囲を二十分位範囲（IDR）として表示している（図2）。日内変動の評価は，中央値曲線の上昇ないし下降が大きい時間帯が1日のうちでグルコース値の変動が大きい時間帯であることがわかる。日差変動はIQRないしIDRにより評価し，この上下の幅が大きい時間帯が日によってグルコース値の推移が変動しやすい時間帯であることがわかる。

データの質とTIRの確認

まず，センサー有効時間が14日間中の70%以上（10日以上）であることを確認する。十分なセンサー有効時間がない場合には，適切な臨床的評価ができない。低血糖が頻発している症例では，より長期のデータ期間を選択し，低血糖の原因を評価することも必要である。

低血糖パターンの特定

次に低血糖時間を減少させることが母体の安全上も重要であり，低血糖パターンを評価する。低血糖パターンは低血糖の頻度，継続時間，程度，タイミングを特定し，低血糖の原因を検討して低血糖回避

図2 AGPの解釈

a：CareLink レポート

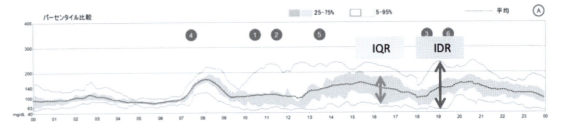

b：リブレView レポート

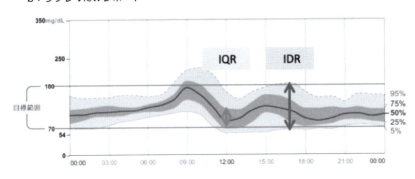

c：CLARITY レポート

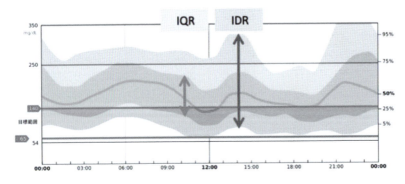

IQR：四分位範囲
IDR：二十分位範囲

のための治療調整を行う。著明な高血糖がある場合であっても明らかな低血糖がある場合には，低血糖後の反発性高血糖が生じていることがあるため，まずは低血糖を減少させる（TBRを減らす）対策を講じる。1型糖尿病合併妊娠を含めたインスリン治療中の糖代謝異常合併妊娠の場合には，再現性をもって同一の時間帯の低血糖の原因になっている責任インスリンを同定し，その責任インスリンの減量を検討する。また再現性に乏しい場合には，食事摂取状況がどうであったか，インスリン注射用量が適切であったかについて患者と振り返りを行う。悪阻などによって食事摂取量が減少して低血糖になっている場合には，必要に応じて追加インスリンの食前注射ではなく，食後注射への変更を検討する。低血糖パターンの特定においては，現在生じている低血糖パターンのみでなく，治療変更により生じる可能性のある低血糖パターンも予測し，治療戦略を行うことが必要である。また，食後血糖上昇の後に血糖が低

下し，低血糖になっている場合には分食を開始ないし分食の用量増加も有効である。さらに低血糖時や一定のグルコース値以下になった場合に知らせてくれるアラート設定や，グルコース値が急激に低下し低血糖になる可能性を知らせてくれるアラートの設定が可能なCGM機種もあるため，低血糖を回避するためのアラート設定を行うことも有用である。

グルコース変動 (日差変動) の評価

グルコース変動の評価としては，AGPにおける治療因子の影響を受けやすいIQRと，行動・生活因子の影響を受けやすいIDRの幅に着目する。また，レポートに表示されている%CVも参考とするが，糖代謝異常合併妊娠での%CVの目標値はなく，過去のデータとの比較を行う。グルコース変動 (日差変動) が大きい場合には，糖代謝異常合併妊娠では悪阻や分食の影響により食事量・タイミングが安定していないことが原因である可能性を考慮し，グルコース変動 (日差変動) が大きい時間帯の生活パターン・食事状況を確認して日々のグルコース値の推移も併せた評価が必要である。また，インスリン注射の打ち忘れはないか，インスリンの注射タイミングが適切か，インスリン注射部位に硬結ができていないかなどの確認を行う。低血糖と同様に高血糖時や急激な血糖上昇に対するアラート設定が可能なCGM機種もあるため，必要に応じて高血糖を回避するためのアラート設定を行う。

グルコース値の安定性 (日内変動) の評価

AGPの中央値曲線の上昇・下降のピーク (程度とタイミング) と，その傾きを評価する。AGPの中央値曲線で日内変動が大きい場合には，日々のグルコース値の推移で同様の変化を示しているか確認を行い，再現性をもって上昇ないし下降している場合には対策を講じる。食事摂取後に再現性をもって上昇している場合には，食事摂取量が過剰な可能性，インスリン用量が不足している可能性を考え対策を講じる。

(林　哲範)

=== 文　献 ===

1) Battelino T, Danne T, Bergenstal RM, et al.: Clinical Targets for Continuous Glucose Monitoring Data Interpretation: Recommendations From the International Consensus on Time in Range. Diabetes Care 2019; 42: 1593-603.

2) Feig DS, Donovan LE, Corcoy R, et al.: Continuous glucose monitoring in pregnant women with type 1 diabetes (CONCEPTT): a multicentre international randomised controlled trial. Lancet 2017; 390: 2347-59.

3) 西村理明, 岡田洋右, 黒田暁生, ほか: 先進医療機器により得られる新たな血糖関連指標に関するコンセンサスステートメント. 糖尿病 2024; 67: 369-86.

4) Murphy HR, Rayman G, Lewis K, et al.: Effectiveness of continuous glucose monitoring in pregnant women with diabetes: randomised clinical trial. BMJ 2008; 337: a1680.

5) McLean A, Barr E, Tabuai G, et al.: Continuous Glucose Monitoring Metrics in High-Risk Pregnant Women with Type 2 Diabetes. Diabetes Technol Ther 2023; 25: 836-44.

6) Liang X, Fu Y, Lu S, et al.: Continuous glucose monitoring-derived glycemic metrics and adverse pregnancy outcomes among women with gestational diabetes: a prospective cohort study. Lancet Reg Health West Pac 2023; 39: 100823.

7) Carlson AL, Beck RW, Li Z, et al.: Glucose levels measured with continuous glucose monitoring in uncomplicated pregnancies. BMJ Open Diabetes Res Care 2024; 12: e003989.

8) Szmuilowicz ED, Barbour L, Brown FM, et al.: Continuous Glucose Monitoring Metrics for Pregnancies Complicated by Diabetes: Critical Appraisal of Current Evidence. J Diabetes Sci Technol 2024; 18: 819-34.

9) Aleppo G, Webb K: Continuous Glucose Monitoring Integration in Clinical Practice: A Stepped Guide to Data Review and Interpretation. J Diabetes Sci Technol 2019; 13: 664-73.

10) Bergenstal RM, Simonson GD, Heinemann L: More Green, Less Red: How Color Standardization May Facilitate Effective Use of CGM Data. J Diabetes Sci Technol 2022; 16: 3-6.

各論Ⅲ　妊娠中の管理：血糖管理・評価

妊娠中のヘモグロビンＡ１ｃ(HbA1c)値，グリコアルブミン(GA)値

HbA1c値は過去１～２カ月間の平均血糖管理状態を表す指標として，妊娠中も含め広く使われている。平均血糖値の指標としてほかに，過去約２週間の血糖レベルを反映するGA値がある。両者には通常強い直線相関関係が存在する。海外では，糖尿病合併妊娠であってもHbA1cを用いることが一般的であるが，妊娠中は比較的短期間に耐糖能変動がみられることや鉄欠乏などの影響もあり，わが国では妊娠中の糖尿病をもつ患者に対し，HbA1c値，GA値いずれの検査も保険適用が認められている。わが国ではGA高値のほうが，HbA1c高値より胎児合併症と強く関連したとするデータも存在し，今後のさらなるエビデンスの蓄積が待たれる。

　ヘモグロビンＡ１ｃ（HbA１ｃ）値は，過去１～２カ月間の平均的血糖管理状態を表す指標である。このことは妊婦にもあてはまり，米国糖尿病学会（ADA），米国産婦人科学会（ACOG），英国国立医療技術評価機構（NICE）のいずれのガイドラインにおいても，糖尿病合併妊娠（pregestational diabetes）における標準的管理指標としてHbA１ｃが採用されている。例えばADAのガイドライン[1]においては，観察研究の結果から，巨大児，早産，子癇前症のリスクを低減するには，HbA1c値6％（42mmol/mol）未満が目標とされ，低出生体重児や低血糖のリスクが高い場合でも7％（53mmol/mol）未満に抑えることが望ましいと記載されている。HbA１ｃ値以外の平均血糖レベルを示す指標としては，グリコアルブミン（GA）値が挙げられる。本項では，非妊時と妊娠中における両指標の特徴を比較しつつ概説する。

非妊婦のHbA1C値，GA値

　血中グルコースは，種々の蛋白と結合し糖蛋白を形成する。HbA１ｃは赤血球中のヘモグロビンが，一方GAは血中アルブミンが，それぞれグルコースと結合した糖蛋白である。各蛋白量に占める糖蛋白の割合（パーセント）がHbA１ｃ値，GA値であり，いずれも平均血糖指標として使用される。HbA１ｃ値は，赤血球寿命が約120日であることから，過去約１～２カ月の平均血糖レベルを反映する。一方GA値は，アルブミンの半減期が約17日と短く，しかもヘモグロビンより糖化されやすいため，

HbA１ｃ値より最近（過去約２週間）の平均血糖値を反映する。
　一般に，HbA１ｃ値とGA値との間には，強い直線相関関係が成立し[2,3]，目安としてHbA１ｃ値は，GA値を4で割り2を足した値である。そのため，HbA１ｃ値とGA値では，反映する血糖値の時期による違いが認められるものの，血糖値が安定状態にあり，特定の基礎疾患（甲状腺機能異常[4]，高蛋白尿を伴う疾患[5]，肝疾患[6]など）のない者においてはいずれを用いても大きな乖離はないと考えられる。

妊婦のHbA1C値，GA値

　一方，妊娠中は鉄欠乏を伴う貧血になりやすい。GA値は，鉄代謝の影響を受けない一方[7]，赤血球寿命は鉄欠乏により代償性に延長して糖と結合する機会が増加するため，HbA１ｃ値はより高値になりやすい（鉄剤補充後は低値となる）。日本糖尿病・妊娠学会の調査によれば，正常耐糖能妊婦の第１三半期，第２三半期，第３三半期におけるGA値の平均値（±２×標準偏差）は，それぞれ14.4％（12.2～16.6％），13.7％（11.8～15.6％），13.3％（11.3～15.3％）と漸減するのに対し，HbA１ｃの平均値（±2SD）は，それぞれ，5.2％（4.7～5.7％），4.9％（4.4～5.4％），5.2％（4.6～5.8％）と二相性に変化する[8]。このことは特に妊娠後期において鉄欠乏に陥りやすく，HbA１ｃ値が見かけ上，高値になりやすいことを示唆する。
　また妊娠中は，胎盤由来ホルモンの影響などによ

表1 糖尿病をもつ患者における合併症予防のための一般的な血糖目標値

	非妊婦患者	糖代謝異常合併妊婦
空腹時血糖値	＜130mg/dL	＜95mg/dL
食後1時間値	-	＜140mg/dL
食後2時間値	＜180mg/dL	＜120mg/dL
HbA1c	＜7%	＜6.0〜6.5%

（文献10を参考に作成）

表2 GA値，HbA1c値を用いた場合の新生児合併症発生頻度

発生頻度（%）	低血糖	高ビリルビン血症	電解質異常	多血症	呼吸障害	巨大児
GA 15.7%以下	9.8	13.7	2.6	1.8	5.1	14.3
GA 15.8%以上	22.6	16.7	1.9	8.2	14.3	28.6
有意差	*			*	*	*
HbA1c 5.7%以下	10.9	17.2	5.1	3.2	6.3	11.9
HbA1c 5.8%以上	16.2	14.2	0.9	4.0	8.7	22.3
有意差						

*$P<0.05$

（文献11より引用）

リインスリン抵抗性が増大するため，食後血糖が上昇しやすい。糖代謝異常合併妊婦では，空腹時血糖値，食後血糖値とも，厳密な血糖目標の達成を要求されるが（表1）[9]，食後血糖値より空腹時血糖値のほうが，糖代謝異常合併妊娠の周産期有害イベントとの関連が強いという報告があり[10]，海外では，空腹時血糖値を含む平均血糖値をよく反映するHbA1cを標準的な管理指標としている。しかし，鉄欠乏や耐糖能低下といった妊婦特有の生理的特徴があり，GA値のほうがHbA1c値よりもより短期間の平均血糖管理状態を反映するということのみならず，アルブミンは高血糖下では速やかに糖と結合する性質があり，GA値のほうがHbA1c値と比べより食後高血糖を反映しやすいという性質がある[11]。このような諸背景を踏まえ，わが国では妊娠中の糖尿病をもつ患者に対し，HbA1c値，GA値のいずれの測定も保険適用が認められている。これを支持するデータとして，わが国ではGA高値のほうが，HbA1c高値より胎児合併症と強く関連したとする報告が存在する[11〜13]。この研究では1型・2型糖尿病，妊娠糖尿病を含む多施設共同研究において，HbA1c 5.8%をカットオフ値とした場合，HbA1c高値群と低値群との間に，新生児低血糖，電解質異常，高ビリルビン血症，多血症，呼吸障害，

在胎不当過大児の頻度の有意差が認められなかったものの，GA 15.8%をカットオフ値とした場合，多血症，呼吸障害，在胎不当過大児の頻度がGA高値群で有意に高率であった[11]（表2）。1型・2型糖尿病をもつ患者に限定しても，HbA1c高値群（5.8%以上）と低値群とで，前述したいずれの合併症頻度にも有意差を認めなかったのに対し，GA高値群（15.8%以上）では低値群と比較し，多血症と在胎不当過大児の頻度が高い傾向が示されている[12]。また別の日本の研究では，妊娠糖尿病患者におけるGA値およびHbA1c値による，新生児低血糖，呼吸障害，低カルシウム血症，多血症，高ビリルビン血症，心筋肥厚，在胎不当過大児の発生予測受信者動作特性（ROC）曲線を報告しているが，いずれのアウトカムについても，HbA1c値を用いた場合よりGA値を用いたほうが，ROC曲線化面積（AUC）が高値を示し，予測判別能が高かったことが示された[13]。

GA値に関する留意点としては，肥満者で低値となりやすいことが挙げられる（HbA1c値は肥満の影響を受けない）[14]。従って，肥満妊婦では実際の平均血糖レベルより低く評価されやすく，胎児合併症（特に巨大児[15]）の見過ごしにつながる可能性が懸念される。さらに，これはHbA1c，GA共通の

留意点であるが，妊婦の血糖管理指標としては，これらの平均血糖指標よりも，スポットでの血糖値，すなわち空腹時や食後血糖が重視されることも重要である。たとえばADAガイドラインでは，GA値に関する記述がないばかりか，HbA1c値でさえも妊婦の血糖管理指標としては二次的であり，空腹時血糖値や食後1，2時間血糖値が優先されることが示されている[1]。HbA1c値やGA値は，空腹や食後などの採血時間を問わない点で簡便であるものの，それのみでは妊娠中の血糖管理指標としては十分でないことにも注意が必要である。

（児玉　暁，曽根博仁）

=== 文　献 ===

1) American Diabetes Association Professional Practice C: 15. Management of Diabetes in Pregnancy: Standards of Care in Diabetes-2025. Diabetes Care 2025; 48（Suppl 1）: S306-20.

2) Tahara Y: Analysis of the method for conversion between levels of HbA1c and glycated albumin by linear regression analysis using a measurement error model. Diabetes Res Clin Pract 2009; 84: 224-9.

3) Inoue K, Tsujimoto T, Yamamoto-Honda R, et al.: A newer conversion equation for the correlation between HbA1c and glycated albumin. Endocr J 2014; 61: 553-60.

4) Koga M, Murai J, Saito H, et al.: Effects of thyroid hormone on serum glycated albumin levels: study on non-diabetic subjects. Diabetes Res Clin Pract 2009; 84: 163-7.

5) Wang Z, Xing G, Zhang L: Glycated albumin level is significantly decreased in patients suffering nephrotic syndrome. Prog Mol Biol Transl Sci 2019; 162: 307-19.

6) Koga M, Kasayama S, Kanehara H, et al.: CLD（chronic liver diseases）-HbA1C as a suitable indicator for estimation of mean plasma glucose in patients with chronic liver diseases. Diabetes Res Clin Pract 2008; 81: 258-62.

7) Koga M, Saito H, Mukai M, et al.: Influence of iron metabolism indices on glycated haemoglobin but not glycated albumin levels in premenopausal women. Acta Diabetol 2010; 47（Suppl 1）: 65-9.

8) Hiramatsu Y, Shimizu I, Omori Y, et al.: Determination of reference intervals of glycated albumin and hemoglobin A1c in healthy pregnant Japanese women and analysis of their time courses and influencing factors during pregnancy. Endocr J 2012; 59: 145-51.

9) 日本糖尿病学会 編・著: 糖尿病診療ガイドライン2024. 東京: 南江堂, 2024.【ガイドライン】

10) Shen S, Lu J, Zhang L, et al.: Single Fasting Plasma Glucose Versus 75-g Oral Glucose-Tolerance Test in Prediction of Adverse Perinatal Outcomes: A Cohort Study. EBioMedicine 2017; 16: 284-91.

11) Shimizu I, Hiramatsu Y, Omori Y, et al.: Glycated albumin reflects maternal and perinatal outcome in a multicenter study in Japan. Diabetes Pregnancy 2010; 10: 27-31.

12) Shimizu I, Hiramatsu Y, Omori Y, et al.: Comparison of HbA1c and glycated albumin as a control marker for newborn complications in diabetic women in a multicentre study in Japan（Japan glycated albumin study group: study 2）. Ann Clin Biochem 2018; 55: 639-46.

13) Sugawara D, Sato H, Makita E, et al.: Clinical usefulness of glycated albumin and glycated albumin-to-glycated hemoglobin ratio of gestational diabetes mellitus in late pregnancy for predicting infant complications. Pediatr Neonatol 2022; 63: 239-46.

14) Koga M, Matsumoto S, Saito H, et al.: Body mass index negatively influences glycated albumin, but not glycated hemoglobin, in diabetic patients. Endocr J 2006; 53: 387-91.

15) Gaudet L, Ferraro ZM, Wen SW, et al.: Maternal obesity and occurrence of fetal macrosomia: a systematic review and meta-analysis. Biomed Res Int 2014; 2014: 640291.

各論Ⅲ　妊娠中の管理：食事・運動療法

妊娠中の食事療法の考え方

妊娠中の食事療法は，必要なエネルギー量の確保と適切な栄養素配分を行うことで，母体の血糖管理を含めた健康維持および適切な体重増加と胎児の健全な発育を目指すために行う。そのため，妊娠中の食事療法は，体格・妊娠週数に応じたエネルギー付加を行うと同時に，蛋白質やミネラル，ビタミン類も過不足がないように注意する。加えて，食後の血糖上昇を抑制し血糖変動を少なくするため，炭水化物の量および配分を考慮する。必要に応じ1回の食事を抑えて，摂取回数を増やす分割食を検討する。

1 糖代謝異常合併妊娠における食事療法の基本

妊娠中の食事療法の目的は，胎児の健全な発育と母体の血糖管理をはじめとした，健康の維持，適正な体重増加を目指すことにある。介入研究では妊娠糖尿病および1型[1]・2型糖尿病[2]において，血糖管理をはじめとする治療介入により母児のいくつかの妊娠関連合併症リスクを低下させることが明らかになっている。

妊娠中の胎児の栄養は母体に由来し，胎盤を通じてブドウ糖，アミノ酸，遊離脂肪酸が供給される。これらは胎児の発育に重要な基質である。母体の高血糖状態は胎児に過剰な栄養を与え，胎児の高インスリン血症を引き起こし，巨大児をはじめとする種々の胎児・新生児合併症が増加する原因となる。また，母体自身の妊娠高血圧症候群や糖尿病合併症の増悪などを引き起こす原因にもなる。そのため，糖代謝異常合併妊娠では厳格な血糖管理が必要とされる。

一方，母体の極端な食事制限によりエネルギー供給が制限されると，胎児の発育が抑えられる。胎児の主なエネルギー源はブドウ糖であり，胎児にブドウ糖を優先的に供給することで母体のエネルギー源としてのブドウ糖は不足し，その代替として母体は脂肪の分解によって自己のエネルギーを確保する。特に妊娠末期の胎児の成長に伴うエネルギー必要量の増大による相対的なエネルギー不足の際に，脂肪を分解してエネルギー源として利用することでケトーシスに陥りやすい。

わが国では一般の糖尿病をもつ患者における炭水化物のエネルギー比は40～60％とされるが，妊娠中の適切な範囲は明らかではない。2013年の「日本糖尿病学会の食事療法に関する提言」[3]では，炭水化物は50～60％エネルギーとしている。

以上より妊娠中の食事療法は，母体の健康維持と胎児の健全な発育に必要なエネルギー量の確保と適切な栄養素配分を行いながら，食後の高血糖を誘発せず空腹時のケトン体産生を亢進させないように血糖管理を保つ条件を満たすことが基本となっている。胎児の発育に必要なエネルギー量，蛋白質，ミネラルなどを過不足なく付加すること，必要に応じて血糖変動を少なくするために分割食を行うことが重要である。

2 栄養量の設定

栄養量は，母体の栄養確保と健康維持および良好な血糖管理を達成しながら，妊娠前の体格を参考にした妊娠各時期における付加を考慮して設定する。

必要エネルギー量

妊娠中の必要エネルギー量は，目標体重［身長（m²）× 22］× 30kcalを基本に妊娠各時期の付加量を加える。妊娠各時期の付加については，厚生労働省の「日本人の食事摂取基準2020年版」[4]に準拠し，非肥満妊婦の場合，初期＋50kcal，中期＋250kcal，末期＋450kcalである。妊娠前の体格が肥満（BMI ≧ 25kg/m²）の場合，妊娠全期間におけるエネルギーの付加は行わない（表1）。

栄養素比率

・炭水化物

2013年の「日本糖尿病学会の食事療法に関する提言」では，炭水化物はエネルギー比率50～60％としている。エネルギー比率の設定については，患者のこれまでの食生活や理解度などを踏まえて設定する。

163

表1 体格別妊娠各時期のエネルギー付加量 (kcal)

非妊時体格 (BMI)	妊娠初期	妊娠中期	妊娠末期
25kcal/m² 未満	50	250	450
25kcal/m² 以上	付加なし		

表2 体格別妊娠各時期の付加量

	妊娠初期	妊娠中期	妊娠末期
蛋白質 (g)	付加なし	+5	+25
鉄 (mg)	+2.5	+9.5	+9.5
脂質 (%エネルギー)	20～30	20～30	20～30

蛋白質

日本人の糖尿病の食事療法に関する日本糖尿病学会の提言から，エネルギー比率20％以下を1日の摂取量の必要量としている。これに，日本人の食事摂取の妊娠各時期の付加に準拠する (表2)。妊娠中期以降にエネルギー付加を行う際，必要な蛋白質が付加される食品構成になるよう配慮する。

脂質

脂質については「日本人の食事摂取基準」[5] によると，非妊娠女性と異なる量の総脂質を摂取すべきとするエビデンスは見出せない。従って，目標量は非妊娠女性と同じである (表2)。エネルギー比率では20～30％が目標量となっている。炭水化物エネルギー比50％，蛋白質エネルギー比20％の場合，残りを脂質エネルギーとして構成すると目標の30％で賄うことができる。脂肪酸でみると，n-3系脂肪酸であるアラキドン酸や，ドコサヘキサエン酸 (DHA) は神経組織の重要な構成脂質である。妊娠中は胎児の器官生成のためn-3系脂肪酸が必要とされるが，付加を必要とする明確なエビデンスはない。

食物繊維

水溶性食物繊維を含む食物繊維摂取は，2型糖尿病の血糖管理を改善させる可能性があり，食物摂取が推奨されている[6]。妊娠中においても同様で，1日20g以上の十分な食物繊維の摂取が勧められている。

その他

葉酸，鉄など妊娠時期の付加については他の栄養素同様，「日本人の食事摂取基準」に準拠する。妊娠前の体格にかかわらず妊娠時期に応じた付加が必要である (表2)。

前述した栄養量の設定による食事療法を行い，悪阻などにより摂取が確保できない場合を除き，母体の体重減少時には必要栄養量を再考する必要がある。また，妊娠前の体格が肥満 (BMI≧25) の場合については，必要栄養量を準拠することにより体重減少をきたす可能性があるが，ケトン体をはじめとする各種評価項目を確認しながら必要栄養量については評価・再考する。妊娠期間中の意図的な減量は不要である。なお，妊娠期間中の体重増加については2021年に公表された「妊娠中の体重増加指導の目安」がある。本目安はあくまでも健常妊婦の目安であり，糖代謝異常合併妊婦に対しては参考として使用することが適当と考えられる。

食塩

日本人の食事摂取基準では，女性の場合1日の目標量を6.5gとしており，妊娠に伴う付加はない。妊娠前から高血圧症などの治療で6g未満/日の制限を行っている場合は，妊娠中も継続して食塩制限を行う。過度な摂りすぎが明らかに認められる症例については是正が必要であるが，食塩制限が妊娠高血圧腎症を予防する明確な根拠はない。

3 分割食

良好な血糖管理のため，食後の血糖上昇を抑制し，食前後の血糖変動を少なくする必要がある。1日3食を平均に摂取しても食後血糖が目標血糖より高い場合，1回の食事の炭水化物の量を抑え，食間に補食を行う「分割食」を検討する。仕事や生活のリズムおよび血糖管理の状況により1日5～6回に分割する。配分は1日のエネルギー量を各食事で25％程度，補食5～10％程度を目安とする。現在は就業している患者も多いことから実行可能な分割食の提案が求められる。

4 エネルギーカウント

食品交換表

　『糖尿病食事療法のための食品交換表』は糖尿病をもつ患者の食事療法のテキストとして広く普及し，現在は第7版となっている。食品に含まれる主たる栄養素によって6表および調味料に分類し，80kcalを1単位として定めている。1日の必要エネルギー量を単位へ換算し，各表から摂取する単位数を配分する。単位数に沿った献立計画を行うことで，エネルギー以外の栄養素も適正な量で過不足なく摂取できる。同じ表のなかの食品を単位ごとに交換することで，栄養のバランスを維持しながら多彩な食品選択が可能となる。妊娠期各時期における付加が必要なエネルギー，蛋白質，鉄などを考慮した表へ付加することでバランスのとれた食事にすることができ，分割食などの食品を選択する際に活用することができる。患者の理解の差によりエネルギー計算や単位交換などが難しい場合であっても，食品のもつ栄養素の意味・働きなどを学ぶ教材としても有効である。

5 カーボカウント

　栄養素のなかで食後血糖値に最も大きく影響するのは炭水化物である。炭水化物は，ヒトの消化酵素で消化できる炭水化物と消化できない難消化性炭水化物，いわゆる食物繊維に分類できる。カーボカウントとは，炭水化物から食物繊維を除いた糖質量を把握して血糖管理に役立てる食事療法である。カーボカウントには糖質量を把握する「基礎カーボカウント」と，糖質量の把握に加えて身体活動レベルや健康状態・血糖状態に応じて，補正，食事，追加のインスリンを調整する応用カーボカウントがある。糖代謝異常合併妊婦でインスリン療法中の場合，血糖管理にカーボカウントも有効である[6]。一方，糖質以外の栄養素であっても血糖は上昇するため糖質だけに注目すると，場合によっては蛋白質や脂質の過剰摂取になり体重増加をきたす場合があるため注意が必要である。

6 低glycemic index (GI) 食

　GIとは，炭水化物を含む食品を食べた場合の食後の血糖上昇を示す指数である。糖代謝異常合併妊婦が食後過血糖を抑制する目的で，食品選択にGI値を参考に行うことが勧められる[6]。しかし，清涼飲料や菓子類などの加工食品に含まれる「フルクトース」（果糖）は，GIは低いが過剰に摂ると2型糖尿病や肥満のリスクを高めることが知られている。また，低GIであるナッツ類などは脂質を多く含むため，エネルギーの過剰摂取となり体重増加をきたすおそれがある。GI値だけに頼らず，バランスのとれた食品選択が必要である。

7 Sick day（妊娠悪阻や発熱，嘔吐，下痢など）のときの対応

　妊娠悪阻や発熱，嘔吐，下痢などのsick dayのときには，栄養食事指導の通りには摂取できないことがある。このような場合，基本的には摂取できるものを摂ることになる。脱水予防のための水分摂取を励行し，口当たりのよい食品の摂取をあらかじめ指導する。糖代謝異常合併妊婦の場合，sick dayのときは食事摂取量が安定せず血糖値が不安定になる。インスリン療法中で食事摂取が一定しない場合は，投与インスリン量を食事摂取量に合わせて調節し，時には食直後に注射する方法や，血糖自己測定を頻回に行いその値に併せてインスリン量・インスリン回数を変更し調節することなども指導する。飲水が十分できず，ケトン体陽性が認められるときは，場合によって入院して点滴で水分，糖質，ミネラルなどを補充する場合がある。

（人見麻美子）

──── 文　献 ────

1) Fiig DS, Donovan LE, Corcoy R, et al.: Continuous glucose monitoring in pregnant women with type 1 diabetes (CONCEPTT): a multicentre international randomized control trial. Lancet 2017; 390: 2347-59.
2) Fiig DS, Donovan LE, Zinman B, et al.: Metformin in women with type 2 diabetes in pregnancy (MiTy):a multicentre, international, randomized, placebo-controlled trial. Lancet Diabetes Endocrinol 2020; 8: 834-44.
3) 日本糖尿病学会: 日本人の糖尿病の食事療法に関する日本糖尿病学会の提言〜糖尿病における食事療法の現状と課題〜. https://www.mhlw.go.jp/stf/shingi/2r9852000002xto9-att/2r9852000002xtsn.pdf（2024年8月27日閲覧）
4) 「日本人の食事摂取基準」策定委員会: 妊婦・授乳婦. 日本人の食事摂取基準（2020年度版）厚生労働省「日本人の食事摂取基準」策定検討会報告書. 東京, 第一出版, 2020: 378-88.
5) 「日本人の食事摂取基準」策定委員会: 1-3 脂質. 日本人の食事摂取基準（2020年度版）厚生労働省「日本人の食事摂取基準」策定検討会報告書. 東京, 第一出版, 2020: 131.
6) 日本糖尿病学会編・著: Q17-8 糖代謝異常妊婦の妊娠中管理をどのように行うか？（糖尿病合併症・併存症を含めて）. 糖尿病診療ガイドライン2024. 東京, 南江堂, 2023: 372-3.

各論Ⅲ　妊娠中の管理：食事・運動療法

妊娠中の至適体重増加

体重増加量について，日本産科婦人科学会が2021年4月に妊娠中の体重増加指導の目安を発表した。妊娠前体格では肥満を1度と2度以上に分類して4群に区分し，目安として公表されている妊娠中の体重増加量は，これまでわが国から報告されてきた推奨より全般的に多い。ただし肥満2度以上の区分では，これまでの肥満と同様に「個別対応5kgまでが目安」となっている。この目安は，早産や巨大児出生など複数の周産期事象の発生確率を最少にする体重増加量から定められおり，厚生労働省の「妊娠前からはじめる妊産婦のための食生活指針」にも掲載されており，現在の標準と考えられる。しかし，糖代謝異常合併妊娠における食事療法の基準については，この目安公表以降，学会等の推奨はまだない。

1 「妊娠中の体重増加指導の目安」策定の経緯

　以前はわが国の妊娠中の体重増加量（GWG）についての推奨が3種類あった。日本産科婦人科学会からは，1997年に妊娠中毒症の栄養管理指針として報告されていた（2019年に取り下げ）。厚生労働省からは2006年に「すこやか親子21（2006）」に掲載されている推奨，さらに日本肥満学会から「肥満症診断基準2011」にも推奨が報告されていた。一方世界的には，米国のInstitute of Medicine（IOM）が2009年に発表した推奨が一般的に使用されている[1]。

　日本産科婦人科学会からの推奨が妊娠中毒症（現在の妊娠高血圧症候群）の予防であったように，それぞれの推奨には目的があり，GWGは必ずしも一致していない。また人種差もあることから，海外の推奨をそのまま取り入れるのもリスクがある。そのため，日本産科婦人科学会周産期委員会で推奨を作成することとした。出生した児の長期予後改善を目的とするための妊娠中の体重増加量は，エビデンスが十分でないことを先行研究が示していた[2]。GWGと分娩後体格の復古，母乳栄養率，将来の心血管疾患や糖代謝異常などの母体の長期予後の関係を示すエビデンスも十分でないことが明らかであった。そこでGWG推奨の目標を早産や巨大児出産などの周産期事象の発生確率を最小にすることを目標に，日本産科婦人科学会が保有する周産期データベースを解析した。GWGによって発生確率が変化する周産期イベントは複数あり，それぞれに重みづけする必要があると考えた。周産期委員会メンバー

は大学に所属している医師も多く，委員会内のコンセンサスでは，産科診療を行っている一般医家の意見と一致しない可能性があると考えて，全国の産婦人科医に対して周産期事象の重みづけに関するアンケート調査を行った。アンケート調査の結果を解析し，周産期データベースで解析可能な6種類の周産期イベントに重みづけを行った。こうして43万人余りの妊産婦データと400名以上の産婦人科医の意見を基に，体重増加量と重みづけを行った6種類の周産期イベント発生の予測確率のプロットからspline curveを作成し，周産期イベントの発生が最小となる体重増加量を推奨とした。体格の区分は日本肥満学会の基準から3群での分類を試みたが，spline curveの形状が，低体重（BMI＜18.5），普通体重（18.5≦BMI＜25.0），肥満1度（25.0≦BMI＜30.0）はV字型を示したが，肥満2度以上（30.0≦BMI）では逆L字型と，その形状は明らかに異なっていた（図1）。そこで，肥満を細分化し妊娠前体格を4群に分類して推奨することとした（表1）[3]。この目安はこれまでに比べ体重増加量を多くする，低体重（やせ体格）の体重増加量をふつう体重（普通体格）より多くの体重増加量を勧める，体格を4群に分類するなど，図らずもIOMの推奨に近いものとなった。さらに重要な点は，この体重増加量を推奨ではなく目安としたことである。表1では注記として記載されているが，前述したように母児の長期予後など他に考慮すべき因子があるにもかかわらず周産期因子のみを考慮しており，その体重増加が母児にとって最善であるかはまだ明らかではない。そのため，『産婦人科診療ガイドライン 産科編』のAnswerを引用し，「増加量を厳格に指導

図1 妊娠中の体重増加と周産期事象予測確率のイメージ

妊娠40週で分娩となった場合の体重増加を推定するために，横軸を妊娠体重増加速度とした．5種類の周産期事象に重みづけを行い，事象発生の予測確率の総和を縦軸とした．低体重，普通体重，肥満1度は体重増加速度の上昇とともに事象発生の予測確率の曲線はV字型を示した．しかし肥満2以上では体重増加速度の上昇とともに，予測確率はほぼ平坦から急激に上昇する逆L字を描く曲線を示した．

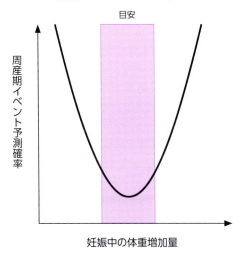

a：低体重（BMI＜18.5），普通体重（18.5≦BMI＜25），肥満1（25≦BMI＜30）

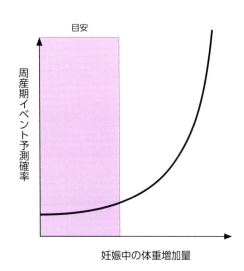

b：肥満2以上（30≦BMI）

表1 妊娠中の体重増加指導の目安＊

妊娠前体格＊＊	BMI	体重増加指導の目安
低体重	＜18.5	12〜15kg
普通体重	18.5≦〜＜25	10〜13kg
肥満（1度）	25≦〜＜30	7〜10kg
肥満（2度以上）	30≦	個別対応（上限5kgまでが目安）

＊：『産婦人科診療ガイドライン産科編2020』CQ010 妊娠前の体格や妊娠中の体重増加量については？「増加量を厳格に指導する根拠は必ずしも十分ではないと認識し，個人差を考慮したゆるやかな指導を心がける」より
＊＊：体格分類は日本肥満学会の肥満度分類に準じた

（文献3より引用）

する根拠は必ずしも十分ではないと認識し，個人差を顧慮した緩やかな指導に心がける」と脚注に入れ，タイトルを「妊娠中の体重増加指導の目安」としている．

2 妊娠中の体重増加とエネルギー摂取

現在厚生労働省から推奨されている妊娠中のエネルギー摂取基準（kcal/日）は，日本人の食事摂取基準に基づき以下の計算から算出されている．
＝22×身長（m）×身長（m）×30＋（初期＋50，中期＋250，末期＋450）

これは標準体重（BMI：22）女性の身体活動レベルⅠ（生活の大部分が座位で，静的な活動が中心の場合）のエネルギー必要量が，18〜49歳女性では32〜33kcal/kg/日であることから，それを基準として妊娠週数に応じた付加量（初期＋50，中期＋250，末期＋450）を加えたものである．この付加量は，「ふつう体型」の妊婦における40週時点の50〜75パーセンタイルに相当する10〜12.5kgの中間を採って11kgとしたもので，標準体重女性のGWGが11kgとなる摂取を基準としている．現

時点ではGWGの目安が公表されて以降，厚生労働省からのエネルギー必要量の変更はされていない。今回「妊娠中の体重増加指導の目安」を厚生労働省も採用していることから，今後変更される可能性がある。普通体重の女性には10～13kgの体重増加が目安となることから，大きな変更は必要ないかもしれない。しかし低体重（やせ）女性は12～15kgが目安であることから，妊娠中のエネルギー必要量が再考される可能性がある。

3 糖代謝異常合併妊婦のGWGとエネルギー摂取

糖代謝異常合併妊娠中の食事療法は，①母体の健康維持および胎児の健全な発育に適切な栄養素配分を行いながら，必要なエネルギー量を確保する，②食後血糖変動に伴う高血糖を避ける，③ケトン体の産生を抑制する，以上3点が基本である。①は日本人の食事摂取基準に準じている施設もあるが，いまだコンセンサスが得られておらず，施設ごとに栄養指導の内容は異なっている。日本人の食事摂取基準が改訂される2025年までに，議論を深めておくことが望ましい。

わが国からの以前の報告でも，DM合併妊娠ではlarge-for-gestational age（LGA）が1型糖尿病（Type 1 DM）で30.2%，2型糖尿病（Type 2 DM）で32.8%と高いリスクであったが，small-for-gestational age（SGA）もType 1 DMで11.7%，Type 2 DMで15.7%と10パーセンタイル未満であるSGAも少なくない[4]。自施設の検討ではあるが，「妊娠中の体重増加指導の目安」公開後にGWGが増加し，LGAは28.9%から34.6%（有意差無し）であった一方，SGAは10.6%から1.9%と有意に減少した。この研究は単一施設での実施で小さなサンプル数での検討であるが，目標とするGWGでSGAの発生率が変わることを示している。糖代謝異常合併妊婦の栄養摂取について，妊婦の合併症や巨大児のみならず，SGAについても目を向けるようになったことが注目される。この傾向はGDMでも明らかで，わが国の多施設前向き研究（DREAMBee study）の解析によると，現状の介入下ではGDMは正常耐糖能妊婦と比較してLGAの頻度は変わらない一方で，SGAのリスクが高いことが明らかとなった。現在の妊娠前体格で分類すると，BMI≧25ではSGAリスクが消失するとされており，今後GDMのGWGは非肥満と肥満妊婦で考え方が変わる可能性が高いと考える。本項執筆中の2024年8月現在では，わが国におけるGDMのGWGあるいは妊娠中の食事摂取基準は示されておらず，早期の公表を期待したい［各論Ⅲ 妊娠中の管理：食事・運動療法『トピックス 日本糖尿病・妊娠学会としての「妊娠糖尿病体重増加の目安」策定に向けて』(p.169) 参照］。

(板倉敦夫)

文 献

1) Weight Gain During Pregnancy: Reexamining the Guidelines, Institute of Medicine（US）and National Research Council（US）Committee to Reexamine IOM Pregnancy Weight Guidelines. National Academies Press（US）; 2009.
2) 楠田 聡: 妊産婦及び乳幼児の栄養管理の支援のあり方に関する研究 成育疾患克服等次世代育成基盤研究事業厚生労働省科学研究費 2018年.
3) Takeda J, Morisaki N, Itakura A, et al.: Investigation of optimal weight gain during pregnancy: A retrospective analysis of the Japanese perinatal registry database. J Obstet Gynaecol Res 2024; 50: 403-23.
4) Sato T, Sugiyama T, Kurakata M, et al.: Pregnancy outcomes in women with type 1 and type 2 diabetes mellitus in a retrospective multi-institutional study in Japan. Endocr J 2014; 61: 759-64.

各論Ⅲ　妊娠中の管理：食事・運動療法

トピックス

日本糖尿病・妊娠学会としての「妊娠糖尿病の体重増加の目安」策定に向けて

　第37〜40回日本糖尿病・妊娠学会年次学術集会シンポジウムで，糖代謝異常合併妊娠の体重増加について議論が行われた。2015〜2020年までの日本産科婦人科学会周産期データベース約140万分娩から妊娠糖尿病約5万分娩を抽出し，妊娠前体格別に周産期イベント（巨大児，低出生体重児，早産，器械分娩，緊急帝王切開，妊娠高血圧腎症）の発生頻度と妊娠40週までの体重増加量（体重増加速度）の関係が示された。また日本糖尿病・妊娠学会員に対するアンケート結果より，これらのイベント（アウトカム）の重みづけを行い，複合アウトカムの発生リスクを算出した。これを最小とする体重増加速度を「妊娠糖尿病妊婦の体重増加の目安（案）」として発表し，4回にわたって行われたシンポジウムの結論とした。さらなる検討に加えて，これをまとめて日本糖尿病・妊娠学会より，妊娠糖尿病の体重増加の目安として報告する予定である。2024年12月現在，会員からのパブリックコメントの募集を行っている。なお，表1に示す体重増加の目安はあくまで（案）であり，今後検討を進めた結果，目標値が変更となる可能性がある。

（板倉敦夫，藤川　慧）

表1　妊娠糖尿病妊婦の体重増加の目安（案）
・妊娠糖尿病には栄養食事療法を行い，目標血糖値に達成できない場合にインスリン療法を行う
・妊娠前体格に応じた周産期イベント＊の発生確率を最小とする妊娠40週時の体重増加の目安

妊娠前体格＊＊	BMI	体重増加の目安
低体重	<18.5	10〜13kg
普通体重	18.5 ≦　　<25	8〜11kg
肥満（1度）	25 ≦　　<30	3〜6kg
肥満（2度以上）	30 ≦	0〜3kg

＊周産期イベント：巨大児，低出生体重児，早産，器械分娩，緊急帝王切開，妊娠高血圧腎症
＊＊日本肥満学会の肥満度分類に準じた

（日本糖尿病・妊娠学会）

各論Ⅲ 妊娠中の管理：食事・運動療法

栄養指導の実際

糖代謝異常合併妊娠では，医師は栄養食事指導を計画する。管理栄養士は指示エネルギー量（必要エネルギー量）を患者の生活環境，生活習慣，理解度に合わせて実行可能な内容・方法で説明する。食事療法の実行はエネルギーカウントまたはカーボカウントで行い，実行状況の評価は食事記録を基に繰り返し行う。血糖管理の状況によっては分割食を検討する。

1 栄養指導の手順，流れ

糖代謝異常合併妊娠では，栄養食事指導を計画する。医師は1日の必要エネルギー量，必要に応じて食塩および蛋白質量，分割食の有無を指示する。栄養食事指導は診断後できるだけ速やかに実施できることが望ましい。また，初回栄養食事指導に合わせて食事記録を持参してもらうと，食事摂取状況が速やかに評価できる。栄養食事指導を開始する前からサプリメントや健康食品などを利用している場合もあるため，逃さず聞き取りが必要である。初回時の栄養食事指導では，食事時間，1日のエネルギー量や栄養素の配分，献立の立案，食事記録の方法，分割食の方法などにつき説明する。その後は実行状況を食事記録などで評価し，改善点を修正する。妊娠時期に応じて必要エネルギー量が変更された際には，随時指導・説明を行う。初回の栄養食事指導後は，内科ないし産科の受診日に合わせて計画すると継続しやすい。

出産後，患者自身および児の規則正しい食生活の確立のためにも妊娠時期からの適切な食習慣が重要である。妊娠糖尿病既往女性における2型糖尿病発症リスクは正常血糖女性の7.43倍との報告がある[1]。このことから，妊娠を機会にバランスよい食生活に向け，現状を見直す機会としたい。家族，パートナー，支援者の協力も欠かせないため，可能な範囲で同席を依頼する。

2 1日の必要エネルギー量，栄養素の配分

1日の必要エネルギー量は，30kcal/kg/day×目標体重「身長（m）^{2}×22」とし，付加量は妊娠前の体格および妊娠週数に合わせて設定する。栄養素配分については日本人の食事摂取基準および「日本人の糖尿病の食事療法に関する日本糖尿病学会の提言」を基に炭水化物50〜60％，蛋白質は20％以下，残りを脂質とする。患者の嗜好や食習慣などを考慮しながら必要エネルギー量を朝食，昼食，夕食の3食に均等に配分する。その際，『糖尿病食事療法のための食品交換表 第7版』[2]に示された「表1〜6」を用いて1日および1食の配分を提示する（表1）。食品交換表の理解が難しい場合，「主食」＋「主菜」＋「副菜」の組み合わせを，食材と目安量および具体的調理方法で提示してもよい。理解状況によっては，現在の食事摂取内容を修正する方法もある。令和元年（2019年）の国民健康栄養調査[3]の報告では必ずしも自宅で調理せず，外食および持ち帰りの弁当・惣菜といった中食を利用すると記載されている。

中食を利用する女性は20〜40歳代の順に多いことから，栄養成分表示の見方，1食当たりの必要栄養量，選び方などを十分指導しておく必要がある。

3 妊娠時期に特有の指導

鉄付加

妊娠初期＋2.5mg，中期・末期で各々＋9.5mgの付加が必要である。妊娠前の食事内容がバランス不良の場合には必要量そのものが確保できていない場合があるため，食事記録を確認する。中期以降での鉄の付加＋9.5mgを，鉄を多く含む食品だけで賄うことが困難な場合には鉄を強化した食品（鉄強化の乳製品など）を取り入れる工夫も指導する（p.164「表2 体格別妊娠各時期の付加量」参照）。鉄を強化した食品の摂取も難しい場合にはサプリメントの使用も検討する。

4 禁酒

妊娠中の飲酒は，早産や妊娠高血圧症候群などのリスクに加え，子の発育不全，胎児性アルコール・スペクトラム障害などを引き起こす可能性がある。胎児性アルコール・スペクトラム障害は，飲酒量や

表1 妊娠各時期における食品構成（1,600kcal，炭水化物エネルギー比55％）

『糖尿病食事療法のための食品交換表 第7版』に示された表1〜6および調味料の配分（1単位＝80kcal）を参考に作成。

初期付加：1,600kcal＋50kcal（蛋白質付加なし）分割食あり

	朝食	昼食	夕食	10時	15時	20時	合計
表1	3	2.5	2.5	1	-	-	9
表2	-	-	-	-	-	1	1
表3	1	2	2	-	-	-	5
表4	0.5	-	-	-	1.5	-	2
表5	0.5	0.5	0.5	-	-	-	1.5
表6	0.4	0.4	0.4	-	-	-	1.2
付録	0.2	0.3	0.3	-	-	-	0.8
合計	5.6	5.7	5.7	1	1.5	1	20.5

中期付加：1,600kcal＋250kcal（蛋白質＋5g）分割食あり

	朝食	昼食	夕食	10時	15時	20時	合計
表1	3	3	3	1	0.5	-	10.5
表2	-	-	-	-	-	1	1
表3	1.5	2	2	-	-	-	5.5
表4	1	-	-	-	1	-	2
表5	0.5	1	1	-	-	-	2.5
表6	0.4	0.4	0.4	-	-	-	1.2
付録	0.2	0.3	0.3	-	-	-	0.8
合計	6.6	6.7	6.7	1	1.5	1	23.5

末期付加：1,600kcal＋450kcal（蛋白質＋25g）分割食あり

	朝食	昼食	夕食	10時	15時	20時	合計
表1	3.5	3.5	3.5	1	0.5	-	12
表2	-	-	-	-	-	1	1
表3	2	2.5	2.5	-	-	-	7
表4	1	-	-	-	1	-	2
表5	0.5	0.5	1	-	-	-	2
表6	0.4	0.4	0.4	-	-	-	1.2
付録	0.2	0.3	0.3	-	-	-	0.8
合計	7.6	7.2	7.7	1	1.5	1	26

（日本糖尿病学会編・著：糖尿病食事療法のための食品交換表 第7版．文光堂，東京，2013．p.10-14を参考に作成）

飲酒時間，摂取する酒の種類による安全域はないと考えられている。また，アルコールは母乳にも移行し，乳児の発達にも影響を与えることからも禁酒とする。

5 献立の立案

　自宅で調理する場合には表1に示した食品交換表に基づく配分および量に沿って，「主食」＋「主菜」＋「副菜」を組み合わせることを基本とし，3食平均になるよう計画する。料理の品数ではなく組み合わせを重視するよう指導する。献立をある程度固定化することで習得が可能となった後，展開を指導していくこともできる。患者自身が必要量を知る意味で

図1 1,600kcal分割食の場合：炭水化物55%

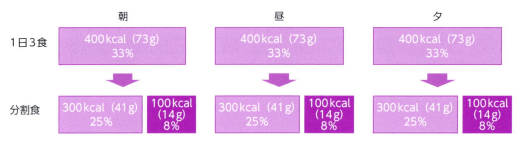

毎食の炭水化物量73g, （ ）は炭水化物量

表2 1食の炭水化物量の算出方法

【1日1,600kcalで炭水化物エネルギー比55%の炭水化物量の算出方法】
1日の炭水化物量：1,600kcal×55%＝880kcal÷4kcal
1食の炭水化物量：220g÷3食＝73g

も可能な範囲で食品の計量を励行する。計量済みの食品（例：パックごはん）で目安を知ることもできる。自炊ができず，外食や中食を利用することが多い場合は，栄養表示の見方を十分に説明し1食に適切な栄養が確保できるように指導する。

6 分割食

分割食は，1回の食事で必要とする炭水化物量を摂取することにより食後過血糖をきたす場合，食事の一部を食間に摂取し，食前後の血糖変動を少なくすることを目的に行うものである。1回の食事の炭水化物量を25%とし，分割食として5〜10%程度を目途にする（図1）。分割食は仕事を有する場合であっても摂取しやすい内容（例：牛乳など）を提案する。

7 カーボカウント（ここでは便宜上炭水化物と表現する）

インスリン療法を行う場合に有効とされているのがカーボカウントである。

基礎カーボカウントの指導

1食の炭水化物量を理解し，炭水化物の多い食品（食品交換表1，2，4および一部の調味料），少ない食品（食品交換表3，5，6）を知り，毎食平均となるような配分とする。炭水化物の算出には，
①炭水化物早見表から読み取る（利用頻度の高い食品や料理の炭水化物量を把握しておくと実行しやすい）
②栄養成分ラベルから「炭水化物または糖質」の値を読み取る
③主食量を重点に読み取る（主食：米飯40%，パン50%，ゆで麺20%，乾麺70%，芋類20%，副菜：原則20gとし，芋類がおかずにある場合は＋10gとする）
以上の3種類がある。注意点として，蛋白質であっても血糖は上昇するため過剰摂取には注意する。1,600kcalで炭水化物エネルギー比55%の場合の1食の炭水化物量の算出方法を表2に示す。

応用カーボカウント

摂取糖質量に応じてインスリン量を調整する方法である。摂取する食品の炭水化物量，食事前の血糖を補正するためのインスリン量（インスリン効果値），炭水化物を処理するインスリン量（炭水化物／インスリン比）を理解する必要がある。表3に例を示す。

最初は摂取する炭水化物量を一定にして血糖値の補正を中心に行い，慣れてきたら摂取炭水化物量に対してインスリン量を調整するなど段階的に取り組んでもよい。妊娠時期により，表3に示した計算方法で血糖管理を確認するためにも血糖自己測定が必要となる。また，妊娠時期によって必要インスリン量・栄養量も変化するため時期に応じて見直しを行う。

表3　応用カーボカウントの一例

<条件>
・食事前の血糖を補正するためのインスリン量（インスリン効果値）：60 mg/dL/追加インスリン1単位
・炭水化物を処理するインスリン量（炭水化物/インスリン比）：10 g/追加インスリン1単位）
・食前血糖160 mg/dL，目標食前血糖100 mg/dL
・上記の条件で主食（白米）150 gと副菜を摂取した場合のインスリン必要量

<食事内容>
主食：白米150 g（炭水化物量は本文中の「③主食量を重点に読み取る」参照，全体の40%で60 g）
副菜：炭水化物量20 g
合計：炭水化物量80 g

血糖を補正するための追加インスリン量：（160－100）÷60＝1単位
炭水化物を処理するためのインスリン量：80÷10＝8単位
必要な合計インスリン量：9単位

8 食事療法実行度の評価

　摂取した食事内容を記録し，血糖変動や必要栄養量の確保ができているか否かの確認および振り返りのために活用する。最近，食事記録の方法は自記式だけではなく写真撮影を用いた方法や，食事管理アプリなどがあり，患者の実行のしやすさで選択してもよい。また，食事療法の実行度の評価として前述したもの以外に体重増加量があるが，『産婦人科診療ガイドライン 産科編2023』では妊娠中の栄養指導に関して，現時点では厳しい体重管理を行う根拠となるエビデンスは乏しく，個人差を配慮してゆるやかな指導を心がけるとしている[4]。

（人見麻美子）

──────── 文　献 ────────

1) Bellamy L, Casas JP, Hingorani AD, et al.: Type 2 diabetes mellitus after gestational diabetes: a systematic review and meta-analysis. Lancet 2009; 373: 1773-9.【レベル2】
2) 日本糖尿病学会: 糖尿病食事療法のための食品交換表 第7版. 文光堂, 東京, 2013.
3) 厚生労働省: 令和元年国民健康・栄養調査報告. https://www.mhlw.go.jp/content/000711008.pdf（2024年8月27日閲覧）.
4) 日本産科婦人科学会・日本産婦人科医会: CQO 10. 妊娠前の体格や妊娠中の体重増加については？ 産婦人科診療ガイドライン産科編2023. 東京: 日本産科婦人科学会, 2023: 46-7.【ガイドライン】

各論Ⅲ　妊娠中の管理：食事・運動療法

妊娠期における運動療法の意義と実践
（産科の立場から）

> 妊娠中の運動療法は，妊娠糖尿病や妊娠高血圧症候群などの予防に有効であると報告されている。妊娠中の運動療法では，落下や接触による外傷の危険性がなく，過度な腹圧がかからない有酸素運動を，心拍数150bpm以下，自覚的に「ややきつい」以下，連続的には「やや楽」以下，1回60分以内で週2～3回が推奨されている。糖代謝異常合併妊婦においても，心機能の改善，血糖管理の改善，脂質代謝の改善，インスリン感受性の上昇などさまざまな効果を認める。ただし，開始時期，切迫流・早産の有無，産科合併症の有無，運動の種類などに留意する必要がある。

妊婦スポーツは母体の健康維持・増進を目的に行われるものであり，近年積極的に推奨されている。運動強度としては心拍数で150bpm以下，自覚的運動強度は「ややきつい」以下が望ましく，その種類は，ウォーキング，ジョギング，水泳，エアロビクス，最近ではヨガ，ピラティスなど多岐にわたっている[1]。妊娠中のスポーツの利点としては，妊婦の体重管理，腰痛，倦怠感，浮腫などのマイナートラブルの軽減や，精神的ストレス解消，そして分娩所要時間の短縮，帝王切開率の低下などが報告されている[2]。また妊娠中の運動療法は，ブドウ糖や脂肪酸の利用を促進してインスリン抵抗性を改善させる効果があり，血糖管理の改善や適切な体重管理につながる可能性がある[3]。

1 妊娠と運動療法

妊娠中の運動療法に関しては，どの程度までが安全かという定まった指標は得られていない。妊婦運動と母体循環動態の変動に関する研究[4]では，妊娠中の運動は妊娠全期間を通じて血管抵抗を低下させる効果があるとされている。最大酸素摂取量（VO₂max）の60～70％に相当する中等度の運動を，妊娠16週から週に2回行っている妊婦と，運動を習慣的に行わなかった妊婦で検討した結果，運動は，①妊娠20週以降から産褥期までの血圧を低下させる，②3rd trimesterにおける運動負荷に対する妊婦の血圧上昇を抑制することが報告され，妊娠高血圧症候群の予防に有効であると述べられている[4]。一方，妊婦スポーツの問題点は運動を行うことにより筋肉への血流が増加して血流の分配が変化し，子宮血流の低下，胎児低酸素症の発症につながるおそれがあることが考えられる。この悪影響の可能性については，母体の運動と胎児心拍数との関連について1992年に鍋島ら[5]がトレッドミル運動負荷試験を用いて安全性を検討している。VO₂maxの70％以上の負荷運動強度の4例では，平均胎児心拍数160bpmを超えたものが3例，120bpm以下を示したものが1例であったのに対し，60～64％ VO₂maxであった3例では，平均胎児心拍数は120～160bpmの間であったことより，妊婦に対する適正運動強度は最大酸素摂取量の70％ VO₂max以下，母体心拍数に換算すると約150bpmを超えない運動が望ましいとしている。この検討では，すべての実験において胎児機能不全を示唆するような胎児心拍数モニタリング異常は出現しなかったと報告されている。

妊娠成立後にスポーツを開始する場合は，原則として妊娠12週以降であることが望ましい。自然流産の発生時期は妊娠12週未満が多いこと，妊娠初期の過度な運動は流産となる可能性があることなどが理由に挙げられる[1,3,6]。

妊娠中の運動の安全に対する検討はいずれも正常な妊婦に対するものであり，切迫流・早産や胎盤位置異常，胎児発育不全，多胎妊娠などの産科合併症を有する妊婦や，内科合併症として高血圧，血管病変を有する糖尿病をもつ患者には運動療法は相対的禁忌，絶対的禁忌である（表1）[1,7]。妊婦スポーツの安全管理基準を表2に示す[1]。

表1 妊婦スポーツの禁忌

絶対的禁忌	相対的禁忌
• 心疾患 • 呼吸器疾患 • 前期破水 • 切迫流・早産 • 多胎 • 前置胎盤，低置胎盤 • 子宮頸管無力症 • 持続する性器出血 • 妊娠高血圧症候群	• 貧血または他の血液疾患 • 甲状腺疾患 • 糖尿病* • 動悸または不整脈 • 妊娠末期の骨盤位 • 極端な肥満 • 極端なやせ • 早産の既往 • 胎児発育不全の既往 • 妊娠中出血の既往 • 極端に非活動的な生活習慣

*血管病変を有する場合

（文献1, 7より作成）

表2 妊婦スポーツの安全管理基準

1. 母児の条件	現在の妊娠経過が正常で，かつ以下の条件を満たしている 1) 後期流産・早産の既往がないこと 2) 偶発合併症，産科合併症がないこと 3) 単胎妊娠で胎児の発育に異常が認められないこと 4) 妊娠成立後にスポーツを開始する場合は原則として妊娠12週以降であること 5) スポーツの終了時期は異常が認められない場合には特に制限しない
2. 環境	1) 暑熱環境下で行うものは避ける 2) 陸上のスポーツは平坦な場所で行うことが望ましい 3) 高地の低酸素環境下での運動は順化していない場合は避ける 4) 減圧環境は避けるべきである
3. スポーツ種目	1) 有酸素運動かつ全身運動で楽しく長続きするものであることが望ましい 2) 腹部に直接的な外傷を与えるものや落下のリスクがあるもの，接触による外傷性リスクの高いもの，過度な腹圧がかかるものは避ける 3) 妊娠16週以降では長時間仰臥位になるような運動は避ける
4. メディカルチェック	1) 妊婦スポーツ教室を実施する場合 　a. 医療施設が併設されているか，あるいは緊密な連携体制が確立されていることが望ましい 　b. 運動開始前後に母体血圧，母体心拍数，体温，子宮収縮の有無，胎児心拍数測定などのメディカルチェックが実施できることが望ましい 2) 個人でスポーツを行う場合 　a. スポーツを行っていることを産科主治医に伝えること 　b. スポーツ前後に心拍数を測定し，スポーツ終了後には子宮収縮や胎動に注意すること 　c. 体調の変化に十分に注意すること
5. 運動強度	1) 心拍数で150bpm以下，自覚的運動強度としては「ややきつい」以下が望ましい 2) 連続運動を行う場合には，自覚的運動強度としては「やや楽である」以下とする
6. 実施時間	1) 午前10時から午後2時の間が望ましい 2) 週2〜3回で，1回の運動時間は60分以内とする
7. その他	1) 高血圧症，糖尿病，肥満症などの妊娠中の合併症の予防と治療を目的とする運動療法は，専門医と相談のうえで十分に注意して実施すること

（文献1より作成）

2 糖代謝異常合併妊婦の運動療法

妊娠糖尿病や軽度の2型糖尿病合併妊娠の場合，食事療法のみで良好な血糖管理が得られることが多い。しかし，補助療法として運動療法を取り入れることで，さらに良好な血糖管理が可能となる。運動の強度・時間・頻度は，個々の産科的合併症の有無に基づいて判断される。血糖値は速歩で十分に低下し（20〜40mg/dL），短時間の運動でも血糖降下作用がある[1]。

切迫流・早産で安静が必要な妊婦に対しては，座位あるいは側臥位での上肢の屈伸運動（手や腕を曲げ伸ばしすること。決して力を入れたまま止めないこと）だけでも，食後血糖上昇抑制効果が認められている。インスリンを使用している場合，運動によって低血糖を生じる可能性があるため注意が必要である。運動の時間や種類，量に応じて運動前や運動中に低血糖を予防するための補食を行い，インスリン量を減少させる必要がある。これには，主治医との十分な相談が必要である[1]。

しかしながら，多様な民族に対して行われた妊娠糖尿病に対する運動介入の効果を検証したランダム化比較試験では，妊娠中期に実施された出生前の運動介入が，妊娠糖尿病，耐糖能異常，または血糖値スクリーニング異常の相対オッズを統計学的に有意に低下させることはなかったと報告されている[8]。

また，Yapingら[9]の研究では，妊娠糖尿病の妊婦をレジスタンス運動（スクワットや腕立て伏せ，ダンベル体操などの特定の筋肉に抵抗をかける動作を繰り返す運動）群と有酸素運動群に分けて介入を行ったところ，いずれのグループでも介入前より介入後の血糖値が低下した。介入後，2つのグループ間で空腹時血糖値，インスリン使用率，および有害な妊娠転帰の発生率に有意差は認められなかったが，食後2時間の血糖値と運動コンプライアンスにおいては，レジスタンス運動グループが有酸素運動グループよりも良好な結果を示したと報告されている[9]。

（大平安希子，衛藤英理子，増山　寿）

文　献

1) 日本臨床スポーツ医学会産婦人科部会：妊婦スポーツの安全管理基準（2019）. 日臨スポーツ医会誌 2020; 28: 213-9.
2) 田中泰博：母体運動の妊娠，分娩におよぼす影響. 産婦の実際 1995; 44: 847-53.
3) 日本糖尿病学会：Q17-8 糖代謝異常妊婦の妊娠中管理をどのように行うか？（糖尿病合併症・併存症を含めて）. 糖尿病診断ガイドライン2024. 東京：南江堂, 2024: 372-6.
4) 鍋島雄一，宗田　聡，佐々木純一，ほか：トレッドミル運動負荷試験による妊婦スポーツにおける安全性の検討. 日産婦誌 1992; 44: 323-8.
5) 目崎　登，本部正樹，鍋島雄一，ほか：妊娠とスポーツ〜基本的な考え方と原則論. 周産期医学 1988; 18: 187.
6) Hjoullund NH, Jensen TK, Bonde JP, et al.: Spontaneous abortion and physical strain around implantation: a follow-up study of first-pregnancy planners. Epidemiology 2000; 11: 18-23.
7) 日本産科婦人科学会／日本産科婦人科医会：CQ107 妊娠中の運動（スポーツ）について尋ねられたら？ 産婦人科診療ガイドライン 産科編2023. 東京：日本産科婦人科学会, 2023: 102-4.
8) Nobles C, Marcus BH, Stanek EJ 3rd, et al.: Effect of an Exercise Intervention on Gestational Diabetes Mellitus: A Randomized Controlled Trial. Obstet Gynecol 2015; 125: 1195-204.
9) Xie Y, Zhao H, Zhao M, et al.: Effects of resistance exercise on blood glucose level and pregnancy outcome in patients with gestational diabetes mellitus: a randomized controlled trial. BMJ Open Diabetes Res Care 2022; 10: e002622.

各論Ⅲ　妊娠中の管理：食事・運動療法

運動療法：妊娠期の身体活動（内科の立場から）

妊娠中の身体活動・運動について，以前はからだを動かさず安静に過ごすことを基本としていたが，疾病の種類によっては予防・治療に応用が可能となってきた。諸外国における身体活動に関するガイドラインでは，妊婦の身体活動を推奨しているなか，本項では，日本人若年女性の身体活動の現状と妊娠期における身体活動の意義，妊娠中に行う好ましい運動の特徴および妊娠期に身体活動を行う際に考慮すべき事項について概説する。

1 若年女性の身体活動の現状

「令和元年国民健康・栄養調査」[1] のデータによると，1日の歩数の平均値は女性で5,832歩であり，この10年間でみると有意に減少している。「健康日本21（第二次）」の目標として，「日常生活における歩数の増加」が掲げられており，目標値は20～64歳女性で8,500歩であったが，妊娠可能年齢世代の平均値は20歳代で6,641歩，30歳代で6,816歩，40歳代で6,809歩といずれの年代においても平均値が目標値を上回っていない。また，運動習慣のある者の割合は女性で25.1％であり，この10年間でみると有意に減少している。年齢階級別にみると，その割合は30歳代で最も低く9.4％，次いで20歳代，40歳代で12.9％であり，妊娠・出産を迎える世代において，定期的な運動を実施できていない状況である。

妊娠前に運動をしていない者が，妊娠を契機に運動を始める，または身体活動量を増やすために生活習慣を大きく変えることは困難なことから，妊娠前からの積極的な身体活動量の増加が望まれるところである。

2 妊娠期における身体活動の意義

身体活動・運動が多くの生活習慣病を予防・改善し，健康の維持や介護予防に効果があることは，よく知られている。妊娠中の適切な身体活動は，早産および低出生体重児など母児罹病を増加させることなく，分娩合併症および産後うつ，新生児合併症のリスクを低減し，健康効果が期待できるとされている[2,3]。また，体力の維持・向上を目的とした「身体活動・運動」だけでなく，日常生活活動量の増加が健康に寄与することが明らかになっており，近年では身体活動量の増加が推奨されている。一方で，

成人は起きている時間のおよそ60％は座位行動であるといわれており，座り続けることで健康障害が引き起こされることが明らかにされつつあるなか，世界保健機関（WHO）の「身体活動・座位行動ガイドライン」[4] では，妊婦・授乳婦においても，座位行動を少しでも減らして活動的になることが推奨されている。座位行動とは，座位や臥位の状態で行われる，エネルギー消費が1.5メッツ以下のすべての覚醒中の行動で，例えばデスクワークをすることや，座ったり寝ころんだりした状態でテレビやスマートフォンを見ることが該当する。日本人の座位時間は，国際的にみても長い傾向にあることが明らかにされていることから，長時間にわたる座位行動をできるだけ少なくし，家事や仕事などの生活場面においても，身体を動かすことを意識した生活習慣を取り入れることも重要と考えられる。

糖代謝異常合併妊婦における運動療法は，食事療法とともに良好な血糖管理を得るうえで重要である。運動はブドウ糖や脂肪酸の利用を促進し，インスリン抵抗性を改善する効果があるため，血糖値の改善や体重管理に有効な可能性が考えられるが，妊娠糖尿病に対する運動療法のメタ解析では，血糖値は改善したが母体周産期合併症の減少は示されなかった[5]。糖代謝異常合併妊婦における妊娠期の身体活動について，母児の中長期的予後も含めたリスクとベネフィットについて，今後のさらなるエビデンスの蓄積が待たれる。

3 妊娠期の至適身体活動量

諸外国における妊婦の身体活動に関するガイドラインでは，米国[6] や英国[7] の身体活動ガイドラインがあり，妊婦の身体活動を奨励するうえでの注意点と，至適身体活動量についての記述がある。一方，わが国における妊婦の身体活動に関するガイドライ

177

表1 妊婦スポーツ実施における母児の条件

現在の妊娠経過が正常で，かつ以下の条件を満たしている
1) 後期流産・早産の既往がないこと
2) 偶発合併症[*1]，産科合併症[*2]がないこと
3) 単胎妊娠で胎児の発育に異常が認められないこと
4) 妊娠成立後にスポーツを開始する場合は原則として妊娠12週以降であること
5) スポーツの終了時期は，異常が認められない場合には特に制限しない

[*1]：重篤な心疾患・呼吸器疾患など
[*2]：切迫流早産，子宮頸管無力症，頸管長短縮，前期破水，前置胎盤，低置胎盤，妊娠高血圧症候群など

(文献8を参考に作成)

ンとして，日本臨床スポーツ医学会による「妊婦スポーツの安全管理基準」[8]や，日本産科婦人科学会による『産婦人科診療ガイドライン 産科編2023』[9]があるが，妊婦が身体活動を行ううえでの注意事項について記されているものの，至適身体活動量に関する記述はない。また「健康づくりのための身体活動・運動ガイド2023」[10]では，高齢者・成人・こどもに分けて，身体活動の推奨事項が示されているが，妊産婦については，わが国における科学的知見が現時点では不十分と思われるなどの理由から，推奨事項を示すには至っていない。日本における妊婦を対象とした身体活動の明確な基準は現時点では得られていないことから，今後，日本および東アジア人妊婦を対象に，身体活動推奨量を検証する研究が必要と考えられる。

近年の健康志向により，妊婦においても運動機会が増えつつある現状から，次に妊婦スポーツの安全管理基準を中心に概説する。妊娠中の身体活動については，この安全管理基準を満たす範囲で身体活動・運動に従事すること，糖代謝異常合併妊婦においては，運動の種類や強度について主治医の指導の下で実施する必要がある。

4 妊婦スポーツの安全管理基準

妊婦スポーツは，母体の健康維持・増進を目的として行われるものである。妊娠中の身体活動によって何らかの異常が生じぬよう，母児の安全を十分に配慮する必要がある。妊婦本人も体調の変化には十分に注意し，運動中に体調不良が生じたら，ただちに運動を中止し，主治医に連絡するように指導しておくことが望ましい。

母児の条件（表1）

妊娠期の運動で特に注意すべき事項は，子宮収縮の誘発と子宮胎盤血流量の減少であることから，現在の妊娠経過が正常であることが運動実施の基本的な条件になる。①後期流産・早産は，反復し発症するリスクが高い，②心疾患などの偶発合併症や切迫早産，妊娠高血圧症候群などの産科合併症がある場合は，早産や胎児発育不全，子宮内胎児死亡などのリスクが高い，③多胎妊娠は母体への負荷が大きく，早産や妊娠高血圧症候群などのリスクが高く胎児発育に異常がある場合は，子宮胎盤循環不全を助長する可能性が高いことから，①〜③に該当する場合はスポーツを勧めるべきではない[8]。

なお，妊娠前から習慣的に行っていた運動は，後述の運動強度を遵守すれば継続可能とされる一方，妊娠成立後にスポーツを開始する場合は原則妊娠12週以降とされている。これは妊娠12週未満において，自然流産のリスクが懸念されるためである。またスポーツの終了時期は，妊娠経過が順調であれば特に制限しないが，産科主治医の診察やスポーツ実施時のメディカルチェックによって，異常を認めないことを条件に継続可能とする。

環境

スポーツを行う環境について，①暑熱環境下で行うものを避ける，②陸上のスポーツは平坦な場所で行うことが望ましい，③高地の低酸素環境下での運動は順化していない場合は避ける，④減圧環境は避けるべきである，とされている[8]。具体的には，①では，母体体温の著しい上昇は妊娠初期であれば先天性形態異常の原因になる[11]ことから，真夏の炎天下あるいは高温多湿の体育館のような暑熱環境下での激しいスポーツは控える，②では，妊娠経過が進むにつれ妊婦の腹部が大きくなり，妊娠中の重心が前方・上方へ移動していくため，平坦でない場所でスポーツを行うと転倒のリスクが上がることから，平坦な場所で運動を行う，③では，高地でトレーニングを行いたいアスリートに関する記述であるため

一般の妊婦に該当することは少ないと考えられるが、高地順化していない場合は、高度1,500～2,000mでの高強度トレーニングを控える、④では、胎児に減圧症後の先天性形態異常やガス塞栓症のリスクがあるため、妊婦はスキューバダイビングを控えることなどが言及されている。

スポーツ種目

妊娠中に行う運動として、有酸素運動かつ全身運動で楽しく長続きするものが好ましく、筋肉を鍛える運動や軽いストレッチを加えるのも効果的と考えられる。望ましいスポーツの代表的な運動種目としては、ウォーキング、ダンス、水泳、水中エクササイズなどが挙げられる。

一方、有酸素運動であっても、妊娠16週以降では長時間仰臥位になるような運動は避けることが望ましい。これは、妊娠が進行するにつれ子宮は増大し、仰臥位になると腹部大動脈や下大静脈を圧迫するようになるためで、仰臥位低血圧症候群に注意が必要である。特に妊娠後半ほど起こりやすいことから、長時間仰臥位で行う運動は避けるべきとされている。仰臥位で急に気分不快の症状や低血圧が生じた際は、直ちに左側臥位をとることにより、下大静脈の圧迫を解除することができ、症状が改善することが多い。また転倒や落下、接触による外傷性リスクが高いもの、過度な腹圧のかかるような運動は避ける。具体的には、レスリングのような腹部へ過度な衝撃が加わるスポーツ、サッカーやホッケーのような他の選手や周囲と激しい接触による外傷の危険性が高いスポーツが該当し、胎盤早期剥離や切迫流早産などのリスクが高まる可能性があるため、控えるべきである。

メディカルチェック

妊娠中にスポーツを行う場合、常に体調の変化には十分注意するとともに、運動前後の体調などのチェックを行うのが望ましい。妊婦スポーツ教室を実施する場合は、①医療施設が併設されているか、あるいは緊密な連携体制が確立されていること、②運動開始前後に母体血圧、母体心拍数、体温、子宮収縮の有無、胎児心拍数測定などのメディカルチェックが実施できることが望ましい。医療機関との連携体制を整えるとともに、運動指導者は医学的・産科的な基礎的知識をもち、スポーツ指導開始前後のメディカルチェック（母体心拍数、子宮収縮の有無、胎動の有無など）が実施できることが望まれる。

個人でスポーツを行う場合は、①スポーツを行っていることを産科主治医に伝えること、②スポーツ前後に心拍数を測定し、スポーツ終了後には子宮収縮や胎動に注意すること、③体調の変化に十分に注意することが挙げられる。運動中や運動後に頭痛や胸痛、呼吸困難、筋肉疲労、下腿の痛みあるいは腫脹、腹部緊満や下腹部重圧感、子宮収縮、胎動減少・消失、羊水流出感などの症候が現れた場合には、ただちに運動を中止し医師に連絡するよう指導しておくことが必要である。

運動強度

運動強度は、心拍数で150bpm以下、自覚的運動強度としては「ややきつい」以下が望ましい[8]。カナダのガイドライン[12]では、年齢ごとに適切な心拍数の範囲基準が示されており、①20歳未満：140～155回/分、②20～29歳：135～150回/分、③30～39歳：130～145回/分、④40歳以上：125～140回/分を推奨しているので、合わせて参照する。

連続運動（長時間の運動の継続）を行う場合には、母体心拍数135bpm程度に相当する、自覚的運動強度としては「やや楽である」以下とする。

実施時間

妊婦スポーツを実施する時間帯について、子宮収縮出現頻度が少ないとされる午前10時から午後2時ごろが望ましい時間帯と考えられている。また、運動時間について、日本臨床スポーツ医学会の「妊婦スポーツの安全管理基準」[8]では、運動習慣の少ない妊産婦は、週2～3回で、1回の運動時間は60分以内を目安とすることが望ましいとされているが、米国のガイドライン[6]では、1日当たり30分ないしそれ以上の中等度の運動をほぼ毎日でもよいとしており、英国のガイドライン[7]では少なくとも週当たり150分の中等度の運動を奨めている。

その他：妊娠中の運動療法について

運動療法としての妊婦スポーツでは、運動の種類・強度が大切で、運動の可否や運動の種類・強度の設定も含めて、主治医の指導の下での実践が重要である。医療者と運動指導者は、必要に応じて互いに連携して指導にあたることが求められる。

妊婦にとって日常的に行う運動の条件とは、母児にとって安全であるとともに、運動効果が得られ継続できることが挙げられ、有酸素運動で楽しい運動であることが重要である。具体的にはウォーキングやヨガ、エアロビックダンスなどが該当し、妊婦の健康維持・増進に加え、生活の質（QOL）向上も期

待される。耐糖能異常の予防・治療の観点からは，速歩は血糖降下作用があるため，毎食後軽度な運動を30分以上実施することが望まれる。

近年のメタ解析において，妊娠中の身体活動と妊娠糖尿病（GDM）発症との間に量反応関係があり（1st trimesterで非線形，2nd trimesterで線形），妊娠中の身体活動の増加はGDMリスク低減に有用で，特に1st trimesterにおける身体活動の増加（50MET-h/週程度）は，GDM予防効果が高まることが示唆されている[13]。妊娠期の運動介入は母児の健康を守る予防方策である可能性が考えられることから，糖代謝異常合併妊婦における妊娠中の効果的な運動の確立が望まれるところである。

5 妊娠前からの健康なからだづくり

令和3年（2021年）3月，厚生労働省は，妊娠期や授乳期の望ましい食生活の指針や妊娠中の望ましい体重増加量などを示した「妊産婦のための食生活指針」を15年ぶりに改定した。望ましい食習慣の形成や健康なからだづくりは，「妊娠してから」ではなく「妊娠前から」行うことが大切なことから，指針の名称も「妊娠前からはじめる妊産婦のための食生活指針」に変更されている。この指針では，妊娠前からの健康づくりや妊産婦に必要な食事内容についてのみならず，妊産婦の生活全般，からだや心の健康にも配慮した10項目から構成されており，従来の指針にはなかった「運動」に関する項目が追加されている。具体的には，「無理なくからだを動かしましょう」との記載が新たに追記され，健康にかかわる生活習慣である身体活動についても言及されている。医師や医療機関に相談のうえ，妊婦の体調に合わせて無理なく，楽しい身体活動の実践を勧めたい。

（谷内洋子，曽根博仁）

=== 文 献 ===

1) 厚生労働省: 令和元年国民健康・栄養調査結果の概要. https://www.mhlw.go.jp/content/10900000/000687163. pdf（2024年9月3日閲覧）.

2) Di Mascio D, Magro-Malosso ER, Saccone G, et al.: Exercise during pregnancy in normal-weight women and risk of preterm birth: a systematic review and meta-analysis of randomized controlled trials. Am J Obstet Gynecol 2016; 215: 561-71.

3) Barakat R, Pelaez M, Cordero Y, et al.: Exercise during pregnancy protects against hypertension and macrosomia: randomized clinical trial. Am J Obstet Gynecol 2016; 214: 649. e1-8.

4) 日本運動疫学会，国立健康・栄養研究所，東京医科大学公衆衛生学分野，ほか: 要約版 WHO身体活動・座位行動ガイドライン（日本語版）. http://jaee.umin.jp/doc/ WHO2020JPN.pdf（2024年9月3日閲覧）.

5) Brown J, Ceysens G, Boulvain M: Exercise for pregnant women with gestational diabetes for improving maternal and fetal outcomes (Review). Cochrane Database Syst Rev 2017; 6: CD012202. doi: 10.1002/14651858.CD012202.pub2.

6) American Academy of Pediatrics, American College of Obstetricians and Gynecologists, Kilpatrick SJ, et al.: Guidelines for Perinatal Care, 8th ed. Elk Grove Village: American Academy of Pediatrics, 2017.

7) GOV. UK: UK Chief Medical Officers' Physical Activity Guidelines. https://assets.publishing.service. gov.uk/media/5d839543ed915d52428dc134/uk-chief-medical-officers-physical-activity-guidelines.pdf（2024 年9月3日閲覧）.

8) 日本臨床スポーツ医学会産婦人科部会: 妊婦スポーツの安全管理基準（2019）. 日臨スポーツ医会誌 2020; 28: 213-9.

9) 日本産科婦人科学会・日本産婦人科医会: CQ107 妊娠中の運動（スポーツ）について尋ねられたら? 産婦人科診療ガイドライン産科編2023. 東京: 日本産科婦人科学会, 2023: 102-4.

10) 厚生労働省: 健康づくりのための身体活動・運動ガイド 2023. https://www.mhlw.go.jp/content/001194020. pdf（2024年9月3日閲覧）.

11) Milunsky A, Ulcickas M, Rothman KJ, et al.: Maternal heat exposure and neural Tube Defects. JAMA 1992; 268: 882-885.

12) Davies GAL, Wolfe LA, Mottola MF, et al.: No.129-Exercise in Pregnancy and the Postpartum Period. J Obstet Gynaecol Can 2018; 40: e58-65.

13) Xie W, Zhang L, Cheng J, et al.: Physical activity during pregnancy and the risk of gestational diabetes mellitus: a systematic review and dose-response meta-analysis. BMC Public Health 2024; 24: 594.

各論Ⅲ　妊娠中の管理：インスリン療法

インスリン療法の適応と
妊娠中に使用できるインスリン

糖代謝異常を合併する妊婦では，母児合併症予防のため妊娠中の厳格な血糖管理が求められ，食事療法で血糖管理目標を達成できない場合はインスリン治療の適応となる。妊婦の血糖管理目的でインスリン治療を開始する際は，インスリン製剤に関する情報をアップデートしてインスリン製剤の特性や利点・欠点について十分に理解し，十分なインフォームドコンセントのもとインスリン製剤を選択する必要がある。

1 インスリン療法の適応

　糖代謝異常を有する妊婦では，母児合併症予防の観点から妊娠中の厳格な血糖管理が求められており，低血糖を避けながら可能な限り正常耐糖能妊婦と同等の日内血糖変動に近づけることが目標となる[1]。妊娠中の血糖管理目標値を表1に示す。以前は各学会が示す空腹時血糖値と食後血糖値の目標値が若干異なっていたが，直近のガイドラインに示されている血糖管理目標値はおおむね空腹時＜95mg/dL，食後1時間値＜140mg/dL，食後2時間値＜120mg/dLとなっており[1〜3]，ガイドライン間の相違がなくなっている。日本糖尿病学会は，糖尿病合併妊娠および妊娠糖尿病（GDM）で食事療法だけでは良好な血糖管理が得られない場合はインスリン療法の絶対的適応としており，米国糖尿病学会（ADA）のガイドラインでは1型糖尿病を有する妊婦はインスリンを使用すべきとされ，2型糖尿病を有する妊婦とGDM妊婦では，適切な生活習慣の是正で血糖管理目標が達成されない場合にインスリン療法が望ましいとしている[3]。妊娠中の血糖推移は血糖自己測定（SMBG）を行って評価し，表1に示す血糖管理目標値を逸脱した場合はインスリン療法を開始する。ただし，どの程度血糖管理目標値を逸脱した場合にインスリン療法を開始するかについては明確な基準がなくエビデンスも乏しいため，各施設の基準や担当医師の判断で適切にインスリン療法を開始することが望ましい。HbA1cならびにグリコアルブミン（GA）は，明確に管理目標値上限を超えていれば血糖値が管理目標値を逸脱している可能性が高く，インスリン療法開始の根拠になりうると考えられる。しかし，HbA1cは赤血球

のターンオーバーの変化の影響を受けるとともに食後血糖値の上昇を十分に反映しない可能性が指摘されており[3]，GAはHbA1cよりも短期間（約2〜3週間）の血糖変動を反映し，HbA1cよりも食後高血糖を反映して妊娠中の貧血の影響を受けにくいとされる一方で，肥満妊婦や体重増加が多い妊婦ではアルブミン代謝の影響を受け血糖値を過小評価する可能性がある。従ってHbA1c，GAが管理目標値上限を逸脱していなくても血糖値が管理目標を逸脱している可能性があり，SMBGの測定結果と併せてインスリン療法開始の判断をすることが望ましい。また，現在の保健診療上の制約のため妊娠前BMI＜25kg/m²かつ75g経口ブドウ糖負荷試験（OGTT）1点陽性のGDM妊婦はSMBGの適応とならないため，受診時の血液検査における血糖測定のタイミングを工夫するなどしてインスリン療法を開始すべきかどうか判断する必要がある。

　妊娠を計画している1型糖尿病をもつ女性や，食事療法と運動療法で良好な血糖管理を得られない，または経口血糖降下薬やglucagon-like peptide 1（GLP-1）受容体作動薬による治療を受けている2型糖尿病をもつ女性では，プレコンセプションケアの一環として妊娠前からインスリン以外の糖尿病治療薬を中止し，インスリン療法単独での良好な血糖管理を達成し維持する必要がある［各論Ⅱ　糖尿病をもつ女性のプレコンセプションケア：PCCとしての血糖管理（p.84〜）参照］。厚生労働省は2020年10月にGDMに対して，インスリン ヒト，インスリン リスプロ，インスリン アスパルト，インスリン デテミルを使用することを保険審査上認める通達（令和2年10月26日保医発1026 第1号）を出しており，保険診療を行ううえで留意する必要がある。

181

表1 妊娠中の血糖管理目標値

	日本糖尿病学会 （2024年）[1] 日本糖尿病・妊娠学会	日本産科婦人科学会 （2023年）[2]	米国糖尿病学会 （2024年）[3]
空腹時血糖値	＜95mg/dL	＜95mg/dL （経験的目標食前血糖値 ＜100mg/dL）	70〜95mg/dL *
食後血糖値	1時間値＜140mg/dL または 2時間値＜120mg/dL	1時間値＜140mg/dL または 2時間値＜120mg/dL （経験的目標食後血糖値 ＜120mg/dL）	1時間値110〜140mg/dL * または 2時間値100〜120mg/dL *
HbA1c	6.0〜6.5％未満	＜6.5％	＜6.0％
グリコアルブミン（GA）	＜15.8％	＜15.8％	

＊：下限値は食事療法のみで管理されている妊娠糖尿病，2型糖尿病合併妊娠には適応しない[3]

表2 インスリン製剤一覧（2024年11月現在）

製剤分類	一般名	商品名
速効型	インスリン ヒト	ヒューマリン®R ノボリン®R
超速効型	インスリン リスプロ	ヒューマログ® ルムジェブ® インスリン リスプロBS
	インスリン アスパルト	ノボラピッド® フィアスプ® インスリン アスパルトBS
	インスリン グルリジン	アピドラ®
中間型	ヒトイソフェンインスリン（NPHインスリン）	ヒューマリン®N ノボリン®N
持効型溶解	インスリン グラルギン	ランタス® ランタス®XR インスリン グラルギンBS
	インスリン デテミル	レベミル®
	インスリン デグルデク	トレシーバ®
	インスリン イコデク	アウィクリ®
混合型	ヒト二相性イソフェンインスリン	ヒューマリン®3/7 ノボリン®30R
	インスリン リスプロ混合製剤	ヒューマログ®ミックス25 ヒューマログ®ミックス50
	二相性プロタミン結晶性インスリン アスパルト	ノボラピッド®30ミックス ノボラピッド®50ミックス
配合溶解	インスリン デグルデク/インスリン アスパルト配合	ライゾデグ®

2 妊娠中に使用できるインスリン

インスリン製剤の特性

1921年にインスリンが同定され糖尿病治療薬として使用されるようになって以降インスリン製剤は改良が重ねられており，現在用いられているのはインスリンアナログ製剤が主流である。わが国で販売されているインスリン製剤の一覧を表2に示す。インスリンアナログはヒトインスリンを構成するアミノ酸の一部を別のアミノ酸に置換，あるいは一部のアミノ酸を除去して脂肪酸を付加された化合物であり，インスリン受容体と結合してインスリン作用を発揮するが，構造を人工的に変更することにより薬物動態を変化させ，ヒトインスリンと比較してイン

スリン作用発現時間や作用持続時間が修飾されている。2015年には国内でインスリンのバイオシミラー（バイオ後続品）の販売が開始され，先発インスリン製剤と比較して安価であることから広く使用されるようになってきている。バイオシミラーは，微生物や細胞内など生体内での生合成過程を利用して製造される分子量が非常に大きく複雑な構造を有するホルモン製剤や抗体製剤などのバイオ医薬品のうち，先行バイオ医薬品の製造開発者とは異なる製造者によって製造されるバイオ医薬品を指し，先行バイオ医薬品の後発医薬品と位置付けられている。バイオシミラーは微生物や細胞の培養条件などの変化により生産される物質が変化しうるため，化学合成される分子量の小さい化合物とは異なり製造ロットごとのばらつきが生じうるとされているが，国の定める厳格な基準に基づいた評価試験により先行バイオ医薬品との同等性・同質性が担保されたものとされている。インスリンバイオシミラーは成分名の後ろにBSと表記されている。

速効型インスリン

　遺伝子組み換え技術により工業的に生産され，ヒトインスリンと同じアミノ酸配列のA鎖とB鎖からなる2本鎖ペプチド構造であり，長らく糖代謝異常合併妊婦のインスリン療法に標準的に用いられてきた。ヒトインスリンの胎盤通過性は低いとされ[4]，速効型インスリンによる胎児の催奇形性の報告はない。皮下注射から効果発現まで30分程度を要し，約2時間でインスリン作用がピークとなり5〜8時間持続するが，生理的インスリン作用と比較してインスリン作用の立ち上がりが遅く，少なくとも食事摂取30分前に皮下注射する必要がある。

超速効型インスリン

　ヒトインスリンのペプチド鎖を構成する一部のアミノ酸を別のアミノ酸に置換し，皮下注射後の吸収を速めることで速効型インスリンよりも作用発現までの時間を短縮させたインスリン製剤であり，皮下注射から15分以内に効果が発現して60〜90分後に作用がピークとなり，4〜5時間効果が持続する。

　インスリン リスプロはヒトインスリンB鎖の28位のプロリンと29位のリジンを置き換えた構造となっており，胎盤通過性はないとされている[5]。インスリン リスプロは糖代謝異常合併妊婦を対象としたランダム化比較試験（RCT）の報告はないが，メタ解析では速効型インスリンと比較してlarge-for-gestational age（LGA）児が多かったものの，

先天性形態異常，巨大児（出生体重＞4,000g），新生児低血糖，早産，死産，新生児死亡，新生児呼吸窮迫症候群（RDS），NICU入室，帝王切開実施，妊娠高血圧症候群，妊娠高血圧腎症（preeclampsia）には差がなかったと報告されている[6,7]。

　インスリン アスパルトは，ヒトインスリンB鎖の28位のアミノ酸をプロリンからアスパラギン酸に置換したインスリンアナログ製剤である。1型糖尿病合併妊婦を対象としたRCTでは，インスリン アスパルトは速効型インスリンと比較して網膜症の進行に差はなく，周産期の血糖管理と母児合併症の出現頻度が同等であったことが報告されている[7〜9]。

　インスリン グルリジンは，B鎖の3位のアミノ酸をアスパラギンからリジンに置換し，さらにB鎖の29位のアミノ酸をリジンからグルタミン酸に置換したインスリンアナログ製剤である。糖代謝異常合併妊婦に対するインスリン グルリジンの有効性・安全性に関するメタ解析やRCTはこれまで報告がない。

　2020年に局所でのインスリン吸収促進作用を有する添加剤を加えることで，インスリンアナログの構造を変化させることなく従来の超速効型よりさらにインスリン作用発現時間を短縮させたインスリン製剤（インスリン リスプロ：ルムジェブ®，インスリン アスパルト：フィアスプ®）が登場した。フィアスプ®は1型糖尿病および2型糖尿病合併妊娠を対象としたRCTにおいて，従来のインスリン アスパルトと比較して妊娠中の重症低血糖の頻度が少なく，周産期母児合併症の出現頻度に差がなかったことが報告されている[10]。

中間型（NPH）インスリン

　速効型インスリンと同じヒトインスリンであり，NPHインスリンと称され，速効型インスリンと同様長らく糖代謝異常合併妊婦のインスリン療法に標準的に用いられてきた。インスリン作用を持続させるために硫酸プロタミンを添加してインスリンを結晶化させた白色不透明のインスリン製剤であり，注射前に沈殿している硫酸プロタミンを均一に懸濁する必要がある。皮下注射から効果発現まで1〜3時間を要し，作用持続時間は18〜24時間とされるが，後述する持効型インスリンアナログ製剤と比較してインスリン作用にピークがあり，8〜12時間で最大効果を発現し徐々に作用は減衰する。

持効型融解インスリン

　NPHインスリンの欠点であったインスリン作用の不安定性と持続時間の不十分さを解消するため，ヒ

各論III　妊娠中の管理：インスリン療法

183

トインスリンの一部のアミノ酸を置換した，あるいは一部のアミノ酸を除去し脂肪酸を付加したインスリンアナログ製剤であり，インスリン作用のピークがなく24時間作用が安定して持続するのが特徴である。

インスリングラルギンは，ヒトインスリンA鎖の21位のアミノ酸をアスパラギンからリジンに置換し，さらにB鎖のC末端に2つのアルギニンを付加されたインスリンアナログ製剤であり，ヒトの皮下の間質液pH条件（7.4）で等電点沈殿により結晶化するため，一定速度で緩徐に分解・吸収され24時間にわたって安定したインスリン作用を発揮する。インスリングラルギンは糖代謝異常合併妊婦におけるRCTの報告がなく，IGF-1受容体への親和性や細胞増殖能が高いことで妊娠中の使用が懸念されていたが，メタ解析においてNPHインスリンと比較して母児合併症の出現に有意差がなかったことが報告されており[7]，最近では各国のガイドラインで妊娠中の使用が可能とされている[11]。

インスリン デテミルは，ヒトインスリンB鎖の30位のスレオニンを除去し，29位のリジンに直鎖飽和脂肪酸（ミリスチン酸）を付加したインスリンアナログ製剤である。インスリン デテミルは6量体を形成しており，皮下に注射されると脂肪酸部分が間質液中のアルブミンと結合したり，脂肪酸を介してインスリンデテミル同士が結合して大分子を形成することで皮下から血液中への移行が妨げられ，皮下で少しずつ単量体となったインスリン デテミルが血液中へと吸収され，アルブミンと結合して平衡状態となることにより緩徐で安定したインスリン作用を発揮する。インスリン デテミルは胎盤を通過しないとされ[12]，1型糖尿病合併妊婦を対象としたRCTにおいて，NPHインスリンと比較して周産期予後に差がなかったことが示されている[13]。

インスリン デグルデクは，ヒトインスリンB鎖の30位のスレオニンを除去し，29位のリジンにグルタミン酸を介して直鎖飽和脂肪酸（ヘキサデカン二酸）を付加されたインスリンアナログ製剤である。基本的な構造はインスリン デテミルと類似するが，インスリン デグルデクは製剤中に6量体が2つ結合した状態で存在しており，皮下注射されるとこれらが結合して多数の6量体が結合した状態で安定的に存在し，少しずつ単量体となることで安定的かつ持続的なインスリン作用が発揮され，42時間以上作用が持続するとされる。インスリン デグルデクは1型糖尿病合併妊婦を対象としたインスリン ア

スパルトと組み合わせたRCTにおいて，インスリン デテミルと比較して血糖管理および周産期母児合併症に差がなかったことが示されている[14]。

2024年11月，新たな持効型溶解インスリンアナログ製剤としてインスリン イコデクが薬価収載された。インスリン イコデクはヒトインスリンA鎖14位のチロシンをグルタミン酸へ，B鎖16位のチロシンをヒスチジンへ，B鎖25位のフェニルアラニンをヒスチジンへそれぞれ置換し，さらにB鎖30番目のトレオニンを除去して29位のリジンに長鎖脂肪酸（イコサン脂肪二酸）が付加されている。この修飾によりインスリン イコデクはインスリン デテミルと比較してアルブミンとの結合能が約9.5倍増強され，さらにインスリン受容体との親和性が低下するとともにインスリン分子構造が安定して分解されにくくなった結果，半減期が196時間まで延長し，1週間に1回の投与により安定した基礎インスリン分泌の補充が可能とされている[15]。インスリン イコデクを使用する場合は従来の1日当たりの基礎インスリン補充量の7倍量を1回で皮下注射するが，インスリン イコデクの注入器の1目盛り（1クリック）は10単位であり，投与量の設定や調整が10単位刻みでしか行えない。このため，細やかなインスリン調整は難しく，従来のインスリン製剤から切り替える際には注入量の設定を誤らないよう注意が必要である。また，インスリン イコデクは期待される安定したインスリン作用の発揮まで3〜4回の投与が必要であり[15]，インタビューフォームでは1型および2型糖尿病において，初回投与時のみ予定投与量の1.5倍量を投与することが推奨されている。インスリン イコデクの糖代謝異常合併妊婦を対象としたRCTやメタ解析の報告はない。

混合型インスリン

速効型あるいは超速効型インスリンとNPHインスリンが組み合わされた製剤，インスリン アスパルトとインスリン デグルデクが組み合わされた製剤がある。これらのインスリン製剤について糖代謝異常合併妊娠に対するRCTやメタ解析は報告されていない。

妊娠中における各種インスリン製剤の使用と胎児への影響

わが国では長らく米国食品医薬品局（FDA）の胎児危険度分類に基づき，A，B，C，D，Xの5段階のカテゴリーのうち，B（ヒトでの危険性の証拠が

ない）に該当するインスリン製剤を妊娠中の糖代謝異常管理に選択してきた。しかしFDAは，この分類が根拠となった情報を理解して処方上の判断を行うという本来の目的ではなく，分類に基づいて処方上の判断を行うという誤った解釈・使用がなされた結果，胎児へのリスクの程度の差を正確かつ一貫性をもって伝達するものでなくなっているという観点から，2015年にこの分類を廃止している。同様の分類としてオーストラリア医薬品評価委員会（ADECによる評価基準）があり，妊娠中の薬剤投与による胎児へのリスクについて，A，B1，B2，B3，C，D，Xのカテゴリーに分類し，胎児に永久的な障害を引き起こすリスクが高く妊娠中あるいは妊娠を予定している場合は投与すべきではない薬剤をXとしている。表2のインスリン製剤はADEC基準のA～B3に該当もしくは記載なしとなっておりXに該当する製剤はないが，A～Dについては胎児への薬物の危険度のみの評価であって妊婦への使用の可否について定義したものではないため，妊婦への投与の可否は当該薬剤の添付文書や文献的情報に基づいて決定されるべきとされる。表2に示すインスリン製剤の国内の添付文書では妊婦への投与について一律に「治療上の有益性が危険性を上回ると判断される場合に投与すること」と記載されており，インスリン製剤の使用は担当医師に判断が委ねられている。従って，妊婦に対するインスリン製剤の選択に当たっては，あらかじめインスリン製剤の特性について十分に理解し，対象妊婦の状況に適切なインスリンを選択できるよう情報を収集しアップデートしておく必要がある。わが国では，厚生労働省事業として「妊娠と薬情報センター」が設置され，インスリンは妊娠中に安全に使用できると考えられる薬とされている。また，妊娠中の使用に関するRCTやメタ解析がないインスリン製剤であっても，明らかに母児の予後を悪化させるという報告はない。以上の点を踏まえ，糖代謝異常を有する女性のプレコンセプションケアの一環としてインスリン治療を開始する，あるいは妊娠中の血糖管理のためインスリン治療を開始する場合には，使用を計画しているインスリン製剤の特性について説明を行い，十分なインフォームドコンセントを得てインスリン治療を開始するべきである。また同様に，若年発症の糖尿病でもともとインスリンを使用している女性についても，妊娠を計画あるいは妊娠が成立した際に現在使用中のインスリン製剤を継続あるいは変更す

るかどうかについて十分なインフォームドコンセントを得たうえで，インスリン製剤を選択する。

（市川雷師）

文献

1) 日本糖尿病学会：妊婦の糖代謝異常．糖尿病診療ガイドライン2024．東京：南江堂，2024：355-93.

2) 日本産科婦人科学会，日本産婦人科医会：CQ005-2 妊娠糖尿病（GDM），妊娠中の明らかな糖尿病，ならびに糖尿病（DM）合併妊娠の管理・分娩は？ 産婦人科診療ガイドライン 産科編2023．東京：日本産科婦人科学会，2023：23-7.

3) American Diabetes Association: Management of diabetes in pregnancy: Standards of Medical Care in Diabetes-2024. Diabetes Care 2024; 47 (Suppul.1): S282-94.

4) Buse MG, Roberts WJ, Buse J: The role of the human placenta in the transfer and metabolism of insulin. J Clin Invest 1962; 41: 29-41.

5) Boskovic R, Feig DS, Derewlany L, et al.: Transfer of insulin lispro across the human placenta. Diabetes Care 2003; 26: 1391-4.

6) Edoson EJ, Bracco OL, Vambergue A, et al.: Managing diabetes during pregnancy with insulin lispro: a safe alternative to human insulin. Endocr Pract 2010; 16: 1020-6.

7) Lv S, Wang J, Xu Y: Safety of insulin analogs during pregnancy: a meta-analysis. Arch Gynecol Obstet 2015; 292: 749-56.

8) Mathiesen ER, Kinsley B, Amiei SA, et al.: Maternal glycemic control and hypoglycemia in type 1 diabetic Pregnancy: a randomized trial of insulin aspart versus human insulin in 322 pregnant women. Diabetes Care 2007; 30: 771-6.

9) Hod M, Damm P, Kaaja R, et al.: Fetal and perinatal outcomes in type 1 diabetes pregnancy: a randomized study comparing insulin aspart with human insulin in 322 subjects. J Obstet Gynecol 2008; 186: e1-7.

10) Nørgaard SK, Søholm JC, Mathiesen RE, et al.: Faster-acting insulin aspart versus insulin aspart in the treatment of type 1 or type 2 diabetes during pregnancy and post-delivery (CopenFast): an open-label, single-centre, randomised controlled trial. Lancet diabetes Endocrinol 2023; 11: 811-21.

11) Jethwani P, Saboo B, Jethwani L, et al.: Use of insulin glargine during pregnancy: A review. Diabetes Metabol Syndr 2021; 15: 379-84.

12) Suffecool K, Rosenn B, Niederkofler EE, et al.: Insulin detemir dose not cross the human placenta. Diabetes Care 2015; 38: e20-2.

13) Hod M, Mathiesen ER, Jabanovic L, et al.: A randomized trial comparing perinatal outcomes using insulin detemir or neutral protamine Hagedorn in type 1 diabetes. J Matar Fetal Neonatal Med 2014; 27: 7-13.

14) Mathiesen ER, Alibegovic AC, Corcoy R, et al.: Insulin degludec versus insulin detemir, both in combination with insulin aspart, in the treatment of pregnant women with type 1 diabetes (EXPECT): an open-label, multinational, randomised, controlled, non-inferiority trial. Lancet Diabetes Endocrinol 2023; 11: 86-95.

15) Nishimura E, Pridal L, Glendorf T, et al.: Molecular and pharmacological characterization of insulin icodec: a new basal insulin analog designed for once-weekly dosing. BMJ Open Diabetes Res Care 2021; 9: e002301.

各論Ⅲ　妊娠中の管理：インスリン療法

強化インスリン療法

> 1型糖尿病では妊娠時，非妊娠時ともに強化インスリン療法を行うが，2型糖尿病，妊娠糖尿病であっても強化インスリン療法が必要となることがある。強化インスリン療法にはインスリン頻回注射法と持続皮下インスリン注入療法があり，各々の利点・欠点を考慮し患者に合った方法を選択する。妊娠中期以降はインスリン抵抗性が増しインスリン必要量が増加するため，妊娠の時期に合わせたインスリン調節が必要である。

強化インスリン療法は，生理的インスリン分泌，すなわち空腹時血糖値を制御する基礎分泌と食事摂取による血糖上昇を制御する追加分泌に最も近い形でインスリンを投与する方法である。強化インスリン療法には，インスリン頻回注射法（MDI）とインスリン専用ポンプを使用した持続皮下インスリン注入療法（CSII）がある。

インスリン依存状態にある1型糖尿病では，妊娠中，非妊娠時にかかわらず強化インスリン療法を行う。2型糖尿病でも，妊娠中は厳格な血糖管理が必要であること，また妊娠によるインスリン抵抗性の増強により非妊娠時より多くのインスリン投与が必要となることなどから，妊娠中は強化インスリン療法を行うことが多い。さらに，妊娠糖尿病であっても強化インスリン療法が必要となる症例が存在する。

1 インスリン頻回注射法（MDI）

MDIは，食事ごとに投与する速効型または超速効型インスリンで追加インスリンを補い，1日1～2回投与する中間型または持効型溶解インスリンで基礎インスリンを補うインスリン投与方法である。速効型インスリンは効果発現に30～60分を要するため食前30分に投与するが，超速効型インスリンは効果発現が早いため食直前投与，場合によっては食直後投与が可能である。また，超速効型インスリンは速効型インスリンと比べ食後血糖値の抑制効果が強いため，妊娠中によく行う分割食も完全な2分割ではなく，補食程度の分割で血糖管理が可能な場合も多い。基礎インスリン補充として使用されるインスリンのうち，インスリンデグルデクは作用持続時間が42時間を超えており，1日1回で基礎インスリンの補充が可能であるが，中間型インスリン，持効型溶解インスリンのうちインスリンデテミル，

インスリングラルギンは1日2回投与が必要となることも多い。

従来使用されてきたヒトインスリンである速効型インスリン，中間型インスリンは妊娠中の使用に問題はない。しかし，ヒトインスリンのアミノ酸残基に改変・修飾を行っているインスリンアナログ製剤の妊娠中の使用には，その安全性の確認が必要である。臨床試験の結果などの正確な情報［各論Ⅲ 妊娠中の管理：インスリン療法「インスリン療法の適応と妊娠中に使用できるインスリン」（p.181）参照］を患者に伝え，各々の患者での有効性を検討し，使用するインスリン製剤を決定する。

2 持続皮下インスリン注入療法（CSII）

CSIIは，腹部などの皮下にカニューレを留置してインスリン専用のポンプで持続的にインスリンを注入する方法である［各論Ⅲ 妊娠中の管理：インスリン療法「インスリンポンプ（CSII）」（p.192）参照］。基礎インスリンは時間ごとに注入量の設定ができ，細かい調整が可能である。食事ごとに投与する追加インスリンは簡単なボタン操作で注入することができる。近年，インスリンポンプの進化は目覚ましく，持続グルコースモニタリング（CGM）を組み合わせたセンサー付きポンプ療法（SAP）が広く使用されるようになってきている。SAPには，ボーラスインスリンを自動計算する機能，高グルコースアラートや低グルコースアラートなどのアラート機能，低血糖時自動注入停止機能，低血糖予測自動注入停止機能などがあり，MDIと比べ低血糖を増やすことなく，血糖管理が改善したという報告がある[1]。さらに最近では，CGMで得られたセンサーグルコース値に基づき自動で基礎インスリン量を調節する，ハイブリッドクローズドループ（HCL），そして基礎

表1　インスリン頻回注射法（MDI）と持続皮下インスリン注入療法（CSII）の比較

	MDI	CSII
インスリン投与	☺インスリン投与が確実にできる ☹時間帯に応じた基礎インスリン量の調節ができない ☹食事ごとに注射が必要である ☹最低投与量が0.5単位または1.0単位である	☹ポンプトラブルやチューブトラブルによる高血糖や糖尿病性ケトアシドーシスのリスクがある ☺時間帯に応じた細かな基礎インスリン量の調節ができる ☺ボーラス注入が簡単にできる ☺細かい単位でのボーラス調整が可能である ☺運動時や低血糖時にインスリンを一時的に減量・中断できる
操作・取り扱い	☺インスリン注入器具の取り扱いが簡単で操作が容易に習得できる	☹導入時に操作について教育が必要であり習得に時間を要する ☹カニューレおよび注入回路などを2〜3日に1度交換する必要がある
皮膚トラブルなど	☹注射ごとに痛みがある ☹内出血を起こすことがある ☹インスリンボール，リポハイパートロフィーができることがある	☹テープ接触部の皮膚にかぶれ（接触性皮膚炎）が生じることがある
日常生活	☺家事や仕事の動作に支障はない ☹人前で注射しづらく注射ができる場所を探す必要がある	☹動作時にポンプが邪魔になることがある。刺入部や注入セットにものが当たりはずれてしまうことがある ☹入浴時はポンプをはずさなくてはならない ☹ゆったりした洋服など服装が限られる ☹常にポンプが装着されていることへのストレスがある
医療費など	☺CSIIに比べると医療費は安い	☹医療費が高額である ☹取り扱っている医療機関が限られている ☹緊急時にはインスリン注射で対応が必要である

インスリンと補正インスリン両方の自動インスリン注入機能をもつアドバンスドハイブリッドクローズドループ（AHCL）システムを搭載したインスリンポンプが登場した。今後，わが国でも妊娠中の血糖管理への使用が期待される。

3 MDIとCSIIの選択

　CSIIの最大の特徴は，ライフスタイルに合わせて細かな基礎インスリン量の調整ができ，ボーラスインスリンの投与も容易にできることである（表1）。問題点としては，固定テープによる接触性皮膚炎などの皮膚トラブルがあり，ポンプの故障やカニューレの閉塞が原因で，著明な高血糖や糖尿病性ケトアシドーシスなどの重大なトラブルを引き起こすリスクがある。常にポンプが装着されている煩わしさや操作の煩雑さがあり，夏場の服装に制限を感じる患者もいる。また，MDIと比べるとCSIIでは医療費が高額となる。それに対しMDIの操作は容易であり，日常の動作や服装の制限はない。しかし，1回注射すると投与したインスリンの効果が切れるまでは，低血糖を起こしてもその作用を調節することは不可能である。

　このためCSIIのよい適応としては，高血糖と低血糖を繰り返し血糖値が不安定な患者，暁現象が顕著な患者，無自覚性低血糖が頻回な患者，生活が不規則な患者などである（表2）。厳格な管理が必要な挙児希望のある女性，妊娠中の女性もよい適応である。CSIIで皮膚トラブルやポンプ・カニューレのトラブルを繰り返す患者，ポンプが適切に扱えない患者などはMDIの適応となる。また，ポンプの装着や操作にストレスを感じる患者ではMDIを行う。

　MDIであっても，現在はさまざまなインスリン製剤の使用が可能となっており，インスリン製剤の選択や量の調節，食事の工夫により血糖管理が可能である。患者自身の好みに合わせた選択が可能であり，どちらを選択した場合も医療者は良好な管理のための適切な助言や支援を行えるようMDI，CSIIの双方に精通しておく必要がある。また，CSIIを行っていても，ポンプトラブルなどが発生した際は一時的にMDIに変更しなくてはならない場合がある。このためCSIIを行っている患者もMDIについての基本的な知識と手技を習得しておく必要があり，主

表2　MDIとCSIIの適応

MDI	CSII
• 著しい視力障害・聴力障害 • 適切にポンプの管理が行えない • カニューレトラブルを起こす • 接触性皮膚炎などの皮膚トラブル • ポンプ装着がストレス • 美容上の問題 • 先進的デバイスの使用ができない高齢者など • 定期通院できない • 経済的問題	• MDIでは目標の血糖管理が得られない • 高血糖と低血糖を繰り返し血糖が不安定 • 暁現象が顕著 • 無自覚性低血糖が頻回 • 生活が不規則 • 微量なインスリン調節が必要 • 低血糖恐怖症 • 先端恐怖症 • 幼児，小児 • 挙児希望，妊娠中 • 高齢者

治医は緊急時のインスリン注射製剤や注射針を処方しておかなければならない。

4 妊娠中のMDIとCSII

妊娠中のMDIとCSIIについては，1型糖尿病合併妊娠において検討・報告がされているが，ランダム化比較試験の数は少なく，その優劣を決めることは難しい[2]。2018年に報告された非ランダム化比較試験43研究を含む47研究7,824妊娠のメタ解析では，妊娠初期のHbA1cはMDIと比べCSIIで低値であったが，その差は妊娠経過で減少した[3]。また，CSIIで妊娠中の体重増加が多く，必要インスリン量は少なかったが，在胎不当過大児のリスクが高かった。さらに2023年に報告された39研究のメタ解析でも，MDIと比べCSIIでは，帝王切開，在胎不当過大児のリスクが高かった[4]。最近ではCSIIにCGMを組み合わせ管理することが多くなった。1施設の観察研究ではあるが，CSIIとCGMを組み合わせた場合はCGMのないCSII，MDIと比べ妊娠中・分娩後のHbA1cが低値であり，低血糖時自動注入停止機能，低血糖予測自動注入停止機能があるとさらにHbA1cは低下したとの報告もある[5]。

MDIとCSIIの妊娠中の血糖管理や分娩転帰に対する効果を比較するには，大規模なランダム化比較試験を行うことが必要である。しかし，実際の臨床の場ではMDIでは血糖管理が困難な症例，すなわち血糖管理が難しい症例がCSIIを選択しているという現状がある。MDI，CSIIの適応を見極め，各々の患者にとって適切な方法を選択することが大切である。

5 各病型におけるインスリン強化療法

1型糖尿病

インスリン分泌が絶対的に不足している1型糖尿病では，強化インスリン療法であるMDI，CSIIを行う。自身のインスリン分泌は枯渇や著明に低下しているため血糖値が不安定となりやすく，重症低血糖や無自覚性低血糖のリスクが高い。このため，個々の患者に合った血糖値の目標を設定し，低血糖に対する予防や対策を患者や家族と十分に話し合っておく必要がある。また，妊娠によるインスリン抵抗性，異化亢進などによって，糖尿病性ケトアシドーシス，ケトーシスを発症しやすいため，必要十分な栄養摂取とインスリン投与が必要である。

緩徐進行1型糖尿病では，内因性インスリン分泌が保持されている場合もあり，病態に合わせて治療方針を決定する。

2型糖尿病

非妊娠時には薬物療法が必要でない症例でも，妊娠中は厳格な血糖管理が必要であることや，妊娠によるインスリン抵抗性の出現によりインスリン療法が必要になることが多い。特に肥満や過体重のある症例では，妊娠中のインスリン抵抗性がより増強されやすい。このため，2型糖尿病であっても強化インスリン療法が必要となる場合があるが，内因性インスリン分泌は保たれているため，1型糖尿病と比べ血糖値は安定しており，MDIで管理可能な症例が多い。

妊娠糖尿病

妊娠糖尿病では，インスリン分泌は保たれているがインスリン抵抗性が存在するため，早朝空腹時血糖よりも食後高血糖が問題となることが多い。この

図1　1型糖尿病合併妊娠におけるインスリン必要量の推移

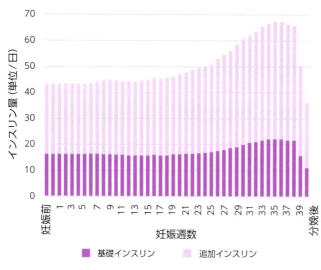

文献6より引用

場合は，食前の速効型または超速効型インスリンを投与する．肥満がある症例などでは早朝空腹時血糖も高値のため，眠前または夕の中間型，持効型溶解インスリンを加えたMDIが必要となる場合もある．

2024年時点で妊娠糖尿病はインスリン使用の適応外となっているが，2020年厚生労働省の「医薬品の適応外使用に係る保険診療上の取り扱いについて」により，インスリンアスパルト，インスリンリスプロ，インスリン ヒト（速効型インスリン），インスリンデテミルは保険診療で使用が認められており，これらのインスリンを組み合わせて使用する．

6　妊娠時期によるインスリン療法と注意点

妊娠中はその経過により糖代謝への影響が変化する［総論 妊娠と糖尿病：妊娠による生理的変化「妊娠による糖代謝の生理的変化」（p.24）参照］．このため，妊娠の時期に合わせたインスリンの調節や注意が必要である．

妊娠初期

血糖管理が十分にされていた場合は，妊娠初期の必要インスリン量は妊娠前と大きく変わらないが（図1）[6]，一時的に増加する人もいる．

妊娠初期はインスリン分泌やインスリン感受性が妊娠前より亢進している可能性があり[7]，低血糖を起こすことも多い．妊娠中の低血糖に関するレビューでは，1型糖尿病合併妊娠における妊娠初期の重症低血糖は妊娠前の3～5倍と頻度が高く，妊娠後期は妊娠前より減少することが報告されている[8]．妊娠中の低血糖のリスク因子としては，重症低血糖の既往，無自覚性低血糖，長期罹病期間，妊娠初期HbA1c低値，血糖変動，食間の追加インスリン多用が挙げられている．妊娠初期の低血糖の原因として，嘔気・嘔吐は主要な要因とはなっていないようであるが，妊娠悪阻があるときは血糖値が乱れやすく，場合によっては入院加療が必要である．

また実臨床の場では，妊娠が判明したことにより慌てて過剰にインスリン量を増量したり，追加したりすることで重症低血糖となる症例も散見され，事前の知識提供が大切である．

妊娠中期から妊娠後期

妊娠20週以降は母体のインスリン抵抗性の増強に伴い，必要インスリン量は徐々に増加する（図1）．インスリン必要量のピークは妊娠35～36週ごろで，わが国における以前の検討では1型糖尿病は妊娠前の1.5倍，2型糖尿病では2倍以上に増加した[9]．最近の日本人1型糖尿病の検討においても妊娠前の1.6倍であり，基礎インスリンは1.4倍，追加インスリンは1.7倍であった[6]．そして，分娩直前にはインスリン必要量がやや減少する．このようなインスリン量の推移を念頭に置き，時期を逃さずに確実にインスリンを調整していくことが大切である．

図2 責任インスリンの調節

a：適切
食事，次の食事のときの血糖値が目標血糖値であり，インスリン量は適切である。

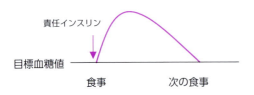

b：過剰
食事時の血糖値は目標血糖値であるが，次の食事のときの血糖値が目標血糖値以下であり，インスリン量の減量が必要である。

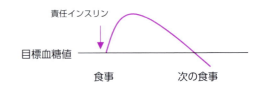

c：不足
食事時の血糖値は目標血糖値であるが，次の食事のときの血糖値が目標血糖値以上であり，インスリン量の増量が必要である。

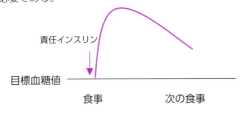

また，切迫早産に対するリトドリン塩酸塩，胎児の肺成熟のためのステロイド投与は血糖値を著明に上昇させるため，インスリン量の増量が必要である。

分娩時

分娩時の高血糖は胎児機能不全，新生児仮死，新生児低血糖のリスクとなるため，分娩時の母体の血糖管理は大切である。『産婦人科診療ガイドライン産科編2023』では，分娩中の母体血糖目標値は70〜120mg/dLとしている[10]。分娩時の血糖管理は，分娩時に必要なエネルギー量を補いながら，必要に応じてインスリンを投与することが基本である。

糖代謝異常合併妊娠の分娩の方針には施設間で差があるため，分娩のタイミング，分娩様式（経腟分娩，帝王切開，分娩誘発），食事摂取状況，点滴内容などを確認し，インスリン投与方法を決める。長時間の絶食が予想される場合などは，持続静脈内インスリン注入（CVII）も検討する［各論Ⅳ 分娩時の管理：分娩管理「経腟分娩時の血糖管理（含む産褥早期の血糖管理）」（p.233）「選択的帝王切開時の血糖管理」（p.237）参照］。

分娩後

分娩後，インスリン必要量は急激に低下するため，妊娠前または初期のインスリン量に，または分娩直前のインスリン量の1/2〜1/3に減量する。妊娠糖尿病では強化インスリン療法を行っていた場合であっても，大半の症例で分娩後にはインスリンは不要となる。

授乳中も血糖管理に薬物療法が必要な場合は原則インスリン療法を継続する。インスリンを使用している場合は授乳により低血糖を起こすことがあり，補食やインスリン減量を指導する。

7 インスリン量の調節方法

原則，インスリン投与量は責任インスリンを考えて調節を行う。責任インスリンとは，その時間帯に最も影響を与えているインスリンのことである。例えば，MDIで超速効型インスリンを各食前に，持効型溶解インスリンを眠前に投与している場合は，眠前から朝食前までの血糖値に対する責任インスリンは眠前に投与した持効型溶解インスリン，朝食から昼食前までの血糖値に対する責任インスリンは朝食前に投与した超速効型インスリン，昼食から夕食前までの血糖値に対する責任インスリンは昼食前に投与した超速効型インスリン，夕食から眠前までの血糖値に対する責任インスリンは夕食前に投与した超速効型インスリンとなる。2〜3日間の血糖値の変動の傾向をみて，責任インスリンの量を調節して

いく（図2）。

　ただし，妊娠中は食後高血糖の是正も必要なため，インスリン量の調節のみでなく分割食などの食事の摂り方の工夫も行い，食後高血糖，食前低血糖を予防する［各論Ⅲ　妊娠中の管理：食事・運動療法「妊娠中の食事療法の考え方」（p.163），「栄養指導の実際」（p.170）参照］。

（柳澤慶香）

文　献

1) Hermanides J, Norgaard K, Bruttomesso D, et al.: Sensor-augmented pump therapy lowers HbA (1c) in suboptimally controlled Type 1 diabetes; a randomized controlled trial. Diabet Med 2011; 28: 1158-67.

2) Farrar D, Tuffnell DJ, West J, et al.: Continuous subcutaneous insulin infusion versus multiple daily injections of insulin for pregnant women with diabetes. Cochrane Database Syst Rev 2016; 2016: CD005542.

3) Rys PM, Ludwig-Slomczynska AH, Cyganek K, et al.: Continuous subcutaneous insulin infusion vs multiple daily injections in pregnant women with type 1 diabetes mellitus: a systematic review and meta-analysis of randomised controlled trials and observational studies. Eur J Endocrinol 2018; 178: 545-63.

4) Fisher SA, Huang J, DuBord AY, et al.: Continuous subcutaneous infusion versus multiple daily injections of insulin for pregestational diabetes in pregnancy: a systematic review and meta-analysis. J Diabetes Sci Technol 2023; 17: 1337-63.

5) Lason I, Cyganek K, Witek P, et al.: Continuous glucose monitoring and insulin pump therapy in pregnant women with type 1 diabetes mellitus. Ginekol Pol 2021; 92: 675-81.

6) Kambara M, Yanagisawa K, Tanaka S, et al.: Changes in insulin requirements during pregnancy in Japanese women with type 1 diabetes. Diabetol Int 2019; 10: 102-8.

7) Powe CE, Huston Presley LP, Locascio JJ, et al.: Augmented insulin secretory response in early pregnancy. Diabetologia 2019; 62: 1445-52.

8) Ringholm L, Pedersen-Bjergaard U, Thorsteinsson B, et al.: Hypoglycaemia during pregnancy in women with Type 1 diabetes. Diabet Med 2012; 29: 558-66.

9) Omori Y, Minei S, Tetsuo T, et al.: A comparison of pregnancy in IDDM and NIDDM mothers. A comparison of pregnancy in IDDM and NIDDM mothers. Diabetes Res Clin Pract 1994; 24: S273-8.

10) 日本産科婦人科学会／日本産婦人科医会: CQ005-2 妊娠糖尿病（GDM），妊娠中の明らかな糖尿病，ならびに糖尿病（DM）合併妊娠の管理・分娩は？ 産婦人科診療ガイドライン産科編2023. 東京: 日本産科婦人科学会, 2023: 23-7.

各論Ⅲ　妊娠中の管理：インスリン療法

インスリンポンプ(CSII)

インスリンポンプ(CSII) は頻回インスリン注射療法(MDI) と比較して柔軟なインスリン調整が可能で，低血糖リスク軽減を含む良好な血糖管理が期待されるが，米国糖尿病学会（ADA）のガイドラインでは両者は同等の選択肢とされる。2023 年のレビューでは第1三半期のCSIIの優位性が示される一方，帝王切開率と巨大児のリスク上昇も指摘されている。日本の後ろ向き研究ではセンサー機能付きインスリンポンプ(SAP) 療法が巨大児(LGA) 抑制に有効と報告されている。持続グルコースモニタリング(CGM) 併用の有無やエビデンスの質の検討が今後の課題である。

　妊娠中の糖尿病管理は，母体および胎児の健康を維持するためにきわめて重要である。特に1型糖尿病および2型糖尿病合併妊婦においては，妊娠初期より血糖の厳格な管理が求められ，不適切な管理は流産，巨大児 (large-for-gestational age；LGA)，妊娠高血圧症候群 (HDP)，新生児低血糖などの母体および胎児合併症リスクを増加させる可能性がある。持続皮下インスリン注入療法 (CSII) は，インスリンポンプ(図1) を用いてプログラムされた基礎インスリン量を注入し，使用者の操作によって食事前のインスリンを投与する治療法である。従来の頻回インスリン注射療法 (MDI) と比較し，より柔軟なインスリン投与が可能であり，血糖変動の抑制や低血糖リスクの軽減が期待されている。妊娠中はインスリン感受性の変化が著しく，特に妊娠初期ではインスリン必要量の減少，妊娠中期以降ではインスリン抵抗性の増大が認められ，頻回のインスリン調整が必要となるため，CSIIのような細やかな調整が可能なインスリン投与法は，より厳密な血糖管理を可能にする可能性がある。近年，CSIIと持続グルコースモニタリング (CGM) を組み合わせたセンサー機能付きインスリンポンプ療法 (SAP) や，さらにはアルゴリズムによりインスリン投与を自動調整する自動インスリン投与システム (AID) の導入が進んでいる。これらのデバイスは，妊娠中の血糖管理をさらに向上させる可能性が示唆されている。

1 CSIIの位置付け

　米国糖尿病学会 (ADA) が毎年発表している糖尿病診療ガイドラインである『Standards of Care in Diabetes』[1] において，妊娠中のインスリン投与方法としてはMDIとCSIIのいずれも合理的な選択肢であり，現在のエビデンスではどちらが優れているかの明確な優劣は示されていないと結論付けられている。しかし，そのなかで引用されている論文2報については，2016年に出版された小人数の1型糖尿病を対象とした質の低いシステマティックレビュー[2] と，2008年に出版された比較的小人数の1型糖尿病を対象とした前向き非ランダム化比較試験 (RCT) [3] であり，それ以降のエビデンスも考慮する必要がある。

2 CSIIのエビデンス

　『Standards of Care in Diabetes』[1] に引用された文献として，2008年に発表された妊娠前から糖尿病を有する妊婦を対象とした前向き非RCTがある。妊娠14週までにCSIIまたはMDIのいずれかで治療されており，登録時にCSIIを開始するか，MDIを継続するかを，主治医と相談のうえ決定された。インスリンポンプ療法を開始した妊婦は18名であった。妊娠前のHbA1c（CSII群7.62%，MDI群8.01%，p=0.49），第3三半期のHbA1c（CSII群6.63%，MDI群6.44%，p=0.51）といずれも有意差はなく，胎児成長速度のZスコア（CSII群1.50，MDI群1.36，p=0.83），出生前推定胎児体重のZスコア（CSII群2.80，MDI群2.16，p=0.16），出生体重のZスコア（CSII群2.09，MDI群2.00，p=0.86）であり，いずれも有意差は認められなかった。本研究は小規模な非RCTであるが，妊娠中のCSIIは，MDIと比較して周産期転帰や，母体の血糖管理に優位性を示さなかった。その後，2011年に発表された後ろ向き多施設研究[4] では，CSII 100名，MDI 44名の1型糖尿病合併妊娠における代謝管理および母体・胎児転帰が比較された。

図1　わが国で使用可能なインスリンポンプ

a：ミニメド™ 780G

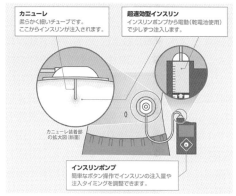
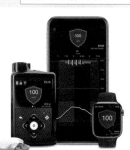

（日本メドトロニック株式会社より画像提供）

b：MEDISAFE WITH Smart

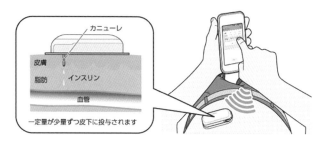
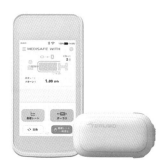

（テルモ株式会社より画像提供）

両群は，年齢，妊娠前BMI，初産率，糖尿病合併症に関しての結果は同等であったが，CSII群のほうが糖尿病罹病期間が長く，White分類の重症度が高い傾向があった。両群とも妊娠中に血糖管理が改善されたが，CSII群のほうが早期に良好な血糖管理を達成し，分娩時のHbA1cはCSII群で有意に低かった（6.2±0.7% vs. 6.5±0.8%, P＝0.02）。また，インスリン必要量はCSII群のほうが少なかった（P＜0.01）。体重増加は両群で同程度であり，母体および胎児転帰に両群間で有意差は認められなかった。本研究は，糖尿病合併の妊婦の治療において，CSIIとMDIは代謝管理および母体・胎児転帰の観点で同等であると考えられたが，CSIIは早期に良好な血糖管理を達成し，インスリン必要量を少なく抑える可能性がある。

また，2016年時点でまとめられた糖代謝異常合併妊娠を対象としたシステマティックレビューが存在する[2]。このシステマティックレビューでは，2016年3月時点でCochrane Pregnancy and Childbirth Groupの試験登録データベースおよび関連研究の参考文献が検索され，糖代謝異常合併妊娠を対象としたCSIIとMDIを比較したRCTが対象となった。イタリアで実施された単一施設のRCTが5件，153名の女性と154件の妊娠例が対象となった。主要評価項目として，帝王切開率は両群間で差は認められず［リスク比（RR）1.09（95％信頼区間：0.66-1.77），3試験，71人］，LGAはCSII群で高かったものの統計的に不明瞭［RR 4.15（95％信頼区間：0.49-34.95），3試験，73児］，周産期死亡率は両群間での差はなし［RR 2.33（95％信頼区間：0.38-14.32），4試験，83児］と報告されたが，これらの結果は，いずれも質が低いと評価されている。その他の主要アウトカム（HDP，妊娠糖尿病における2型糖尿病の発症，重篤な新生児アウトカムの複合指標，神経感覚異常）は報告されなかった。また，母体の副次評価項目として，妊娠中の体重増加，各三半期の24時間平均血糖値，HbA1c，低血糖および高血糖の頻度は両群間で有意差はなく，産後の抑うつ，分娩誘発，会陰損傷などのアウトカムの報告はなかった。児の転帰は，2件の試験（61児）のデータで，CSII群の出生体重がMDI群よりも平均220.56g重い傾向が

認められた（95％信頼区間：－2.09-443.20g，P＝0.05）。早産率（＜37週および＜32週），新生児低血糖，呼吸窮迫症候群，高ビリルビン血症，先天性形態異常に関して有意差は認められなかった。本システマティックレビューは試験方法の報告が不十分であり，バイアスリスクが不明または高いと評価され，エビデンスの質はほとんどが非常に低いと評価された（帝王切開率，巨大児，周産期死亡率，新生児低血糖）。設計上の制限，小規模試験のサンプルサイズの少なさ，広い信頼区間，アウトカムイベント数の少なさが要因として挙げられており，2016年の段階では，糖代謝異常合併妊娠に対してCSIIとMDIのどちらが優れているかを示す明確なエビデンスは存在しないとされた。

3 最近のエビデンス，システマティックレビュー

1型糖尿病をもつ妊婦248名を対象に，CGMの効果を評価した多施設国際RCTであるCONCEPTT試験の事前指定された解析が2018年に発表されている[5]。CSIIかMDIかでランダム化され，主要評価項目はランダム化時から妊娠34週までのHbA1cの変化量であった。第1三半期の血糖管理は両群で同等であった（HbA1c：CSII群6.84±0.71％，MDI群6.95±0.58％，P＝0.31）が，妊娠34週時点でMDI群のほうがHbA1cの低下量が大きかった（－0.55±0.59％ vs.－0.32±0.65％，P＝0.001）。また，妊娠中の高血圧症がCSII群で高率（14.4％ vs. 5.2％，P＝0.025），新生児低血糖もCSII群で高率（31.8％ vs. 19.1％，P＝0.05）であり，新生児集中治療室（NICU）入室についてもCSII群で高率（44.5％ vs. 29.6％，P＝0.02）であったが，低血糖に関する不安はCSII群で低下していた。CONCEPTT試験の結果では，MDI群のほうが良好な血糖管理を示し，HDP，新生児低血糖，NICU入室のリスクがより低かったことが確認され，妊娠中のCSII療法の適用が必ずしも最適ではない可能性を示唆している。

妊娠前から糖尿病をもつ女性において，CSIIとMDIの臨床アウトカムを比較評価することを目的として，CSIIおよびMDIの妊娠転帰を比較した39件の研究を対象としたシステマティックレビューが2023年に発表されている[6]。主要評価項目は，母体の帝王切開率および新生児低血糖の発生率であり，副次評価項目として，HDP，妊娠初期および

後期の血糖管理，LGA，早産，NICU入室，呼吸サポートの必要性，高ビリルビン血症，5分間Apgarスコア7未満，肩甲難産，周産期死亡率などが評価された。統計解析手法は，ランダム効果モデルを用いて，オッズ比（OR）および95％信頼区間が算出された。対象研究数は39件（合計5,518件の妊娠データ）で，6件の前向き観察コホート研究（CGM治療を評価するRCTの二次解析2件を含む）および33件の後ろ向きコホート研究が含まれ，対象者の大部分を1型糖尿病をもつ患者が占めていた。39％の妊娠でCSIIが使用され，帝王切開率はCSII群のほうが有意に高く［63％ vs. 56％，OR 1.3（95％信頼区間：1.2-1.5）］，新生児低血糖は両群間で有意差は認めなった［31％ vs. 34％，OR 1.1（95％信頼区間：0.9-1.5）］。副次評価項目として，LGAの発生率はCSII群で有意に高かった［47％ vs. 38％，OR 1.4（95％信頼区間：1.2-1.6）］が，その他の転帰には有意差は認められなかった。第1三半期のHbA1cはCSII群のほうがMDI群より良好であったものの［標準化平均差 －0.45（95％信頼区間：－0.90-－0.01）］，第3三半期では両群間で有意差は認められなかった。2型糖尿病をもつ患者を含む研究は4研究含まれていたが，病型でのサブグループ解析は実施されていない。また，CGMの使用が8件の研究で含まれていたが，CGM使用の有無によるアウトカムの違いについての解析は行われておらず，今後の研究の必要性が示唆された。なお，感度分析は実施されており，妊娠中にインスリン投与モダリティが変更された参加者を除外した追加の事後感度分析を実施したところ，CSIIと帝王切開率の関連性は引き続き有意であった。また，帝王切開率，新生児低血糖，LGAについて出版バイアスは認められなかった。本システマティックレビューでは，妊娠中のCSII療法はMDIと比較して帝王切開および巨大児のリスクが高いことが示されたものの，後ろ向き観察研究が多く含まれ，現状では使われることの多いCGMを使用していない研究が多く，解釈には注意が必要である。

4 日本人におけるSAP療法のエビデンス

2023年にわが国から1型糖尿病合併妊娠をSAP群（40妊娠）とCSII＋血糖自己測定（SMBG）群（29妊娠）とに分けて後方視的に母児合併症発症を比較検討した研究が報告された[7]。母体合併症として，

HDP，児合併症としてLGA，呼吸窮迫症候群，新生児低血糖，多血症，黄疸の有無を評価したところ，LGAの頻度はSAP群でCSII＋SMBG群よりも有意に低率であった（27.5％ vs. 65.5％，p＜0.01）。SAP群では，分娩前の1日総インスリン量が妊娠第1三半期ならびに第2三半期それぞれの1日総インスリン量よりも有意に多く，SAP群のほうがより適切にインスリン量が調整できていると考えられた。一方，LGA以外の合併症には有意差を認めなかった。また，サブ解析として妊娠判明後にSAPを導入した16妊娠と妊娠前からSAPを使用していた24妊娠で同様に母児合併症を比較したが，LGAを含め，いずれの母児合併症についても両群間に有意差を認めなかった。以上より，CSII＋SMBGと比べてSAP療法はLGA発生を抑制する可能性があり，妊娠判明後にSAP療法を導入しても，妊娠前からSAPを使用した場合と同様にLGAの発生を抑制する可能性が示唆された。なお，日本人において，妊娠中のCSIIとMDIを比較した臨床試験は存在しない。

5 CSII療法からAID療法へ

わが国においても，アルゴリズムによりインスリン投与を自動調整するAIDの導入が進み，2025年時点で基礎インスリンの調整および高血糖時の追加インスリン投与がアルゴリズムによって自動制御されるアドバンスドハイブリッドクローズドループ（AHCL）療法が可能となっている。

これらのデバイスは，妊娠中の血糖管理をさらに向上させる可能性が示唆されている［各論Ⅲ 妊娠中の管理：インスリン療法「トピックス Closed loop insulin therapy」（p.196）参照］。

（廣田勇士）

──── 文 献 ────

1) American Diabetes Association Professional Practice Committee: 15. Management of Diabetes in Pregnancy: Standards of Care in Diabetes-2025. Diabetes Care 2025; 48（Suppl 1）: S306-20.

2) Farrar D, Tuffnell DJ, West J, et al.: Continuous subcutaneous insulin infusion versus multiple daily injections of insulin for pregnant women with diabetes. Cochrane Database Syst Rev 2016; 2016: CD005542.

3) Kernaghan D, Farrell T, Hammond P,et al.: Fetal growth in women managed with insulin pump therapy compared to conventional insulin. Eur J Obstet Gynecol Reprod Biol 2008; 137: 47-9.

4) Bruttomesso D, Bonomo M, Costa S, et al.: Type 1 diabetes control and pregnancy outcomes in women treated with continuous subcutaneous insulin infusion （CSII） or with insulin glargine and multiple daily injections of rapid-acting insulin analogues （glargine-MDI）. Diabetes Metab 2011; 37: 426-31.

5) Feig DS, Corcoy R, Donovan LE, et al.: Pumps or multiple daily injections in pregnancy involving type 1 diabetes: a prespecified analysis of the CONCEPTT randomized trial. Diabetes Care 2018; 41: 2471-9.

6) Fisher SA, Huang J, DuBord AY, et al.: Continuous Subcutaneous Infusion Versus Multiple Daily Injections of Insulin for Pregestational Diabetes in Pregnancy: A Systematic Review and Meta-Analysis. J Diabetes Sci Technol 2023; 17:1337-63.

7) Imafuku H, Tanimura K, Masuko N,et al.: Advantages of sensor-augmented insulin pump therapy for pregnant women with type1 diabetes mellitus. J Diabetes Investig 2023; 14: 1383-90.

各論Ⅲ　妊娠中の管理：インスリン療法

トピックス

Closed loop insulin therapy

自動インスリン投与システム(AID)は，持続皮下インスリン注入療法(CSII)と持続グルコースモニタリング(CGM)を統合し，血糖データに基づいてインスリンを自動調整する技術であり，血糖管理と低血糖リスクの軽減が期待される。2023年のランダム化比較試験では，AID群が従来治療群より目標範囲内時間(TIR)を10.5%改善し，HbA1cや夜間血糖管理も向上した。妊娠専用アルゴリズム搭載のCamAPS FXや標準アルゴリズムのミニメド™780Gも有効性が示されており，さらなるエビデンスの蓄積が期待される。

自動インスリン投与システム（AID）（図1）は，持続皮下インスリン注入療法（CSII）と持続グルコースモニタリング（CGM）を統合し，血糖値のリアルタイムデータに基づいてインスリン投与を自動調整する高度な糖尿病管理技術である。インスリンポンプとCGMのデータを制御アルゴリズムが分析し，血糖値の変動に応じてインスリン注入を自動制御することで，血糖管理の最適化を目指すシステムであり，血糖の目標範囲内時間（TIR）の改善，低血糖リスクの軽減，高血糖の抑制が可能となり，特に1型糖尿病をもつ患者にとって有用性が高いとされている。従来のCSIIやMDIと比べ，AIDはインスリン調整の柔軟性と精密さを飛躍的に向上させ，患者の生活の質（QOL）の向上にも寄与している。2025年時点で，ミニメド™780G（Medtronic社），Tandem Control-IQ™（Tandem Diabetes Care社），CamAPS FX（Cambridge社）などの最新デバイスが登場しており，わが国ではミニメド™780Gが使用可能である。

1 AIDの位置付け

米国糖尿病学会（ADA）が毎年発表している糖尿病診療ガイドラインである『Standards of Care in Diabetes』[1]において，「妊娠中の1型糖尿病をもつ患者には，妊娠に特異的なグルコースターゲットをもつAIDが推奨される」との記載，および「妊娠に特異的なグルコース目標値や妊娠に特異的なアルゴリズムをもたないAIDは，経験豊富な医療チームと協力し，かつシステマティックな技術で使用される場合，1型糖尿病の妊娠中の選択された個人に考慮されてもよい」と記載されている。

2 AIDの最新のエビデンス

2023年に，妊娠中の1型糖尿病をもつ女性におけるAIDの有効性を評価する多施設ランダム化比較試験（RCT）の結果が発表された[2]。HbA1cが6.5%以上の1型糖尿病合併妊婦124名を対象に，以下の2群で比較が行われた。AID群は，CGM（Dexcom G6），インスリンポンプ（Dana Diabecare RS），アルゴリズム（CamAPS FX version 0.3.71）を用いたハイブリッドクローズドループ（HCL）管理であり，従来治療群はほぼ全例でCGMが使用され，約半数がインスリンポンプを使用していた。食前血糖値の目標を63〜130mg/dL，食後1時間値を140mg/dLに設定されたが，AID群においては，妊娠初期の目標血糖値は100mg/dL，妊娠16〜20週では81〜90mg/dL，それ以降分娩まで81mg/dLとされた。主要評価項目は，目標血糖範囲（63〜130mg/dL）の達成時間割合であり，AID群では68.2%と，従来治療群の55.6%に対し10.5%（約2.5時間）の改善（95%信頼区間：7.0-14.0，$p < 0.001$）を示した。また副次評価項目では，AID群では高血糖時間が少なく（−10.2%ポイント），夜間血糖管理も良好であり（＋12.3%ポイント），HbA1cは0.31%低下した（$p < 0.001$）。さらに，両群間で重篤な低血糖や糖尿病性ケトアシドーシスの発生率に有意差はなかった。この試験で用いられたCamAPS FXシステムは，ヨーロッパなどで妊娠中の使用が許可されている唯一のAID療法であり，妊娠に特異的なグルコース目標値やアルゴリズムを備えていることが特徴である。

一方で，妊娠に特異的なグルコース目標値やアル

図1 自動インスリン投与システム (AID)

グルコース値が範囲内に収まるように，基礎インスリン，補正ボーラスが自動的に投与される。

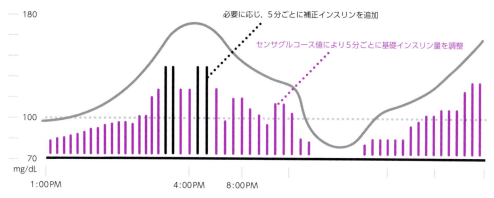

- ● オート基礎注入：目標値は100（初期設定），110，120mg/dLから選択可能
- ● 自動補正ボーラス（オート基礎注入含む）：目標値は120mg/dL

（文献4より転載）

ゴリズムをもたないAID療法であるミニメド™780GシステムにするRCT（CRISTAL試験）が2024年に発表された[3]。18〜45歳の1型糖尿病の妊婦を，AID療法（ミニメド™780GによるAdvanced HCL療法）と標準インスリン療法（CSII，MDI）に無作為に割り付け，主要アウトカムは，妊娠14〜17週，20〜23週，26〜29週，33〜36週におけるCGMによる妊娠特異的TIR（63〜140mg/dL）の割合であった。101人の参加者がスクリーニングされ，95人がAID療法（n＝46）と標準インスリン療法（n＝49）に無作為に割り付けられた。ベースライン時，91人（95.8％）がインスリンポンプを使用しており，平均HbA1cは6.5％であった。TIRの割合は，AID療法群で66.5％であったのに対し，標準インスリン療法群では63.2％であった［調整平均差1.88％ポイント（95％信頼区間：－0.82-4.58），p＝0.17］。副次評価項目である夜間のTIRは，標準インスリン療法よりAID療法のほうが高く［調整平均差6.58％ポイント（95％信頼区間：2.31-10.85），p＝0.0026］，低血糖時間（TBR＜63mg/dL）は全体［調整平均差－1.34％ポイント（95％信頼区間：－2.19-－0.49），p＝0.0020］および夜間［調整平均差－1.86％ポイント（95％信頼区間：－2.90-－0.81），p＝0.0005］で低かった。さらにAID療法に割り付けられた参加者はより高い治療満足度であった。また，AID療法では予期せぬ安全性イベントは発生しなかった。この結果から，妊娠特異的な設定をもたないミニメド™780Gによる

AID療法においても，妊娠中にも安全に使用でき，標準的なインスリン療法と比較して付加的な利点をもたらす可能性が示唆された。しかし，妊娠中の要件により合致するようアルゴリズムを改良することも重要であろう。

まだAID療法のエビデンスは出始めたばかりではあるものの，近年のRCTの結果からは，妊娠中の1型糖尿病をもつ患者における血糖管理の向上，低血糖リスクの軽減，治療満足度の向上といった有益な効果が示されつつある。特に妊娠専用アルゴリズムをもつCamAPS FXや，標準アルゴリズムを用いるミニメド™780Gでも一定の良好な転帰が報告されており，さらなる大規模試験の結果が待たれるものの，AID療法が妊娠中の糖尿病管理において有望な選択肢である可能性が高まっている。

（廣田勇士）

文献

1) American Diabetes Association Professional Practice Committee: 15. Management of Diabetes in Pregnancy: Standards of Care in Diabetes-2025. Diabetes Care 2025; 48 (Suppl 1): S306-20.
2) Lee TTM, Collett C, Bergford S, et al.: AiDAPT Collaborative Group. Automated insulin delivery in women with pregnancy complicated by type 1 diabetes. N Engl J Med 2023; 389: 1566-78.
3) Benhalima K, Beunen K, Van Wilder N, et al.: Comparing advanced hybrid closed loop therapy and standard insulin therapy in pregnant women with type 1 diabetes (CRISTAL): a parallel-group, open-label, randomised controlled trial. Lancet Diabetes Endocrinol 2024; 12: 390-403.
4) 日本メドトロニック株式会社：ミニメドTM780Gシステム．https://www.medtronic.com/jp-ja/your-health/treatments-therapies/diabetes/products/insulin-pump-systems/minimed-780g.html（2025年2月5日閲覧）

各論Ⅲ　妊娠中の管理：インスリン療法

トピックス

妊娠糖尿病の簡易インスリン療法

妊娠糖尿病（GDM）のインスリン療法には，従来から糖尿病合併妊娠と同様に，インスリン頻回注射（MDI）法が標準となっている。しかし，The International Association of the Diabetes and Pregnancy Study Groups（IADPSG）の新定義によって，糖尿病に至っていない妊娠中の高血糖と再定義されたGDMの血糖管理を，より重症の高血糖状態である糖尿病合併妊娠と同様に行うことの妥当性に関するエビデンスは乏しい。著者らはより簡便なインスリンレジメン［簡易インスリン注射（SII）法］の有用性を確立したので，その投与法の実際を紹介する。

　妊娠糖尿病（GDM）は，糖尿病合併妊娠よりも軽症の高血糖と定義[1]されているものの，適切な治療介入が行われなければ，巨大児，新生児低血糖，早産，妊娠高血圧症候群，帝王切開などのさまざまな周産期合併症が発症する。このような周産期合併症を予防するためには，糖尿病合併妊娠と同様に，正常妊婦と同等の厳格な血糖管理が必要であり，食事療法で目標血糖値を維持できない場合にはインスリン療法の適応となる。

　GDMのインスリン療法に関しては，国内外を問わず，基礎インスリン注射と（超）速効型インスリン注射を組み合わせたインスリン頻回注射（MDI）レジメンのような強化インスリン療法が一般的に行われている[2]。しかし，前述のようにGDMは糖尿病合併妊娠や妊娠中の明らかな糖尿病の妊婦と比べてその高血糖の程度は軽症であることが定義されており，こうした糖尿病よりも軽症のGDMに対して，糖尿病合併妊娠と同様の治療レジメンの必要性を検討した報告はこれまでほとんど存在しない。さらに，患者の立場からすると，MDIレジメンは身体的・精神的ストレスの要因となる可能性がある[3]。

　GDMにおけるインスリン治療の実施率は，年齢，人種，肥満率などの集団の特徴によって異なるが，GDMをもつ女性の20～60％が目標血糖値を達成するためにインスリン治療を必要とする[4,5]。従って，MDIレジメンよりも簡便なインスリン注射レジメンは，妊娠中のインスリン治療のアドヒアランス向上に役立つ可能性がある。そこで著者らは，栄養療法のみでは目標血糖値に到達せず，インスリン療法を必要とするGDM患者の一部は，MDIレジ

メンよりも簡便なレジメンで治療できる可能性を検討してきた。その簡易レジメンは，早朝に中間型（NPH）インスリンを1日1回注射し，必要に応じて就寝時にNPHインスリンを追加するNPHのみを投与する「簡易インスリン注射（SII）レジメン」である。著者らは，GDMでインスリン治療を必要とする症例の40％程度がMDIレジメンを必要とせず，SIIレジメンで十分な血糖管理が得られ，周産期予後も良好であることを報告した[6]。ここでは著者らが行っているSIIレジメンの具体的な方法について紹介する。

1 SIIレジメンの実際

　表1にSIIレジメンの実際を示す。

　GDMのインスリン単回投与法は，歴史的には1980年代に巨大児発症に対する「予防的」投与として，NPHインスリンまたはNPHと速効型インスリンの併用による1日固定単回（朝食前）投与が提案されていた[7]。この時代は，GDMにはSMBGがまだ導入されておらず，厳格な血糖モニタリングを行わないことを前提にした単回投与法であった。しかし，SMBGがGDM妊婦に適応されるようになり，より厳格な血糖管理が可能となったため，「予防的」インスリン投与の概念は放棄される。糖尿病合併妊娠を対象にしたSMBGの導入は1980年代に始まったが，この導入によって妊婦へのMDIレジメン導入が容易となり，MDIレジメンとSMBGの普及は，糖尿病合併妊娠の厳格な血糖管理を可能とし，周産期予後の顕著な改善（特に周産期死亡の克服）に貢献した。この1980年代後半，糖尿病合併妊娠と同

表1　SIIレジメンの実際

対象：妊娠中期診断のGDM

1. GDM診断時に栄養食事指導と自己血糖測定（SMBG）を指導する。
2. 栄養食事指導は5回分食を基本とする。
3. SMBGは，早朝空腹時，各食後2時間値の1日計4回測定する（昼食前および夕食前測定は不要）。
4. SMBG開始後7日〜2週間後に血糖管理状況を評価する。SMBG開始から初回評価までの期間は，診断時75g経口ブドウ糖負荷試験（OGTT）の重症度，肥満の有無および程度，診断時の妊娠週数などを考慮する。
5. SMBG評価のための受診日には2回目の栄養食事指導を行い，食事療法の達成度を評価する。
6. SMBG記録の目標血糖値の達成度を評価する。著者らは空腹時血糖と食後血糖を別々に評価し，各々80％以上の達成を目標としている。早朝空腹時血糖値と食後血糖値*のいずれか，もしくは両者の血糖値達成度が不十分であれば，直ちにインスリン導入を基本とする。ただし，以下の場合は，再度SMBG評価期間の7日〜2週間の延長も選択肢となる。
   - 早朝空腹時血糖値が目標血糖を達成している**。
   - 肥満，既往巨大児分娩歴，過度の体重増加などの周産期リスクがない。
   - 2回目の栄養食事指導でより一層の改善の余地が期待できる。
7. SIIレジメンによるインスリン導入は以下のように行う。教育入院は不要ですべて外来での導入を基本とする。
   ① 朝食前NPHインスリンを10〜20単位で開始する。
   - 肥満，空腹時高血糖，巨大児分娩歴，過度の体重増加などのハイリスク群は16〜20単位から開始する***。
   ② 1〜2週間後にSMBGを再評価する。空腹時高血糖の改善が十分でなければ就寝前に10〜20単位を追加投与する。
   - 2回目以降のSMBG再評価時に明らかに空腹時高血糖と食後高血糖の両方を認める場合は，SIIレジメンからMDIレジメンに変更する。すなわち，NPH投与に加えて必要に応じて各食前の速効型（あるいは超速効型）インスリンを追加する。
   - SIIレジメンのNPHインスリン投与量は1日30単位程度（最大でも40単位未満）を上限とし，NPHインスリンのみをいたずらに増量しない。
   ③ 診断から目標血糖値達成まで4週間以内を目標とし，妊娠32週ごろまでの目標血糖値達成を行う。目標血糖値達成後も妊娠34週くらいまではインスリンの導入あるいは投与量の増量が必要な場合がある****。

＊：SMBGの特性として，空腹時血糖値は静脈血測定値とほぼ同等であるが，食後血糖値は一般的に静脈血測定値よりも高値となるというSMBGの特性を考慮する。著者らは食後2時間値は130mg/dLまでは許容している。

＊＊：早朝空腹時高血糖のほうが食後高血糖よりも周産期合併症リスクと関連が深く，より重症である。軽度の食後高血糖のみを認める場合は，栄養指導（食事内容と分食指導）の強化で改善が期待できる。

＊＊＊：これらのハイリスク群は，過剰なインスリン抵抗性を背景としており，妊娠中は20単位程度で開始しても低血糖のリスクはきわめて低い。

＊＊＊＊：妊娠中のインスリン抵抗性の亢進は妊娠24週前後に出現し，その後34週ごろまで急速に加速し，35週以降は平坦化あるいはやや減少傾向となる。

様に，GDMにおいても厳密な血糖管理が周産期予後の改善に貢献するという発想から，糖尿病合併妊娠とGDMの血糖管理はほぼ同等なものとして取り扱われるようになった。ちなみに，この時期のGDMは「妊娠中に初めて診断もしくは発症した，あらゆる程度の耐糖能異常」と定義され，今日の「妊娠中の明らかな糖尿病」を含む概念であった。「糖尿病合併妊娠と同等の管理」という考え方の背景には，こうした定義の差異があったのである。こうした経過から，GDMのインスリン治療においてもSMBGの普及後は，MDIが標準的な治療レジメンとなった。しかし，GDMが「糖尿病より軽症な妊娠中の高血糖」と再定義[1]された今日，糖尿病合併妊娠と同じ治療レジメンが果たして必要かについて検討された研究はない。最近，空腹時高血糖に対しての就寝前NPH（あるいはデテミル）の単回投与法

がエキスパート・オピニオン[8]として推奨されている。従来から経験的に行われてきたレジメンであるが，GDMでその有効性を検証した報告はなかった。著者らの報告[2]は，空腹時高血糖に限定することなく，食後高血糖も含めたGDM症例の40％が，朝食前投与から開始するSIIレジメンで十分な血糖管理が可能となり，MDIレジメンと同等の周産期予後を達成できるというエビデンスを提供した。このSIIレジメンは，インスリン療法を必要とするGDM妊婦にとってより簡易な投与法であり，アドヒアランスの向上とQOLの改善に貢献するものと考えている。

（安日一郎，福岡　操）

──── 文　献 ────

1) International Association of Diabetes and Pregnancy Study Groups: International Association of Diabetes

and Pregnancy Study Groups Recommendations on the diagnosis and classification of hyperglycemia in pregnancy. Diabetes Care 2010; 33: 676-82.

2) Langer N, Langer O: Emotional adjustment to diagnosis and intensified treatment of gestational diabetes. Obstetrics and Gynecology 1994; 84: 329-34.

3) Hui AL, Sevenhuysen G, Harvey D, et al.: Stress and anxiety in women with gestational diabetes during dietary management. Diabetes Educ 2014; 40: 668-77.

4) Crowther CA, Hiller JE, Moss JR, et al.: Effect of treatment of gestational diabetes mellitus on pregnancy outcomes. N Engl J Med 2005; 352: 2477-86.

5) Yasuhi I, Yamashita H, Maeda K, et al.: High-intensity breastfeeding improves insulin sensitivity during early postpartum period in obese women with gestational diabetes. Diabetes Metab Res Rev 2019; 35: e3127.

6) Fukuoka M, Yasuhi I, Yamashita H, et al.: Achievement of Target Glycemic Goal with Simple Basal Insulin Regimen in Women with Gestational Diabetes: A Prospective Cohort Study. J Diabetes Res 2023; 2023: 9574563.

7) Coustan DR, Imarah J: Prophylactic insulin treatment of gestational diabetes reduces the incidence of macrosomia, operative delivery, and birth trauma. Am J Obstet Gynecol 1984; 150: 836-42.

8) Valent AM, Barbour LA: Insulin Management for Gestational and Type 2 Diabetes in Pregnancy. Obstet Gynecol 2024. doi: 10.1097/AOG.0000000000005640.

各論Ⅲ　妊娠中の管理：インスリン以外の薬物療法

妊娠糖尿病の治療：インスリン以外の薬物療法

> 妊娠糖尿病の血糖管理において，薬物療法の第一選択薬はインスリンである。しかし，インスリン注射は投与法やコストという点で患者負担は小さくない。妊娠中のインスリンの代替薬物療法として，海外では従来よりグリブライドとメトホルミンという2つの経口血糖降下薬の有用性が検討されてきた。両薬剤は，わが国では禁忌となっているものの，海外のガイドラインではインスリンの代替療法として推奨され，その使用が拡大している。しかし，最近の知見は依然としてその安全性に関する課題を提示している。

糖代謝異常合併妊娠では，食事療法を中心とした生活介入で目標血糖値を達成できない場合は薬物療法の適応となり，通常はインスリン療法が選択される。いうまでもなく1型糖尿病合併妊娠は妊娠前からインスリン療法が必須であるので，他の薬物療法の適応となることはない。2型糖尿病をもつ女性でインスリン以外の血糖降下薬で治療されていた場合は，妊娠を前提としたプレコンセプションケアとして，あるいは妊娠が判明した段階でインスリン療法に変更することが推奨される。一方，妊娠前には血糖降下薬を必要としていなかった2型糖尿病や妊娠糖尿病（GDM）においても，薬物療法としてはインスリンが第一選択である。従って，日本で妊娠中にインスリン以外の血糖降下薬を用いるのは，インスリンアレルギーやインスリンの自己管理が難しいといったまれなケースに限られる。一方，米国[1,2]では妊婦の治療に対するコンプライアンスや経済的理由で，血糖降下薬をインスリン治療の代用第一選択薬としての使用が許容されており，英国国立医療技術評価機構（NICE）のガイドライン[3]ではメトホルミン療法がGDMの薬物療法の第一選択薬として推奨されている。本項ではインスリン以外の血糖降下薬の妊娠中の使用について概説する。

1 メトホルミン

従来より特に肥満2型糖尿病に対する経口血糖降下薬として汎用されてきたメトホルミンは，1980年代ごろから妊娠中の偶発的使用報告が散見される。妊娠中のメトホルミン使用が飛躍的に増大したのは，産婦人科領域で多嚢胞性卵巣症候群（PCOS）患者の排卵障害の治療として不妊治療での汎用が契機となった。不妊治療の分野では，妊娠前からの排卵障害治療にとどまらず，妊娠初期の流産予防を目的とした（そのエビデンスは確立していないものの）妊娠中の継続投与も行われるようになった。このPCOSに対するメトホルミン治療の標準化は，PCOSと同じインスリン抵抗性を基本病態とするGDMの発症予防薬，さらにGDM治療薬としての可能性が検討される契機となった。

妊娠中のGDM治療薬としてのエビデンスを確立したのは，オーストラリアとニュージーランドの共同チームが行ったMiGトライアル[4]である。GDMの第一選択薬としてインスリンと比較したこのランダム化比較試験（RCT）では，メトホルミン群では46%がインスリンの追加投与を必要としたものの，周産期有害事象を増加させることなく，内服薬であるため患者のアドヒアランスを向上させる可能性を示唆する結果であった。メトホルミンは胎盤通過性があるため，MiGトライアルでは児の長期予後調査（MiG TOFU研究）[5]も継続された。2歳児のフォローアップでは，メトホルミン曝露群で皮下脂肪が増加しているが，それ以外の差は認めなかった。さらに7～9歳児ではインスリンのみの曝露群と比べて体格が大きく，メトホルミンの胎内曝露が出生後の発育や代謝になんらかの影響を及ぼしている可能性が示唆されている。一方，最近のメタ解析では，14歳児の神経学的発達はメトホルミン曝露群と対象群で差を認めなかった[6]。

2 グリブライド

同じ経口薬でも，胎盤通過性のあるメトホルミンに対して，グリブライド（日本名：グリベンクラミド）は胎盤通過性がないとされ，その安価なことと合わせて2000年代前半にはインスリンに代わるGDM治療薬として特に米国で高頻度に使用された。「米国産科婦人科学会（ACOG）ガイドライン」（2013）

201

ではインスリンと同等の評価とされ，GDMの第一選択薬として50％を超える頻度で汎用された[7]。しかし，最近のメタ解析[8]では，新生児低血糖やNICU入院などがインスリン群より高頻度であることが危惧されるとともに，「ない」とされていた胎盤通過性があることも判明し[9]，ACOGガイドラインの改訂（後述）とともに2010年代後半の米国での使用量は半減した[7]。しかし，メトホルミンの回避傾向を背景に，GDMのインスリンの代替療法として，あらためてグリブライドの見直しが検討されつつある。

3 その他の経口血糖降下薬，特にGLP-1受容体作動薬

近年，2型糖尿病の経口血糖降下薬として普及している種々の薬剤のうち，メトホルミンとグリブライド以外の薬剤については妊娠中投与の安全性に関する報告がなく，妊娠中の使用は原則的に禁忌となっている。最近，先進6カ国（北欧4カ国，米国，およびイスラエル）におけるインスリンとそれ以外の血糖降下薬について，処方箋データベースを基に生殖年齢女性を対象とし，これらの薬剤の妊娠初期使用と先天性形態異常のリスクの関連性に関する大規模な疫学調査の結果が報告された[10]。調査対象の血糖降下薬は，スルホニル尿素（SU）薬（グリブライドを含む），dipeptidyl peptidase 4（DPP-4）阻害薬，glucagon-like peptide 1（GLP-1）受容体作動薬，Na＋/グルコース共役輸送担体2（SGLT2）阻害薬）の4種類で，これらの薬剤の大奇形発症リスクをインスリン投与群と比較した結果，いずれの薬剤も有意な差を認めなかった。本報告では，他の5カ国と比べて，特に米国におけるGLP-1受容体作動薬の生殖年齢女性への処方例が顕著に増加していることも明らかになった。2型糖尿病治療以外の，いわゆる「痩せ薬」としての投与の増加が危惧され，妊娠初期使用に関するさらなる調査が必要であると結論している。本研究は「その他の血糖降下薬」の妊娠中の使用に関する初めての大規模調査である。

4 各国のガイドラインにおける経口血糖降下薬の位置付け

現時点でのインスリン以外の経口血糖降下薬の使用に関する各国の産婦人科のガイドラインを以下に紹介する。主にGDMを対象とした血糖降下薬に関する指針であるが，日本を除く各国でメトホルミン

の推奨レベルが上がっている傾向がうかがえる。

日本における経口糖尿病治療薬の位置付け

『産婦人科診療ガイドライン 産科編2023』[11]では，わが国ではSU薬，メトホルミンとも禁忌であること，妊娠判明後には可能な限りインスリンへの置き換えが望ましいと記載されている。一方，PCOSに対する不妊治療としてもメトホルミンは汎用されている。『産婦人科診療ガイドライン 婦人科外来編2023』[12]では，「妊娠中のメトホルミン塩酸塩投与は初期流産と早産を減少させ，催奇形性や胎児発育不全・胎児死亡は増加させないとの報告がある一方，妊娠判明時に中止して流産率に影響しないとの報告もあるが，わが国では妊婦への投与は禁忌となっている」と記載されている。

米国産科婦人科学会（ACOG）[1]

GDMの薬物療法の第一選択はインスリンである（レベルA）。インスリン治療を拒否，投与の際の安全性に問題，あるいは経済的理由でインスリン治療ができないと判断した場合は，代替療法としてメトホルミンも選択肢となる（レベルB）。グリブライドは第一選択薬としては推奨しない（レベルB）。グリブライドはインスリンと同等の治療効果が認められていない。

米国母体胎児学会（SMFM）[2]

食事療法で目標血糖管理を達成できなければ，メトホルミンは安全で理に適ったインスリンの代用療法としての第一選択薬である。ただし，メトホルミンでは半数しか目標血糖値を達成できないことは認識する必要がある（ACOG Practice Bulletin[1]を追認）。一方，グリブライドは，巨大児や新生児低血糖のリスクが危惧され，その有益性は限定的である。

NICEガイドライン[3]

GDMの薬物療法としての第一選択薬としてメトホルミンを提示する。メトホルミンの禁忌あるいは拒否する場合はインスリン療法を提示する。メトホルミンで目標血糖達成に至らない場合も同様にインスリンを提示する。

空腹時血糖値が126 mg/dL以上の場合は，直ちにインスリン療法を行う。この際，メトホルミンは併用してもしなくてもよい。

空腹時血糖値が110〜125 mg/dLで，児の過剰発育や羊水過多症などの（糖代謝異常合併妊娠の）合併症があれば，直ちにインスリン療法を行う。この際，メトホルミンは併用してもしなくてもよい。

その他の国のガイドライン

イタリア医薬品庁（AIFA）は2022年，メトホルミンの治療適応を更新し，臨床的に適切であればインスリン療法に加えて，あるいはインスリン療法の代替として，妊娠中のメトホルミンの使用を考慮してもよいという声明を出している．さらに，イタリア糖尿病学会とイタリア糖尿病・妊娠学会は共同で，肥満，PCOS，GDM，2型糖尿病，生殖補助医療（ART）を受けている女性に対する治療選択肢としてメトホルミンを推奨するポジションペーパーを発表している．

最後に，前述のSMFM声明（2018）に対し，全米の17名の著名な研究者が連名で出した声明[13]の要約は，メトホルミンの母体投与が胎児に与える影響が的確にまとめられているので，以下に紹介する．

「SMFMの最近の勧告では，メトホルミンはGDM治療においてインスリンに代わる安全な第一選択薬であり，グリブライドよりも好ましいとされている．しかし，妊娠中にメトホルミンを広く使用することには，いくつかの問題がある．メトホルミンの胎児濃度は母体と同等であり，メトホルミンは成長を阻害し，ミトコンドリア呼吸を抑制し，遺伝子発現にエピジェネティックな変化を与え，胎児の栄養制限を模倣し，出生後の糖新生反応を変化させる可能性がある．（中略）これらの特性は，子孫における代謝疾患の発生プログラミングに関する重要な問題を提起する．動物実験では，出生前のメトホルミン曝露が体重や代謝に長期的に悪影響を及ぼすことが証明されている．GDMまたはPCOSの女性を対象とした最近の2つの臨床RCTは，子宮内でのメトホルミン曝露が，小児期の体重または肥満を増加させる代謝表現型をもたらす可能性があるという証拠を示している．（中略）SMFMの声明では，経口薬を使用する場合はグリブライドよりもメトホルミンを推奨しているが，（中略）メトホルミンをインスリンと同等あるいはグリブライドより優れた薬剤として受け入れるのは時期尚早で，（中略）メトホルミンやグリブライドの長期的な代謝リスクは不明確であるため，（中略）代謝リスクについて子孫を長期にわたって追跡するような，注意深くコントロールされた研究を行うことが必要である．」

経口血糖降下薬は，インスリン禁忌症例以外にも，GDM患者のアドヒアランス向上にその優位性は明らかである．しかし，インスリンの代替療法としての経口血糖降下薬の妊娠中の投与の安全性と有用性に関するエビデンスは依然として確立されていない．従来検討されてきたメトホルミンとグリブライドに関しても同様である．一方，前述したように，GLP-1受容体作動薬の妊娠中，特に妊娠初期の偶発使用のリスクが増加しているのも現実であり，今後の臨床研究の課題である．

（安日一郎）

文　献

1) ACOG Practice Bulletin No. 190: Gestational Diabetes Mellitus. Obstet Gynecol 2018; 131: e49-64.
2) Society of Maternal-Fetal Medicine (SMFM) Publications Committee. Electronic address: pubs@smfm.org: SMFM Statement: Pharmacological treatment of gestational diabetes. Am J Obstet Gynecol 2018; 218: B2-4.
3) London: National Institute for Health and Care Excellence (NICE); 2020 Dec 16. National Institute for Health and Care Excellence: Guidelines: Diabetes in pregnancy: management from preconception to the postnatal period. PMID: 32212588.
4) Rowan JA, Hague WM, Gao W, et al.: MiG Trial Investigators. Metformin versus insulin for the treatment of gestational diabetes. N Engl J Med 2008; 358: 2003-15.
5) Rowan JA, Rush EC, Obolonkin V, et al.: Metformin in gestational diabetes: the offspring follow-up (MiG TOFU): body composition at 2 years of age. Diabetes Care 2011; 34: 2279-84.
6) Gordon HG, Atkinson JA, Tong S, et al.: Metformin in pregnancy and childhood neurodevelopmental outcomes: a systematic review and meta-analysis. Am J Obstet Gynecol 2024; 231: 308-14. e6.
7) Venkatesh KK, Chiang CW, Castillo WC, et al.: Changing patterns in medication prescription for gestational diabetes during a time of guideline change in the USA: a cross-sectional study. BJOG 2022; 129: 473-83.
8) Helal KF, Badr MS, Rafeek ME, et al.: Can glyburide be advocated over subcutaneous insulin for perinatal outcomes ofwomen with gestational diabetes？ a systematic review and meta-analysis. Arch Gynecol Obstet. 2020; 301: 19-32.
9) Bouchghoul H, Alvarez JC, Verstuyft C, et al.: Transplacental transfer of glyburide in womenwith gestational diabetes and neonatal hypoglycemia risk. PLoS One 2020; 15: e0232002.
10) Cesta CE, Rotem R, Bateman BT, et al.: Safety of GLP-1 Receptor Agonists and Other Second-Line Antidiabetics in Early Pregnancy. JAMA Intern Med 2024; 184: 144-52.
11) 日本産科婦人科学会，日本産婦人科医会: CQ005-2. 妊娠糖尿病（GDM），妊娠中の明らかな糖尿病，ならびに糖尿病（DM）合併妊娠の管理・分娩は？ 産婦人科診療ガイドライン 産科編2023. 日本産科婦人科学会，東京，2023, pp23-7.
12) 日本産科婦人科学会，日本産婦人科医会: CQ326 多嚢

胞性卵巣症候群（PCOS）の診断と治療は？ 産婦人科診療ガイドライン 婦人科外来編2023. 日本産科婦人科学会, 東京, 2023, pp 166-8.

13) Barbour LA, Scifres C, Valent AM, et al.: A cautionary response to SMFM statement: pharmacological treatment of gestational diabetes. Am J Obstet Gynecol 2018; 219: 367. e1-367.e7.

各論Ⅲ 妊娠中の管理：産科管理（胎児）

胎児発育評価

妊娠中期以降の胎児発育は，児頭大横径，腹囲，大腿骨長に基づいて算出される推定胎児体重により評価される。血糖管理不良の糖代謝異常合併妊娠では胎児も高血糖・高インスリン血症を呈することから，胎児の過剰発育，すなわち巨大児が生じることがある。巨大児においては，器械分娩や帝王切開，肩甲難産の増加ならびに新生児外傷や脳性麻痺の発症頻度の上昇が生じるため，適切な胎児発育の評価と巨大児や異常分娩の予知が重要である。

1 胎児発育の評価

妊娠20週以降の胎児発育は，推定胎児体重（EFBW）の算出により評価される。わが国におけるEFWは，児頭大横径（BPD），腹囲（AC），大腿骨長（FL）の各パラメータを測定することにより，「EFBW = 1.07 × BPD^3 + 0.3 × AC^2 × FL」の計算式に則り算出される。以下，各パラメータの測定方法を示す（図1）。

BPD（図1a）

胎児頭部の正中線エコー（midline-echo）が中央に描出され，視床（T），前方に透明中隔腔（CSP），後方に四丘体槽（QC）が描出される断面において，頭蓋骨外側から対側の頭蓋骨内側までの距離を計測する。

AC（図1b）

胎児の腹部大動脈に直交する断面で，胎児の腹壁から脊椎までの距離の前方1/3から1/4の部位に肝内臍帯静脈（UV）が描出され，同時に胃胞（S）が描出される断面を設定する。その際，直交する2直線により作成される楕円で腹部周囲長を近似計測するエリプス法により計測を行う。

FL（図1c）

大腿骨の長軸が最も長く，両端の骨端部まで描出される断面で化骨部分の両端のエコーの中央から中央を計測する。

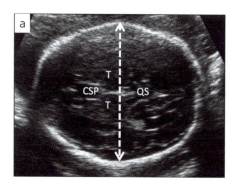

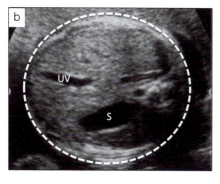

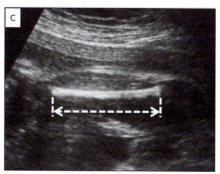

図1 推定胎児体重（EFBW）の測定方法
a：児頭大横径（BPD），b：腹囲（AC），c：大腿骨長（FL）の各パラメータを基にEFBWは算出される（CSP：透明中隔，T：視床，QS：四丘体槽，UV：臍静脈，S：胃胞）。

図2 正常例と糖代謝合併妊娠における出生体重の比較

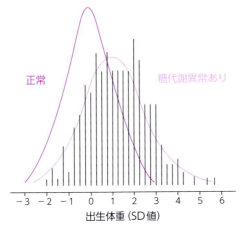

(文献1より引用)

2 糖代謝異常合併妊娠における胎児発育の特徴と巨大児

　妊娠糖尿病（GDM）を含めた糖代謝異常合併妊娠では，出生体重が有意に高値であり，巨大児の頻度が増加する（図2）[1]。これは，母体高血糖により胎児の高血糖および高インスリン血症をきたし，胎児の過剰な発育をもたらすためである。日本産科婦人科学会の『産婦人科用語集・用語解説集 改訂第4版』において，巨大児は，「奇形などの肉眼的異常がなく，出生体重が4,000g以上の児をいう」と記載されており，わが国では週数にかかわらず出生体重が4,000gを超えた場合に巨大児と診断される。また，巨大児の定義について国際的な統一見解は得られていないが，一般に4,000gあるいは4,500g以上と定めることが多い。

　胎児の発育の指標として出生時の体重あるいは体重と身長が用いられており，出生時基準曲線を基に新生児の発育が評価される。すなわち，出生時の当該週数での新生児の体重が10～90パーセンタイルのものをappropriate-for-date（AFD），10パーセンタイル未満をlight-for-date（LFD），90パーセンタイル以上をheavy-for-date（HFD）と分類する。

　巨大児の発症リスク因子としては，母体の糖代謝異常，肥満，妊娠中の過度な体重増加，過期産，巨大児分娩既往，遺伝的要因（両親の体格），頻産婦などが挙げられる。発生頻度は厚生労働省の「母子保健の主たる統計」[2]によると近年減少傾向にあり，全出生児における割合としては，男児で1.0%，女児で0.5%程度である。

3 超音波検査による巨大児の予測

　前述したEFBWの算出により4,000g以上となった場合は「巨大児」の可能性が高い。しかしながら，超音波によるEFBWの計測では8～15%程度の計測誤差は避けられず，EFBWが3,500g以上を示した症例においては，巨大児による異常分娩への備えが必要である。また，超音波検査による巨大児の予知に関する検討は多数報告されているが，診断精度は決して高いとはいえず，実際に巨大児か否かの胎内診断は困難であるとされる。既報では，一般集団においてEFBWの算出による巨大児検出の感度は12～75%，陽性的中率は17～79%であった[3]。すなわち巨大児の25～88%は超音波検査で診断不可能であり，巨大児と胎内診断されたうちの21～83%は非巨大児であった。

　超音波検査における巨大児の診断が困難な理由として，特に糖代謝異常関連巨大児ではその特徴的な発育パターンが原因の1つと考えられる。非糖代謝異常関連巨大児では，頭部，軀幹，四肢のいずれの部分の発達も増加するため，分娩時には児頭骨盤不均衡を生じやすい。一方，糖代謝異常に関連した巨大児では胎児も高血糖・高インスリン血症を示すため，インスリンに感受性を示す筋肉や皮下脂肪の過剰発育・過剰蓄積が認められるといった特徴的な胎児発育パターンを示す。骨格や脳といったインスリン非感受性臓器の発育は正常であり，結果として児頭の発育は過剰とならず肩周囲長や腹囲の増加が著明に促進され，肩甲難産の要因となる（図3）。つまり，特に血糖管理不良な耐糖能異常に関連した巨大児では，骨格と比較し密度の低い脂肪成分が腹部に過剰に蓄積され腹囲長が増大する結果，過大評価されやすくなる。また，巨大児の予測に腹囲が特に有用であるという報告もある。

　巨大児を予知する方法として，推定体重の算出以外の方法も検討されている。例えば，巨大児における腹部への脂肪蓄積の増加に着目し，腹部皮下脂肪厚の測定やFL/AC比の算出による巨大児や肩甲難産発症の予測法も提唱されている。しかしながら，どの方法においてもEFBW計測法よりも優れた方法とはいえず，また，巨大児の発症頻度がきわめて低いことなどを理由に，これらの巨大児予知法は普及していない。

図3 糖代謝異常合併妊娠における巨大児の胎児発育パターン

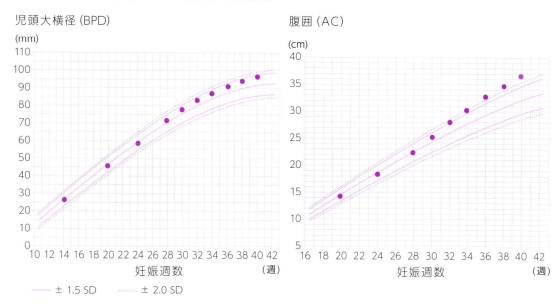

　巨大児は胎児超音波検査によるEFBW計測により診断される。しかしながら、『産婦人科診療ガイドライン　産科編2023』[4]にも記載されているように、胎児超音波検査において「巨大児疑い」と判定された場合、まず巨大児の正確な診断は困難であり、肩甲難産などの異常分娩を予測することはさらに困難であることを事前に十分説明しておくことも重要である。加えて、妊娠中の巨大児の診断とともに、妊娠初期におけるGDMや巨大児発症の危険因子の抽出、糖代謝異常合併妊娠の適切な血糖管理による巨大児発症予防、さらに巨大児に限らず肩甲難産などの異常分娩発生時の対応など、多岐にわたる適切な周産期管理により巨大児分娩に伴うリスクの回避が可能と考えられる。

4 超音波検査による肩甲難産の予測

　肩甲難産は、児頭娩出後に児の前在肩甲が恥骨に、後在肩甲が仙骨岬角に当たり肩甲が娩出困難な状態である。臨床的には、児頭の下方牽引では肩甲の娩出が困難な状態であり、児の肩甲を娩出させるために産科的介入が必要となる。肩甲難産の頻度は、経腟分娩の0.2～3％とされる。巨大児や母体糖尿病は肩甲難産のリスク因子となるが、肩甲難産の約半数は非巨大児で発生するため、事前の予測は困難である。児頭娩出から肩甲娩出まで、1分経過するごとに臍帯動脈血のpHは0.011ずつ低下し、5分以上経過すると低酸素性虚血性脳症のリスクが上昇する。そのため、肩甲難産に対しては速やかな産科的介入が必要となる。

　既報において、腹部径（AD）と児頭大横径（BPD）の差（AD-BPD）が、肩甲難産の予測に有用であることが報告されている。AD-BPD＜2.6cmでは肩甲難産を認めないとする報告や[4]、糖代謝異常合併妊娠123例における検討で、AD-BPDが－1.80～－0.32cmでは9.8％、－0.31～0.32cmでは19.5％、0.33～2.0cmでは34.1％に肩甲難産を認めたとする報告がある[5]。最近の国内の報告でも、1,866例の後方視的検討において、AD-BPD＞12.0mmでは、肩甲難産のリスクが4.39倍となるとされている[6]。

5 母体糖代謝異常合併妊娠における肩甲難産の発生メカニズム

　肩甲難産の発症頻度は児体重増加とともに上昇するが、同じ児体重であっても糖代謝異常合併例では非合併例と比べ、そのリスクが高い（児体重4,000g未満で2.6倍、4,000g以上で3.6倍）[7]。そのため、糖代謝異常合併妊娠での遷延分娩に対する陣痛促進、吸引・鉗子分娩時には特に肩甲難産に注意が必要である。これは前述の通り、糖代謝異常合併例では通常のHFD児と異なり、肩および体幹部の脂肪量が増加することが原因と考えられる。実際にGDM例では胎児の腹囲や上腕容積の増大や、上腕の皮下脂肪量の増加を認める[8,9]。

巨大児の予防のためには，血糖管理について少なくとも妊娠32週までに介入を始める必要がある[10]。一方，血糖管理の良・不良にかかわらず，妊娠週数が増加するにつれて巨大児が増加するため，早期分娩誘発による肩甲難産の予防効果が検討されているが，その有効性についてはまだ一定の見解は示されていない。

6 超音波による胎児軟部組織量の評価

糖代謝異常合併妊娠においては，前述の通り，妊娠後期に体幹・上肢の脂肪量が増加し，肩甲難産のリスクが上昇する。そのような軟部組織量の増加した児では，特に胎児推定体重の測定誤差が大きくなる傾向にあるため，胎児軟部組織量を反映する超音波パラメータが求められてきた。近年，胎児四肢容積が新たな胎児発育の指標として注目されており，出生体重や新生児体脂肪率の予測に有用であることが報告されている。計測方法は，上腕および大腿の中央1/2を長管骨と直交する5つの断面でスライスし，各スライスの断面積を積分することで胎児上腕部分容積（AVol）および大腿部分容積（TVol）を算出する。単胎妊婦165例について，妊娠20〜37週に胎児四肢容積を計測した報告では，正常耐糖能（NGT）群と比較しGDM群では妊娠32週以降に胎児AVolが有意に増大することが示されている[9]。耐糖能異常妊婦から出生した児は，上腕の脂肪量が増加して肩周囲長が増大した結果，肩甲難産のリスクが上昇することが教科書的にも知られていることから，胎児AVolは胎児脂肪量を反映し，GDMにおける上肢・体幹優位の特徴的な胎児発育の早期指標になると考えられる。

近年，GDMの母体から出生した児の長期予後についてもさまざまな報告がなされている。例えばBoneyら[11]は，GDMの母体から出生したHFD児では小児期に，肥満，高血圧，高脂血症，耐糖能異常の発症リスクが上昇することを報告している。さらに，約2万人を対象としたHAPO study[12]では，母体血糖値と新生児体脂肪率は直線的な正の相関を示すことが明らかとなっている。これに続けて行われたHAPO follow up study[13]では，約5千人の出生児について追跡調査が行われ，GDM群では出生児の11歳時におけるBMI，腹囲，皮下脂肪量，体脂肪率が有意に高値であった。このように，母体過栄養による胎児プログラミング，つまり過剰

な栄養素の供給による脂肪酸酸化や糖新生の抑制および脂肪の蓄積が，小児肥満や早期発症メタボリックシンドロームにつながるとする"fuel overload hypothesis"が提唱されている[14]。今後GDM例において，胎児推定体重のみでなく，脂肪や骨格筋などの胎児軟部組織量の評価を行っていくことで，巨大児や肩甲難産の予測，さらには出生児の小児肥満やメタボリックシンドロームの一次予防へとつながる可能性がある。

（池ノ上 学）

文 献

1) Bradley RJ, Nicolaides KH, Brudenell JM: Are all infants of diabetic mothers "macrosomic"? BMJ 1988; 297: 1583-4.
2) 母子衛生研究会：母子保健の主なる統計 令和5年刊行．東京：母子保健事業団．2023: 45.
3) Chauhan SP, Grobman WA, Gherman RA, et al.: Suspicion and treatment of the macrosomic fetus: a review. Am J Obstet Gynecol 2005; 193: 332-46.
4) Cohen B, Penning S, Major C, et al.: Sonographic prediction of shoulder dystocia in infants of diabetic mothers. Obstet Gynecol 1996; 88: 10-3.
5) Cohen BF, Penning S, Ansley D, et al.: The incidence and severity of shoulder dystocia correlates with a sonographic measurement of asymmetry in patients with diabetes. Am J Perinatol 1999; 16: 197-201.
6) Shinohara S, Okuda Y, Hirata S: Risk assessment of shoulder dystocia via the difference between transverse abdominal and biparietal diameters: A retrospective observational cohort study. PLoS One 2021; 16: e0247077.
7) Langer O, Berkus MD, Huff RW, et al.: Shoulder dystocia: should the fetus weighing greater than or equal to 4000 grams be delivered by cesarean section? Am J Obstet Gynecol 1991; 165（4 Pt 1): 831-7.
8) Ikenoue S, Waffarn F, Sumiyoshi K, et al.: Maternal insulin resistance in pregnancy is associated with fetal fat deposition: findings from a longitudinal study. Am J Obstet Gynecol 2023; 228: 455. e451-5. e458.
9) Akiba Y, Ikenoue S, Endo T, et al.: Differences in fetal fractional limb volume changes in normal and gestational diabetic pregnancies: an exploratory observational study. BJOG 2021; 128: 329-35.
10) Sameshima H, Kamitomo M, Kajiya S, et al.: Early glycemic control reduces large-for-gestational-age infants in 250 Japanese gestational diabetes pregnancies. Am J Perinatol 2000; 17: 371-6.
11) Boney CM, Verma A, Tucker R, et al.: Metabolic syndrome in childhood: association with birth weight, maternal obesity, and gestational diabetes mellitus. Pediatrics 2005; 115: e290-6.
12) Hapo Study Cooperative Research Group: Hyperglycemia and Adverse Pregnancy Outcome（HAPO）Study: associations with neonatal anthropometrics. Diabetes 2009; 58: 453-9.
13) Lowe WL Jr, Scholtens DM, Lowe LP, et al.: Association of Gestational Diabetes With Maternal Disorders of Glucose Metabolism and Childhood Adiposity. JAMA 2018; 320: 1005-16.
14) Friedman J, Baker II PR: Fetal Origins of Adult Disease In: Polin RA, Abman SH, Rowitch DH, eds. Fetal and Neonatal Physiology 6th ed. Philadelphia: Elsevier, 2017.

各論Ⅲ　妊娠中の管理：産科管理（胎児）

羊水量

羊水の産生は，妊娠17週ごろより胎児尿が主体となり，胎児消化管や卵膜から吸収される。羊水量は妊娠末期前半で最多となり，羊水過多は正常妊婦の1.8〜5%，糖尿病合併妊婦の8.5〜15.3%の頻度で合併するとされる。糖代謝異常合併妊娠による羊水過多は，胎児高血糖に伴う高浸透圧性の胎児尿量増加が原因と考えられている。一方で，糖代謝異常合併妊娠により羊水過少を発症することもあり，その場合には胎児機能不全などに十分注意しながら管理を行う必要がある。

1 羊水の性状と役割

羊水は羊膜腔を満たす液体で，初期には無色透明であるが，中期以降には胎児の皮膚上皮細胞，胎脂，体毛などを含むためやや混濁する。pHと比重は妊娠経過に伴いわずかに上昇し，妊娠末期には比重1.008〜1.009，pH7.6〜7.7になる。浸透圧は妊娠初期では母体血漿の値とほぼ等しいが，妊娠経過とともに低下し，妊娠末期には230〜260mOsm/Lとなる。羊水中には，各種電解質，ブドウ糖，アミノ酸，蛋白質，脂質，尿素，尿酸，クレアチニン，ビリルビン，成長因子など多くの物質が含まれている。これらの成分は，母体血や胎児血からの漏出や胎児からの排泄，胎盤あるいは脱落膜からの分泌により羊水中に移行し，一部は母体循環に吸収される。すなわち，羊水を介した母児間の物質交換機構が成立している。一方で，児は常に羊水を嚥下し，また，気道へ吸引しているが，羊水中の生理活性物質の作用や羊水の動きに伴う物理的刺激は，消化管，気道あるいは全身臓器の発達と機能成熟に大きな意義を有していると考えられる。羊水の存在は，胎児に一定の空間を与えて運動を自由にする，外力が直接胎児や胎盤血行に加わるのを防ぐ，胎児体温の恒常性を維持する，陣痛による子宮収縮圧を平均化して子宮内の一部に過強な機械的圧迫が加わるのを防ぐなど，胎児にとってさまざまな生物学的意義をもつ。

2 羊水の生成

羊水の産生は，妊娠初期は羊膜，絨毛膜，胎児皮膚からの滲出液が主体となるが，妊娠17週ごろより胎児尿が主体となる。羊水量は胎児の尿や肺胞液からの産生量と，胎児消化管からの吸収量，卵膜からの吸収量により規定され，胎児嚥下運動や羊水－胎児血浸透圧格差による影響も受ける。羊水量は妊娠週数により図1のように変化する[1]。

3 羊水過多(症)

妊娠中期以降は，羊水量が800mL以上と判断される状態を羊水過多，これに腹部圧迫感や呼吸困難などの母体症状を伴う場合に羊水過多症と定義される。羊水過多の診断は超音波断層法により，羊水ポケット（AFP）または最大羊水深度（MVP）8cm以上[2]，あるいは羊水指数（AFI）25cm以上[3]の場合に診断される。羊水過多は正常妊婦の約1.8〜5%，糖尿病合併妊婦の8.5〜15.3%の頻度で発生すると報告されている[4〜7]。

羊水過多に伴いやすい母体合併症として，常位胎盤早期剥離，微弱陣痛，分娩時出血などが挙げられる。大量の羊水が流出すると，胎盤の子宮付着部面積が減少して常位胎盤早期剥離を起こすことがある。微弱陣痛と産褥出血は，過剰に膨張した子宮が収縮不良となるために起こる。また，羊水過多により胎位異常の頻度も高くなる。

羊水過多の原因

羊水過多の原因は多岐にわたる（表1）。

胎児の羊水嚥下・吸収障害：横隔膜ヘルニア，先天性嚢胞性腺腫様肺奇形，消化管閉鎖，胎便性腹膜炎，神経筋疾患，中枢神経系疾患，胎児水腫，染色体異常など

胎児の尿産生過剰状態（高心拍出性）：糖代謝異常合併妊娠，双胎間輸血症候群，胎児貧血（血液型不適合妊娠，パルボウイルスB19感染，胎児母体輸血症候群，遺伝性貧血），無心体双胎，仙尾部奇形腫，胎盤血管腫，胎児Bartter症候群など

羊水過多症の原因として糖代謝異常が占める割合

209

図1 妊娠中の羊水量の変化

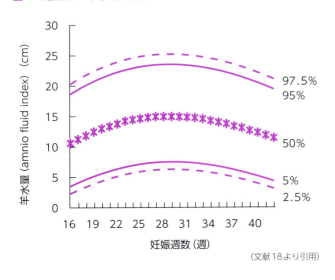

(文献18より引用)

表1 羊水過多の原因

羊水の吸収低下	物理的狭窄（胎児）	消化管の通過障害	胎児消化管閉鎖（食道閉鎖，十二指腸閉鎖，小腸閉鎖），胎便性腹膜炎など
		咽頭閉鎖	喉頭閉鎖，甲状腺腫，喉頭奇形腫など
		胸腔内病変による圧迫	先天性肺気道奇形（CPAM），先天性横隔膜ヘルニア（CDH），先天性上気道閉塞症候群（CHAOS）など
	嚥下機能の低下（胎児）	染色体異常	18トリソミー，21トリソミーなど
		先天性筋疾患	筋強直性ジストロフィーなど
		胎児水腫	-
		中枢神経系異常	-
		顔面の異常	口唇裂，小顎症など
		感染	パルボウイルスなど
羊水の産生亢進	母体因子	糖代謝異常	-
	胎児因子	尿産生の増加	双胎間輸血症候群（TTTS）の受血児 Bartter症候群など 胎児高心拍出状態（胎盤血管腫，仙尾部奇形腫，胎児貧血，肝血管腫，TRAP sequenceなど）
その他	特発性	-	-

は14.7〜26.3％と報告されている[7]。糖尿病合併妊娠の羊水過多症は，胎児高血糖に伴う高浸透圧性の胎児尿量増加が要因と考えられている。Smithら[8]のヒツジを用いた実験では，母体高血糖は胎盤を介し胎仔の血糖値を上昇させ，浸透圧利尿により胎仔尿産生量を増加させることが明らかとなっている。羊水過多の頻度は，糖代謝異常合併妊婦（17.7％）では正常妊婦（7.0％）と比べ高率となるが，児の体重で調節すると有意差はないとの報告もある[9]。

羊水過多症は，AFIが24.0〜29.9cm，30.0〜34.9cm，35cm以上，またはMVPが8〜11cm，12〜15cm，16cm以上でそれぞれ軽症，中等症，重症に分類される。軽症は約65〜70％，中等症は20％，重症は15％未満の頻度とされる。羊水過多の重症度は，早産，SGA児，巨大児，周産期死

亡率の上昇と関連する。

羊水過多症の主な原因は，母体の糖代謝異常と胎児異常である。羊水過多に伴い新生児異常を認めるリスクは，軽症の羊水過多で1%，重症で10%以上とされる[10]。母体の重篤な呼吸困難を伴う重症羊水過多症の場合，ほとんどが胎児異常（先天性心疾患，神経管閉鎖障害，消化管閉鎖など）と関連している。糖尿病合併妊娠の場合には，妊娠糖尿病と比較し先天性形態異常の発生率が3〜10倍に増加するとされる[11]。糖代謝異常による羊水過多症の発症は血糖管理不良の徴候であり，適切な血糖管理により羊水量は正常化する。

羊水過多症の原因として，実際に最も多いのは特発性である（60〜70%）[12,13]。羊水過多症の原因が出生後に明らかになることもあるため，特発性羊水過多はあくまで除外診断である。胎児水腫を伴う羊水過多症の場合は，胎児貧血や先天性感染症の除外が必要である。

羊水過多の治療

児に先天性形態異常を認めない一過性または無症候性の軽度羊水過多では治療を要さず，母児の予後は良好とされる。一方で，進行性の羊水過多症の場合は，先天性消化管閉鎖・狭窄などの児の先天性形態異常や染色体異常を伴うことが多い。症候性の羊水過多症に対し，子宮収縮や母体の呼吸困難感の軽減を目的とした羊水除去や，インドメタシンを用いた薬物療法が報告されている[12]。しかしながら，添付文書上はインドメタシンの妊婦への投与は禁忌であるため，わが国では羊水除去が唯一の対処法とされる。糖代謝異常合併妊娠において症候性の羊水過多症をきたすことは少ないため，侵襲的な処置である羊水除去が行われることはまれである。

4 羊水過少(症)

羊水過少の診断は，超音波断層法においてAFIで5cm以下，MVPで2cm未満の場合とされている。妊娠初期から中期にかけて発症するものは，ほとんどが児の先天性形態異常に起因するものであり，まれである。分娩予定日を超えると胎盤機能の低下により羊水過少がみられるようになり，妊娠41週以上の妊婦の12%が羊水過少を呈するとの報告がある[14]。

羊水過少の原因

母体因子：妊娠高血圧症候群，抗リン脂質抗体症候群，膠原病，血栓症など胎盤機能不全を起こしやすい病態，母体の解熱鎮痛薬内服，アンジオテンシン変換酵素阻害薬，アンジオテンシン受容体阻害薬内服

胎児因子：腎無形成，腎異形成などの無機能腎や尿産生不良となる腎形成異常，閉塞性尿路疾患などの尿排出障害，染色体異常，胎児発育不全，胎児死亡

胎盤・臍帯要因：破水，胎盤梗塞・血栓，双胎間輸血症候群，慢性早剥羊水過少症候群，過期妊娠

その他：特発性など

糖代謝異常合併妊娠における羊水過少症

糖代謝異常合併妊娠では，羊水過少症の頻度は糖代謝異常のない正常妊婦と比べて26%増加する[15]。母体高血糖においては，羊水過多となるものが大多数であるが，羊水過少となる場合には胎盤機能不全や胎児のnon-reassuring状態を示唆する所見に十分に注意し，個別の症例に応じた分娩時期，分娩様式を検討する必要がある[16]。また，糖尿病合併妊娠においては，妊娠初期の血糖管理が胎児の先天形態異常発症率と関連するため，妊娠前からの血糖管理が重要である。なお，糖尿病性腎症の進行予防を目的に使用されているアンジオテンシン変換酵素阻害薬やアンジオテンシン受容体阻害薬は，妊娠中期以降に投与すると，胎児腎毒性による羊水過少や胎児発育不全，胎児・新生児死亡などが報告されており，妊娠中の使用は禁忌とされている。

（玉井順子，池ノ上　学）

―――――― 文　献 ――――――

1) Hinh ND, Ladinsky JL: Amniotic fluid index measurements in normal pregnancy after 28 gestational weeks. Int J Gynaecol Obstet 2005; 91: 132-6.

2) Chamberlain PF, Manning FA, Morrison I, et al.: Ultrasound evaluation of amniotic fluid volume. I. The relationship of marginal and decreased amniotic fluid volumes to perinatal outcome. Am J Obstet Gynecol 1984; 150: 245-9.

3) Phelan JP, Ahn MO, Smith CV, et al.: Amniotic fluid index measurements during pregnancy. J Reprod Med 1987; 32: 601-4.

4) Tashfeen K, Hamdi IM: Polyhydramnios as a predictor of adverse pregnancy outcomes. Sultan Qaboos Univ Med J 2013; 13: 57-62.

5) Moore LE: Amount of polyhydramnios attributable to diabetes may be less than previously reported. World J Diabetes 2017; 8: 7-10.

6) Aviram A, Salzer L, Hiersch L, et al.: Association of isolated polyhydramnios at or beyond 34 weeks of gestation and pregnancy outcome. Obstet Gynecol 2015; 125: 825-32.

7) Mazor M, Ghezzi F, Maymon E, et al.: Polyhydramnios is an independent risk factor for perinatal mortality and intrapartum morbidity in preterm delivery. Eur J Obstet Gynecol Reprod Biol 1996; 70: 41-7.

8) Smith FG, Lumbers ER: Effects of maternal

図1　Non-stress test（NST）
a：Reassuring pattern（妊娠37週）。基線細変動を認め，一過性頻脈を複数回認める。
b：Non-reassuring pattern（妊娠26週）。基線細変動が減少し，一過性徐脈を繰り返し認める。

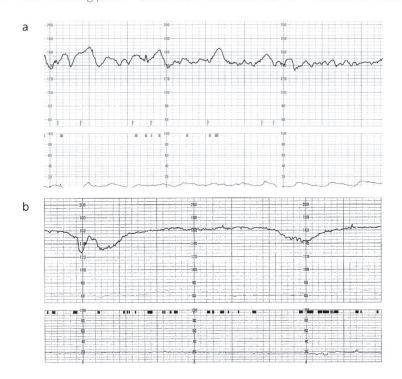

妊娠28〜31週のスクリーニング検査は，胎児が大きくなり観察が困難となる前の検査として重要である。チェック項目は妊娠18〜20週と同様であるが，胎児の胸水，腹水，卵巣嚢腫，消化管閉鎖などは妊娠30週以降に発症・顕在化してくるものがある。

2 糖尿病合併妊娠における胎児機能評価

胎児well-being評価としては，non-stress test（NST），contraction stress test（CST），biophysical profile score（BPS）を適切な時期と間隔で行うことが重要である。糖尿病合併妊娠では，妊娠32週以降に子宮内胎児死亡の危険性が高まるため，特に血糖管理が良好でない妊婦においては妊娠32週以降から胎児健常性を適宜評価し，異常を認めた場合は早期入院管理を考慮する。また，妊娠37週以降は胎児健常性を適宜評価するとともに，頸管熟化を考慮した分娩誘発を行うか自然陣痛発来待機を行うかを検討する[4]。

妊娠糖尿病患者のBPSと胎児予後については，BPSが正常である場合と比較してBPSが異常であると，新生児の新生児集中治療室（NICU）への入院の確率が優位に増加するという報告がある（3.5％ vs. 33.0％）[5]。また妊娠糖尿病患者におけるNSTの評価については，NSTで異常所見を認めた場合の低血糖，新生児仮死，新生児のNICUへの入院，新生児一過性多呼吸のいずれかを認めた感度は76.9％，特異度は97.3％であったとの報告がある[6]。

妊娠中の胎児機能評価
NST

胎児心拍数モニタリングは胎児心拍数と子宮収縮を同時に記録し，20〜40分間の測定により胎児健常性の評価を行う。一過性頻脈（15bpm以上増加し15秒以上続く一過性の心拍数増加），心拍数基線細変動，一過性徐脈の有無を観察する。基線細変動が6〜25bpmであり，20分に少なくとも2回以上の一過性頻脈を認め，一過性徐脈を認めなければreassuring patternと判定し，胎児健常性が保たれていることを示す。Non-reassuring patternであっても真に児の状態が悪い確率は20％以下とされており，偽陽性率が高いとされる（図1）。

表1 Biophysical profile score（BPS）評価項目と判定基準

項目	正常（2点）	異常（0点）
1．胎児呼吸様運動	30秒以上持続する呼吸様運動が30分間に1回以上	30分間に30秒以上持続する呼吸様運動が認められない
2．胎動	体幹・四肢の運動が30分間に3回以上	体幹・四肢の運動が30分間に2回以下
3．胎児筋緊張	1回以上の四肢の伸展とそれに引き続く屈曲	胎児の伸展・屈曲の欠如
4．胎児心拍数モニタリング	15秒以上の一過性頻脈が2回以上	2回未満の一過性頻脈
5．羊水量	羊水ポケットが2cmより大きい	羊水ポケットが2cm以下

（文献7より作成）

CST

胎児にとって最大のストレスである子宮収縮が起こると，その度に母体血で満たされている胎盤の絨毛間腔では一時的な酸素濃度の低下が起こる。それに伴って母体から胎児へ供給される酸素量も減少する。酸素供給量が低下すると，胎児の心拍調節機構が反応して遅発一過性徐脈を呈する。このメカニズムを応用して胎児の健常性の評価を行う。

妊婦をセミファーラー位にして，約20分間分娩監視装置で子宮収縮の有無と胎児心拍数パターンを確認する。子宮収縮がなく，心拍数パターンの異常を認めなければ少量のオキシトシンを点滴するか乳頭刺激により，子宮収縮が10分間に3回（持続時間40秒以上）以上起こる状態で，遅発一過性徐脈の有無を観察する。CSTの判定は，positive（子宮収縮の50％以上で遅発一過性徐脈を認める），negative（遅発あるいは有意な変動一過性徐脈を認めない），equivocal-suspicious（間欠的な遅発あるいは有意な変動一過性徐脈を認める），unsatisfactory（子宮収縮が10分に3回未満，あるいは胎児心拍モニタリングが解釈不能である）の4つに分類して評価する。

BPS

CSTは前置胎盤や切迫早産，既往帝王切開後妊娠などでは禁忌となるケースがある。子宮収縮を起こさずに胎児機能を評価する方法として，NSTに加えて超音波による胎児の呼吸様運動，胎動，筋緊張，羊水量を組み合わせて評価するBPSがある。各項目2点または0点として合計10点満点で評価する。8点または10点はnormal（正常），6点はequivocal（曖昧な），4点以下はabnormal（異常）と判定する（表1）。BPSの測定のためには30分ほど胎児を観察し呼吸様運動や胎動の評価を行わなければならない。簡便かつ効果的な方法として，

modified BPSが提唱されており，NSTおよび羊水量測定のみを行い，NSTでreassuring patternを確認し羊水量でamniotic fluid index（AFI）が5cm以上であれば正常と判定する。

胎児血流評価

母体の血糖管理が悪化すると，胎盤および臍帯の血流障害を生じることがあり，胎児発育不全（FGR）の原因となることがある。FGRに対する胎児健常性の評価として，超音波パルスDoppler法による臍帯動脈血流や中大脳動脈血流測定がある。FGRにおける胎児心拍数モニタリング異常に先行して，臍帯動脈血流の抵抗（pulsatility index；PI）が上昇するとされる。臍帯動脈血流波形の拡張期途絶や逆流は神経学的予後および生命予後不良因子であるとの報告や，FGR児に対して臍帯動脈血流測定を週1回行い適切な評価・対応を行うことで周産期死亡が38％減少するとの報告がある[8]。一方で，巨大児における胎児血流評価の意義については明らかとなっていない。

分娩時の胎児機能評価

分娩時の胎児機能評価は胎児心拍数陣痛図（CTG）を用いて行う。基線細変動や一過性頻脈の有無を確認するとともに，一過性徐脈は子宮収縮との時間関係や再現性の有無を考慮して判断する。

一過性徐脈は徐脈のパターンにより，早発，遅発，変動，遷延の4つに分類される。早発一過性徐脈は子宮収縮などによる児頭圧迫による迷走神経中枢の刺激によって出現するといわれており，病的意義はないとされる。波形は一過性徐脈の最下点が子宮収縮の最強点とおおむね一致している。遅発一過性徐脈は，パターンは早発一過性徐脈と類似しているが，徐脈の開始・ピーク・回復が子宮収縮曲線のそれぞれよりも遅れるのが特徴である。胎盤の絨毛間腔におけるガス交換の予備能が低下しており，子宮収縮

215

図2　遅発一過性徐脈
a：遅発一過性徐脈（妊娠39週）。子宮収縮に遅れて同一波形の一過性徐脈を認める。
b：変動一過性徐脈（妊娠38週）。子宮収縮のたびに波形の異なる一過性徐脈を認める。

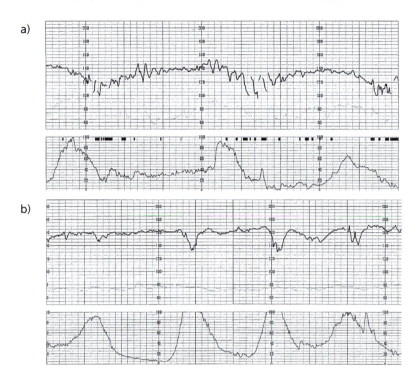

による胎盤からの血流が減少して胎児の低酸素血症が増悪し，化学受容体を介して徐脈が生じる。これに対して変動一過性徐脈は，15 bpm以上の心拍数の低下が急激に起こるものであり，子宮収縮ごとに異なる波形を呈する。主に臍帯の圧迫によって出現する。胎児心拍数の最低値が70 bpmを下回りかつ60秒以上徐脈が持続する高度変動一過性徐脈では，児頭血pHが7.2未満となる可能性がある[9]。早発一過性徐脈および遅発一過性徐脈は子宮収縮のたびにほぼ類似した波形を示すが，変動一過性徐脈は子宮収縮のたびに波形が異なることが多い（図2）。遷延一過性徐脈は2分以上持続し10分以内に回復する徐脈であり，原因は多岐にわたる。糖尿病合併妊娠や血糖管理不良のGDM症例はハイリスク妊娠であり，分娩中はCTGによる連続モニタリングを行うことが推奨されている。

（秋田啓介，池ノ上　学）

====文　献====

1) 佐中眞由実，豊田長康，鮫島　浩，ほか：糖代謝異常妊娠全国調査の概要－1996-2002年．糖尿病と妊娠 2005; 5: 37-41.
2) Kapur A, Mcltyre HD, Hod M: Type 2 Diabetes in Pregnancy. Endocrinol Metab Clin North Am. 2019; 48: 511-31.
3) 日本産科婦人科学会: 3 胎児形態異常のスクリーニング．産婦人科専門医のための必修知識2020年度版．東京：日本産科婦人科学会, 2020: B6-15.
4) 日本産科婦人科学会, 日本産科婦人科医会: CQ005-2 妊娠糖尿病，妊娠中の明らかな糖尿病，並びに糖尿病（DM）合併妊娠の管理・分娩は？ 産婦人科診療ガイドライン産科編2023．東京：日本産科婦人科学会, 2023: 23-7.
5) Johnson JM, Lange IR, Harman CR, et al.: Biophysical Profile Scoring in the Management of the Diabetic Pregnancy. Obstet Gynecol 1988; 72: 841-6.
6) Niromanesh S, Shirazi M, Eftekharyazdi M, et al.: Comparison of umbilical artery Doppler and non-stress test in assessment of fetal well-being in gestational diabetes mellitus: A prospective cohort study. Electronic Physician 2017; 9: 6087-93.
7) 日本産科婦人科学会: 5 胎児心拍数モニタリング．産婦人科専門医のための必修知識2020年度版．東京：日本産科婦人科学会, 2020: B20-30.
8) 日本産科婦人科学会, 日本産科婦人科医会: CQ307-2 胎児発育不全（FGR）の取り扱いは？ 産婦人科診療ガイドライン産科編2023．東京：日本産科婦人科学会, 2023: 170-1.
9) Kubli FW, Hon EH, Khazin AF, et al.: Observations on heart rate and pH in the human fetus during labor. Am J Obset Gynecol 1969; 104: 1190-206.

各論Ⅲ　妊娠中の管理：産科管理（母体合併症）

妊娠高血圧症候群

> 糖尿病合併妊娠，妊娠糖尿病(GDM)はインスリン抵抗性という観点から妊娠高血圧症候群（HDP）と深い関係性をもつ。インスリン抵抗性の上昇は，循環動態や内分泌系などに影響を及ぼし高血圧を引き起こすと考えられている。また，妊娠・出産年齢が高齢化している昨今，糖尿病や高血圧を合併した妊婦が増加している。インスリン抵抗性が惹起する疾患は，短期的にも長期的にも母子の代謝障害を引き起こす可能性がある。

糖代謝異常と高血圧は共通の病態を有することが指摘されており，妊婦においても両者を合併することが少なくない[1]。妊娠糖尿病（GDM）は周産期におけるcommon diseaseの1つであり，出産年齢の高齢化および糖尿病管理の進歩に伴い，1型・2型糖尿病をもつ女性の周産期管理に遭遇する機会も増加傾向にある。

1 インスリンの働きとインスリン抵抗性の及ぼす影響

インスリンは，末梢でのブドウ糖の取り込み，グリコーゲン合成，糖新生，脂質代謝などの多彩な作用を有するホルモンである。インスリン抵抗性とは，組織におけるインスリン感受性が低下し，インスリン作用が十分に発揮できない状態である。インスリン抵抗性が上昇する主な原因として肥満があり，過剰に蓄積した脂肪組織の機能異常により生じる[2]。肥満以外にも，運動不足や不健康な食事などの環境因子，遺伝的素因，エピジェネティックな影響も関係している。インスリン抵抗性が高くなると，循環動態や内分泌系，さらには臓器に直接影響し，糖尿病や高血圧をはじめとするさまざまな疾患に罹患する可能性がある（図1）。

2 妊娠とインスリン抵抗性

妊娠中は生理的にインスリン抵抗性が上昇する。耐糖能が正常な女性でも，妊娠週数が進むにつれてインスリン感受性が60％程度低下することがわかっている[3]。2型糖尿病やGDMの妊婦は，耐糖能が正常な妊婦と比べてインスリン抵抗性の上昇が重症化する傾向にある。妊娠中にインスリン抵抗性が上昇する原因として，脂肪量の増加とホルモン動態の2点が特徴的である。

脂肪量の増加

妊娠すると，やせの妊婦であっても肥満の妊婦であっても脂肪量が著しく増加する。これは，産後の授乳や妊娠中の飢餓などに備えて妊娠初期にエネルギーの蓄積が始まると考えられているが，特に肥満妊婦は脂肪量が増加した結果，白色脂肪組織，血漿および胎盤で炎症性物質の増加が顕著となり，この炎症はインスリン抵抗性の上昇に関係する主要なメカニズムであると考えられている[3]。

ホルモン動態

妊娠によりエストロゲン，プロゲステロン，コルチゾールや胎盤由来のヒト絨毛性ゴナドトロピン（hCG），ヒト胎盤性ラクトゲン（hPL）などが増加する。エストロゲン単独では膵β細胞からのインスリン分泌を促進し，末梢でのインスリン作用を増強する一方で，エストロゲン以外のホルモンはインスリン作用に拮抗する。特にhPLは脂肪酸分解作用，血糖上昇作用があり，インスリン抵抗性に関与していると考えられている。病態生理学の観点からは，アディポサイトカインとの関係も研究されている。アディポサイトカイン（レプチン，アディポネクチン，TNF-αなど）は脂肪細胞から産生され，糖代謝のみならず循環動態に関与する。アディポネクチンはインスリン抵抗性を改善する作用を有し，2型糖尿病をもつ患者で血中濃度が低下するが，妊娠中にも低下する。TNF-αはインスリンシグナル伝達を阻害し，インスリン抵抗性に寄与している可能性がある。レプチンは妊娠高血圧腎症（PE）の女性で上昇していることが報告されており，妊娠20週時のレプチンのレベルはハイリスク集団におけるPEの発症を予測するとされている[3]。

図1 メタボリックシンドロームと生活習慣病

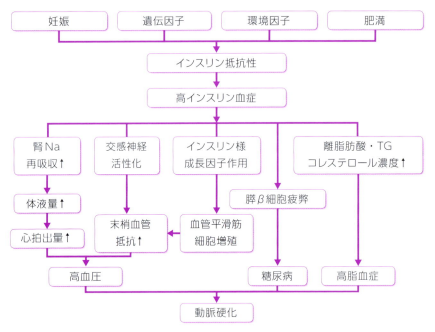

(文献17, 18を基に作成)

3 糖代謝異常合併妊婦における HDP発症リスク

　妊娠中の耐糖能異常とHDPの関係には，インスリン抵抗性が深く関与している。インスリン抵抗性は高インスリン血症を引き起こし，高インスリン血症は腎臓でのナトリウム再吸収を増加させ，交感神経系を刺激することにより高血圧となる可能性があり，また高インスリン血症により血管内皮機能が障害され，血圧調節機構が破綻する可能性がある。

　インスリン抵抗性とHDPの明らかな関係性はまだ証明されていないが，それを支持する報告としてLandonらは肥満女性の厳格な血糖・体重管理はPEの発症リスクを低下させるとしている。またPEのリスクは，BMIの増加やGDM患者で1.7〜2.0倍上昇することや，肥満とGDMを同時に認める場合には3.6倍に上昇することも報告されている[4]。

　妊娠時の糖代謝異常は1型・2型糖尿病，妊娠中の明らかな糖尿病，GDMに大別され，それぞれHDPの発症リスクを有している。

1型・2型糖尿病

　1型・2型糖尿病合併妊婦は，健常妊婦と比べてPE発症リスクが2〜4倍高い[1]。糖尿病で高血圧を発症する要因として，本態性高血圧患者で非妊娠時の血清インスリン値が正常血圧患者と比べて高いことが知られている。HDP患者においても，高インスリン血症，インスリン感受性の低下，糖負荷によるインスリン反応性亢進がみられること，そしてこれらの変化はHDP発症に先行して起こることが知られている。従って2型糖尿病合併妊娠においては，高インスリン血症やインスリン抵抗性により高血圧が発症してくるものと推測される。また，1型糖尿病合併妊娠では糖尿病合併症としての細血管病変，特に腎症によって高血圧が発症する。PE発症時期について，米国ワシントン州における大規模調査では，健常妊婦と比較して1型・2型糖尿病合併例は妊娠34週以前のみならず，妊娠34週以後のPE発症リスクも高かった［妊娠34週以前＝（aOR 1.87（95%CI：1.60-2.18），妊娠34週以降＝aOR 2.46（2.32-2.61）][5]。また，2型糖尿病は過体重や肥満を背景とすることが多いが，BMIによる調整後も2型糖尿病合併はPEのリスク因子であった。国内40施設の分娩例（1型糖尿病369名，2型糖尿病579名，期間：2003〜2009年）の後方視的検討においても，HDPおよびPEの発症頻度は1型糖尿病において11.1%および8.7%，2型糖

尿病において13.3％および12.1％であり，双方とも健常妊婦と比べ高頻度であった[6]。

1型・2型糖尿病におけるHDPのリスク因子として，非妊娠時高血圧，肥満および腎症や網膜症などの微小血管症が挙げられる。国内の検討においても，1型糖尿病では微小血管症が，2型糖尿病では肥満がHDPの有意なリスク因子であった。1型・2型糖尿病では，妊娠全期間，特に妊娠初期における適切な血糖管理がPE発症予防に有効とされる。1型糖尿病合併妊娠を対象にしたランダム化比較試験であるDiabetes and Pre-eclampsia Intervention Trial（DAPIT）のサブ解析[7]において，妊娠26週および妊娠34週におけるHbA1c≧6.1％の症例では，コントロール群（HbA1c＜6.1％）と比較してPE発症率が上昇傾向にあった。特に妊娠全期間を通じてHbA1c≧8.0％の場合にはPE発症リスクが有意に高かった[妊娠初期＝aOR 3.68（95％CI：1.17-11.6），妊娠26週＝aOR 3.81（1.30-11.1），妊娠34週＝aOR 8.01（2.04-31.5）]。

Continuous Glucose Monitoring in Pregnant Women with Type 1 Diabetes（CONCEPTT）試験[8]は，1型糖尿病をもつ妊婦における持続グルコースモニタリング（CGM）の効果を評価する臨床試験であり，妊娠中にCGMを使用することで妊娠中の女性が血糖値をリアルタイムで監視し，インスリン投与や食事調整を適切に行うことを可能とし，血糖値の急上昇や低下，胎児の成長や健康リスク（巨大児，早産，低血糖症など）が減少するかどうかが検討された。その結果，1型糖尿病の妊婦がCGMを使用することで血糖管理が改善し，妊娠のアウトカムが向上する可能性があることが示唆され，HDPの発症リスクも低下させる可能性が示された。

妊娠中の明らかな糖尿病

妊娠中の明らかな糖尿病もHDP発症のハイリスクであり，巨大児やlarge-for-dateに関与する知見もいくつか示されている。妊娠中の明らかな糖尿病は，妊娠前から存在していたか，妊娠中に診断されたものの，すでに持続的な高血糖が認められ，一般的な糖尿病の基準を満たしている状態である。GDMは産後血糖状態が元に戻ることが多いのに対し，妊娠中の明らかな糖尿病では産後に糖尿病の有無を確定する必要性があることに留意する。2019年に発表されたManeら[9]の研究では，妊娠中の明らかな糖尿病におけるPE発症率は22％であった。また，国内ではSugiyamaら[10]が妊娠中の明

らかな糖尿病348例におけるHDP発症が10.1％であったことを報告している。インスリン抵抗性，炎症や脂質代謝異常，肥満，血管機能異常などがHDPとの関連の要因であると考えられる。

GDM

GDMに関する国内の後方視的検討では，1,758例中HDPは115例（6.1％）であった[11]。また，ドイツにおける64万7,392名を対象としたレジストリー研究では，交絡因子（年齢，喫煙，妊娠前体重，妊娠中の体重増加など）調整後もGDMはPEのリスク因子であった[aOR 1.29（95％CI：1.19-1.41）]。

GDMにおけるPE発症リスク因子として，妊娠前肥満，妊娠中の体重増加および血糖管理不良が挙げられる。前述した国内の検討では，妊娠前BMI＜25（kg/m²）と比べBMI 25～30（kg/m²）およびBMI≧30（kg/m²）の症例ではHDP発症頻度が有意に高値であった。また，本研究ではHDPのリスク因子として，妊娠前BMI，妊娠中の体重増加および非妊娠時高血圧が抽出された[妊娠前BMI＝OR 1.12（95％CI：1.08-1.15），妊娠中の体重増加＝OR 1.08（95％CI：1.04-1.12），非妊娠時高血圧＝OR 5.20（95％CI：3.00-9.10）]。追加解析では，妊娠24週以降診断例（n＝881）と比べ妊娠24週以前に診断されたGDM例（n＝600）ではHDPが高頻度であった（9.3％ vs. 4.8％，p＜0.001）。GDMにおける糖代謝異常重症度とHDP発症に関してYogevら[12]は，GDM診断時糖負荷試験における空腹時血糖値高値例でPE発症リスクが高いことを報告している。

4 HDPが糖代謝に与える影響

HDPも糖代謝に影響を与える可能性がある。特に，PEを経験した妊婦は，将来的に糖尿病や心血管疾患のリスクが高まることが報告されている。高血圧による血管内皮障害が進行すると，インスリン感受性が低下し糖代謝異常が引き起こされることがある。インスリン感受性評価のグルコースクランプ法を用いた研究によると，GDM妊婦において，正常血圧より高血圧合併例のほうが有意に低いインスリン感受性を示した[13]。健常妊婦と比べ，高血圧合併妊婦でGDMを高頻度に認め（2.3％ vs. 8.1％，p＜0.0001），年齢，人種，糖尿病家族歴，GDM既往などの因子を考慮した場合でもその発症リスクが高いと報告されている[aOR 1.61（95％CI：1.27-2.05）][14]。また，妊娠初期に正常血圧であっ

図2 妊娠高血圧症候群，妊娠糖尿病既往と産後の糖尿病発症

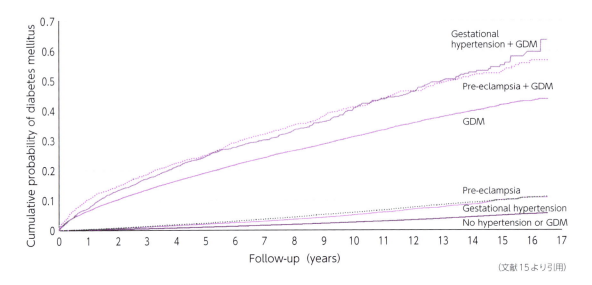

(文献15より引用)

た高血圧合併例の周産期予後の検討では，健常妊婦と比べGDM発症率が高値であった［健常 vs. GDM合併（降圧薬内服なし）vs. GDM合併（降圧薬内服あり）：2.7% vs. 12.0% vs. 13.0%］。GDM単独と比較して，高血圧を合併したGDM妊婦ではより重度の耐糖能異常を呈するものと推測される。

5 インスリン抵抗性が母児に与える影響

妊娠中に耐糖能異常やHDPを指摘された妊婦は，産後の観察においてインスリン抵抗性が持続していることが示されており，カナダで行われたpopulation-based retrospective study [15]［対象：170万9,019名，追跡期間中央値：産後8.5年］では，大規模なコホート研究においてHDP患者は長期的な経過において糖尿病に罹患するリスクが2倍であったことや，HDPにGDMを合併した患者は長期的な経過において糖尿病に罹患するリスクが明らかに高かったことが示されている。HDPおよびGDMを発症しなかった健常妊婦と比べ，PE例，GDM例，PE＋GDM例の順に糖尿病発症が高率であった（図2）。妊娠期間中に耐糖能異常やHDPによってインスリン抵抗性が示された妊婦は，妊娠期間中のリスクのみならず，産後長期的にみて糖尿病や高血圧が生じる可能性が高くなる。また，HDP発症の1型・2型糖尿病をもつ女性では，網膜症重症化のリスクが高いことも示されている。例えば，Gordinら[16]の追跡調査［対象：正常血圧および増殖性網膜症未発症の1型糖尿病159名，追跡期間中央値：産後16年］では，PEおよびGHを発症した場合，レーザー治療を要する網膜症発症ハザード比は各々3.5（95% CI：1.1-10.9）および3.2（95% CI：1.1-9.8）であった。HDP発症は1型糖尿病をもつ女性の糖尿病網膜症増悪の予測指標とも考えられる。

胎児期や生後早期の環境が，将来疾患を発症するリスクと関係しているというDevelopment Origins of Health and Disease（DOHaD）仮説の研究が進んでいる。母親が2型糖尿病である場合，子供にはインスリン抵抗性と2型糖尿病という母と同様の表現型がプログラムされるようで，将来糖尿病や高血圧などインスリン抵抗性にかかわる疾患を発症する可能性が高くなるといわれている。つまり，女児であれば将来妊娠した際に，GDMやHDPを発症するリスクが高くなるとも考えられる。

糖代謝異常合併妊娠は，HDPの発症リスクを増加させる。糖代謝異常がある妊婦では，血管内皮障害やインスリン抵抗性の影響で高血圧を発症しやすく，HDPや子癇，HELLP症候群の合併リスクが高まる。これにより，早産や胎児発育不全，母体の腎機能障害などのリスクも増加する。適切な血糖管理や血圧管理が重要であるとともに，母児双方の長期的なフォローアップが必要である。

（衛藤英理子，増山　寿）

文献

1) Weissgerber TL, Mudd LM: Preeclampsia and diabetes. Curr Diab Rep 2015; 15: 9.

2) 石川　耕, 横手幸太郎: 脂肪組織機能異常とインスリン抵抗性. 日内科会誌 2013; 102: 2691-8.

3) Catalano PM: Trying to understand gestational diabetes: Diabetic medicine 2024; 31: 273-81.

4) Catalano PM, McIntyre HD, Cruickshank JK, et al.: The hyperglycemia and adverse pregnancy outcome study: associations of GDM and obesity with pregnancy outcomes. Diabetes Care 2012; 35: 780-6.

5) Lisonkova S, Joseph KS: Incidence of preeclampsia: risk factors and outcomes associated with early-versus late-onset disease. Am J Obstet Gynecol 2013; 209: 544. E1-12.

6) Sato T, Sugiyama T, Kurakata M, et al.: Pregnancy outcomes in women with type 1 and type 2 diabetes mellitus in a retrospective multi-institutional study in Japan. Emdcr J 2014; 61: 759-64.

7) Holmes VA, Young IS, Patterson CC, et al.: Optimal glycemic control, pre-eclampsia, and gestational hypertension in women with type 1 diabetes in the diabetes and pre-eclampsia intervention trial. Diabetes Care 2011; 34: 1683-8.

8) Feig DS, Donovan LE, Corcoy R, et al.: Continuous glucose monitoring in pregnant women with type 1 diabetes（CONCEPTT）: a multicentre international randomised controlled trial. Lancet 2017; 390: 2347-59.

9) Mane L, Flores-Le Roux JA, Benaiges D, et al.: Impact of overt diabetes diagnosed in pregnancy in a multi-ethic cohort in Spain. Gynecol Endocrinol 2019; 35: 332-6.

10) Sugiyama T, Saito M, Nishigori H, et al.: Comparison of pregnancy of outcomes between women with gestational diabetes and overt diabetes first diagnosed in pregnancy: a retrospective multi-institutional study in Japan. Diabetes Res Clin Pract 2014; 103: 20-5.

11) Sugiyama T, Nagao K, Metoki H, et al.: Pregnancy outcomes of gestational diabetes mellitus according to pre-gestational BMI in a retrospective multi-institutional study in Japan. Endocr J 2014; 61: 373-80.

12) Yogev Y, Xenakis EM, Langer O: The association between preeclampsia and the severity of gestational diabetes: the impact of glycemic control. Am J Obstet Gynecol 2004; 191: 1655-60.

13) Caruso A, Ferrazzani S, De Carolis S, et al.: Carbohydrate metabolism in gestational diabetes: effect of chronic hypertension. Obstet Gynecol 1999; 94: 555-61.

14) Panaitescu AM, Syngelaki A, Prodan N, et al.: Chronic hypertension and adverse pregnancy outcome: a cohort study. Ultrasound Obstet Gynecol 2017; 50: 228-35.

15) Feig DS, Shah BR, Lipscombe LL, et al.: Preeclampsia as a risk factor for diabetes: a population-based cohort study. PLoS Med 2013; 10: e1001425.

16) Gordin D, Kaaja R, Forsblom C, et al.: Pre-eclampsia and pregnancy-induced hypertension are associated with severe diabetic retinopathy in type 1 diabetes later in life. Acta Diabetol 2013; 50: 781-7.

17) 島本和明 編: メタボリックシンドロームと生活習慣病. 診断と治療社, 東京, 2007.

18) 正岡直樹, 笈田枝里子: 糖尿病合併妊娠, 妊娠糖尿病と妊娠高血圧症候群の関係はありますか? 第3版妊婦の糖代謝異常 診療・管理マニュアル. 日本糖尿病・妊娠学会 編. メジカルビュー社, 東京, 2022, p161-3.

各論Ⅲ　妊娠中の管理：産科管理（母体合併症）

切迫早産

糖代謝異常合併妊娠は自然早産に至りやすい。切迫早産治療薬のリトドリン塩酸塩注射液（β刺激薬）自体が母体の血糖値を上昇させ，希釈液の5％ブドウ糖注射液によりさらに血糖値が上昇する。MgSO$_4$注射液もブドウ糖を含有しているために母体の血糖値が上昇する。胎児肺成熟を促すためのベタメタゾン投与も母体の血糖値を上昇させる。特にβ刺激薬はケトーシスや糖尿病性ケトアシドーシスの原因となるため，早期診断・早期治療に留意する。

1 切迫早産の定義

切迫早産は，妊娠22週0日〜36週6日までの妊娠中の間に規則的な子宮収縮が認められ，さらに子宮頸管の開大度と展退度に進行が認められる場合や，または初回診察時に子宮頸管開大が2cm以上となる場合などでは早産となる危険性が高い状態である[1]とされている。

2 切迫早産の診断と治療

診断後，分娩を遅延させる必要がある場合には子宮収縮抑制薬投与等を開始し，さらには，胎児の脳保護を目的として硫酸マグネシウム・水和物（MgSO$_4$）投与を行う[1]。また，子宮収縮抑制薬を投与する際には有害事象に注意し，症状が軽快したら減量や中止を検討する。なお，妊娠22週以降34週未満の早産が1週以内に予想される場合，児の肺成熟や頭蓋内出血予防を目的として，母体にベタメタゾン12mgを24時間ごと，計2回筋肉内投与する[1]。

3 糖代謝異常合併妊娠と早産

糖代謝異常合併妊娠は自然早産に至りやすい。わが国における24,295名の母児データを用いたエコチル研究では，早産リスクはオッズ比として1型糖尿病群で2.77倍，2型糖尿病群で2.65倍，妊娠糖尿病群で1.57倍高かった[2]。1型糖尿病合併妊娠における米国での研究結果では，正期産群に比べ自然早産群では妊娠第1三半期以降妊娠中のHbA1c値が有意に高値で，分娩直前のHbA1c値は正期産群で7.4％，自然早産群では8.1％と有意に高く（p=0.002），HbA1c値が1％高いと自然早産率は37％上昇した[3]。

4 切迫早産の治療と糖代謝異常合併妊娠

糖代謝異常合併妊婦に塩酸リトドリンやMgSO$_4$製剤（10％グルコースを含有）を用いる場合，血糖上昇に注意する[4]。

切迫早産における妊娠継続のために「5％ブドウ糖注射液」で希釈された「リトドリン塩酸塩注射液（リトドリン注）」（β刺激薬）を投与される場合が多いが，β刺激薬自体が母体の血糖値を上昇させ，希釈液の「5％ブドウ糖注射液」によってさらに血糖値が上昇する（表1）。また，「MgSO$_4$・ブドウ糖注射液」もブドウ糖を含有しているために母体の血糖値が上昇する（表1）。

β刺激薬の添付文書では，重篤な糖尿病の患者への投与は禁忌であり，糖尿病性ケトアシドーシス（DKA）が現われることがある。日本産婦人科医会の妊産婦死亡報告事業のデータを用いたわが国の検討では，塩酸リトドリン投与群32例と非投与群358例での妊産婦死亡は前者で有意に高率であった（6.3％ vs. 0.0％，p＝0.007）[5]。

切迫早産に対してリトドリン注投与中は，希釈液の5％ブドウ糖注射液には500mL 1本当たり25gのブドウ糖が含有されている。従って，一般的な20〜40mL/時で精密持続点滴投与を行うと1日当たり24〜48gのブドウ糖を血管内から摂取することになるため，血糖値が上昇しやすくインスリン療法の適応になりやすい。特に糖尿病合併妊娠では，切迫早産の悪化に伴いリトドリン注投与量（希釈液の流量増加に伴う1日当たりのブドウ糖投与量）の増加に伴い必要インスリン量が増加する。必要インスリン量が増加すると妊婦は自身の糖代謝異常の増悪を懸念し不安になるため，ケアが必要である。

表1 「リトドリン塩酸塩注射液」ならびに「硫酸マグネシウム水和物・ブドウ糖注射液」の添付文書から抜粋した糖代謝異常に関する項目

一般名	リトドリン塩酸塩注射液	硫酸マグネシウム水和物・ブドウ糖注射液（MgSO$_4$）
商品名	ウテメリン注®，リトドリン注®	マグセント注®
組成	－	100mL中にブドウ糖10g含有
用法・用量	1アンプル（5mL）を5％ブドウ糖注射液または10％マルトース注射液500mLに希釈（以下省略） （著者補足：5％ブドウ糖注射液には500mL 1本当たり25gのブドウ糖が含有）	－
禁忌	重篤な糖尿病の患者［過度の血糖上昇が起こるおそれがある。また，糖尿病性ケトアシドーシスがあらわれることもある］	－
慎重投与	糖尿病の患者，糖尿病の家族歴，高血糖あるいは肥満等の糖尿病の危険因子を有する患者	－
特定の背景を有する患者に関する注意	－	糖尿病の患者（ブドウ糖を含有している）
重要な基本的注意	本剤投与中，血糖値の急激な上昇や糖尿病の悪化から，糖尿病性ケトアシドーシスが現れることがある。糖尿病性ケトアシドーシスに至ると母体と胎児の生命を脅かすことがある。投与前から口渇，多飲，多尿，頻尿等の糖尿病症状の有無や血糖値，尿糖，尿ケトン体等の観察を十分に行うこと。投与開始後に異常が認められた場合には，直ちに本剤の投与を中止し，適切な処置を行うこと	投与中血糖値が一過性に上昇することがあるので注意すること
適用上の注意	希釈溶液として5％ブドウ糖注射液，10％マルトース注射液がある。電解質溶液の使用は肺水腫防止のため避けること	－

各論Ⅲ
妊娠中の管理：産科管理（母体合併症）

また，妊娠36週末まで「リトドリン注」を投与している施設では，切迫早産の治療終了後に希釈液の投与がなくなり血糖値が低下するため，必要インスリン量を減量しないで投与すると母体低血糖が生じる可能性があるので注意する。なお，添付文書に「1アンプル（5mL）を5％ブドウ糖注射液または10％マルトース注射液500mLに希釈」と記載されている。希釈液の投与量を減らすために，1アンプル（5mL）を5％ブドウ糖注射液50mLで希釈し，シリンジポンプを用いて10倍の濃度で投与している施設を見かけるが，過剰投与による肺水腫などの合併症が発症するリスクに留意する。また，その場合，添付文書から逸脱しており，合併症への加療が保険適用外になる可能性があるので注意する。

妊娠34週未満の早産に対して胎児肺成熟を促すための副腎皮質ステロイドであるベタメタゾン（リンデロン®）の12mg/回を24時間あけて2回投与すると，母体の血糖値が上昇する[6]。2日間のみの投与であり血糖値上昇は一過性ではあるが，必要インスリン量を適宜増減することを考慮する。

切迫早産に対し「MgSO$_4$」を投与する場合には持続注入ポンプを用いて，初回量として40mL（MgSO$_4$として4g）を20分以上かけて静脈内投与した後，毎時10mL（1g）より持続静脈内投与を行う。100mL中にブドウ糖10gを含有している（表1）ため，一般的な10mL/時で精密持続点滴投与を行うと1日当たり24gのブドウ糖を血管内に摂取することになるため，母体の血糖値が上昇することに留意する（特に「リトドリン注」との併用投与では高血糖に注意する）。

5 切迫早産と妊娠中の糖代謝異常スクリーニング

「5％ブドウ糖注射液」に希釈された「リトドリン注」投与下では血糖値が上昇するため，2段階における妊娠中期の随時血糖測定や50g経口ブドウ糖

負荷試験 (50gOGTT) ならびにそれら検査結果が陽性の際の精査として，空腹時に行うべき75g経口ブドウ糖負荷試験 (75gOGTT) において異常高値が出現しやすい。従って，本来妊娠糖尿病ではない妊婦が妊娠糖尿病と診断される可能性がある。

GDMは「75gOGTTにおいて基準の1点以上を満たした場合に診断する。」とされている。従って，GDMを診断するためには，リトドリン点滴下でも本来は75gOGTTを施行しなければならない。しかし，リトドリン点滴下での75gOGTT施行はエビデンスがなく，また，過度の血糖上昇が現われることがあるため，回避することが望ましい。従って，リトドリン点滴下でGDMを診断するためには，75gOGTTの代わりにSMBG（保険適用外）を施行し，基準値（食前血糖値95mg/dL，食後2時間血糖値120mg/dL）以上であればGDMとして対応することが望ましい。

(森川　守)

文　献

1) 日本産科婦人科学会・日本産婦人科医会: CQ302. 切迫早産の診断と管理の注意点は？ 産婦人科診療ガイドライン産科編2023. 東京: 日本産科婦人科学会, 2023: 146-50.

2) Yokomichi H, Mochizuki M, Shinohara R, et al.: Japan Environment and Children's Study Group. Gestational age, birth weight, and perinatal complications in mothers with diabetes and impaired glucose tolerance: Japan Environment and Children's Study cohort. PLoS One 2022; 17: e0269610.

3) Kovilam O, Khoury J, Miodovnik M, et al.: Spontaneous preterm delivery in the type 1 diabetic pregnancy: the role of glycemic control. J Matern Fetal Neonatal Med 2002; 11: 245-8.

4) 日本産科婦人科学会・日本産婦人科医会: CQ005-2. 妊娠糖尿病 (GDM)，妊娠中の明らかな糖尿病，ならびに糖尿病 (DM) 合併妊婦の管理・分娩は？ 産婦人科診療ガイドライン産科編2023. 東京: 日本産科婦人科学会, 2023: 23-7.

5) Nakamura M, Sekizawa A, Hasegawa J, et. al.: Maternal Death Exploratory Committee in Japan. Relationship between maternal mortality and ritodrine hydrochloride as a tocolytic agent in Japan. J Obstet Gynaecol Res 2024; 50: 1111-7.

6) Itoh A, Saisho Y, Miyakoshi K, et al.: Time-dependent changes in insulin requirement for maternal glycemic control during antenatal corticosteroid therapy in women with gestational diabetes: a retrospective study. Endocr J 2016; 63: 101-4.

各論Ⅳ　分娩時の管理：分娩管理

分娩のタイミングと分娩様式の決定

糖代謝異常合併妊娠の分娩のタイミングは，分娩週数を早めることによる新生児リスクと，妊娠の進行に伴う胎児死亡のリスクのバランスに基づいて決定される。糖尿病性腎症や妊娠高血圧症候群およびこれらに関連した胎児発育不全や胎児機能不全は，産科的適応でより早期の分娩のタイミングを決定する。一方，これらの合併症のない糖尿病合併妊娠および妊娠糖尿病においては，耐糖能異常合併妊娠というだけで早期正期産（37〜38週）の適応はなく，また，妊娠40週以降の妊娠継続のメリットも少ない。糖尿病合併妊娠およびインスリン治療を必要とする妊娠糖尿病では，妊娠39週の分娩が推奨されている。食事療法のみで管理良好な場合は，自然陣痛発来の待機的管理も選択肢である。

1 糖尿病合併妊娠における胎児死亡のリスク

糖尿病合併妊娠では，古典的には正期産期の「原因不明」の死産が重要なテーマであり，そのため妊娠36週ごろの後期早産期に分娩誘発を行うという管理が試みられた（1960年代）。しかし，この「原因不明」の死産の予防を目的とした早期の分娩誘発は，糖尿病合併妊娠の代表的合併症である新生児呼吸窮迫症候群（RDS）の増加をもたらし，重症RDSの発症は新生児死亡や神経学的後遺症の原因となった。こうした分娩管理の変遷の歴史から，分娩のタイミングは糖尿病合併妊娠における重要なテーマの1つであった[1]。1980年代以降の胎児心拍数モニタリングの普及に伴う産科管理の発展，血糖自己測定法（SMBG）の導入[2]による血糖管理の向上，さらにRDSに対するサーファクタント療法の導入などの新生児医療の進歩は，この古典的ジレンマをおおむね克服した。

しかしながら，依然として糖尿病合併妊娠における胎児死亡のリスクは高く，非糖尿病妊婦の3〜5倍[3]で，特に巨大児ではそのリスクは3倍と報告されている[4]。今日においても「原因不明」の死産が完全に克服されているわけではない。

2 糖尿病合併妊娠における分娩のタイミング

糖尿病合併妊娠における分娩のタイミングに関する今日的テーマは，初回の帝王切開を回避するための積極的な計画分娩（積極的管理法，active management）の是非である。積極的管理法は，正期産のある一定の時期になったら分娩誘発を行う計画分娩をいう。自然陣痛発来を待つ間に巨大児発症に至り，肩甲難産や帝王切開のリスクが増加すること，さらに，待機している間に血糖管理が悪化することよって起こる胎児有害事象（胎児機能不全，胎児死亡など）のリスクの増大を回避しようという考え方である。計画分娩のタイミングについては従来妊娠37〜39週とする報告が多い[1]。これに対して待機的管理法（expectant management）は，未成熟な頸管所見での分娩誘発は，むしろ帝王切開率の増加をきたしRDSも増加するという立場から，一定の時期までは自然陣痛発来を期待するという立場である。

積極的管理法と待機的管理法

積極的管理法と待機的管理法を比較した最初のランダム化比較試験（RCT）[5]は，妊娠糖尿病（GDM）症例を対象としたものである。妊娠38週で分娩誘発を行う積極的管理群と，待機的管理群の2群で比較が行われた。ただし，待機的管理群でも，推定胎児体重4,200gあるいは妊娠42週になった時点では分娩誘発が行われた。積極的管理群および待機群は，各々妊娠39週および40週で分娩となり，4,000g以上の巨大児（15% vs. 27%）およびlarge-for-gestational age（LGA）児（10% vs. 23%）の頻度は積極的管理群が有意に低頻度であったものの，帝王切開率，肩甲難産，新生児低血糖，および周産期死亡の頻度は両群間に差を認めなかった。

GDMの積極的管理と待機的管理を比較した5つの観察研究のメタ解析[6]では，積極的管理法によって巨大児と肩甲難産の潜在的低下を認めるものの，帝王切開率は逆に潜在的増加の可能性を示唆する結

果であった。

GDMの積極的管理法と待機的管理法を比較した研究は，その後2つ報告[7,8]されている。1つはカナダの単施設における後方視的観察研究[7]で，妊娠38週に分娩誘発を行った積極的管理群と，妊娠39週まで陣痛発来を待った待機的管理群，妊娠39週に分娩誘発を行った積極的管理群と妊娠40週まで陣痛発来を待った待機的管理群を各々比較した。いずれも誘発群のほうが待機群より帝王切開率が低かったが，新生児のNICU入院の頻度は妊娠38週の積極的管理群では高く，妊娠39週での積極的管理を支持する結果であった。

さらに2016年，GDMを対象とした積極的管理法と待機的管理法を比較する2つ目のRCTであるGINEMALトライアル（多施設共同研究）の結果が報告された[9]。425例のGDM妊婦を対象にした過去最大規模の本研究は，妊娠38週0日から39週0日の間に分娩誘発する群（積極的管理群）と，妊娠40週6日まで自然陣発待機で分娩に至らなければ妊娠41週0日に分娩誘発する群（待機的管理）の周産期予後を比較した。帝王切開率は差を認めず（12.6% vs. 11.7%），帝王切開と補助経腟分娩を含めた介入施行率でも差を認めなかった（21.0% vs. 22.3%）。各群の非妊時肥満度およびインスリン治療率は両群で差を認めなかったが，本研究には胎児推定体重4,000g以上の巨大児は含まれておらず，また，Bishopスコア8点以上の頸管成熟症例も対象から除外されている。本RCTの結果から，母児にGDM以外の合併症を認めない場合，妊娠38週からの分娩誘発（積極的管理）と妊娠40週6日までの待機的管理で周産期予後，特に帝王切開と補助経腟分娩という医療的介入率に差を認めなかったと結論している[8]。なお，新生児予後では分娩誘発群で新生児黄疸の頻度が高く，自然陣発待機群で巨大児の頻度が高い傾向にあったが，肩甲難産の頻度に差を認めなかった。これらの結果から，現時点では積極的管理法と待機的管理法のいずれが優位かを裏付ける確定的なエビデンスはない。また同様に，胎児推定体重に基づく巨大児を適応とした分娩誘発は母児の予後を改善せず，巨大児だからということでの分娩誘発の適応はないとされる[9]。これは，胎児エコーによる巨大児の推定はその精度が低いことも一因である。

以上の臨床研究を基に，米国産科婦人科学会（ACOG）[9]は，血糖管理良好で胎児評価に異常が

なくほかに分娩を考慮する合併症がなければ，妊娠39週未満の分娩誘発を行わない一方，予定日を超えての待機的管理は推奨されず，妊娠39週が最適な分娩のタイミングとしている（Level B）。一方，血糖管理が不良な場合は，母体合併症（妊娠高血圧症候群）および胎児合併症（胎児機能不全，胎児死亡）のリスクを考慮しながら分娩のタイミングを決定する必要があり，36～38週，場合によっては36週未満の分娩を考慮すべき症例があるとしている。早期分娩を考慮すべきケースには，血糖管理不良な症例以外にも，糖尿病性血管病変（特に糖尿病性腎症）を認める症例や既往死産歴が含まれる。ただし，巨大児あるいはLGA児だけの適応での分娩誘発は推奨されない（Level B）。

GDMの分娩のタイミングについて，ACOG[10]は，食事療法のみで血糖管理良好で胎児評価に異常がなくほかに分娩を考慮する合併症がなければ，分娩予定日までの待機的管理を推奨している（Level C）。インスリン治療を必要とする場合は，糖尿病合併妊娠と同様に妊娠39週での計画分娩が最適のタイミングとしている。

ところで，耐糖能異常とは別の観点からではあるが，合併症のない正常妊娠においても妊娠37～38週の早期正期産（early term）で生まれた児は，39～40週（full term）に出生した児と比べてさまざまな新生児合併症の頻度が高いことが報告[11]されて以降，正常妊娠における正期産の厳格化，すなわち妊娠39～40週が最も児の周産期合併症が少ないというエビデンスが確立されている。新生児合併症におけるfull termという概念の定着は，耐糖能異常合併妊娠の分娩のタイミングにも影響し，従来容認されていた妊娠38週での分娩誘発に対して否定的な見解が示されている。表1には，米国国立子ども人間発達研究所（NICHD）と米国母体胎児学会（SMFM）が2011年に合同開催したワークショップによる分娩のタイミングについての耐糖能異常合併妊娠に関するガイドラインの抜粋[11]，およびACOGの推奨をまとめた。

3 分娩様式の選択

糖尿病合併妊娠の帝王切開率は欧米の報告では50～80%にも達しており，この高い帝王切開率は30年間減少の兆しがない[12,13]。その要因は，母体肥満，巨大児，分娩停止，胎児機能不全，妊娠高血圧症候群などの合併症である。また，高い初回

表1　耐糖能異常合併妊娠の分娩のタイミングに関する米国のガイドライン

	血糖管理状況	NICHD &SMFMワークショップ (推奨グレード)(2011)[11]	ACOG (2018)[9]
糖尿病合併妊娠	管理良好	38週までの分娩は推奨しない(B)	39週での分娩を推奨
	血管病変(+)	37〜39週(B)	これらのリスクあるいは死産歴のある場合は,死産回避のために36〜38週での分娩も考慮
	管理不良	34〜39週 個々の状況に応じて(B)	
妊娠糖尿病	食事療法のみで管理良好	38週までの分娩は推奨しない(B)	他に適応がなければ38週までの分娩は推奨しない 40週6日までの待機的管理が妥当
	インスリン等の薬剤療法で管理良好	38週までの分娩は推奨しない(B)	39週での分娩を推奨
	管理不良	34〜39週 個々の状況に応じて(B)	死産リスクと未熟性のトレードオフを考慮し,37〜38週の分娩も許容

ただし,上記のいずれの場合においても,胎児発育不全,妊娠高血圧症候群(荷重型)などの産科合併症がある場合は,その合併症による分娩時期の決定を優先する。
NICHD：米国国立子ども人間発達研究所,SMFM：米国母体胎児学会,ACOG：米国産婦人科学会

(文献9,11より作成)

の帝王切開率は,その後の妊娠における反復帝王切開の原因となる。前述の帝王切開の適応は,一般的な産科管理上の適応と同じであり,糖尿病合併妊娠というだけでは帝王切開分娩の適応とはならない。

　糖尿病合併妊娠における帝王切開適応の特徴は,巨大児が予測される場合の肩甲難産の回避を目的としたものである。糖尿病性巨大児(GDMも含む)は,肩甲難産と関連が深く,分娩時死亡(死産)や新生児死亡の最大要因の1つである。耐糖能異常合併妊娠の分娩様式の選択に当たっては,肩甲難産の回避が第一義的な目的である。糖尿病性巨大児は,頭部や骨格の発育は正常範囲におさまりながら,頰部,肩甲,躯幹(特に上半身)の過剰発育という発育のアンバランスが特徴である。この胎児の頭部と躯幹の発育がアンバランスなため,非糖尿病性巨大児よりも肩甲難産のリスクが高く,正常体重児においても肩甲難産の発症の原因となる[14]。しかし,現状では推定胎児体重(EFBW),胎児腹囲,頭囲/腹囲比,大腿骨長/腹囲比などの胎児計測値で肩甲難産を予測することはきわめて困難であるため,便宜上EFBWが4,000g以上,あるいは4,500g以上の巨大児が選択的帝王切開の基準として用いられている。わが国では4,000g以上が一般的である。ただし,従来の超音波断層法による巨大児予測のEFBWの精度は低く,EFBWが4,000g以上の偽陽性率(実際の出生体重は4,000g未満であった割合)は50%を超えるという報告もある[15]。その改善のため,糖尿病性巨大児の特徴である胎児皮下脂肪計測を超音波断層法やMRIによって測定する試みがなされている。まだ実用段階にはないものの,胎児皮下厚の所見は糖尿病性巨大児の特徴として参考になる。糖尿病性巨大児が予測される場合の分娩様式の決定に際してはその予測に限界があり,精度が50%に達しないことを妊婦に十分説明する必要がある。

(安日一郎)

―――― 文　献 ――――

1) 安日一郎: 5章. 糖代謝異常妊娠の管理. §4. 糖代謝異常妊娠の管理. (9) 分娩：分娩時期と分娩管理. 「妊娠と糖尿病」母体管理のエッセンス. 難波光義, 杉山隆 編, 金芳堂, 京都, 2013, pp118-22.

2) Walford S, Gale EA, Allison SP, et al.: Self-monitoring of blood-glucose. Improvement of diabetic control. Lancet 1978; 1: 732-5.

3) Berger H, Gagnon R, Sermer M, et al.: Clinical Practice guideline: Diabetes in Pregnancy. J Obstet Gynaecol Can 2016; 38: 667-79.

4) Girz BA, Divon MY, Merkatz IR: Sudden fetal death in women with well-controlled, intensively monitored gestational diabetes. J Perinatol 1992; 12: 229-33.

5) Kjos SL, Henry OA, Montoro M, et al.: Insulin-requiring diabetes in pregnancy: A randomized trial of active induction of labor and expectant management. Am J Obstet Gynecol 1993; 169: 611-5.

6) Witkop CT, Neale D, Wilson LM, et al.: Active compared with expectant delivery management in women with gestational diabetes: a systematic review. Obstet Gynecol 2009; 113: 206-17.

7) Melamed N, Ray JG, Geary M, et al.: Induction of

labor before 40 weeks is associated with lower rate of cesarean delivery in women with gestational diabetes. Am J Obstet Gynecol 2016; 214: 364, e 1-8.

8) Alberico S, Erenbourg A, Hod M, et al.: Immediate delivery or expectant management in gestational diabetes at term: the GINEXMAL randomised controlled trial. BJOG 2017; 124: 669-77.

9) ACOG Practice Bulletin No. 201: Pregestational Diabetes Mellitus. Obstet Gynecol 2018; 132: e 228-48.

10) ACOG Practice Bulletin No. 190: Gestational Diabetes Mellitus. Obstet Gynecol 2018; 131: e 49-64.

11) Spong CY, Mercer BM, D'Alton M, et al.: Timing of Indicated Late-Preterm and Early-Term Birth. Obstet Gynecol 2011; 118: 323-33.

12) Chapter 57: Diabetes. Williams Obstetrics 24 th ed. Cunningham, Leveno, Bloom et al, eds. McGraw-Hill Medical, New York, 2014, pp 1125-46.

13) Bell R, Bailey K, Cresswell T, et al.: Trends in prevalence and outcomes of pregnancy in women with pre-existing type I and type II diabetes. BJOG 2008; 115: 445-52.

14) Nesbitt TS, Gilbert WM, Herrchen B: Shoulder dystocia and associated risk factors with macrosomic infants born in California. Am J Obstet Gynecol 1998; 179: 476-80.

15) Zafman KB, Bergh E, Fox NS: Accuracy of sonographic estimated fetal weight in suspected macrosomia: the likelihood of overestimating and underestimating the true birthweight. J Matern Fetal Neonatal Med 2020; 33: 967-72.

各論Ⅳ　分娩時の管理：分娩管理

肩甲難産

肩甲難産は，分娩時の母児の外傷，産後異常出血，新生児仮死，新生児死亡と関連する産科的に緊急を要する合併症である。糖代謝異常合併妊娠は，その最大のリスク因子である。糖代謝異常合併妊娠では，母体の血糖管理不良による胎児の高血糖－高インスリン血症による児のアンバランスな過剰発育のため肩甲難産のリスクが増加する。その予防には妊娠中の母体の適切な血糖管理が重要である。

1 肩甲難産

　肩甲難産とは，児頭が娩出した後に通常の軽い牽引で児の肩甲から体幹を娩出できない状態をいう。Spongら[1]は，産科的操作（例：McRoberts法，恥骨上圧迫，腟内手技など）が必要なかった210例の児頭から体幹が娩出するまでの平均時間が24秒であったことから，その＋2標準偏差値を基に，児頭娩出後60秒を超えても児の体幹が娩出しない場合を肩甲難産とすると提唱した[1]。しかし，この定義が肩甲難産の診断および新生児への悪影響を予測するうえで最適な閾値であるかについては，十分な検討がなされていない。そのため，肩甲難産の診断は適切な児頭牽引にもかかわらず児の肩が娩出できないという臨床的判断によって診断される場合が多い[2]。肩甲難産の定義が不明瞭で主観的な判断もあるため，肩甲難産の頻度は経腟分娩の0.2～3.0％と報告によって頻度に差がある[2]。

2 肩甲難産のリスク因子

巨大児

　巨大児は肩甲難産のリスクを増加させる[3]。4,500g以上の児では肩甲難産のリスクが9～14％に増加する[3]。Nesbittら[4]は，4,500gを超える18万例の経腟分娩例について検討し，肩甲難産の頻度を3％と報告している。このうち糖尿病を合併していない場合は，4,000～4,250gで5.2％，4,250～4,500gで9.1％，4,500～4,750gで14.3％，4,750～5,000gで21.1％と，新生児の体重の増加とともに肩甲難産の頻度が増加していた。一方，糖尿病性巨大児では，4,000～4,250g未満で8.4％，4,250～4,500g未満で12.3％，4,500～4,750g未満で19.9％，4,750g以上5,000g未満で23.5％と，非糖尿病性巨大児と比べて肩甲難産のリスクは明らかに増加する[4]。巨大児が肩甲難産のリスク因子であることは明らかだが，肩甲難産症例の多くは正常体重児において発生している一方，巨大児でも正常分娩に至る例が少なくないことから，肩甲難産の予測は困難であることに留意する[2]。

糖代謝異常合併妊娠

　前述のように，糖代謝異常合併妊娠は巨大児のリスクが高く肩甲難産のリスクも増加する。さらに，高血糖－高インスリン血症を背景に，インスリン感受性臓器である胎児の肩甲周囲や躯幹が児頭と比べて増大するというアンバランスな過剰発育のため，非糖尿病性巨大児と比べて肩甲難産のリスクが増加する[3),5]。

肥満，妊娠中の過剰体重増加

　肥満妊婦は，巨大児や糖代謝異常のリスクが高い。Zhangら[6]は，妊娠糖尿病の有無にかかわらず，肥満妊婦が非肥満妊婦と比べて肩甲難産のリスクが高いことを報告している。また，妊娠中の過剰体重増加はlarge-for-gestational age（LGA）児のリスクが高く[3]，肩甲難産のリスクも増加する。

器械分娩（吸引分娩，鉗子分娩）

　吸引分娩および中位鉗子分娩を行うと，肩甲難産のリスクが増加する[2]。前述したNesbittら[4]の検討によると，吸引分娩や鉗子分娩などの器械分娩では，母体の糖尿病の有無などの調整因子で補正してもなお，有意に肩甲難産が増加することを報告している（調整オッズ比1.9）。

肩甲難産の既往歴

　肩甲難産の再発率は少なくとも10％と報告されているが[1]，肩甲難産の既往がある場合，しばしば予防的に帝王切開が行われるためそれ以上の再発の可能性を考慮する。最近の報告[7]では，肩甲難産再発のリスクは肩甲難産既往のない症例の6倍であ

229

り，母体低身長，出生体重 4,000 g 以上，前回分娩と比べて 250 g 以上の出生体重の増加，既往オキシトシンおよび既往補助経腟分娩が重要なリスク因子であった。母体の糖代謝異常の有無とその血糖管理状況（HbA1c 値），胎児発育状況（頭部と体幹の発育バランスも含めて）などを考慮して，慎重に分娩様式を選択する必要がある。経腟分娩を選択した場合は，後述する McRoberts 体位や腟内手技などの肩甲難産の予防および解除手技に熟達しておく必要がある。

分娩第 2 期の遷延

分娩第 2 期の遷延は肩甲難産のリスクと考えられているが，分娩第 2 期の遷延のみでの肩甲難産との関連は認めず，補助経腟分娩や児の体重が大きいことなどが組み合わさることで肩甲難産のリスクが増加すると考えられる[2]。

3 肩甲難産の合併症

母体合併症

肩甲難産では，4 度会陰裂傷や分娩後出血のリスクが増加する。腟内手技が必要な症例では，特に肛門括約筋損傷が増加する[2]。

新生児合併症

新生児仮死，腕神経叢麻痺，鎖骨・上腕骨骨折，児死亡などのリスクが増加する[1]。2,000 例強の肩甲難産を評価した大規模な多施設共同研究では，Erb 麻痺，Klumpke 麻痺，鎖骨または上腕骨骨折などの新生児外傷は全体の割合では 5.2 ％であった[8]。

4 肩甲難産の予測と選択的帝王切開

前述したように母体の糖代謝異常や肥満，児が巨大児であることは，肩甲難産のリスクである。しかし，肩甲難産の多くは正常サイズの胎児をもつ非糖尿病の妊婦でも発生しうる。221 例の肩甲難産症例を対象とした検討[9]では，新生児の半数以上は体重 4,000 g 未満であり，80 ％の女性は糖尿病を合併していなかった。肩甲難産の他の産科的危険因子（母体の肥満や体重過増加，補助経腟分娩，オキシトシンの使用，硬膜外麻酔，分娩第 2 期遷延など）の組み合わせを行っても，肩甲難産の予測は困難であるという[1]。米国産科婦人科学会（ACOG）は，糖尿病のない妊婦の児の推定体重が 5,000 g 以上，糖尿病合併妊婦の場合 4,500 g 以上の疑いがある場合，予防的帝王切開術を考慮するとしている[3]。日本人とは母体の体格に違いがあり，児の平均出生体重にも違いがあることから，日本では 4,000 g 以上が巨大児と定義される。日本人においてどの程度の胎児推定体重であれば選択的帝王切開術にすべきかについては，明らかなエビデンスは存在しない[10]。しかし，前述したように非糖尿病性巨大児と比べて糖代謝異常合併妊娠における巨大児は，明らかに肩甲難産のリスクが高い。推定体重の精度に問題があるものの，現時点では 4,000 g 以上の巨大児が予測される場合，選択的帝王切開術を考慮することが望ましい。4,000 g 未満であっても，肩甲難産のリスク因子，胎児発育のバランスおよび母体の血糖管理状況を併せて総合的な分娩様式の選択が必要となる。

5 肩甲難産発症時の対処法 [2,10,11]

肩甲難産時の簡便な対応

①応援の人員を確保する。産婦人科医のみならず，新生児仮死や外傷に備え新生児蘇生のできる小児科医師にも応援を要請する。麻酔科，手術室にも緊急帝王切開になる可能性があると連絡しておく。

②会陰切開は必須ではないが，児の後在肩甲の後方に隙間を作ることにより，腟内手技が行いやすくなる。

③妊婦に McRoberts 体位（図 1a）をとらせる。助手 2 人に母体の大腿部を母体の腹部に近づけるように指示する。助手がいなければ妊婦自身に本人の両手で大腿部を腹部に近づけるように指示する。

④恥骨結合上縁部圧迫を行う。胎児の背部側から恥骨結合直上部の下腹部を児の前在肩甲で押しつぶし，児が肩をすぼめるようにする。

McRoberts 体位や恥骨結合上縁部圧迫の準備ができたら，母体に怒責をかけさせる。子宮底圧迫は，新生児合併症や子宮破裂のリスクが増加するので禁忌である[2]。前述の McRoberts 体位と恥骨結合上縁部圧迫で，50 ～ 60 ％の肩甲難産が解除可能である[11]。

肩甲難産を解除できない場合の対応

以上のような簡便な対応で肩甲難産を解除できない場合は，腟内手技または，四つん這い法を行う[2,9,10]。

腟内手技

後在上腕牽出（図 1b）：児の腹側側の術者の手を児の後在肩側から挿入し，児の後在の肘を屈曲させ，

図1

a：McRoberts体位

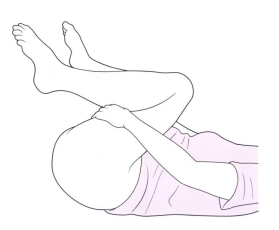

b：後在上肢牽出

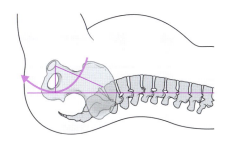
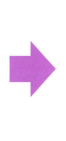
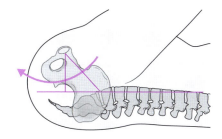

c：Rubin法

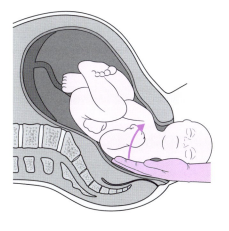

d：Reverse Woods スクリュー法

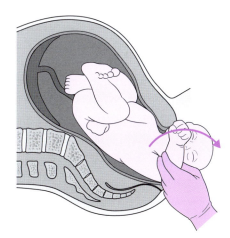
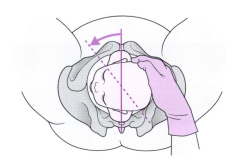
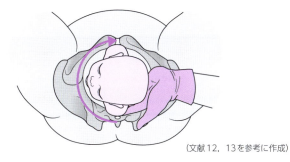

（文献12，13を参考に作成）

児の胸，顔をなぞるようにして後在上腕を娩出させる。

Rubin法（図1c）：児の背側に術者の手を挿入し，児の前在肩甲骨を圧迫して肩を内転させるように試みる。

Woodsスクリュー法：児の背側にある手はRubin法のままにして，後在の肩の前方に術者の反対の手の指を挿入し，児を後方に回旋し斜位にする。

Reverse Woods スクリュー法（図1d）：術者の手を児の後在肩甲骨部に当て，児を前方に回旋させ斜位にする。

その他の方法

以上のような方法で肩甲難産を解除できないようであれば，妊婦を四つん這いにさせて娩出を行う。

前述した方法以外に，指またはゴムカテーテルやリボンを胎児の後方の腋窩を通して下方に牽引する方法などがある[2,11]。しかし，それでも肩甲難産を解除できない場合は，ニトログリセリン0.1mgを数回静注して子宮を弛緩させ，児頭を腟内に押し上げ，緊急帝王切開術を行う（Zavanelli法）[9]。さらに，Zavanelli法で児頭を戻せない場合は子宮切開を行い，経腹的に胎児の体幹を回転させ肩甲難産を解除して経腟分娩を行うなどの侵襲的な肩甲難産の解除も報告されている[2,11]。

先に述べたように，肩甲難産は予測困難な緊急事態である。Advanced Life Support in Obstetrics (ALSO) [http://www.oppic.net/item.php?pn=also_japan.php] などの産科シミュレーショントレーニングに参加し，助産師，看護師を含めた施設内の分娩チームとして，普段から肩甲難産時の対応について習熟しておくことが大切である。

（山下　洋）

═══════════ **文　献** ═══════════

1) Spong CY, Beall M, Rodrigues D, et al.: An objective definition of shoulder dystocia: prolonged head-to-body delivery intervals and/or the use of ancillary obstetric maneuvers. Obstet Gynecol 1995; 86: 433-6.

2) American College of Obstetrics and Gynecology: Practice Bulletin No178: Shoulder Dystocia. Obstet Gynecol 2017; 129: e122-33.

3) American College of Obstetrics and Gynecology: Practice Bulletin No216: Macrosomia. Obstet Gynecol 2020; 135: e18-35.

4) Nesbitt TS, Gilbert WM, Herrchen B: Shoulder dystocia and associated risk factors with macrosomic infants born in California. Am J Obstet Gynecol 1998; 179: 476-80.

5) McFarland MB, Trylovich CG, Langer O: Anthropometric differences in macrosomic infants of diabetic and nondiabetic mothers. J Matern Fetal Med 1998; 7: 292.

6) Zhang C, Wu Y, Li S, et al.: Maternal prepregnancy obesity and the risk of shoulder dystocia: a meta-analysis. BJOG 2018; 125: 407.

7) Jeppegaard M, Larsen MH, Thams AB, et al.: Incidence of shoulder dystocia and risk factors for recurrence in the subsequent pregnancy-A historical register-based cohort study. Acta Obstet Gynecol Scand 2024; 103: 1975-84.

8) Hoffman MK, Bailit JL, Branch DW, et al.: A comparison of obstetric maneuvers for the acute management of shoulder dystocia. Consortium on Safe Labor. Obstet Gynecol 2011; 117: 1272-8.

9) Ouzounian JG, Korst LM, Miller DA, et al.: Brachial plexus palsy and shoulder dystocia: obstetrical risk factors remain elusive. Am J Perinatol 2013; 30: 303-7.

10) 日本産科婦人科学会，日本産婦人科医会編: 産婦人科診療ガイドライン 産科編2023. CQ310 巨大児（出生体重4,000g以上）が疑われる妊婦への対応は？ 日本産科婦人科学会，東京，2023, p189-92.

11) Lau SL, Sin WTA, Wong L, et al.: A critical evaluation of the external and internal maneuvers for resolution of shoulder dystocia. Am J Obstet Gynecol 2024; 230 (3S): S1027-43.

12) Gherman R, Gonik B, ouzounian J: Shoulder Distocia. Gabee's Obstetrics; Normal and Problem Pregnancies 9th ed (Kindle ed). Landon MB, Galan HL, Jauniaux ERM, et al, eds. Elsevier: Amsterdam, 2024: 1556-96.

13) 竹田　省，牧野真太郎，竹田　純: CG動画でわかる！肩甲難産・骨盤位への対応. 東京: メジカルビュー社，2019.

各論Ⅳ 分娩時の管理：分娩管理

経腟分娩時の血糖管理（含む産褥早期の血糖管理）

> 分娩時の高血糖は，胎児低酸素症や新生児低血糖と関連している一方，母体に十分なグルコースと輸液が投与されなければ，特に糖尿病合併妊娠ではケトアシドーシスの誘因となる。インスリン療法を行っている妊婦の経腟分娩時は，絶食とともに5％グルコース含有輸液の投与を行い十分な輸液量とグルコース補給を確保し，必要に応じインスリンを持続的に投与する。分娩直後は胎盤娩出とともに急速なインスリンの減量が必要である。

1 分娩中の血糖管理に影響する要因

陣痛

陣痛の活動期には，子宮が収縮することにより体内のブドウ糖が消費され，血糖値が低下する。

食事摂取

陣痛のため通常量の食事を摂取できなくなる。

輸液

陣痛により食事摂取ができないためグルコース含有の輸液を行う。

2 分娩時の高血糖による有害事象

分娩時の高血糖は，胎児低酸素症，新生児仮死，新生児低血糖と関連する[1〜3]。従って，分娩時に母体血糖を厳格に管理することは重要である。一方，分娩時は陣痛による食事・飲水摂取不良のため糖代謝異常合併母体にとっても糖尿病性ケトアシドーシス（DKA）の誘因となる。

胎児低酸素症

母体の慢性的な高血糖により分娩時高血糖が生じ，赤血球の2,3-ジホスホグリセリン酸（2,3-DPG）濃度が低下すると母体のヘモグロビンは酸素とより強く結合するため，絨毛間腔のように酸素濃度の低いところでは酸素の放出が悪くなる[1]。その結果，分娩時の高血糖は胎児低酸素症の誘因となり，新生児仮死と関連すると考えられる。

新生児低血糖

分娩中の母体高血糖は，新生児の低血糖リスクを増加させる[2]。母体の高血糖は胎児におけるインスリン分泌を過剰に促し，出生後，新生児低血糖を引き起こすことがある。通常新生児低血糖は一過性であるが，重篤な場合は痙攣や脳神経障害を引き起こす可能性があり，新生児集中治療室（NICU）への入院が必要となる。

母体の糖尿病性ケトアシドーシス（DKA）

妊娠中はインスリン抵抗性が亢進しており，空腹時には脂肪分解とケトン産生が亢進した状態である。糖代謝異常合併妊婦ではさらにその傾向が著明となる。そのため，陣痛のため食事摂取ができず，十分な輸液が行われないとケトーシスやDKAを発症する危険性がある。従って妊娠中は，血糖が200mg/dLより低い血糖値でもDKAが発症する可能性がある[2]。DKAを発症した場合，母体死亡および胎児死亡のリスクがあり，輸液とインスリン投与により脱水とアシドーシスの急速な改善が重要である。

3 分娩時の目標血糖値

先に述べたように，分娩時の高血糖は胎児低酸素症や新生児低血糖と関連するが，Mimouniら[3]は，胎児低酸素症と関連する分娩時母体血糖値の閾値は＞150mg/dLであったと報告している。またJovanovicら[4]は，1型糖尿病をもつ患者において分娩時に母体の平均血糖値を87mg/dLに維持することで，新生児の低血糖，低カルシウム血症，呼吸障害を認めなかったと報告している。さらにConwayら[5]は，新生児高インスリン血症に伴う反応性の新生児低血糖の閾値を，＞90〜110mg/dLを超える場合としている。米国産科婦人科学会（ACOG）[6]は分娩時の母体血糖を70〜110mg/dL，『産婦人科診療ガイドライン 産科編2023』[7]では90〜120mg/dLを目標に維持することを推奨している。分娩時の母体血糖値を＜100mg/dLに維持することで新生児低血糖を減少させることができたとの報告もあることから[8]，70〜90mg/dLというより厳格な血糖管理を推奨しているものもある[9]。一方で，寛容な分娩時血糖管理（母体の血糖目標値70〜180mg/dL）と厳密な分娩時血

表1　分娩時の血糖管理（長崎医療センター）

選択的帝王切開および計画的分娩誘発の場合は，前夜の就寝中のインスリンは通常通り投与する

■当日のインスリンは中止，絶食として早期から輸液を開始する
  ・開始輸液：生理食塩水
  ・輸液制度：100～125mL/時

● 1時間ごとの血糖値チェック
● 目標血糖値：70～90mg/dL（毛細血管）
● 血糖値の程度に応じて以下の方法で目標血糖値を維持する（表2のプロトコル1）
● 尿中ケトン体の評価：プロトコル開始後，4時間ごとに尿中ケトン体を評価する

● 分娩後
  ・インスリン持続投与は直ちに中止し，インスリン皮下注射へ変更する（GDMの場合はいったん中止）

（文献11を参考に作成）

表2　分娩時の血糖管理：インスリン投与プロトコル

	母体血糖値（毛細管血） （mg/dL）	経静脈的インスリン投与（単位/時） ＊即効型（レギュラーインスリン）	輸液
プロトコル1： 長崎医療センター[11]	≦80	投与なし	ヴィーンD® 125mL/時
	81～100	0.5（シリンジ注入速度 0.5mL/時）	
	101～140	1.0（1mL/時）	
	141～180	1.5（1.5mL/時）	
	181～220	2.0（2.0mL/時）	ヴィーンD®125mL/時または生理食塩水125mL/時
	＞220	2.5（2.5mL/時）	
プロトコル2： ACOG[6]	陣痛発来なし	投与なし	生理食塩水輸液開始
	＜70あるいは有効陣痛	投与なし	5％グルコース含有生理食塩水：100～150mL/時：CBG 100mg/dL目標
	＞100	1.25単位/時（5％グルコース含有生理食塩水500mL＋レギュラーインスリン5単位：125mL/時で輸液）	
プロトコル3： 1型糖尿病の場合[5]	≦70	投与なし	5％グルコース含有乳酸リンゲル液：125mL/時
	71～90	0.5	
	91～110	1.0	
	111～130	2.0	
	131～150	3.0	
	151～170	4.0	乳酸リンゲル液：125mL/時
	171～190	5.0	
	＞190	ケトン体チェック	

CBG：capillary blood glucose
＊：インスリンは持続注入ポンプを用い，50mLシリンジ［レギュラーインスリン50単位（0.5mL）＋生理食塩水49.5mL］でセット

管理（70～110mg/dL）を比較したランダム化比較試験（RCT）[10] では，寛容な血糖管理群では母体のインスリン使用は必要なかったにもかかわらず，新生児低血糖の頻度は両群間で差を認めなかったとして，分娩時の母体血糖管理を緩和できる可能性を示唆する結果であった。最適な分娩時血糖管理目標についてはさらなる検討が必要である。

4 分娩時の血糖管理

　分娩時のエネルギー消費量は，分娩の進行の状態によって異なっている。分娩時の高血糖に対し，糖質を含まない輸液のみの投与を行うと母体の異化が亢進し，母体の高ケトン体血症，さらにはDKAや胎児アシドーシスを引き起こす可能性がある。分娩時のDKAのリスクは，母体の糖代謝異常の程度に

影響される。1型糖尿病が最もDKAのリスクが高いが，2型糖尿病や妊娠糖尿病（GDM）においても不適切な分娩時の血糖管理はDKAの誘因となる。分娩の潜伏期のエネルギー消費量は少ないが，活動期から分娩第2期に至る過程は，比較的短時間の「激しい運動」に該当する[2]。活動期では増加したエネルギー消費のためにインスリン需要量は減少する。分娩時には，こうした分娩の進行による必要エネルギーを考慮した血糖管理が必要となる。活動期に血糖値を70～90mg/dLを維持するためには，2.55mg/kg/分のグルコース投与が必要である[9]。

長崎医療センターにおける分娩時の血糖管理[11]

長崎医療センターでは，食事療法のみで管理したGDM妊婦は糖代謝異常のない妊婦と同様に管理している。インスリン療法を行っている糖代謝異常合併妊婦に対しては，ACOGの分娩時血糖管理法を基に，日本人の体格を考慮した具体的な分娩時の血糖管理法の基本を表1に示した。さらに，目標血糖値（70～90mg/dL）を維持するための輸液とインスリン投与法を表2のプロトコル1に示した。長崎医療センターでは，輸液本体とは別にシリンジポンプでインスリンを注入している。ACOGでは，輸液本体にインスリンを添加している。インスリン添加輸液100～125mL/時（インスリン注入速度：1～1.25単位/時）（表2プロトコル2）で投与することにより，多くの症例は分娩時に必要とされるエネルギー量の補給と目標血糖値の維持が可能である。しかし，高血糖が持続する場合には輸液量が過剰になり，高濃度のインスリン添加の輸液に変更する必要が出てくる可能性がある。そのため当院では，シリンジポンプを用いる方法を採用している（表2プロトコル1）。

ACOGの分娩時の血糖管理[6]

一般にレギュラーインスリンの経静脈投与を行い，1時間おきに血糖を測定し，血糖値が110mg/dL未満になるように調節する（表2プロトコル2）。

---

1. 就寝前の中間型または持効型インスリンは，通常の量を投与する
2. 朝のインスリンは，入院や分娩のタイミングにより，中止または，減量する
3. 生理食塩水による点滴を開始する
4. 活動性の陣痛発来または，血糖値が70mg/dL未満になった場合，輸液を生理食塩水から5％グルコースに変更し，100～150mL/時

（2.5mg/kg/分）で投与し，血糖値が100mg/dLを超えないようにする
5. 血糖値は1時間おきに測定し，インスリンや輸液で血糖値を調整する
6. 血糖値が100mg/dLを超えた場合，レギュラーインスリンを1.25単位/時で開始する

米国糖尿病学会（ADA）の分娩時の血糖管理

前述のACOGの血糖管理（表2プロトコル2）とともに，1型糖尿病をもつ妊婦のため分娩時血糖管理レジメン（表2プロトコル3）を別個に推奨している[5]。

日本産科婦人科学会（産婦人科診療ガイドライン産科編2023[7]）の分娩時の血糖管理

インスリンによる血糖管理を行っている妊婦では5％ブドウ糖液100mL/時の輸液，1～4時間おきに血糖値を測定し，血糖値70～120mg/dLを目標に維持する。必要に応じ速効性インスリンを使用する。ACOGでは[6]分娩中1時間おきの血糖測定となっているが，分娩中の血糖測定を1時間ごとと4時間ごとに分けた無作為試験[12]で母体血糖値管理と生後24時間の新生児血糖値に有意差がなかったことから，日本産科婦人科学会『産婦人科診療ガイドライン 産科編2023』[7]では4時間ごとの血糖測定は許容されるとしている。

インスリンポンプ使用時

インスリンポンプを使用している場合の分娩時の管理について，ACOGは基礎インスリン量を継続することは可能としているが，調節方法については言及していない。インスリンポンプを使用している妊婦については，分娩の潜伏期は妊娠中の基礎インスリン量を維持し，分娩活動期にはエネルギー消費が増加することによる血糖低下を考慮して基礎インスリン量を50％減量し，ボーラスインスリンを炭水化物の消費量に合わせて調整するとしているものもある[2]。長崎医療センターでは，分娩時にはボーラスインスリンは中止して基礎インスリンのみ投与し，他のインスリンを使用している糖代謝異常合併妊婦と同様に表2のプロトコル1を用いて，輸液および追加のインスリンを必要に応じシリンジポンプで投与している。

5 分娩直後と産褥早期の血糖管理

胎盤の娩出とともに母体のインスリン抵抗性の劇的な低下により，母体のインスリン需要量は急速に低下する。分娩後は低血糖に十分に注意し，適宜イ

各論Ⅳ 分娩時の管理：分娩管理

ンスリンを減量または中止を行う。

1型糖尿病

中間型（あるいは持効型），速効型（あるいは超速攻型）いずれも分娩直後から妊娠時の1/3から1/2に減量し[2,6]，血糖自己測定（SMBG）は継続する。インスリンポンプを使用している場合は，妊娠前の設定に戻すか，あるいは妊娠末期の基礎インスリン量の1/2に減量する[2]。

2型糖尿病

2型糖尿病合併妊婦の多くは，産後24〜48時間でインスリンが不要になる[2]。分娩後は，いったんインスリンを中止するか妊娠中に使用していた量の1/5量にインスリンを減量してSMBGを継続する[11]。

妊娠糖尿病

分娩後直ちにインスリン療法は中止し，SMBGも必要としない[11]。

妊娠中の明らかな糖尿病

分娩後はいったんインスリンを中止し，多くの場合その後のインスリン投与は必要とせず，SMBGも中止が可能である。妊娠前に見逃されていた2型糖尿病が疑われる重症例ではSMBGを継続し，必要に応じてインスリンを再開する[11]。

1型糖尿病を除く2型糖尿病，あるいは妊娠前に見逃されていた2型糖尿病では，Jovanovicら[9]は，食後血糖1時間値＞150mg/dL，空腹時血糖値＞100mg/dLをインスリン再開の指標としている。長崎医療センターでは，産褥3日までは食後2時間値で160〜180mg/dL程度は許容している[11]。母乳哺育は乳汁中に多量のグルコースが移行するため，糖尿病をもつ女性の産後血糖管理には効果的であり，完全母乳哺育を推奨する。1型糖尿病や，産後にインスリンを継続している2型糖尿病では授乳直後の低血糖に注意が必要である。

6 今後の検討課題

1型糖尿病をもつ女性では，インスリンポンプ（CSII）と持続グルコースモニタリング（CGM）を組み合わせたsensor augmented pump（SAP），さらにハイブリッド型closed-loopインスリンポンプが，妊娠前および妊娠中の血糖管理に普及しつつある。これらのハイテクツールの導入と普及が，分娩中の母体の血糖管理にも応用され，母児の周産期予後の向上に貢献するかは今後の課題である。

（山下　洋）

──────── 文　献 ────────

1) Madsen H, Ditzel J: Changes in red blood cell oxygen transport in diabetic pregnancy. Am J Obstet Gynecol 1982; 143: 421-4.

2) Venkatesh KK, Powe CE, Durnwald C, et al.: Diabetes mellitus complicating pregnancy. Obstetrics；Normal and Problem Pregnancies 9th ed（kindle ed）. Landon MB, Galan HL, Jauniaux ERM et al, eds. Amsterdam: Elsevier, 2024: 4144-51.

3) Mimouni F, Miodovnik M, SiddiqTA, et al.: Perinatal asphyxia in infants of insulin-dependent diabetic mothers. Journal of pediatrics 1988; 113: 345-53.

4) Jovanovic L, Peterson CM: Management of the Pregnant, Insulin dependent Diabetic Woman. Dabetes Care 1980; 3: 63-8.

5) Conway DL, Catalano PM: Management of delivery. Managing Preexisting Diabetes and Pregnancy: Technical Reviews and Consensus Recommendations for Care. Kitzmiller JL, Jovanovic L, Brown F, et al, eds. Arlington: American Diabetes Association, 2008: 584-601.

6) American College of Obstetrics and Gynecology: Practice Bulletin No 60 :Pregestational diabetes mellitus. Obstet Gynecol 2005; 105: 675-85.

7) 日本産科婦人科学会・日本産婦人科医会 編: CQ005-2 妊娠糖尿病（GDM），妊娠中の明らかな糖尿病，ならびに糖尿病（DM）合併妊婦の管理・分娩は？ 産婦人科診療ガイドライン 産科編2023. 東京: 日本産科婦人科学会, 2023: 23-7.

8) Curet LB, Izquierdo LA , Gilson GJ, et al.: Relative effects of antepartum and intrapartum maternal blood glucose levels on incidence of neonatal hypoglycemia. J Perinatol 1997; 17: 113-5.

9) Jovanovic L, Kitzmiller JL: Insulin therapy in pregnancy. Textbook of Diabetes and Pregnancy. Hod M, Jovanovic L, Di Renzo GC, et al, eds. London: Informa Healthcare, 2008: 205-16.

10) Bitar G, Bravo R, Pedroza C, et al.: Permissive intrapartum glucose control: an equivalence randomized control trial（PERMIT）. Am J Obstet Gynecol 2024; 231: 355. e1-11.

11) 安日一郎: 5章. 糖代謝異常妊娠の管理. §4 糖代謝異常妊娠の管理.（9）分娩: 分娩時期と分娩管理.「妊娠と糖尿病」母時管理のエッセンス. 難波光義, 杉山　隆 編. 京都: 金芳堂, 2013: 204-11.

12) Hamel MS, Kanno LM, Has P, et al.: Intrapartum Glucose management in Women with Gestational Diabetes Mellitus: A Randomized Controlled Trial. Obstet Gynecol 2019; 133: 1171-7.

各論Ⅳ　分娩時の管理：分娩管理

選択的帝王切開時の血糖管理

> 糖代謝異常合併妊婦は，手術前の絶食で十分なグルコースの補給がないと脂質の異化が亢進してケトーシスとなり，さらにケトアシドーシスの原因となる。また，術後には種々のストレスホルモンにより高血糖リスクが上昇する。一方で，胎盤が娩出されることにより急激にインスリン抵抗性が改善する。そのため，周術期には著しい高血糖，低血糖およびケトアシドーシスを防ぐための管理を行うことが重要である。

1 糖代謝異常合併妊婦の特徴

　糖代謝異常合併妊婦に対する周術期の血糖管理を理解するうえで，妊婦の生理的変化を考慮することが重要である。妊婦における空腹時血糖値は，胎児にブドウ糖を供給することや循環血漿量の増加を反映して，非妊婦と比べより低下する。一方，食後は高血糖，高インスリン血症となる[1]。これは，妊婦のインスリン抵抗性が増大することにより起こる変化である。インスリンは脂肪分解を抑制して脂肪合成を促進させるが，妊娠後期にはインスリン抵抗性の増大により脂肪分解が亢進する。その結果，ケトン体の生成も亢進した状態になる。そのため，絶食期間が長くなることにより異化が亢進し，ケトン体産生が亢進する[2]。糖代謝異常合併妊婦，特に肥満の糖代謝異常合併妊婦ではその傾向が顕著となり，高ケトン血症，さらにはケトアシドーシスに進展するリスクがある。そのため，糖尿病合併妊娠やインスリン治療を必要とする妊娠糖尿病（GDM）の帝王切開は午前中に行うことが望ましいが，午後になる場合は十分な糖付加輸液を行い，血糖や尿ケトンの有無を確認し，著しい低血糖，高血糖，高ケトン血症を回避するための管理が重要である。胎児を娩出する前の血糖管理目標としては，経腟分娩時の血糖管理目標値が参考になる。新生児の低血糖予防を考慮して，米国産婦人科学会（ACOG）[3]では分娩時の母体血糖を70〜110mg/dL，『産婦人科診療ガイドライン　産科編2023』[4]では70〜120mg/dLを目標に維持することを推奨している［各論Ⅳ　分娩時の管理：分娩管理「経腟分娩時の血糖管理（含む産褥早期の血糖管理）」（p.233）参照］。

2 帝王切開時の血糖管理

　糖代謝異常合併妊娠における選択的帝王切開時の管理方法については，必ずしもエビデンスに基づいて確立されたプロトコルはない。ここでは米国の代表的な産科教科書に記載されている糖尿病合併妊娠に対する選択的帝王切開時の血糖管理法と，長崎医療センターで行っている選択的帝王切開時の血糖管理法を紹介する。なお，これらのプロトコルの対象は，糖尿病合併妊娠およびインスリン治療を要しているGDMである。食事療法のみで管理良好なGDMは，糖代謝異常のない妊婦と同様に管理する。

『Gabbe's Obstetrics: Normal and Problem Pregnancies 9th ed』[5]の血糖管理法

①分娩時の血糖目標を70〜110mg/dLとしている

②帝王切開分娩を行う場合は早朝に予定する

③午前0時以降は患者には絶食を指示する

④複数の種類のインスリン注射を行っている患者では，長時間作用型インスリンの50〜80％を手術前夜に投与し，通常の朝のインスリン投与は控える

⑤手術が午前中に行われない場合は，患者の基礎投与量の1/3から1/2のインスリンを投与してもよい。速効型インスリンは必要ない

⑥インスリンポンプを使用している患者では，通常の基礎量を夜から手術当日朝まで継続し，帝王切開時に50％減量する

⑦経口薬で管理されている患者には，通常の夜間用量の薬を服用するように指示する

『Williams Obstetrics 26th ed』[6]の血糖管理法

　『Williams Obstetrics 26th ed』では計画的な誘発分娩時と同じプロトコルとなっている。

表1 帝王切開術後スライディングスケール (長崎医療センター)

血糖値	インスリン量
140〜200mg/dL	超速攻型インスリン：2単位
201〜250mg/dL	超速攻型インスリン：4単位
251〜300mg/dL	超速攻型インスリン：6単位
301mg/dL〜	超速攻型インスリン：8単位投与し医師に連絡

①手術前日夜は，通常と同等のインスリンを投与する
②朝のインスリンは中止する
③生理食塩水を100〜125mL/時で点滴する
④血糖値が＞100mg/dLになるようなら速攻型インスリンを1〜1.25U/時でシリンジポンプにより投与する
⑤血糖を1時間おきに測定する
⑥血糖が＜70mg/dLになるようであれば5%グルコース含有生理食塩水を100〜150mL/時で投与し血糖が70〜100mg/dLになるようにする

長崎医療センターにおける選択的帝王切開時の血糖管理

①術前の血糖管理目標は経腟分娩時と同様で70〜90mg/dLとしている
②食事療法のみで管理できているGDM妊婦に対しては，糖代謝異常のない妊婦と同様に対応する
③糖尿病合併妊娠やインスリン療法を受けているGDM妊婦の選択的帝王切開を行う場合は絶食によるケトン体産生の亢進が起こりやすいため，原則として午前中に行う
④前夜就寝時の中間型インスリンは通常通り投与する。ただし持効型インスリンアナログの場合は減量が必要である
⑤当日朝のインスリンは中止して絶食とし，輸液を開始する。早朝の血糖値が＜70mg/dLであれば，その時点でヴィーンD®(5%グルコース加酢酸リンゲル液)125mL/時で輸液を開始，≧70mg/dLであれば9時ごろまでにヴィーンD®でルートを確保し，125mL/時で投与しながら手術室に入室している
⑥止むなく帝王切開が午後に予定された場合は1時間おきに血糖測定を行い，p.234「表2 分娩時の血糖管理：インスリン投与プロトコル」に準じて輸液および血糖管理を行う

3 帝王切開術後の血糖管理

糖尿病合併妊娠の帝王切開術後の血糖管理については確立されたものはない。基本的な術後管理の考え方は，ケトーシスの予防のための十分なエネルギー（グルコース）供給と輸液量の確保である。耐糖能異常の重症度に応じた術後管理が肝要である。

1型糖尿病ではより厳格な血糖および輸液管理が求められる。2型糖尿病では，糖尿病合併症 (腎症，網膜症) の有無，妊娠中のインスリン需要量の程度，肥満の有無，術前輸液の過不足など，種々の要因に応じた術後の血糖・輸液管理を行う。

血糖管理目標としては，1型糖尿病では頻回の血糖値測定と血糖値に応じたインスリン持続注入を基本とする。持続グルコースモニタリング (CGM) を用いた術後管理も有用である。2型糖尿病では帝王切開後の絶食時には，スライディングスケール[7]も十分選択肢となる。表1に長崎医療センターで使用している術後のスライディングスケールによる血糖管理の概要を示した。妊娠中の明らかな糖尿病は2型糖尿病に準じた管理が必要である。糖尿病よりも軽症の耐糖能異常と定義されるGDMでは，分娩直後のインスリン抵抗性の著明な改善によって術後のインスリン投与を必要としない。糖代謝異常合併妊娠の術後管理は，こうした耐糖能異常の重症度と合併症の有無，周術期における種々の要因を考慮して術後管理を行う。

1型・2型糖尿病合併妊娠のいずれにおいても，胎盤娩出直後より急激なインスリン抵抗性の改善によって必要インスリン量は妊娠中の1/3から1/2あるいはそれ以上に減少する[5]。また，妊娠中の目標血糖値は周産期合併症の予防を目的としたものであるため分娩後はその緩和が可能であり，基本的には非妊娠時の糖尿病をもつ患者の手術の一般的な術後管理と同様である。日本糖尿病学会のガイドラインでは，周術期の血糖管理目標を140〜180mg/dL

としている[8]。一方，緊急帝王切開か予定帝王切開かなど，帝王切開に至るストレスの多寡にも配慮する必要がある。選択的帝王切開は，硬膜外麻酔または脊髄くも膜下麻酔で行われるため，術後早期に飲水や食事を開始できる。食事開始後は経腟分娩後と同様に管理する［各論Ⅳ 分娩時の管理：分娩管理「経腟分娩時の血糖管理（含む産褥早期の血糖管理）」（p.233）参照］。

　早期離床と早期の経口摂取開始は，耐糖能異常合併妊婦でも他の手術後と同様に推奨される。Enhanced recovery after surgery（ERAS）は手術後の早期回復に有用なプログラムであるが[9]，帝王切開時においても術後回復にきわめて有効であることが示されている[10,11]。長崎医療センターでは，帝王切開術後2時間後に飲水を開始し，嘔吐などがなければ食事を開始している。GDMの選択的帝王切開術における有効性も報告されている[12]。しかし，糖尿病合併妊婦を含む糖尿病をもつ患者の手術におけるERASの有用性については今後の課題である[13]。

（山下　洋）

文　献

1) Phelps RL, Metzger BE, Freinkel N: Carbohydrate metabolism in pregnancy. Am J Obstet Gynecol 1981; 140: 730-6.
2) Metzger BE, Vileisis RA, Freinkel N: "Accelerated starvation" and the skipped breakfast in late normal pregnancy. Lancet 1982; 1 (8272): 588-92.
3) American College of Obstetrics and Gynecology: Practice Bulletin No60: Pregestational diabetes mellitus. Obstet Gynecol 2005; 105: 675-85.
4) 日本産科婦人科学会・日本産婦人科医会 編・監: CQ005-2 妊娠糖尿病（GDM），妊娠中の明らかな糖尿病，ならびに糖尿病（DM）合併妊婦の管理・分娩は？ 産婦人科診療ガイドライン 産科編2023. 東京: 日本産科婦人科学会, 2023: 23-7.
5) Venkatesh KK, Powe CE, Durnwald C, et al.: Diabetes mellitus complicating pregnancy. Gabbe's Obstetrics: Normal and Problem Pregnancies 9th ed (kindle ed). Landon MB, Galan HL, Jauniaux ERM et al, eds. Amsterdam: Elsevier, 2024: 4144-51.
6) Cunningham FG, Leveno KJ, Dashe JS, et al, eds: Williams Obstetrics 26th ed. New York: McGraw Hill, 2022: 1097-117.
7) Skyler JS, Skyler DC, Seighler DE, et al.: Aigorithms for adjustment on insulin dosage by patients who monitor blood glucose. Diabetes Care 1981; 4: 311-8.
8) 日本糖尿病学会: トピックス7: 周術期血糖コントロール. 糖尿病診療ガイドライン2024. 東京: 南江堂, 2023: 519-24.
9) Ljungqvist O, Scott M, Fearon KC: Enhanced recovery after surgery a review. JAMA Surg 2017; 152: 292-8.
10) Uyanıklar ÖÖ, Türk P, Aslan K, et al.: How does the ERAS protocol work in patients who underwent cesarean section? (HERMES study). J Gynaecol Obstet 2023; 161: 168-74.
11) Pinho B, Costa A: Impact of enhanced recovery after surgery (ERAS) guidelines implementation in cesarean delivery: A systematic review and meta-analysis. Eur J Obstet Gynecol Reprod Biol 2024; 292: 201-9.
12) Zhou J, Zhang P, Tan Z, et al.: Enhanced recovery after surgery in elective cesarean section patients with gestational diabetes mellitus does not lead to glucose-related maternal and neonatal complications. Front Endocrinol (Lausanne) 2024; 15: 1403754.
13) Albalawi Z, Laffin M, Gramlich L, et al.: Enhanced Recovery After Surgery (ERAS®) in Individuals with Diabetes: A Systematic Review. World J Surg 2017; 41: 1927-34.

各論Ⅳ　分娩時の管理：分娩管理

分娩時の母体・胎児管理

糖代謝異常合併妊娠における分娩時の管理は，母体・胎児の合併症を予測しながらの管理が重要である。母体管理に関しては，妊娠高血圧症候群，糖尿病性ケトアシドーシス，遷延分娩，分娩停止，肩甲難産，帝王切開率の上昇などに注意する。胎児管理としては，出生前の胎児評価では予測できないアシデミアや，出生後低血糖，呼吸障害といった新生児合併症を発症することがあるため，新生児科と連携をとりながら慎重に分娩管理を行う。

　糖代謝異常合併妊娠では，分娩時の母体合併症，新生児合併症のリスクを予測しながらの母体胎児管理が必要となる。

1 分娩時の母体管理

　分娩時に起こりうる母体合併症には，妊娠高血圧症候群，糖尿病性ケトアシドーシス，遷延分娩，分娩停止，肩甲難産，帝王切開率の上昇などがある。

妊娠高血圧症候群

　妊娠高血圧症候群は，糖代謝異常合併妊婦にとって，早期娩出の適応理由となる合併症である[1]。糖尿病合併妊娠においては，妊娠高血圧腎症の相対リスクが3.7倍になるという報告や，妊娠中の明らかな糖尿病においては妊娠高血圧腎症の発症リスクが3～4倍になるとの報告もある[1]。さらに高血圧を伴う糖尿病合併妊婦においては，妊娠高血圧腎症の発症リスクが12倍にものぼる[1]。特に1型糖尿病合併妊婦における妊娠高血圧腎症の発症は腎症のない妊婦では15～20%，腎症のある妊婦ではおおよそ50%といわれており，血糖管理不良の高血圧合併妊婦により多く認めると報告されている[2]。そのため，分娩時には母体尿蛋白の有無の確認や血圧の推移についても慎重に観察する。また，妊娠高血圧腎症の進行に伴い胎児機能不全が進行し，分娩時の胎児心拍数（FHR）モニタリングにおいて異常波形が出現する場合もあるため，陣痛発来時は連続的にFHRモニタリングを行い，慎重に胎児監視を行うことが必要である[3]。

糖尿病性ケトアシドーシス

　糖尿病性ケトアシドーシスは，糖尿病合併妊婦の1%未満に発症するが児の予後が悪いため，いまだ重要な合併症である。最も多くみられるのは，1型糖尿病合併妊婦におけるインスリン不足を原因とするものであるが，2型糖尿病合併妊婦においても発

症することがある。母体の症状としては，腹痛，吐き気，嘔吐，意識障害などがあり，検査所見としては，血液中のケトン体高値，アシドーシス（pH＜7.3），重炭酸塩の低下（＜15mEq/L），アニオンギャップの上昇などがある[2]。妊娠中はインスリン抵抗性の増大により非妊時と比較してケトアシドーシスが発症しやすく，血糖値が正常範囲であっても起こりうる[2]。また，分娩時には母体エネルギー需要に必要なグルコース補給不足による異化の亢進によって生じることもある[2]。母体のケトーシスは胎児アシドーシスの原因となり，FHRモニタリングでは，基線細変動の減少，遅発性一過性徐脈を認める[2]。一方で，母体代謝を早急に改善させることにより，胎児のモニタリングパターンも改善する[2]。分娩時の母体血糖管理について，『産婦人科診療ガイドライン 産科編2023』では，1～3時間ごとに血糖値を確認しながら，必要に応じて速効性インスリンを使用し70～120mg/dLの範囲で維持するとしている[3]。また，米国産科婦人科学会（ACOG）では分娩時には定期的に血糖測定を行い，母体血糖値を110mg/dL以下に維持することが推奨されている[2]。

遷延分娩・分娩停止

　妊娠糖尿病（GDM）妊婦においては耐糖能が正常な妊婦よりも，陣痛開始から分娩までの時間が長い傾向にあると報告されている[4]。メカニズムとしては，large-for-date（LFD）児といった胎児の成長異常に加えて，母体の子宮平滑筋の収縮自体に問題があることが示唆されている。糖代謝異常合併妊婦では子宮筋層内におけるカルシウムイオンチャンネルが減少しており，細胞内カルシウムの低下や筋収縮能の低下により，子宮収縮不良，有効陣痛がえられない可能性が示されている[4]。また，高血糖などの糖代謝異常が，分娩進行に必須であるアラキドン

240

表1 分娩中の母体合併症

分娩中の母体合併症 (多変量解析)		1型糖尿病		2型糖尿病	
		オッズ比 (95%CI)	p値	オッズ比 (95%CI)	p値
分娩方法	自然経腟分娩	0.21 (0.15-0.30)	<0.001	0.40 (0.30-0.53)	<0.001
	器械的経腟分娩	−	−	−	−
	選択的帝王切開	3.28 (2.36-4.58)	<0.001	2.28 (1.74-2.99)	<0.001
	緊急帝王切開	1.74 (1.24-2.43)	<0.001	1.27 (0.95-1.70)	0.103
	分娩停止	−	−	1.42 (0.93-2.18)	0.105
	胎児機能不全	3.18 (2.27-4.47)	<0.001	1.21 (0.82-1.77)	0.336
分娩後過多出血	中等度	1.12 (0.78-1.61)	<0.543	0.71 (0.48-1.06)	0.096
	重症	−	−	1.18 (0.59-2.34)	0.638

CI：信頼区間

(文献5より引用)

酸代謝やプロスタグランジンの代謝過程を阻害することにより，遷延分娩となりうるとの報告もある[4]。また，糖代謝異常合併妊娠と関連の深い肥満妊婦（BMI＞30kg/m[2]）においては，分娩第一期の所要時間が非肥満妊婦に比較して長く，分娩進行が緩徐であるとの報告[1]や，帝王切開率が上昇するとの報告[1]もある。

肩甲難産

肩甲難産の詳細については，各論Ⅳ 分娩時の管理：分娩管理「肩甲難産」(p.229)を参照されたい。

帝王切開率の上昇

Karkiaら[5]は糖尿病合併妊娠において，経腟分娩成功率の低下，選択的帝王切開及び緊急帝王切開率の上昇，分娩時過多出血の増強などのリスクについて報告している。1型と2型糖尿病合併妊娠各々の多変量解析の結果を表1示す。1型糖尿病合併妊婦においては，糖代謝正常の妊婦と比較して経腟分娩の成功率はオッズ比が0.21(96%CI：0.15-0.30)と低く，胎児機能不全による帝王切開率は3倍高かった。また，2型糖尿病合併妊婦においては経腟分娩の成功率オッズ比が0.40(96%CI：0.30-0.53)と低かったが，緊急帝王切開率や分娩後過多出血については有意な上昇は認めなかったと報告している[5]。特に，1型糖尿病合併妊娠に関しては胎児機能不全を認める割合も高いことから，帝王切開の準備も行ったうえで，慎重に分娩経過を監視する必要がある。

2 分娩時の胎児管理

分娩時の胎児管理については，連続胎児心拍数モニタリングを行い胎児監視の強化を行う[3]。また，分娩時の母体高血糖を回避することは，胎児の高血糖を予防し，出生後の新生児低血糖発症の頻度を減少させるため[2]，分娩時の母体血糖管理は重要である。

出生前胎児well-beingの評価

Salvesenら[6]は，妊娠27週から妊娠39週までの糖代謝異常合併妊婦において，出生前評価としてのFHRモニタリングを含めたバイオフィジカル・プロファイル・スコアリング(BPS)と，分娩前24時間以内の臍帯静脈血の血糖値と血液ガス値について検討している。糖代謝異常合併妊婦は正常妊娠妊婦と比較して，臍帯静脈血のpHは有意に低かったが，pO2値には有意差を認めなった[6]。動物実験においても低酸素血症を伴わないアシデミアは，胎児の軽度な血糖上昇と相関するとの報告があり，結果は合致している[6]。つまり，臍帯静脈血pHとpO2値は分娩時における短期的な血糖値に影響される可能性があるため，分娩時の血糖管理も重要である。

また，腎症合併のない糖代謝異常合併妊婦で胎児アシデミアを認めた胎児12人のうち，9人はBPSとFHRモニタリング所見に異常は認めなかった[6]。通常，胎盤機能不全では，胎児発育不全や低酸素血症を伴うアシデミアにより羊水過少やBPSの変化をもたらすが，糖代謝異常合併妊婦においては，母体の高血糖状態が羊水量の増加やBPSの正常化をもたらし，偽りの胎児well-beingの評価となりうる。よって糖代謝異常合併妊娠においては，BPSやFHRよる胎児評価ではとらえられない胎児低酸素血症や，それに伴う胎児アシデミアを伴う症例もあ

図1 妊娠糖尿病（GDM）合併妊娠の分娩時に出現したZig Zagパターン様の所見
妊娠38週4日，経腟分娩，女児，2,778g（−0.08SD），APS：8/9，UApH：7.270，pCO2：38.6，pO2：28.0，HCO3：17.7，BE：−9.0。

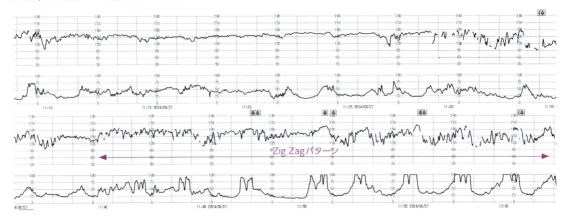

表2 GDMに伴う低酸素性変化

胎児低酸素に伴う結果		GDM vs. non-GDM 粗オッズ比（95%CI）	GDM vs. non-GDM 調整*オッズ比（95%CI）
低酸素症を伴うFHRパターン	ZigZagパターン	1.94（1.64-2.34）	1.59（1.31-2.12）
	遅発性一過性徐脈	1.65（1.27-2.13）	1.50（1.17-1.97）
胎児ジストレス	UApH＜7.10	5.82（2.30-17.14）	5.74（2.24-17.05）
	UApH＜−12.0meq/L	12.03（2.87-55.16）	11.42（2.23-54.39）
	5分値Apgarスコア＜7	4.71（2.60-3.91）	4.75（1.64-29.36）
	胎児アスフィキシア#	6.64（1.84-12.03）	6.19（1.46-11.60）
	CPAP	3.19（2.60-3.91）	3.23（2.65-3.98）
	気管内挿管	10.02（3.31-28.00）	9.96（3.27-27.93）
	新生児呼吸障害+	3.61（2.56-5.05）	3.67（2.52-5.12）

CI：信頼区間
＊：人種，肥満度，陣痛促進剤の有無，妊娠週数，母体年齢，妊娠高血圧症・母体発熱・喫煙の有無，胎児性別，巨大児の有無
＃：UApH＜7.10かつ/もしくはUABE，−12.0meq/Lかつ/もしくはApgarスコア＜7
＋：CPAPかつ/もしくは気管内挿管

（文献7より引用）

るため，説明のつかない子宮内胎児死亡や酸塩基平衡異常が起こりうるのではないかと結論づけている[6]。

分娩時の胎児心拍数モニタリングと胎児心電図の異常

Tarvonenら[7]はGDM合併妊婦のFHRモニタリングにおける，ZigZagパターン（図1）を報告している。これは2〜30分持続する胎児心拍数基線細変動の増加であり，胎児低酸素状態を反映しており，臍帯血中の高いエリスロポエチン濃度，臍帯血のアシデミア，新生児合併症の重症度と関連すると報告されている。胎児低酸素が起こる理由としては，GDMにおいては胎盤の機能的変化や構造的な変化が観察されることや，胎盤における炎症マーカーやメディエータの受容体の変化が誘導されること，また慢性的に高血糖にさらされることにより二次的な高インスリン状態となり，結果として酸素消費量が増大することで血中の酸素レベルが低下し，胎児血中のエリスロポエチン合成が促進されることが推察されている[7]。表2にGDMに伴う低酸素性変化のオッズ比を示す。

Plunkettら[8]は，糖代謝異常合併妊婦において

表3　糖尿病合併妊娠での分娩時胎児心電図の結果

分娩第一期	糖尿病合併妊娠 (n＝95)	祖オッズ比 (95％CI)	調整オッズ比 (95％CI)	GDM (n＝370)	祖オッズ比 (95％CI)	調整オッズ比 (95％CI)
ST低下	14 (15)	2.96 (1.62-5.42)	2.20 (1.14-4.24)	35 (9.5)	1.74 (1.20-2.55)	1.51 (1.02-2.25)
ST上昇	31 (33)	1.09 (0/69-1.72)	0.79 (0.79-1.30)	123 (33.2)	1.02 (0.81-1.29)	0.91 (0.71-1.17)
分娩第二期	糖尿病合併妊娠 (n＝64)	祖オッズ比 (95％CI)	調整オッズ比 (95％CI)	GDM (n＝289)	祖オッズ比 (95％CI)	調整オッズ比 (95％CI)
ST低下	0 (0)	n/a	n/a	10 (3.5)	1.80 (0.92-3.52)	2.10 (1.02-3.98)
ST上昇	19 (30)	1.91 (1.11-3.28)	1.81 (1.02-3.22)	55 (19)	1.11 (0.82-1.51)	1.06 (0.77-1.47)

CI：信頼区間，n/a：not available
調整オッズ比：母体人種，国，保険，教育，胎児心電図装着時間にて調整

(文献8より引用)

表4　新生児合併症

新生児合併症 (多変量解析)	1型糖尿病オッズ比 (95％CI)	p値	2型糖尿病オッズ比 (95％CI)	p値
NICU入院	4.67 (3.55-6.16)	<0.001	4.19 (3.24-5.43)	<0.001
低酸素性虚血性脳症	5.21 (1.62-16.78)	<0.001	4.98 (1.55-15.99)	<0.001
低血糖	16.67 (11.79-23.59)	<0.001	9.26 (6.37-13.48)	<0.001
呼吸窮迫症候群	2.42 (1.70-3.46)	<0.001	2.41 (1.69-3.44)	<0.001
黄疸	5.09 (3.79-6.83)	<0.001	3.32 (2.44-4.50)	<0.001

CI：信頼区間
NICU：neonatal intensive care unit

(文献5より引用)

分娩時の胎児心電図を評価し，正常胎児と比較してST上昇やST低下といった心電図異常の頻度がより高いと報告している。胎児の心筋肥大や心機能異常は，糖尿病合併妊娠では30 〜 70％，GDMでは9 〜 50％の頻度でみられ，特に妊娠後期に頻度は増加するといわれている。胎児心電図のST上昇や低下は胎児心臓の低酸素状態を反映しており，糖尿病合併妊娠の胎児においては分娩第1期，第2期ともにみられ，GDMの胎児においては妊娠第2期に認めるとしている（表3）[8]。この違いについては，GDMの胎児においては，糖尿病合併妊娠の胎児よりも胎児の心筋肥厚の程度がより軽度であるため，分娩第2期になるまで胎児心電図の変化が現れないのであろうと推察されている。胎児心電図測定が可能な施設はまだ日本では限られているが，糖代謝異常合併妊娠における胎児の心機能の変化を，心電図の変化としてとらえられることは興味深い。

以上のように，糖代謝異常合併妊娠においては，出生前評価としてのBPSやFHRモニタリングに異常を認めなくても，分娩時には胎盤の機能的・構造的変化や，胎児の心筋肥厚，心機能異常の影響により，FHRモニタリング所見で異常を認めることがある。これは，糖尿病性腎症や妊娠高血圧腎症の合併を認めない症例においても起こりうるため，分娩時の胎児監視はより慎重に行うことが重要である。

新生児合併症への対応

　新生児の合併症としては，新生児仮死，分娩時外傷，呼吸窮迫症候群，低血糖，高ビリルビン血症，多血症，低カルシウム血症，新生児心筋症などがある。1型と2型糖尿病合併妊娠の新生児合併症について，各々の多変量解析の結果を表4に示す。1型・2型糖尿病合併妊娠いずれにおいても，耐糖能正常妊婦の児と比較して，NICU入院率が4倍，呼吸窮迫症候群が2倍，低血糖が9 〜 16倍，低酸素性虚

血性脳症が5倍高い発症率となっている。当施設では，分娩後の出生児に心電図，パルスオキシメーターを装着し，酸素飽和度の測定，呼吸状態の評価を行っている。また，出生後30分値，1時間値，2時間値の血糖測定を行い，治療介入が必要な低血糖を認める場合には早急に新生児内科と連携をとり，適切な治療介入ができるよう慎重に出生後新生児経過の監視を行っている。

（谷口博子，上塘正人）

==================== 文　献 ====================

1) Patel S, Roberts S, Rogers V, et al.: Study Guide. Williams Obstetrics 25th ed. New York: McGraw Hill, 2019: 1102-3.
2) American College of Obstetricians and Gynecologists' Committee on Practice Bulletins-Obstetrics: ACOG Practice Bulletin No. 201: Pregestational Diabetes Mellitus. Obstet Gynecol 2018; 132: e228-48.
3) 日本産科婦人科学会・日本産婦人科医会: CQ005-2 妊娠糖尿病（GDM），妊娠中の明らかな糖尿病，ならびに糖尿病（DM）合併妊婦の管理・分娩は？ 産婦人科診療ガイドライン産科編2023. 東京: 日本産科婦人科学会, 2023: 23-4.
4) Nevander S, Carlhäll S, Källén K, et al.: Gestational diabetes mellitus and time in active labor: A population-based cohort study. Acta Obstet Gynecol Scand 2023; 102: 873-82.
5) Karkia R, Giacchino T, Watson H, et al.: Maternal and neonatal complications in pregnancies with and without pre-gestational diabetes mellitus. J Perinat Med 2023; 52: 30-40.
6) Salvesen DR, Freeman J, Brudenell JM, et al.: Prediction of fetal acidaemia in pregnancies complicated by maternal diabetes mellitus by biophysical profile scoring and fetal heart rate monitoring. Br J Obstet Gynaecol 1993; 100: 227-33.
7) Tarvonen M, Hovi P, Sainio S, et al.: Intrapartal cardiotocographic patterns and hypoxia-related perinatal outcomes in pregnancies complicated by gestational diabetes mellitus. Acta Diabetol 2021; 58: 1563-73.
8) Plunkett BA, Weiner SJ, Saade GR, et al.: Maternal Diabetes and Intrapartum Fetal Electrocardiogram. Am J Perinatol 2024;41（S 01）: e14-e21. doi: 10.1055/a-1817-5788. Epub 2022 Apr 5.【レベル1】（RCT）

各論Ⅴ　妊娠中の糖尿病合併症の管理

糖尿病性腎症

糖尿病性腎症を合併した妊婦において，妊娠により糖尿病性腎症が悪化するか否かは，当初の糖尿病性腎症の状態（蛋白尿，GFR）によるところが大きく，それを正確に評価する必要がある。現時点では，正常〜微量アルブミン尿で腎機能が保たれていれば妊娠・出産は可能であろう。顕性アルブミン尿ないしは腎機能低下例は，原則的に妊娠・出産は困難である。どうしても妊娠・出産の希望が強い場合には，リスクを十分に説明したうえで，妊娠中および分娩後の産科的合併症，腎機能の推移に十分に注意を払う。綿密に尿蛋白や腎機能の経過を追い，妊娠継続可能かどうかの見極めが重要である。加えて，妊娠高血圧腎症を合併した場合は，さらに腎機能が低下するリスクがある。いずれにしても糖尿病性腎症と妊娠の関係を熟知したえうえで患者に接する必要がある。

「糖尿病があっても産める」といわれて久しいが，慢性合併症，特に糖尿病性腎症（腎症）の存在下ではどうであろうか。例えば，顕性アルブミン尿期以降の糖尿病をもつ女性が妊娠を希望したり，すでに妊娠した状態で来院したりしたら，どのように対処するか。どちらの場合でも周産期合併症ないしは腎機能低下のリスクを十分に説明することは重要である。もちろん，産科医との連携は早急に行う必要があること，内科・産科のメディカルスタッフの連携を含めたチームによるケアが必須のものとなる。昨今は，（医療施設の状況によっては）腎機能の程度がどうであろうとも，出産までは可能である。しかし，決して出産すればそれで終わりではないことも常に念頭に置くべきである。例えば，分娩した後に人工透析の導入になればそれだけ生活の制約が生じる。すなわち，腎症と妊娠との詳細な相互関連を認識し，産科的予後，腎機能予後などに対して正確な知識をもち，妊娠を希望する腎症患者にリスク管理の観点から説明し，理解してもらわないといけない。

1 妊娠における腎臓の生理的な変化

詳細なメカニズムの解説は成書に譲るが，腎容量の増大，循環血漿量の増加，糸球体濾過量の増加，ヘマトクリット値の低下などがみられる。これらの変化は生理的なものであり，腎症の存在下でどうなるかは議論の余地があるが，基本知識として知っておくことは必要であろう。

2 腎症患者の妊娠許容条件

この点は各論Ⅱ　糖尿病をもつ女性のプレコンセプションケア：PCCとしての合併症管理「糖尿病性腎症」（p.101）にも記載されているように，血糖管理に関しては，HbA1c 7%未満，慢性合併症に関しては，糖尿病網膜症（網膜症）はなし，あるいは良性で安定，腎症は正常〜微量アルブミン尿期とされてきた。ただしこの腎症病期分類（p.102「表2 糖尿病性腎症病期分類2024」参照）[1]における正常〜微量アルブミン尿期（1〜2期）にもGFRが60 mL/min/1.73 m^{2}未満のものが存在するので，従来通りに同時期のすべてが許容できるとは限らない。『腎疾患患者の妊娠 診療ガイドライン2017』[2]でも，慢性腎臓病（CKD）重症度分類のGFR区分G1（eGFR>90 mL/min/1.73 m^2），G2（eGFR 60〜90 mL/min/1.73 m^2）であっても妊娠合併症のリスクは高いと記載されている。

3 実際に妊娠希望の（あるいはすでに妊娠している）腎症を合併した糖尿病をもつ女性に遭遇したら？

一番問題になると考えられるのは，腎機能が正常か低下しているか否かにかかわらず，顕性アルブミン尿を有する糖尿病をもつ女性が妊娠を希望した場合である。そのような状況も含めて，腎症患者の妊娠に関しては，以下の①，②に述べる事項を知っておきたい。米国ではメタ解析を含むいくつかの検討がなされている。ただし，これらに関する先行研究は，そのほとんどが腎症を含むCKDを対象として

いること，１型糖尿病合併妊娠が主な対象とされていることに注意する。

①腎症は妊娠・妊娠合併症に影響を与えるか

腎症を含むCKDと妊娠との関連を検討した23編の論文（506,340の妊娠例＝５～14.7年の経過観察で14論文がpregnancy outcomeを，９論文がrenal outcomeを検討している）を分析したメタ解析[3]では，CKDを合併していると死産・早産，帝王切開率，周産期死亡のリスクが増加することが指摘されている。また，帝王切開率は，微量アルブミン尿期よりも顕性アルブミン尿期で高く[4]，腎機能が低下するほど低出生体重児のリスクが増加するとされている[5]。一方,56編の論文を対象（12,819妊娠例）とした妊娠と糖尿病慢性合併症（網膜症 or 腎症）のメタ解析[6]では，糖尿病における網膜症あるいは腎症の存在は，母体の妊娠関連合併症を増加させる可能性を示している。従って，腎症を含むCKDを合併していると産科的合併症のリスクが増加し，それが重症であるほど（尿蛋白が多い，腎機能が低下している），妊娠合併症が起きやすいと考えられ，腎症患者の産科的合併症の発症や進行には注意を払うべきである。

②妊娠は腎症の経過に影響を与えるか

一方，前述の①と逆の場合も知っておくべきである。前述したCKDと妊娠の関連を検討したメタ解析[3, 6]では，腎機能が正常であれば妊娠は腎症に大きな影響は与えないとされている。ただし，これらの検討では妊娠と腎症に関連する検討はheterogeneityが大きく，メタ解析が困難であるとも記載されている。一方，顕性アルブミン尿を伴うが腎機能の低下はない１型糖尿病妊娠の報告では，非妊娠群と比べて腎機能低下速度，末期腎不全や死亡の発生頻度に差を認めていない[7]。すなわち，（十分なエビデンスはないが）妊娠は腎症を含むCKDの経過には大きな影響は与えないという報告がいくつかなされている。特に，正常～微量アルブミン尿期で腎機能が保たれている状況では，妊娠は腎症の経過に影響を与えないとされる。しかし，腎機能が低下している場合には状況が異なる。腎症を含むCKD妊婦の検討[5]では，血清クレアチニン値が1.3mg/dLを超えると，非可逆性の腎機能低下や高血圧の頻度が有意に高くなると記載されている。わが国における，『糖尿病治療ガイド2022-2023』,『糖尿病診療ガイドライン2024』および『腎疾患患者の妊娠 診療ガイドライン2017』[2]では，

腎機能障害を認める場合や顕性アルブミン尿期以降は，周産期合併症や妊娠に伴う腎機能悪化の可能性が高いと記載されている。すなわち，現時点では腎症の予後には妊娠時（前）の腎機能が影響する可能性が高い[5]と考えるのが妥当である。

4 以上のことを念頭に置いて 実際の対応を考える

複数の場合が考えられる。本項では，基本的に腎症の診断がついている場合を考える。腎障害のレベルの多寡にかかわらず，まずは産科側と内科側との連携を早急に行うべきである。特に後述する「分娩のタイミング」は産科側の判断によるところが大きいので，極力早期に連携を始める（産科側から内科側に紹介されていればその連携はすでに構築されている）。すなわち，内科・産科のメディカルスタッフの連携を含めたチームによるケアが必須のものとなる。

①微量アルブミン尿期の場合

腎機能が低下していなければ，リスクはあるが妊娠・出産は可能である。ただし，妊娠経過中，分娩後の尿アルブミンの経過，腎機能の経過を綿密に追う必要がある。そして，少しでも進行がみられた際には，顕性アルブミン尿期ないしは腎機能低下例として扱う必要がある。

一方，最初から腎機能が低下している際には，腎症かどうかの診断を再度綿密に行う。この場合は，腎症ではない別の腎疾患のことも多く，その診断をきちんとする必要がある。腎症に対してレニン－アンジオテンシン系阻害薬などの腎保護薬を使用している場合には，まずは薬剤を中止する必要があるが，その際に尿アルブミンの増加がみられる場合がある。この際は，顕性アルブミン尿期ないしは腎機能低下例として扱う必要がある。

②顕性アルブミン尿期で腎機能が低下していない場合

基本的には妊娠・出産は困難であることを説明する。腎機能が低下していなくても腎症の自然経過を考えれば，顕性アルブミン尿を伴う場合には腎機能が遅かれ早かれ低下してくることが想定される。従って，尿蛋白の増加や腎機能の低下などがみられた場合には，産科側との検討のうえ分娩のタイミングを見計らう必要がある。

③顕性アルブミン尿期で腎機能が低下している場合

原則的には，妊娠・出産は不可である．許容できないことを丁寧に説明する．そのポイントの1つは，「出産だけがゴールではない」ということである．

以上①～③はまだ妊娠していない時期に挙児希望のある糖尿病をもつ女性から相談された場合である．一方，すでに妊娠していて来院する場合がある．その際も産科的合併症や腎機能低下のリスクのあること，綿密に経過を追う必要があること，妊娠継続の断念あるいは分娩のタイミングが重要であること，出産のみが人生のゴールではないことを十分に説明し，理解してもらわなければならない．

5 妊娠高血圧腎症を合併した場合には

妊娠高血圧症候群とは，妊娠20週以降に初めて高血圧を発し，出産後12週までに軽快する高血圧（収縮期血圧が140mmHg以上もしくは拡張期血圧が90mmHg以上）をいう．さらに，妊娠高血圧腎症とは，妊娠20週以降に高血圧と蛋白尿（300mg/日以上）が出現し，分娩後12週までに軽快する場合である．その危険因子には，糖尿病，高血圧，腎疾患，肥満，母体の年齢が高いこと（40歳以上），家族に高血圧家族歴，多胎妊娠，初産婦，以前に妊娠高血圧症候群の既往があることなどがいわれている．従って，糖尿病さらには腎症を合併する場合には，妊娠高血圧症候群の発症頻度が高いことが指摘されている[8]．さらに，初回妊娠時に妊娠高血圧腎症を合併した妊婦は末期腎不全や死亡のリスクが高い[9]とされており，腎症発症率・冠動脈疾患発症率も妊娠高血圧腎症では高い[10]と報告されている．いずれにしてもこの場合は，分娩のタイミングを図ることがきわめて重要となる．

6 薬物療法に関して

特に顕性アルブミン尿期以降の腎症を合併している例や，微量アルブミン尿期で尿アルブミン排泄量減少の目的でレニン－アンジオテンシン系阻害薬を使用している場合に注意が必要である．昨今では，腎症に対してSGLT2阻害薬，GLP-1受容体作動薬，ミネラルコルチコイド受容体拮抗薬なども使用されているが，基本的には中止する．ただし，その際に尿アルブミンの増加や腎機能の低下がみられる場合があり，その際はステージの進んだ腎症としてとらえ，次に述べる分娩タイミングも含め綿密に経過を追う必要がある．

7 分娩のタイミングを見極める

臨床的には非常に重要な事項であり，内科と産科の密接な連携が特に重要である．特に前述した妊娠高血圧症候群を合併した場合の分娩のタイミングの判断は重要であり，胎児の発育に応じていつ分娩するかの見極めを内科側，産科側の両者で十分かつ迅速に検討すべき問題である．妊娠34週以降で重症妊娠高血圧症候群の場合や妊娠34週未満で妊娠継続が母体にとって危険と判断された場合，胎児機能不全がある場合には分娩とするとされている．

繰り返しになるが，まずは，糖尿病をもつ患者の尿アルブミンを確実に測定することである．正常～微量アルブミン尿で腎機能が保たれていれば妊娠・出産は可能であると考えるが，顕性アルブミン尿ないしは腎機能低下例は基本的に妊娠は困難である．しかし，同時期の糖尿病をもつ女性の挙児希望がきわめて強い場合，あるいはすでに妊娠して来院した場合には，妊娠合併症や分娩後の腎機能の推移の観察が重要であることを話し，十分に注意を払う．

もちろん，内科・産科の連携は迅速に行う．確かに，腎機能が正常ではない腎症患者であっても，十分な体制の下で出産することは可能であるが，出産すればそれで終わりではないことも常に念頭に置くべきである．表1はやや古く海外のものではあるが，健常妊婦，糖尿病，妊娠糖尿病に分け，さらに腎症の病期に分けて，その起こりうる事象・予後などが述べられている．しかし，妊娠により腎症が悪化するか否かはまだ議論の余地があり，わが国では症例の蓄積がない．欧米の検討結果のみをみているだけでは実態が把握できないことを申し上げておきたい．重要なことは，妊娠可能年齢の糖尿病をもつ女性すべての良好な管理の達成と合併症評価，根本的には患者およびそれに携わる医療者の教育である．

（守屋達美）

文献

1) 馬場園哲也, 金崎啓三, 宇都宮一典, ほか: 糖尿病性腎症病期分類2023の策定. 日腎会誌 2023; 65: 847-56.
2) 日本腎臓学会 編: 腎疾患患者の妊娠 診療ガイドライン2017. 東京: 診断と治療社, 2017.
3) Zhang JJ, Ma XX, Hao L, et al: A systematic review and meta-analysis of outcomes of pregnancy in CKD and CKD outcomes in pregnancy. Clin J Am Soc Nephrol 2015; 10: 1964-78.
4) Piccoli GB, Clari R, Ghiotto S, et al: Type 1 diabetes, diabetic nephropathy, and pregnancy: A systematic

表1 糖尿病性腎症のステージ別の妊娠中・後の腎機能

空欄は記載なし。一見して（当初の腎機能低下がなければ）妊娠による腎機能悪化はなさそうである。しかし，いまだ十分なエビデンスはない。

	健常妊婦	糖尿病				妊娠糖尿病
		正常アルブミン尿，腎機能正常	微量アルブミン尿，腎機能正常	顕性アルブミン尿，腎機能正常	顕性アルブミン尿，腎機能低下	
蛋白尿	20週以降増加，300mg/dLまで	増加	ネフローゼ症候群になりうる	通常ネフローゼ症候群になる		20週以降増加，300mg/dLまで
GFR	約50％増加	増加		さまざま		増加
妊娠高血圧腎症	2～5％	15～20％，腎症の悪化因子となる				7～10％
分娩後の蛋白尿	なし	なし	通常前値に戻る			健常妊婦と比べ微量アルブミン尿のリスクあり
分娩後の腎機能	妊娠高血圧腎症は末期腎不全のリスクを上げる	通常正常	妊娠前の低下速度と同等になる		悪化あるいは低下速度が速くなる可能性あり	通常正常

（文献11より作成）

review and meta-study. Rev Diabet Stud 2013; 10: 6-26.

5) Bili E, Tsolakidis D, Stangou S, et al.: Pregnancy management and outcome in women with chronic kidney disease. Hippokratia 2013; 17: 163-8.

6) Relph S, Patel T, Delaney L, et al.: Adverse pregnancy outcomes in women with diabetes-related microvascular disease and risks of disease progression in pregnancy: A systematic review and meta-amalysis. 2021; 18: e1003856.

7) Rossing P, Jacibsen P, Hommel E, et al.: Pregnancy and progression of diabetic nephropathy. Diabetologia 2002; 45: 36-41.

8) Young EC, Pires MLE, Jose Marques LP, et al.: Effects of pregnancy on the onset and progression of diabetic nephropathy and of diabetic nephropathy on pregnancy outcomes. Diabetes Metab Syndr 2011; 5: 137-42.

9) Sandvik MK, Iversen BM, Irgrns LM, et al.: Are adverse pregnancy outcomes risk factors for development of end-stage renal disease in women with diabetes? Nephrol Dial Transplant 2010; 25: 3600-7.

10) Gordin D, Hiilesmaa V, Fagerudd J, et al.: Pre-eclampsia but not pregnancy-induced hypertension is a risk factor for diabetic nephropathy in type 1 diabetic women. Diabetologia 2007; 50: 516-22.

11) Powe CE, Thadhari R: Diabetes and the kidney in pregnancy. Semin Nephrol 2011; 31: 59.

各論Ⅴ　妊娠中の糖尿病合併症の管理

糖尿病性腎症の産科管理：妊娠高血圧腎症

糖尿病性腎症合併妊娠は，妊娠高血圧腎症（PE）の発症リスクが高い。糖尿病性腎症に関する妊娠の許容条件は腎症第2期までであるが，顕性腎症を合併した糖尿病を有する女性が挙児や妊娠継続を希望して来院することも少なくない。母児双方の状態を把握し，周産期予後を考慮して分娩時期を決定する。PEを発症した場合は将来，腎症や網膜症が増悪するリスクが高い。妊娠前から妊娠期間中，分娩後にわたるフォローアップが必要である。

1 妊娠高血圧腎症

妊娠高血圧腎症（PE）は妊娠20週以降に高血圧を発症し，かつ蛋白尿を伴うもの，または蛋白尿を認めなくても臓器障害のいずれかを認めるものと定義される。妊娠高血圧症候群（HDP）で定義される臓器障害はさまざまである。血清クレアチニン値が1.0mg/dLより高値かつ他の腎疾患が否定されるもの，ASTもしくはALTが40IU/L以上の基礎疾患のない肝機能障害や，治療に反応せず他の診断がつかない重度の持続する右季肋部痛もしくは心窩部痛が臓器障害と定義される。また，間代性痙攣，子癇，視野障害，一時性頭痛を除く頭痛などの神経障害や，HDPに伴う血小板減少（<15万/mm³），播種性血管内凝固症候群，溶血といった血液凝固障害も含まれる。さらには，子宮胎盤機能不全として，胎児推定体重が−1.5SD以下の胎児発育不全で染色体疾患・奇形症候群のないもの，臍帯動脈血流波形異常（臍帯動脈血管抵抗の異常高値，血流途絶あるいは逆流），死産（染色体異常や奇形症候群のないもの）もHDPにおける臓器障害と定義される[1]。

妊娠20週未満で蛋白尿を呈している症例で妊娠20週以降で新たに高血圧が出現した場合，妊娠20週未満で高血圧を呈している腎疾患合併妊娠において，蛋白尿の新たな出現もしくは増悪を認めた場合，加重型妊娠高血圧腎症（SPE）の診断となる。糖尿病性腎症の症例で蛋白尿の出現・増悪が疑われた場合，蛋白尿定量検査などを行い，SPEの早期診断に努めるべきであるが，腎疾患の増悪によるものであるか，妊娠に伴うPEの病態機序を背景とした変化であるかの鑑別は容易ではない。SPEに関連する母体の臓器障害や子宮胎盤機能不全の有無による臨床的な評価を行い，背景にある病態について推察する。

2 糖尿病性腎症とPEの関連性

糖尿病性腎症合併妊娠は，PEや周産期合併症のリスクが高い。さらに糖尿病性腎症第3期以上，もしくは腎機能低下症例は妊娠による腎機能増悪の可能性があり，妊娠を希望する場合は十分に説明する必要がある。

PEのリスクを高める要因

1型・2型糖尿病をもつ女性は，妊娠中に高血圧を発症するリスクが一般的に高くなる。特に糖尿病性腎症のようにすでに腎臓がダメージを受けている場合，腎臓が血液量や血圧の変化に対応しにくくなるため，妊娠中の血圧のコントロールが難しくなることがある。糖尿病性腎症により腎臓に負荷がかかっている場合にPEのリスクを高める要因としては，血管機能障害が挙げられる。糖尿病性腎症では，血管内皮の機能が低下し，妊娠中に血圧のコントロールが不良になる可能性が高くなり，子癇前症やPEを引き起こす原因の1つとなる。また，炎症と酸化ストレスもPE発症の要因となりうる。糖尿病では慢性的な炎症や酸化ストレスが増加し，PEの発症を促進する可能性がある。さらには，糖尿病性腎症に伴う蛋白尿が妊娠中に悪化し，PEの一部としてより腎機能が悪化することがある。

糖尿病性腎症の病期とHDP

糖尿病性腎症の病期は尿中アルブミン排泄量で分類される。GFR（eGFR）30mL/分/1.73m²以上では，30mg/gCr未満を第1期（腎症前期），30〜299mg/gCrを第2期（早期腎症期），300mg/gCr以上あるいは持続性蛋白尿（0.5g/gCr）を第3期（顕性腎症期）と分類され，第4期はeGFR30mL/分/1.73m²未満とされる[2]。糖尿病性腎症をもった女性が妊娠を計画する際には，腎症が第1期または第2期であることが望ましい。しかし，糖尿病性腎

表1 CKDの重症度分類（CKD診療ガイド2012）

原疾患	蛋白尿区分		A1	A2	A3
糖尿病関連腎臓病	尿アルブミン定量 (mg/日)		正常	微量アルブミン尿	顕性アルブミン尿
	尿アルブミン/Cr比 (mg/gCr)		30未満	30〜299	300以上
高血圧性腎硬化症 腎炎 多発性嚢胞腎 移植腎 不明 その他	尿蛋白定量 (g/日)		正常	軽度蛋白尿	高度蛋白尿
	尿蛋白/Cr比 (g/gCr)		0.15未満	0.15〜0.49	0.50以上
GFR区分 (mL/分 /1.73m²)	G1	正常または高値 ≧90			
	G2	正常または軽度低下 60〜89			
	G3a	軽度〜中等度低下 45〜59			
	G3b	中等度〜高度低下 30〜44			
	G4	高度低下 15〜29			
	G5	高度低下末期腎不全 ＜15			

重症度は原疾患・GFR区分・蛋白尿区分を合わせたステージにより評価する。CKDの重症度は死亡，末期腎不全，心血管死発症のリスクを緑■のステージを基準に，黄■，オレンジ■，赤■の順にステージが上昇するほどリスクは上昇する。

(KDIGO CKD guideline 2012を日本人用に改変)

注：わが国の保険診療では，アルブミン尿の定量測定は，糖尿病または糖尿病性早期腎症であって微量アルブミン尿を疑う患者に対し，3カ月に1回に限り認められている。糖尿病において，尿定性で1＋以上の明らかな尿蛋白を認める場合は尿アルブミン測定は保険で認められていないため，治療効果を評価するために定量検査を行う場合は尿蛋白定量を検討する。

(日本腎臓学会 編：CKD診療ガイドライン2024. 東京医学社，東京，2024. p.8. より転載)

症としては第2期までであっても腎機能が低下している症例では，慢性腎臓病としての重症度も考え合わせたリスク評価が必要である。eGFR50〜60mL/分/1.73m²では慢性腎臓病重症度のGFR区分（表1）[3]でG3a（軽度から中等度機能低下）となり，ここに蛋白尿を加味すると末期腎不全に進行するリスクが上昇するため，慎重な管理を要する。

糖尿病性腎症を合併している場合の合併症について，1型糖尿病における糖尿病性腎症（顕性腎症期）と妊娠に関するシステマティックレビューでは，1型糖尿病における糖尿病性腎症合併妊娠は死産や早産，帝王切開率，周産期死亡のリスクが増加していた[4]。また，糖尿病をもつ妊婦43例を，腎症を認めない32例と腎症（早期腎症期以上）を有する11例に分け，糖尿病性腎症の進展や経過に対する妊娠の影響を検討された報告では，腎症を有する群で慢性高血圧症，PE，早産の発症率が高かったが，糖尿病性腎症の増悪には関連しなかった。糖尿病合併妊娠で腎症第3期の11例13分娩（第3期腎機能障害なし群5例，第3期腎機能障害あり群8例）の検討では，第3期腎機能障害なし群で妊娠中の腎機能

低下が多くみられ，HDPの発症率も高く，出生児体重も低値であった。糖尿病性腎症第3期で腎機能障害がみられる場合，HDPや腎機能低下の合併症が生じやすい。さらに，1型糖尿病合併妊娠117例を腎症前期群100例，早期腎症群10例，顕性腎症群7例に分け，強化降圧療法と妊娠予後を検討した報告では，顕性腎症群では有意に血圧は高値であり，早産も顕性腎症群では有意に多かった[5]。強化降圧療法および厳格な血糖管理を行うことで早期腎症までは良好な妊娠予後を得たが，糖尿病性腎症群ではより妊娠予後が不良であった。糖尿病性腎症第2期（早期腎症期）までで腎機能障害が認められない場合は，合併症のリスクは高いものの腎機能に明らかな影響は認められないことが多いが，第3期（顕性腎症期）以降の妊娠は合併症リスクが高く，腎機能悪化のおそれがあり，十分な説明が必要となる。

糖尿病をもつ患者がHDPを発症した後の腎予後

妊娠以前から糖尿病を有する2,204例を用いて妊娠予後と末期腎不全への進展との関連を検討した報告では，初回妊娠時にPE，早産，低出生体重児を合併した妊婦は末期腎不全および死亡の長期的リ

スクが高くなった。1型糖尿病合併妊娠203例において，PEおよび妊娠高血圧（GH）の既往が糖尿病性腎症発症の予測因子になるかについて検討した報告では，妊娠後平均11年で評価された糖尿病性腎症発症率は正常血圧妊娠群と比べてPE群で有意に高かったが，GH群では差を認めなかった。また，正常血圧の妊娠群と比べて冠動脈疾患発症率もPEでは高かった[6]。

3 PEの産科管理

　HDPの根治的治療は妊娠の中断（ターミネーション）であるが，母児双方の状態を的確に把握し，母体の臓器障害発症の可能性，児の成熟度および胎内環境を考慮し，分娩時期を決定する。妊娠37週以降のPE症例は分娩誘発を行い，早期に娩出させたほうが母児ともに予後がよい。妊娠37週未満のターミネーションの基準としては，①降圧剤を使用しても血圧が160/110mmHg以上となる場合，②血小板数の持続的な減少，③腎機能障害や肝機能障害を認める場合，④肺水腫，⑤異常な神経学的所見（激しい頭痛，視覚障害，痙攣），⑥胎児機能不全である[7]。このような場合は帝王切開での分娩が選択されることが多い。

胎児well-beingのモニタリング

　胎盤機能低下による胎児発育不全，羊水過少症，および胎児仮死を合併するため胎児well-beingのモニタリングを行う。胎児超音波検査により胎児発育を経時的に評価し，標準発育曲線と比較する。HDPに合併する胎児発育不全の多くは，妊娠中期以降のhypertrophic cell growthの時期に障害を受けるため，臨床的には身長や頭部の発育は正常範囲で躯幹の発育が不全である痩せた体型を示すことが多い。しかしながら，妊娠32週未満に発症した早発型では妊娠早期からの障害が起こり，頭部，躯幹ともに発育が制限された体型となることもある。また，超音波パルスドプラ法による血流計測で，臍帯動脈や中大脳動脈の血流を評価する。臍帯動脈血流は主に胎盤血管床の血管抵抗を反映する。児の状態が悪化すると，血管抵抗値の上昇や，拡張末期血流の途絶・逆流を認めることがある。慢性的な低酸素血症，アシデミアなどのストレスがかかると，脳や心臓などの重要臓器の血管抵抗を減少させ血流供給の配分を変化させる（brain sparing effect）。胎児中大脳動脈血流の抵抗値が低下し，臍帯動脈血流の抵抗値が上昇する。アシデミアがさらに進行する

と脳浮腫により脳圧は亢進し拡張期血流が低下するため，MCA-PI値は逆に上昇する。このような変化を見逃さないことが重要である。

母体の管理・治療

　PE症例では原則として入院管理を行い，原則として母体ならびに新生児の集中治療が可能な施設への母体搬送を考慮する[7]。入院後は安静を基本とし，血圧・脈拍，尿蛋白定量，一般検血，生化学検査，および凝固線溶系検査などの経時的測定を行い，母体の全身状態を精査する。血液一般検査では，血液濃縮のため平均赤血球容積が低下するにもかかわらずHb，Htが上昇し，血小板数は重症化に伴い低下する。生化学検査では，血中総蛋白やアルブミン値が尿中排泄や血管外漏出のため低下し，尿酸値も重症化に伴い上昇する。慢性播種性血管内凝固症候群（DIC）を合併するため，APTT，PT，fibrinogen，FDP，D-dimer，TAT，ATⅢなどの検査を行う。また，肺水腫，胸水貯留，心不全の有無の検索のため，心電図や胸部X線撮影を適宜行う。

　血圧が160/110mmHg以上の重症高血圧を呈するHDP症例やHELLP症候群に対して硫酸マグネシウムを投与し，子癇発作を予防する。マグネシウムは中枢神経系を抑制するとともに，神経筋接合部におけるアセチルコリンの放出を抑制することにより終板電位の発生を減少させて平滑筋を弛緩させる。マグネシウムの血中治療域は4～8mEqlであり，血中マグネシウム濃度をモニターしながら投与することが望ましい。副作用には，顔面紅潮，口渇感，倦怠感，目のかすみ，悪心・嘔吐などがあり，投与中の中毒症状早期発見のため，膝蓋腱反射や呼吸抑制の有無に留意する。子癇発作を起こした際には母体救急処置を行い，痙攣再発予防のため硫酸マグネシウムを投与する。同時に血圧を測定し，高血圧緊張症であれば降圧を図る。母体状態の安定後に胎児well-beingを確認し，早期娩出を図る。

　重症例では安静および食事療法は無効なことが多く，降圧薬投与を必要とすることが多い。拡張期血圧が100mmHg以上になれば降圧薬の投与を考慮し，110mmHg以上の場合には積極的に降圧を図る。降圧の目標は，収縮期血圧140～150mmHg，拡張期血圧90～100mmHgとするが，急激な降圧は絨毛間腔への血流量の減少に拍車をかけるため好ましくない。平均動脈圧の低下は20%以内にとどめ，急激な血圧の低下を避ける。降圧薬初回投与時や薬剤増量時には，血圧の変動により胎児機能不

全を惹起させる可能性があるため胎児心拍数モニタリングにより胎児状態を把握する[7]。経口可能な降圧薬として，メチルドパ（中枢性交感神経抑制薬），ラベタロール（α，β遮断薬），ヒドララジン（血管拡張薬），徐放性ニフェジピン（Ca拮抗薬）が推奨される。これらの薬剤を単剤あるいは併用で投与する。メチルドパは中枢性に交感神経を抑制することにより末梢血管抵抗の減弱をきたす。副作用として，傾眠，抑うつ，肝障害が報告され，また，長期投与により胎児発育不全の報告例もみられる。ラベタロール（α，β遮断薬）は，心拍出量にほとんど影響を与えず末梢血管抵抗を減弱させ血圧を低下させる。α遮断による反射性頻脈や，血漿レニン活性の低下はβ遮断により抑制され，逆にβ遮断による糖代謝，脂質代謝への影響はα遮断により抑制されるため，副作用は比較的少ない。妊娠中の高血圧症に対する第1選択薬である。ヒドララジン（血管拡張薬）は細動脈平滑筋を弛緩させることにより血管抵抗を減少させる。副作用として，動悸，頭痛，顆粒球減少，血小板減少などや，200mg/日以上を長期に使用した場合にリウマチ様症状をみることがある。徐放性ニフェジピン（Ca拮抗薬）は細胞内へのCaの流入を阻止することにより血管平滑筋の収縮性を減弱させる。強力な降圧作用を有するため少量投与から開始する。妊娠前から高血圧を合併していてアンギオテンシン合成酵素阻害薬を内服している場合，胎児腎障害による羊水過少や肺低形成などの原因となるため，妊娠が判明したら他の薬剤への変更を行う。また，HDPは血液凝固亢進状態であり，微小血栓形成の抑制と血小板凝集抑制を目的にATⅢを投与することもある。

分娩時には血圧が上昇する。陣痛間歇期に160/110mmHg以上の重症高血圧を認めた場合，降圧薬による降圧を図る。硫酸マグネシウムによる痙攣予防を考慮する。経腟分娩での急速遂娩が困難である場合は，帝王切開術により娩出する。

4 妊娠前・妊娠中・分娩後フォローアップの重要性

糖尿病性腎症や高血圧のリスクをもつ妊婦は，妊娠前からの糖尿病管理や血圧管理が非常に重要である。また，妊娠中も厳密な血糖および血圧の管理が推奨されており，定期的な腎機能のチェックが必要である。糖尿病性腎症をもった女性が挙児を希望する場合には，妊娠に伴う数々の周産期合併症のリスクをしっかり説明し，理解したうえでの計画妊娠が望まれる。インフォームドコンセント時には患者のみならず配偶者や家族にも同席してもらい，妊娠に適した状態はeGFR≧60mL/分/1.73m^{2}で腎症第1期または第2期までであることを確認しておく。血糖管理は，挙児希望があればインスリン治療を導入することになる。妊娠初期の血糖管理が不良の場合，児の先天性形態異常や流産が高率になるため，妊娠前に血糖管理の指標が正常化されたうえでの計画妊娠が望まれる。HbA1c 7.0％未満，理想的には6.5％未満を達成する努力を行う。インスリン治療とともに血糖自己測定手技を妊娠前から習得することや，低血糖に対する対処法を知っておくことが望ましい。

妊娠中には定期受診時の尿定性検査はもちろんであるが，3～6カ月に1回は尿アルブミン定量（尿中アルブミン/クレアチニン比）または尿蛋白定量で評価するのが望ましい。妊娠中の腎機能に関しては，血清クレアチニン値によるeGFRで定期評価を行う[8]。妊娠週数が進むにつれてGFRが低下するもの，妊娠に伴う循環血漿量の増加によってGFRが増加するものや，変化なしとする結果などさまざまであり，患者背景に大きく左右される[9]。慢性腎臓病妊婦では，妊娠中の腎機能は妊娠前の腎機能低下が進行している症例ほどさらに低下しやすい[10]。

海外では糖尿病性腎症合併妊娠において低用量アスピリン内服がPE予防に有効である可能性が示唆されており，英国国立医療技術評価機構（NICE）のガイドラインでは妊娠12週以降の低用量アスピリン内服（75～150mg/日）を推奨している[11]。一方で，低用量アスピリンの内服による予防効果は限定的という見解もあり，さらなる検討が待たれる。

糖尿病性腎症の治療に用いられるアンジオテンシン変換酵素（ACE）阻害薬，アンジオテンシンⅡ受容体拮抗薬（ARB）は胎児毒性があり，妊娠中は使用できない。挙児希望時，もしくは妊娠が判明した場合には速やかに中止し，妊娠中に使用可能な降圧薬であるメチルドパ，ヒドララジン，ラベタロールなどに変更する。妊娠後期に血圧管理は難しくなることが多く，妊娠20週以降であればニフェジピンの併用が可能である。ニフェジピン以外のCa拮抗薬はエビデンスが不十分のために推奨されていない。分娩後は，カプトプリルやエナラプリルのような授乳中でも使用可能なACE阻害薬もある。授乳中の薬物の使用に関しては母親の不安も大きく，薬

の必要性や安全性を十分に説明し，薬剤の変更も考慮する。

(衛藤英理子，増山　寿)

文　献

1) 日本妊娠高血圧学会：総論7 妊娠高血圧腎症の臓器障害について．妊娠高血圧症候群の診療指針2021．メジカルビュー社，東京，2021，p31-36.

2) 日本腎臓学会学術委員会：CQ9 糖尿病性腎症の患者の妊娠は合併症のリスクが高いか？ 腎疾患患者の妊娠診療ガイドライン2017．診断と治療社，東京，2017，p24-6.

3) 日本腎臓学会：1 CKD の定義，診断，重症度分類．CKD診療ガイド2012．東京医学社，東京，2012，p1-4.

4) Piccoli GB, Clari R, Ghiotto S, et al.: Type 1 diabetes, diabetic nephropathy, and pregnancy: a systematic review and meta-study. Rev Diabet Stud 2013; 10: 6-26.

5) Nielsen LR, Damm P, Mathiesen ER, et al.: Improved pregnancy outcome in type 1 diabetic women with microalbuminuria or diabetic nephropathy: effect of intensified antihypertensive therapy？ Diabetes Care 2009; 32: 38-44.

6) Gordin D, Hiilesmaa V, Fagerudd J, et al.: Pre-eclampsia but not pregnancy-induced hypertension is a risk factor for diabetic nephropathy in type 1 diabetic women. Diabetologia 2007; 50: 516-22.

7) Brown MA, Magel LA, Kenny LC, et al.: The hypertensive disorders of pregnancy: ISSHP classification, diagnosis and management recommendations for international practice. Pregnancy Hypertens 2018; 13: 291-310.

8) 日本腎臓学会学術委員会 編：腎疾患患者の妊娠診療ガイドライン2017．診断と治療社，東京，2017，p36-7.

9) Piccoli GB, Clari R, Ghiotto S, et al.: Type 1 diabetes, diabetic nephropathy, and pregnancy: A systematic review and meta-study. Rev Dibet Stud 2013; 10: 6-26.

10) Bili E, Tsolakidis D, Stangou S, et al.: Pregnancy management and outcome in women with chronic kidney disease. Hippokratia 2013; 17: 163-8.

11) Mathiesen ER, Ringholm L, Feldt-Rasmussen B, et al.: Obstetric nephrology: pregnancy in women with diabetic nephropathy--the role of antihypertensive treatment. Clin J Am Soc Nephrol 2012; 7: 2081-8.

各論Ⅴ

妊娠中の糖尿病合併症の管理

各論Ⅴ　妊娠中の糖尿病合併症の管理

糖尿病網膜症

> 周産期の糖尿病網膜症(DR)に対する診療と治療は通常のDR治療と違いはないが，一部の症例でDR進行速度が早く視機能を脅かす病態を呈することがあるため，適切な時期の治療介入がポイントとなる。治療法は確立され低侵襲となっているため，妊娠の有無が治療方針に影響する機会は減ってきているが，介入時期を逃さぬための眼科と産科・内科との連携による方針決定が重要である。

　糖尿病網膜症(DR)に対する診療は，妊娠糖尿病以外の糖尿病合併妊娠や一部の妊娠中の明らかな糖尿病(ODIP)に対して必要となる。治療そのものは通常のDR治療と違いはないが，周産期の重症非増殖期症例ではDR進行速度が通常と比べて速いこともあり，容易に視機能を脅かす病態を呈することがある。このため，適切な時期の治療介入がポイントとなる。本項では，2020年に発行された『糖尿病網膜症診療ガイドライン(第1版)』[1]に即して一般的な糖尿病網膜症の治療とともに周産期の治療を述べてゆく。また具体的な妊娠前の診療に関しては他稿[各論Ⅱ　糖尿病をもつ女性のプレコンセプションケア：PCCとしての合併症管理「糖尿病網膜症」(p.105)]を参照していただきたい。

　すべての病期において，DRの発症と進行防止の側面から血糖管理とその把握が必要である。血糖管理の状態とDR病期や進行速度は相関するため，内科・産科との連携は必須で，これには糖尿病眼手帳(p.106「図1 糖尿病眼手帳」参照)や糖尿病連携手帳が情報共有という点で有用である。特に妊娠中にはさまざまな変化が起こるため，通常のDRとは異なる経過をたどることがある。後述のように治療選択肢に制限もあるため，妊娠後の初回眼科診察時から眼合併症や定期検査の必要性を説明する。また，一般的なDR治療に要する網膜光凝固や手術などの費用は高額となるため，高額医療制度などに関しても治療開始時に説明する。

1 病態診断と検査

　DRとは「糖尿病に起因した血管透過性亢進と血管新生に起因した特徴的眼底所見を呈するもの」と定義される。このなかで，特に黄斑に浮腫を生じたものが糖尿病黄斑浮腫(DME)と定義される。

　自覚症状の有無にかかわらず眼科定期検診が必要である。視力・眼圧検査後に無散瞳での細隙灯前眼部検査を行い，糖尿病に伴う前眼部の異常(併発白内障，血管新生緑内障，前眼部炎症の有無など)を評価する。続く散瞳下での倒像鏡眼底検査により，DRの特徴的所見(毛細血管瘤，点状または斑状出血，硬性白斑，軟性白斑，静脈数珠状拡張，網膜内細小血管異常など)の有無を評価する。散瞳薬を用いた検査が必要になるため，検査当日に自身で車やバイク，自転車などを運転しての受診は控えるよう説明する。

　無散瞳での眼底写真撮影は簡便に実施可能であり，散瞳などの侵襲が少ない。しかし通常の撮影では撮像範囲が狭いため周辺部病変が検出できず，正確な病期診断ができないことがある。近年市販された広角眼底撮像機器では，散瞳下眼底検査と同等であるとされているため有用である[2]。しかしこの機器はすべての施設に導入されていないため，散瞳下での眼底検査は現在もやはりスタンダードな検査である。硝子体混濁や硝子体出血などにより眼底が透見困難な場合には，眼底検査は実施できない。このような際，超音波断層検査による網膜剥離・増殖膜の有無の評価や，網膜電図による網膜機能の評価が有用であり，疾患増悪による視機能低下の進行が危惧される場合には手術を計画する。

　治療介入が必要である増殖期糖尿病網膜症では，この病期に特徴的である線維血管膜や後部硝子体剥離，硝子体出血，網膜前出血，網膜剥離の有無や程度，網膜光凝固(レーザー治療)の過不足などの評価が必要となる。進行を疑う場合，蛍光眼底造影検査や光干渉断層血管撮影により，網膜無灌流領域や血管漏出の有無などを評価する。しかし妊婦では造影剤の胎児や母体への影響が危惧されるため，蛍光眼底造影検査は実施できない。近年開発された光干渉断層血管撮影は造影剤を用いず，赤血球の動きを

表1　糖尿病網膜症重症度分類の対応の目安

国際重症度分類	Davis分類	新福田分類
網膜症なし 異常所見なし	－	－
軽症非増殖網膜症 毛細血管瘤のみ	単純糖尿病網膜症 毛細血管瘤	A1：軽症単純網膜症 毛細血管瘤，点状出血
中等症非増殖網膜症 毛細血管瘤以上の病変が認められる重症 非増殖網膜症よりも軽症のもの	網膜点状・斑状・霧状出血 硬性白斑・網膜浮腫 （少数の軟性白斑）	A2：重症単純網膜症 しみ状出血，硬性白斑，少数の軟性白斑
重症非増殖網膜症 •眼底4象限で20個以上の網膜内出血 •2象限以上での明瞭な静脈数珠状拡張 •明確な網膜内細小血管異常 上記のいずれかを認める 増殖網膜症の所見を認めない	増殖前糖尿病網膜症 軟性白斑（綿花様白斑） 静脈異常 網膜内細小血管異常 （網膜無灌流領域：蛍光眼底造影）	B1：増殖前網膜症 軟性白斑，網膜浮腫，線状・火焔状出血 静脈拡張 網膜内細小血管異常 （網膜無血管野：蛍光眼底造影）
増殖網膜症 新生血管または硝子体出血・網膜 前出血のいずれかを認めるもの	増殖糖尿病網膜症 新生血管（網膜・乳頭上） 網膜前出血，硝子体出血 線維血管膜 牽引性網膜剥離	A3：軽症増殖停止網膜症 　　陳旧性の新生血管 A4：重症増殖停止網膜症 　　陳旧性の硝子体出血 A5：重症増殖停止網膜症 　　陳旧性の（線維血管性）増殖組織 B2：早期増殖網膜症 　　乳頭に直接連絡しない新生血管 B3：中期増殖網膜症 　　乳頭に直接連絡する新生血管 B4：末期増殖網膜症 　　硝子体出血・網膜前出血 B5：末期増殖網膜症 　　硝子体への（線維血管性）増殖組織 　　を伴うもの

＊：新福田分類においては治療により6カ月間以上鎮静化している場合には，増殖停止網膜症とする。
＊＊：新福田分類における合併症に関する表記：黄斑病変（M），牽引性網膜剥離（D），血管新生緑内障（G），虚血性視神経症（N），光凝固（P），硝子体手術（V）。

（日本糖尿病眼学会診療ガイドライン委員会：糖尿病網膜症診療ガイドライン（第1版）. 日眼会誌 2020; 124: 955-81. より転載）

トレースすることで血管構造を画像再構築する検査である。蛍光眼底造影検査同様に網膜無灌流領域や新生血管が低侵襲で評価できる。機種により撮像範囲は異なり，すべての機種でまだ十分に周辺部網膜の所見を取得可能とは言い難いが，造影剤を使わない点や繰り返し撮像可能である点から，特に妊婦のDR評価には最適な検査であり，今後の発展が期待される。

光干渉断層計は，網膜硝子体界面や網膜微細構築の観察に有用である。本機器では黄斑部や視神経乳頭など視機能に直結する眼底後極の評価が可能であ

り，近年の眼科診療には必須の画像診断機器となっている。特にDMEの病態評価に用いられ，治療方針決定に有用である。

2 病期分類（表1）

Davis分類や福田分類などさまざまな病期分類があるが，現在は国際重症度分類が世界的な標準分類となっている。「DRなし」，「非増殖」，「増殖」の3つに大別し，さらに非増殖網膜症を「軽症」，「中等症」，「重症」に分けている。加えてDMEの分類をもつことが，他の分類にない特色である。

3 国際分類に基づくDR治療の方針

国際分類に基づき，各病期における治療計画を示す。

網膜所見なし（正常眼底），軽症または中等症非増殖糖尿病網膜症（DMEを伴わないもの）

糖尿病と診断されたら必ず眼科受診が必要なこと，内科的治療により発症および進展の危険が低くなることを広く患者および内科と情報共有することがこの病期では特に重要である。眼科的な治療を必ずしも要しない病期だが，より進行して眼科的治療が必須な病期となるリスクがあり，適切な診察間隔に従った定期的な眼科検査が推奨される。自覚症状や所見がなくとも定期検査を継続することが重要である。この時期は全身の改善によりリスクが低くなることから，内科的治療が主体となる。

また，種々の内科薬物治療がDRの発症予防・進展抑制に期待されている。いくつかの薬剤は海外で適応を取得しているが，いずれも2024年11月現在はDRに対する保険診療としてわが国では認められていないので，わが国において眼科のみで下記の薬剤が処方されている場面はほとんどない。眼科的見地からも周産期においてこれらの内服を継続させる必然性は現時点では乏しい。周産期での以下に述べる薬剤の内服継続については，かかりつけ内科医への確認などによる調整が必要である。

レニン・アンジオテンシン系阻害薬

Diabetic retinopathy canedsartan trial (DIRECT)[3,4]，renin-angiotensin system study (RASS)[5]において，レニン・アンジオテンシン系阻害薬が血圧とは独立してDRの発症・進展を抑制および改善効果をもつ可能性が示された。さらにメタ解析において，プラセボあるいは他の降圧薬との比較でDRの発症・進展抑制および改善効果を認め，アンジオテンシン変換酵素阻害薬はアンジオテンシンⅡ受容体拮抗薬より有効であった[6]。しかし，わが国での高血圧患者に対する投与量と異なることに注意が必要である。

脂質異常症治療薬

2型糖尿病をもつ患者を対象に，高トリグリセリド血症，低HDLコレステロール血症を是正する脂質異常症治療薬であるフェノフィブラートの効果を検討したランダム化比較試験（RCT）であるFenofibrate Intervention and Event Lowering in Diabetes（FIELD）Studyにおいて，フェノフィブラート投与群では光凝固治療の導入，増殖網膜症・DMEの発症リスクが減少した[7]。さらにAction to Control Cardiovascular Risk in Diabetes (ACCORD) Eye Studyでは，高コレステロール血症治療薬シンバスタチンにフェノフィブラートを併用した群において，シンバスタチン単独群と比較してDR進展リスクが減少した[8]。他方，レジストリデータを用いた解析ではスタチン内服者において，非内服者と比較してDR発症リスクが減少した[9]。

抗血小板薬

抗血小板薬（アスピリン，ジピリダモール，チクロピジン）のDR発症・進展抑制に関しては古くから期待がもたれ，さまざまな検討が行われてきたが，十分な臨床的有用性は確認されていない[10〜12]。

前増殖・増殖糖尿病網膜症

この時期には網膜光凝固療法や手術療法が適応となる。

DME

DRと同様に，DMEの発症も糖尿病の罹病期間が長期に及ぶと増加する。DMEがある場合は適切な診察間隔に従い検査を行い，中心窩に及ぶことで視機能低下が生じる「視力をおびやかすDME」に進展した場合には，速やかに治療を検討することが推奨される。

4 DMEに対する薬物治療

わが国ではDME治療に対する眼局所投与が承認されているが，特に抗血管内皮増殖因子阻害薬（抗VEGF薬）の妊婦・胎児に対する安全性は十分確立されておらず，妊婦または妊娠している可能性のある女性への投与は禁忌とされている。症例ごとに適応を判断しながら後述のステロイド製剤を用いることが多い。

抗VEGF薬

近年のDR治療において，特にDME治療は劇的な変化を遂げた。多くの臨床研究の結果が示すように，DMEに対する抗VEGF薬治療によるベースラインからの良好な視力改善が報告されている[13]。現在は抗VEGF薬がDME治療の第一選択肢となっている。2024年11月現在わが国では，ranibizumab（ルセンティス®，ノバルティス／ラニビズマブBS®，千寿製薬）とaflibercept（アイリーア®2mg/8mg，バイエル薬品），faricimab（バビースモ®，中外製薬），brolucizumab（ベオビュ®，ノバルティス）の6剤がDME治療に認可されている。硝子体内注

射は日本網膜硝子体学会による「黄斑疾患に対する硝子体内注射ガイドライン」に準拠した適切な手順で施行する[14]。再投与には複数の治療レジメン[要時投与 (pro-re-nata：PRN, as needed)，固定投与 (月1回または隔月1回投与)，treat and extend (TAE)]がある。

有水晶体眼に実施する場合には，徐々に白内障が生じ進行することがある。注射した薬剤が一部全身血流に移行し，VEGF阻害に起因する動脈血栓塞栓症に関連する血管死，心筋梗塞，虚血性脳卒中，出血性脳卒中などが発現する可能性がある[13]。また，網膜牽引が増加し，出血・牽引性網膜剥離や血管収縮などによる網膜の高度虚血が生じることもある。

本治療は単回では効果が乏しく，維持投与を要することが必要である。また，前述のリスクに加え，費用が高額となることについて説明する必要がある。

ステロイド製剤

VEGFは血管新生や透過性亢進の重要な因子であるが，それ以外にも種々の因子により調節される。特に炎症は重要な因子である。ステロイドは炎症を抑制する薬剤であり，DMEに対してはトリアムシノロンアセトニド (TA) の硝子体内注射またはtenon囊下注射が国内で認可されている。DRCR.net Protocol I では，眼内レンズ挿入眼であれば抗VEGF薬に匹敵する効果がTAの硝子体注射にもあるとされている。しかし，白内障，眼圧上昇，眼内炎，出血などの多彩な副作用のため，実臨床では第一選択薬とはなっていない。抗VEGF薬が使用困難な症例や，無効症例に対し用いられることが多い。抗VEGF薬同様に有水晶体眼に実施する場合には白内障の発生に注意が必要である。

5 DRに対する光凝固治療

座位にて短時間の外来処置での実施が可能で侵襲性も低いため，妊婦でも実施可能である。レンズによる眼球の圧迫で，徐脈や気分不快などの迷走神経反射症状が出ることがある。また，疼痛を伴うことや，終了後の一過性の羞明があるため注意が必要である。

汎網膜光凝固により網膜新生血管の消退が可能であることから[15,16]，ハイリスク増殖糖尿病網膜症に対しては例外なく可及的速やかに汎網膜光凝固を行うべきとされる[15,17]。網膜無血管領域に対して実施し，眼虚血の進行防止や新生血管の退縮を目的

とする。通常複数回の通院を要し，処置時の疼痛と費用がやや高額となる点が問題点である。処置後，網膜感度低下，周辺視野狭窄，黄斑浮腫，硝子体出血などが生じることもある。近年市販された機器によるパターン照射は疼痛・侵襲が少ない反面，凝固不足になることがあるため処置後の進行に特に注意が必要である。また，DMEに対する直接/格子状網膜光凝固は1980年代から有効性が報告されてきた治療である。抗VEGF薬導入後に直接/格子状レーザーを選択することで，より低侵襲な治療が可能となる。

処置に伴う網膜への過度の侵襲により，網膜感度の低下や暗順応遅延を伴う周辺視野狭窄が起こりうる。また，DMEの発生あるいは悪化により一過性ないしは恒久的な視力低下をきたす場合もある。新生血管がある場合には網膜光凝固後に硝子体収縮が生じ，硝子体出血により視力が低下することもある。また，調節力の障害・低下や散瞳による瞳孔径の拡大なども生じることがある。さらに，DMEに対する直接/格子状網膜光凝固後に黄斑近傍の網膜下線維増殖や瘢痕拡大が生じ，視力を低下させることがある。

6 増殖糖尿病網膜症に対する手術治療

黄斑部をおびやかす牽引性網膜剥離，裂孔併発型牽引性網膜剥離，多量の硝子体出血，反復・遷延する硝子体出血，汎網膜光凝固の完成が不可能な硝子体出血などに対し，硝子体手術は適応がある。特に硝子体出血と虹彩新生血管を併発する患者は，不可逆性の眼圧上昇を呈する血管新生緑内障に進行する可能性が高いため，迅速な硝子体手術による術中の徹底的な汎網膜光凝固を行い網膜虚血の改善を行う必要がある。従来はこれらの重篤な疾患が絶対適応であった。しかし近年は小切開硝子体手術・術中広角観察システムの発展により手術がより低侵襲かつ安全に行えるようになったことから，適応は拡大している。これまでは視機能喪失を防ぐ，ないしは視機能維持を目的としたものであったが，より早期の硝子体手術へ適応が拡大している。例えば黄斑偏位を起こしうる増殖膜がある場合などでは各症例の安全性や術者の技量を考慮したうえでの実施適応となる[18,19]。術後に再出血，網膜剥離，再増殖，続発性緑内障，白内障の進行などが生じることがある。

DMEに対しても硝子体手術の有効性が報告され

ている。かつては硝子体黄斑牽引・黄斑上膜などを伴うDMEにのみ硝子体手術は有効とされてきたが[20]，これらを伴わない症例にも有効であると報告されている。抗VEGF薬などの治療に抵抗性の場合の治療選択肢として考慮されているが，手術侵襲に伴うリスクと利益を勘案し，適応決定および周術期管理を行う必要がある。

　これらの硝子体手術の多くは局所麻酔下に低侵襲で行われるため，妊娠の有無が手術可否に影響する機会は激減している。しかし，網膜剥離を伴う場合には術後1～2週間程度の腹臥位が網膜復位のために必要となる。妊婦では腹臥位に伴う腹部の圧迫が胎児に影響する可能性があるため，腹臥位は基本的に避ける必要がある。やむを得ず必要となった場合は産科担当医と相談しながら適宜体位を調整する。

　DRの治療法は確立され，低侵襲となっているため妊娠の有無が治療方針に影響する機会は減ってきている。しかし糖尿病合併妊娠では通常とは異なるDR経過を呈することがあるため，治療介入時期の判断が重要であり，眼科と産科・内科との連携による方針決定が重要である。

（枡本昌彦）

=== 文　献 ===

1) 日本糖尿病眼学会診療ガイドライン委員会：糖尿病網膜症診療ガイドライン（第1版）．日眼会誌 2020; 124: 955-81.
2) Aiello LP, Odia I, Glassman AR, et al.: Comparison of Early Treatment Diabetic Retinopathy Study Standard 7-Field Imaging With Ultrawide-Field Imaging for Determining Severity of Diabetic Retinopathy. JAMA Ophthalmol 2019; 137: 65-73.
3) Sjølie AK, Klein R, Porta M, et al.: DIRECT Programme Study Group：Effect of candesartan on progression and regression of retinopathy in type 2 diabetes（DIRECT-Protect 2）: a randomised placebo-controlled trial. Lancet 2008; 372: 1385-93.
4) Chaturvedi N, Porta M, Klein R, et al.: DIRECT Programme Study Group：Effect of candesartan on prevention（DIRECT-Prevent 1）and progression（DIRECT-Protect 1）of retinopathy in type 1 diabetes: randomised, placebo-controlled trials. Lancet 2008; 372: 1394-402.
5) Mauer M, Zinman B, Gardiner R, et al.: Renal and retinal effects of enalapril and losartan in type 1 diabetes. N Engl J Med 2009; 361: 40-51.【レベル1】
6) Wang B, Wang F, Zhang Y, et al.: Effects of RAS inhibitors on diabetic retinopathy: a systematic review and meta-analysis. Lancet Diabetes Endocrinol 2015; 3: 263-74.
7) Keech AC, Mitchell P, Summanen PA, et al.: Effect of fenofibrate on the need for laser treatment for diabetic retinopathy（FIELD study）: a randomized controlled trial. Lancet 2007; 370: 1687-97.【レベル1】
8) ACCORD Study Group and ACCORD Eye Study Group: Effects of medical therapies on retinopathy progression in type 2 diabetes. N Engl J Med 2010; 363: 233-44.
9) Nielsen SF, Nordestgaard BG: Statin use before diabetes diagnosis and risk of microvascular disease: a nationwide nested matched study. Lancet Diabetes Endocrinol 2014; 2: 894-900.
10) The DAMAD Study Group: Effect of aspirin alone and aspirin plus dipyridamole in early diabetic retinopathy. A multicenter randomized controlled clinical trial. Diabetes 1989; 38: 491-8.
11) Early Treatment Diabetic Retinopathy Study Research Group: Effects of aspirin treatment on diabetic retinopathy. ETDRS report number 8. Ophthalmology 1991; 98: 757-65.
12) The TIMAD Study Group: Ticlopidine treatment reduces the progression of nonproliferative diabetic retinopathy. Arch Ophthalmol 1990; 108: 1577-83.
13) Dugel PU, Hillenkamp J, Sivaprasad S, et al.: Baseline visual acuity strongly predicts visual acuity gain in patients with diabetic macular edema following anti-vascular endothelial growth factor treatment across trials. Clin Ophthalmol 2016; 10: 1103-10.
14) 小椋祐一郎，髙橋寛二，飯田知弘：黄斑疾患に対する硝子体内注射ガイドライン．日眼会誌 2016; 120: 87-90.
15) The Diabetic Retinopathy Study Research Group: Indications for photocoagulation treatment of diabetic retinopathy: Diabetic Retinopathy Study report no. 14. Int Ophthalmol Clin 1987; 27: 239-53.
16) The Early Treatment Diabetic Retinopathy Study Research Group: Techniques for scatter and local photocoagulation treatment of diabetic retinopathy: Early Treatment Diabetic Retinopathy Study report no. 3. Int Ophthalmol Clin 1987; 27: 254-64.
17) The Diabetic Retinopathy Study Research Group: Four risk factors for severe visual loss in diabetic retinopathy: the third report from the Diabetic Retinopathy Study. Arch Ophthalmol 1979; 97: 654-5.
18) 恵美和幸．糖尿病網膜症の早期硝子体手術．臨床眼科 1995; 49: 1513-7.
19) Berrocal MH, Acaba LA, Acaba A: Surgery for diabetic eye complications. Curr Diab Rep 2016; 16: 99.
20) Lewis H, Abrams GW, Blumenkranz MS, et al.: Vitrectomy for diabetic macular traction and edema associated with posterior hyaloidal traction. Ophthalmology 1992; 99: 753-9.

各論Ⅴ　妊娠中の糖尿病合併症の管理

糖尿病性ケトアシドーシスの病態・管理

妊娠中の糖尿病性ケトアシドーシス（DKA）は，母体と胎児の生命を脅かす重大な合併症であり，妊娠中のDKAの早期発見と管理は，周産期予後に直結するためきわめて重要である。頻度は少ないが妊娠糖尿病患者においても，DKAが発症する可能性がある。
DKAの主な原因はインスリン作用の不足である。妊娠中は，インスリン抵抗性の増加，呼吸性アルカローシス，胎児によるグルコース消費の増加などの要因により，DKAのリスクが高まる。診断には，高血糖，ケトン体の上昇，代謝性アシドーシスの3要素が重要である。治療の中心は，インスリン投与，輸液，電解質補正であり，治療中においては母体と胎児の厳重な監視が必要である。
妊婦のDKAは胎児低酸素症を引き起こし，短期的には胎児脳，胎児心臓などへ影響を及ぼし，神経学的後遺症のリスクがある。

糖尿病性ケトアシドーシスとは：妊娠中の病態と発症要因

1 糖尿病性ケトアシドーシス（DKA）の発症メカニズム[1]

糖尿病性ケトアシドーシス（DKA）は，インスリン作用の不足が直接の原因で発生する。インスリンは，血糖を細胞内に取り込みエネルギーとして利用するために不可欠なホルモンである。しかし，インスリンが不足すると細胞はエネルギー源として糖を利用できなくなり，代わりに脂肪を分解してエネルギーを得ようとする。この過程でケトン体が生成される。通常，ケトン体はエネルギー源として適切に利用されるが，インスリンの欠乏が続くと過剰に生成され，血中に蓄積して血液のpHが酸性に傾き，代謝性アシドーシスを引き起こす。

さらに，インスリン拮抗ホルモンが増加することで血糖値が著しく上昇する高血糖状態となる。高血糖による浸透圧利尿は脱水を招き，血液濃縮を助長することで病態をさらに悪化させる。これらの要因が複合的に作用し，DKAが進行する。

2 妊娠中のDKAの特徴

妊娠中のDKAは妊娠特有の生理的変化と代謝変動により，インスリン抵抗性の増加，脂肪分解の促進，呼吸性アルカローシスの影響，胎児によるグルコース消費の増加，インスリン要求量の増加が複合的に作用して発生する。これらの要因により，ケトン体が生成されやすく糖尿病の重症度にかかわらずDKAが発症しやすくなるため，早期の認識と対応が不可欠である。

インスリン抵抗性の増加

妊娠中はさまざまなホルモンや内分泌因子が胎盤などから分泌される。インスリン抵抗性に関与しているものとしてはヒト胎盤性ラクトゲン（hPL）が抗インスリン作用の主要因子とされていたが，現在ではそのほかに，エストロゲン，プロゲステロン，プロラクチン，レプチン，TNF-αなど多くの因子が総合的に作用することでインスリン抵抗性を増大させると考えられている。

これらのホルモンは妊娠中期から後期に増加することが知られており，それに伴いインスリン抵抗性は著しく増加する。このインスリン抵抗性に見合ったインスリン投与や膵臓からの分泌が行われない場合，血糖管理が悪化してDKAのリスクが高まる。特に，感染症やストレス，ステロイド療法などが加わるとインスリン要求量がさらに増大し，DKAが急速に進行することがある[2]。

呼吸性アルカローシスの影響

妊娠中は，子宮や胎児の増大などの物理的要因で機能的残気量が減少するため換気回数が増加し，軽度の呼吸性アルカローシスが生じる。また，妊娠中の呼吸性アルカローシスは，以下の要因でさらに進行する。

プロゲステロンの増加

黄体や胎盤から分泌されるプロゲステロンは呼吸中枢を刺激し，分時換気量を30～50％増加させ呼吸性アルカローシス傾向となる。

259

代償機構の低下

通常，生体内では血液酸塩基平衡を調整するために炭酸水素塩（HCO_3^-）を利用するが，妊娠中の呼吸性アルカローシスによりHCO_3^-濃度が低下する。この結果，生体が酸性に傾いた場合にこれを補正する能力が低下しアシドーシスになりやすくなる。

このように，呼吸性アルカローシスはケトン体の蓄積によるアシドーシスに対して，生体の血液酸塩基平衡機能の耐性を低下させる。妊娠中にケトン体が生成されると通常よりも早い段階でアシドーシスが進行し，DKAのリスクが増加する[2]。

胎児によるグルコース消費の増加に伴う脂肪分解とケトン体生成の促進

妊娠中は，下記の理由でケトン体生成が促進される。

母体空腹時のグルコース消費の抑制（胎児への優先供給）

胎児は常にグルコースを必要とし，その取り込みは母体の血糖レベルに依存している。妊娠後期において，母体空腹時には母体のグルコース消費が抑制されることによって，経胎盤的な胎児へのグルコース供給が維持される。このとき，母体は自らのエネルギーを脂質に依存するケトン体産生が増加する。

グリコーゲン分解の抑制

低血糖状態に対処するために，母体は通常，肝臓でグリコーゲンを分解してグルコースを供給するが，妊娠中は胎児の需要によりこれが十分に機能しない場合がある。

インスリンの作用が不足すると，体内ではエネルギーを得るために脂肪が分解され，その結果としてケトン体が生成される。妊娠中はエネルギー需要が増加するため，インスリン不足が続くと急速に脂肪分解が進行し，ケトン体が過剰に生成される。特に妊娠糖尿病の女性の胎盤では，グルコーストランスポーター1の発現の亢進とともに，グルコース取り込みが増加している。この理由から，ケトン体が血中に蓄積し，代謝性アシドーシス（ケトアシドーシス）が引き起こされやすい[3]。

Euglycemic DKA（血糖正常型DKA）

前述した通り，血糖値が著しく上昇していなくても，妊娠中は強力なインスリン抵抗性の発現を背景として，特に空腹時にケトン体産生が促進され，アシドーシスを引き起こすことがある。このため，

DKAが発症しても見逃されやすくなることに注意する。

3 DKA発症要因となる疾患 [2,3]

糖尿病

劇症1型糖尿病を含む1型糖尿病

インスリンの絶対的不足がDKAの主な原因となる。妊娠中はインスリン抵抗性が増加するため，1型糖尿病をもつ患者はDKAのリスクが高くなる。

2型糖尿病

血糖管理が不十分な場合や，妊娠によるインスリン抵抗性の増加の影響により2型糖尿病をもつ患者でもDKAは発症しうる。

併存疾患

感染症

感染症はDKAの主要な誘因の1つであり，妊娠中の感染症（例：尿路感染症，肺炎など）はストレスホルモンの分泌を増加させ，インスリン抵抗性をさらに悪化させるため，DKAのリスクを高める。

妊娠高血圧症候群（HDP）

高血圧や妊娠高血圧症候群（HDP）は胎盤機能やインスリン抵抗性に影響を与え，DKAのリスクを増加させる可能性がある。

薬剤

コルチコステロイド

早産が予測される場合，コルチコステロイド投与は胎児の肺成熟を促進し，新生児呼吸窮迫症候群，脳室内出血，壊死性腸炎などが予防されることがわかっているが，ステロイドはインスリン抵抗性を高めて血糖値を上昇させるため，DKAのリスクを増加させる。ステロイド療法が必要な場合は，血糖管理を厳密に行う必要がある。

β-アドレナリン受容体作動薬

早産防止のために使用されるβ-アドレナリン受容体作動薬（例：リトドリン塩酸塩）は，血糖値の上昇とインスリン抵抗性の増加を引き起こすため，DKAのリスクを高める。

食事制限と栄養不足

過度の食事制限

妊娠中の過度な食事制限や飢餓状態はケトン体の生成を促進し，DKAのリスクを高める。特に，体重増加を恐れて極端な食事制限を行うと，インスリン不足によりケトアシドーシスが発生する可能性がある。昨今，日本では妊婦の体重増加が世界的な基準と比較して少ない傾向があり，低出生体重児（出

生時体重が2,500g未満）の割合が高いとされているため食事制限には注意が必要である。

悪阻による栄養摂取不良

妊娠初期における悪阻（つわり）による食欲不振や嘔吐も，エネルギー不足と脂肪分解の促進を引き起こし，DKAのリスク要因となる。

糖尿病性ケトアシドーシスの診断と母体管理

1 症状

症状としては，多尿・多飲，嘔気・嘔吐，低血圧・脱水，頻脈・頻呼吸，意識レベルの低下，Kussmaul呼吸，腹痛または腹部収縮，胎児機能不全，胎児死亡などがある[2,3]。

妊娠中は上腹部の症状が出現することが多く，妊娠初期では悪阻，妊娠後期では妊娠子宮による上腹部圧迫などある。このような症状はDKAの症状と類似しており，早期診断を逸するため注意が必要である。

2 診断

診断は，高血糖，ケトン体上昇，代謝性アシドーシスという3つの要素に基づいて行われる[1~3]。

高血糖

通常，DKAは血糖値が250mg/dL以上で発症する。

ケトン体の上昇

血中のβ-ヒドロキシ酪酸（β-OHB）が3,800μmol/L以上であることが診断の決め手となる。DKAで増加するのは主にβ-OHBであり，アセト酢酸はβ-OHBと比べて少量しか生成されないためである。尿検査においてはケトン体2＋以上が診断基準に含まれるが，尿中ケトン体検査では主にアセト酢酸が検出されるため，早期のDKAでは尿中ケトン体が陰性と診断される可能性がある。一方，治療が進みβ-OHBがアセト酢酸に変換されると，DKAが解消されつつあるにもかかわらず尿中ケトン体検査ではケトン体増加と判断される可能性がある。この理由から，DKAの診断および治療経過のモニタリングには，尿中ケトン体よりも血中のβ-OHBを直接測定するほうが有用である。血中β-OHBはDKAの状態をより正確に反映するといえる。

代謝性アシドーシス

DKAは代謝性アシドーシスを伴うため，血液のpH値と重炭酸塩（HCO_3^-）濃度が重要な診断指標となる。具体的には，pHが7.30未満，またはHCO_3^-18mEq/L未満であることがDKAの診断基準とされる。また，DKAはアニオンギャップ開大のアシドーシスが特徴的である。[Na^+ － （Cl^- ＋ HCO_3^-）]で計算され12mEq/L以上（正常値；12±2mEq/L）を呈していることで診断される。

3 治療

DKAの治療は，インスリン投与，輸液，電解質補正の3つが中心となり，治療の進行状況や併発症の状況，妊娠時期によっては妊娠終結も考慮する[1~3]。

インスリン投与[1]

少量のインスリンを持続静注することで高血糖とケトン体の生成を抑制する。これにより，細胞がグルコースを取り込み，代謝が正常化する。

インスリン投与の目的

DKAにおけるインスリン療法の主な目的を以下に記す。

高血糖の是正：インスリン投与により血糖値を正常化し，細胞がグルコースをエネルギー源として利用できるようにする。

ケトン体生成の抑制：インスリンは脂肪分解を抑制してケトン体の過剰生成を防止し，代謝性アシドーシスの進行を抑制する。

電解質バランスの維持：インスリンはカリウム（K^+）の細胞内移行を促進する。

投与インスリンの種類

インスリンには，超速効型，速効型，中間型，混合型，持効型などさまざまあるが，速効型インスリン（例：ヒューマリンR®，ノボリンR®）の使用が一般的である。DKAでは迅速な血糖管理が求められるため作用発現が早い速効型を使用する。超速効型も添付文書上は静脈注射が可能なものも存在するが，皮下注射にて使用されることが一般的であり，エビデンスが豊富で効果が安定している速効型インスリンを使用する。

インスリンの投与方法[4,5]

『糖尿病診療ガイドライン2024』では，インスリン（速効型インスリン）は少量持続静注での治療を原則としている。インスリンの血中濃度を迅速かつ安定して維持できるため，血糖値とケトン体の迅速

な改善が可能である。0.1単位/kg/時の速度でインスリンの持続投与を行う。投与速度は，血糖値やケトン体の生成状況に応じて調整する。持続投与は，血糖値が200～250mg/dLまで低下するまで継続され，その後は血糖値の急激な低下を防ぐため，インスリンの投与量を減らしながら，5％ブドウ糖液を併用することが一般的である。

血糖値とケトン体のモニタリング

インスリン療法の効果を確認するため，血糖値と血中ケトン体濃度の定期的なモニタリングが必要となる。最初の数時間は1～2時間ごとに血糖値を測定し，必要に応じてインスリン投与量を調整する。ケトン体の減少は代謝性アシドーシスの改善を示す指標となるため，定期的に確認する。

インスリン療法の終了とその後の管理

インスリン療法は，DKAが解消され血糖値と酸塩基平衡が安定した後に終了する。その後は，患者の状態に応じて皮下インスリン療法に移行する。皮下インスリン療法への移行は静脈内インスリンの投与終了前に行い，オーバーラップ期間を設けることで再び高血糖やDKAが再発するリスクを防止する。

輸液[1,6]

生理食塩水やリンゲル液を用いて脱水状態を改善し，循環血液量の回復を図る。特に初期の大量輸液が重要である。

DKAでは血糖値の上昇に伴い，腎臓は過剰な糖を排出するために大量の水分を尿中に排泄する。この過程でナトリウムやK⁺などの電解質も同時に失われるため，体内は高度脱水状態に陥る。また，嘔吐や多尿によってさらに水分が失われるため，循環血液量は減少し，低血圧やショック状態となる。しかし，過剰な大量輸液による循環の悪化を防止するため，バイタルサインのモニタリングは頻回に行う必要がある。

輸液の目的

輸液の主な目的は，体内の脱水を補正し，循環血液量を回復させ，血糖濃度を希釈し，ケトン体の排泄を促進することである。また，電解質バランスの回復，特に低カリウム血症の予防と治療が重要となる。

初期輸液

DKAの初期治療では，まず等張生理食塩水（0.9％NaCl）あるいは乳酸リンゲル液を使用する。通常，1時間当たり1～1.5Lの速度で投与する。これにより循環血液量が急速に回復し脱水が是正される。

通常，水分欠乏量は体重の5～10％程度であるため，初期の2～3時間で2～3Lを目標に輸液を行う。血圧，尿量，電解質値，血糖値などをモニタリングしながら輸液速度を適宜調整する。特にショック状態や著しい低血圧がみられる場合は，より迅速な補液が必要である。

輸液の種類と組成

初期の輸液には，等張生理食塩水や乳酸リンゲル液が最も一般的に使用されるが，患者の状態に応じて輸液の組成を調整する必要がある。血糖値が250mg/dLを下回ると低血糖のリスクが出てくるため，輸液に糖を付加することや，状況に応じて電解質などを付加する必要がある。

電解質補正[1,6]

治療中，インスリンが細胞内にK⁺を移動させるため，低カリウム血症が生じるリスクがある。これを防ぐため，K⁺補充が行われる。

DKAの治療において，電解質補正はインスリン療法や輸液療法と並んできわめて重要である。

K⁺補正の重要性

K⁺補正は最も重要であり緊急性が高い。DKAでは以下の要因によりK⁺補正が必要となる

細胞外K⁺の増加：インスリン欠乏とアシドーシスにより細胞内K⁺が細胞外に移行する。これにより血清K⁺濃度が一見高くみえるが，実際には全体的な体内K⁺量は減少している。

尿中へのK⁺排泄：高血糖に伴う浸透圧利尿により尿中に大量のK⁺が排出され，全体的にはK⁺の喪失が起こる。

インスリン投与によるK⁺の細胞内移行：インスリン投与により，K⁺が再び細胞内に移行し，血清K⁺濃度が急激に低下する危険性がある。これは，致命的な不整脈や筋肉の収縮障害を引き起こす可能性があるため，インスリン投与中は慎重なK⁺補充が必要である。

K⁺補充の実際

K⁺濃度が正常範囲（3.5～5.0mEq/L）にある場合でも，インスリン投与の開始と同時にK⁺を補充することが推奨される。血清K⁺濃度が3.3mEq/L未満の場合，インスリン療法を開始する前にK⁺補充を優先し，3.3mEq/L以上になるまでインスリン投与を控える必要がある。K⁺濃度が正常範囲であっても20mEq/L（10mEq/500mL）のK⁺を維持輸液に追加し，頻回に血清K⁺濃度をモニタリングしながら補充を行う（表1）。

表1　血清カリウム（K⁺）濃度に応じたK⁺補充例

K⁺濃度	介入
5mEq/L以上	なし
4〜5mEq/L	20mEq/L 補充
3〜4mEq/L	30〜40mEq/L 補充
3mEq/L またはそれ以下	40〜60mEq/L 補充

(文献1より引用)

ナトリウム（Na⁺）と浸透圧の管理[6]

　DKA患者では高血糖による浸透圧利尿と水分喪失が原因で，ナトリウム（Na⁺）濃度が低下することがある。これは偽性低Na⁺血症とよばれる。細胞内液から細胞外液に水が移動することで希釈性低Na⁺血症となる。高血糖は，血糖値が通常の100mg/dLからさらに100mg/dL上昇するごとに血清Na⁺を1.6mEq/Lずつ低下させる。しかし，血糖値が400mg/dL以上の場合，血清Na⁺は血糖値が100mg/dL上昇するごとに2.4mEq/L低下する。

Na⁺補正の実際

　血清Na⁺濃度を補正する際には，まず高血糖による偽性低Na⁺血症の影響を計算で補正する。補正方法は実際のNa⁺計測値に血糖値が100mg/dL上昇するごとに1.6mEq/Lずつ加えることにより行う。この補正後のNa⁺値が135〜145mEq/Lの正常範囲内に収まるように，輸液療法（生理食塩水またはハーフ生理食塩水）を行う。補正速度が速いと浸透圧性脱髄症候群を発症する可能性があるため，補正量目標としては，24時間で10mEq/L以下，48時間で18mEq/L以下になるようにする。

アシドーシスの管理と重炭酸塩補正

　DKAにおける代謝性アシドーシスはケトン体の過剰生成が原因である。通常，インスリン投与と輸液を行うことでアシドーシスは自然に改善されるが，重症のアシドーシス（pH＜7.0）の場合，重炭酸塩（HCO_3^-）の補充が検討される。ただし，HCO_3^-は体内で代謝されCO_2を生成し，アシドーシスが増悪することがあるため，呼吸管理も必要となる場合がある。

重炭酸塩補正の実際：重炭酸塩の補正は慎重に行う必要がある。急速な補正は逆に血液のアルカローシスを引き起こし，酸素の供給不全やK⁺移動の悪化を招く可能性がある。補充が必要な場合は，pHや重炭酸塩レベル，臨床症状を考慮しながら，適切な濃度と速度で行う。

その他の電解質（マグネシウムとリン）の管理

　マグネシウムとリンもまた，DKAの管理において考慮すべき電解質である。これらの電解質は，しばしばK⁺とともに低下することがあり，筋肉収縮機能や神経機能に影響を与えるため，適切な補正が必要である。

4 妊娠終結の選択

　DKAの状況で妊娠を継続するか分娩（妊娠終結）とするかの決定は困難であり，妊娠週数，発症原因も含めた母体の状態，胎児の状態，および治療に対する反応に基づいて決定する。分娩方法としては帝王切開が選択される場合が多いが，母体が安定していない状態での帝王切開は，母体の死亡率と罹患率のリスクを高める可能性がある。まず母体の状態を安定させることが肝要であり，母体の治療後も胎児の状態が改善しない場合，あるいは積極的な治療にもかかわらず母体の状態が悪化し続ける場合は，分娩が正当化される。一方，母体の状態が安定し胎児異常が消失すれば，妊娠は継続可能である[1,2]。

胎児への影響と胎児管理

　DKAが胎児へ及ぼす影響は，酸素供給不足およびケトン体による中枢神経障害である。

1 胎児への酸素供給不足[1,3,7]

　母体アシドーシスは母体血の酸素運搬能を阻害し，胎盤を通じた胎児側への酸素供給が減少して胎児の低酸素・酸血症に繋がる。この状態においては，胎児の心拍数パターンに異常が現れ，胎児機能不全とよばれる状態に陥る。低酸素・酸血症による胎児機能不全の重症度はDKAの重症度と持続時間に比例し，この時間が長期に及ぶと低酸素性虚血性脳症（HIE）の発症または胎児死亡（9〜35％）となることがある。DKAが早期に是正され母体が安定すると，これらの胎児異常は通常改善される[7]。

2 ケトン体と胎児中枢神経障害

　ケトン体は，妊娠中に胎盤を通過して胎児に移行する。高ケトン体状態にある場合，胎児の脳でもケトン体がエネルギー源として利用されるが，過剰なケトン体が胎児の脳に供給されると，胎児脳は酸化

263

ストレスに対する耐性が低いため酸化ストレスを受けやすくなる。酸化ストレスは神経細胞の損傷やアポトーシスを助長し，不可逆的なダメージ (HIE) を与えることがある。この結果，胎児の神経発達に深刻な影響が及び，出生後の知的障害や運動機能障害，学習障害などにつながる可能性が指摘されている。また，妊娠中の高ケトン状態の影響は出生後も続く可能性がある。ケトン体が過剰に供給された胎児は白質障害を生じる場合があり，これが認知機能の低下や行動障害に関連するリスクを高め，研究では胎児期に高ケトン体に曝露された子供が自閉症スペクトラム障害 (ASD) を発症するリスクが増加する可能性があることが示唆されている[1,8]。

3 胎児の心血管系への影響

胎児の高ケトン血症は心臓のようなエネルギー消費が激しい臓器においては，代謝の乱れを引き起こす可能性があり，胎児の心筋に直接的な悪影響を及ぼすとされている。特に，心筋細胞のエネルギー代謝がケトン体依存になると酸素需要量が増加し，相対的な酸素供給不足が生じる。これは，胎児の心拍数異常や心拍出量の低下を引き起こし，心不全や胎児死亡の原因となる。また，母体の電解質異常，特に低カリウム血症は胎児にも影響を及ぼす。心筋の興奮性に異常をきたし，不整脈や心停止を引き起こす可能性がある。さらに，ケトン体が誘発する代謝性アシドーシスも胎児心臓のカルシウム代謝に影響を与え，心血管系の合併症を引き起こすリスクがある。

（田中仁悟，谷口博子，上塘正人）

—————— 文 献 ——————

1) Sibai BM, Viteri OA: Diabetic ketoacidosis in pregnancy. Obstet Gynecol 2014; 123: 167-78. doi: 10.1097/AOG.0000000000000060. PMID: 24463678.
2) Diabetic Ketoacidosis in Pregnancy: An Overview of Pathophysiology, Management, and Pregnancy Outcomes. EMJ Diabet. 2022 Aug;15.DOI/10.33590/emjdiabet/10194487.
3) Dalfrà MG, Burlina S, Sartore G, et al.: Ketoacidosis in diabetic pregnancy. J Matern Fetal Neonatal Med 2016; 29: 2889-95. doi: 10.3109/14767058.2015.1107903. Epub 2015 Nov 23. PMID: 26461169.
4) Parker JA, Conway DL: Diabetic ketoacidosis in pregnancy. Obstet Gynecol Clin North Am 2007; 34: 533-43. xii. doi: 10.1016/j.ogc.2007.08.001. PMID: 17921013.
5) 日本糖尿病学会 編著: 糖尿病診療ガイドライン2024. 東京: 南江堂, 2024.
6) Carroll MA, Yeomans ER: Diabetic ketoacidosis in pregnancy. Crit Care Med 2005; 33 (10 Suppl): S347-53. doi: 10.1097/01.ccm.0000183164.69315.13. PMID: 16215358.
7) Hagay ZJ, Weissman A, Lurie S, et al.: Reversal of fetal distress following intensive treatment of maternal diabetic ketoacidosis. Am J Perinatol 1994; 11: 430-2. doi: 10.1055/s-2007-994613. PMID: 7857437.
8) Tanner HL, Dekker Nitert M, Callaway LK, et al.: Ketones in Pregnancy: Why Is It Considered Necessary to Avoid Them and What Is the Evidence Behind Their Perceived Risk？ Diabetes Care 2021; 44: 280-9. doi: 10.2337/dc20-2008. Erratum in: Diabetes Care. 2021; 44: 1456. doi: 10.2337/dc21-er06b. PMID: 33444162.

各論Ⅵ　産褥管理

妊娠糖尿病既往女性における母乳哺育の確立と意義

妊娠糖尿病既往女性の母乳哺育は，母乳生成の仕組みや全身の代謝改善の結果，その後の2型糖尿病発症予防・発症時期の延期につながる。できるだけ多くの分泌量，できるだけ長い期間の母乳哺育の実施は，糖質代謝改善につながるだけでなく，将来的な高脂血症，高血圧などの発症の予防ともなる。
妊娠糖尿病既往女性の母乳哺育の開始には乳汁生成Ⅱ期の遅延や早期の母子分離などの不利な点があり，母乳哺育を希望する女性には，早期から十分な支援が必要である。

1 母乳哺育の糖代謝改善への意義

妊娠中に母体では胎児に栄養を供給するため，皮下脂肪の蓄積，インスリン分泌亢進，インスリン抵抗性増加，血清脂質の増加などの代謝変化が起きており，これらのアンバランスが妊娠糖尿病（GDM）の発症につながる。Stuebeら[1]は，産後の母乳哺育には妊娠中に蓄積した母体の脂肪を動員し代謝をリセットする効果があり，しかもその影響は授乳終了後も持続すると述べている。また母乳の生成過程では，乳腺細胞に接する毛細血管から直接グルコースが取り込まれ，乳腺細胞内で乳糖が生成される。乳腺内で直接母体のグルコースが消費されることで，授乳中の女性の糖質代謝改善につながる。糖質代謝不良でインスリンを使用している場合などは授乳時に低血糖を起こすこともあり，授乳直前に糖質を摂取する必要がある。

GDM既往女性の分泌量の多い頻回の母乳哺育（密度の濃い母乳哺育と表現する場合もある）は，産後早期の母体の脂質代謝に影響し，将来的な2型糖尿病発症リスクを下げることが報告されている[2]。GDM既往女性が母乳哺育を3カ月継続すると，産後に糖尿病を発症するリスクは長期的に40%以上減少すると報告されている[3]。またRameezら[4]のメタ解析でも，12カ月以上の母乳哺育は母体の2型糖尿病発症リスクを12カ月未満の母乳哺育と比べて30%減少させた［オッズ比0.70（95%信頼区間：0.62-0.78）］。このように，GDM既往女性の母乳哺育による2型糖尿病発症予防効果に関する報告は多くなされている。

できるだけ母乳量の多い，できるだけ長い期間の（密度の濃い）母乳哺育は，GDM既往女性のその後の2型糖尿病発症リスクの予防や，発症を遅らせる効果があり，女性の長期的な健康に貢献するといえる。

2 母乳哺育が軽減する多くの健康リスク

母乳哺育には前述したことに加え，多くの利点がある。例えば，母乳哺育は母体の体重減少に効果的である。Deweyら[5]は母乳育児を行った母親の体重減少は，人工栄養と比べ産後12カ月まで大きく，その程度は授乳回数と授乳期間に関連するとしている。Bakerら[6]は母乳だけで育てるほど，また授乳期間がより長いほど，産後6カ月と18カ月における母体の産後の体重減少は大きいとしている。

中年期女性を対象とした研究の結果でも，母乳哺育は多くの慢性疾患のリスクを下げることが報告されている。Schwarzら[7]は，生涯母乳育児期間が2年以上の場合，母乳でなかった場合と比べ，脂質異常症のリスクが19%，2型糖尿病のリスクが20%，高血圧のリスクが12%，心血管性疾患のリスクが9%低下し，生涯母乳育児期間が2年以上の場合，母乳でなかった場合と比べ，冠動脈疾患のリスクは37%低下するとしている。またRamら[8]は母乳育児によってメタボリック・シンドロームのリスクは23%低下し，母乳育児期間が1年長くなるごとにそのリスクは12%ずつ低下し，母乳育児期間と母乳育児の疾病予防効果は量依存性である（結果的に母乳分泌量が多いほうが）と報告している。高血圧については先に紹介したRameezら[4]のメタ解析で，12カ月以上の母乳育児は高血圧のリスクを13%［オッズ比0.87（95%信頼区間：0.78-0.97）］低下させた。

そのほか，母乳哺育には，閉経前乳癌，卵巣癌，子宮体癌などの多くの疾患のリスクを低下させる可能性が指摘されている。

3 母乳哺育の確立と維持

2015年に実施された乳幼児栄養調査[9]では，調査開始以来初めて生後1カ月時点での母乳栄養率が50％を超え，生後3カ月でも54.7％とさらに増加した。混合栄養率は1カ月で45.2％だった値が3カ月で35.1％に減少しており，混合栄養であった女性が努力して母乳栄養に切り替えた結果といえる。この調査では妊娠中に「ぜひ母乳で育てたいと思った」，「母乳が出れば母乳で育てたいと思った」と回答した者の割合は90％を超えていた。母乳哺育支援においては，「母乳で育てたい」という女性の思いの強さを考慮することが必要である。

一方，GDM既往女性の母乳哺育の確立には困難があるとする研究もある。Matiasら[10]は，GDM既往女性の1/3が産後2～3日目に生じる乳汁生成が急速に増え乳房が緊満してくる「乳汁生成II期」の遅延を経験したと報告している。特に，母親の肥満，インスリン治療，および病院での不十分な授乳は乳汁生成II期の遅延の主な危険因子となっているという。病院での不十分な授乳とは，出生児の低血糖，低出生体重児，巨大児など種々のリスク，児のNICU入院というリスク，その結果起こる母児分離で，母乳哺育の開始に不利な条件が多いことを反映している。乳汁生成II期の遅延という母体側の要因に児側の要因が加わり，母乳哺育の開始や確立を困難にしている。Matiasら[10]は，これらの危険因子をもつGDM既往女性が授乳を成功させるためには，早期からの授乳支援が必要であるとしている。

早期からの授乳支援とは，母児同室での直接授乳の早期開始と細やかな支援から始まる。母児分離している場合は搾乳を支援する必要がある（ここでいう搾乳とは早期には乳頭刺激と考えてよい）。日本新生児看護学会のガイドライン[11]では，①出産後6時間以内の早期からの搾乳の開始，②できれば3時間ごとの頻繁な搾乳を推奨している。母児が分離している間は搾乳により母乳の分泌開始・維持を支援し，直接授乳が可能となったら，ポジショニング（適切な授乳姿勢，抱き方）・ラッチオン（乳首への吸着，含ませ方）を丁寧に指導し，直接授乳の開始をスムーズにする支援を行う。このように母児の状況に合わせ，より細やかに支援する必要がある。

母乳哺育を希望するGDM既往女性に対し，母乳哺育を円滑にスタートできるように支援することは，前述したようにGDM既往女性のその後の長期的な健康維持につながり，母児双方に利益をもたらす視点より重要である。

4 人工栄養・混合栄養の GDM既往女性への支援

母乳哺育の推奨の理由の1つが母児間の愛着形成とされており，そのことが女性の母乳への思いを強くさせている。しかし人工乳の瓶哺乳でも，抱っこし，目と目を合わせ，声掛けしながら行えば愛着形成は十分行われ，瓶哺乳と直接授乳との差は小さくなる。母乳でも直接授乳が難しく，搾乳し瓶哺乳を行っている場合もあり，人工栄養との差はさらに小さい。また，最近育児を行う父親が増えており，父親が行う瓶哺乳には母親の育児負担軽減に加え，児と父親自身との関係性構築につながる効果もある。

一方で，先に挙げたように日本の女性たちの母乳育児に対する思いは強く，人工栄養を選択していても母乳に思いを残している女性は多い。また，実母・義母などの世代の異なる人たちから母乳がよいとの助言があったり，パートナーが母乳を強く望んだりする場合もあり，人工栄養や混合栄養の女性の心を複雑にしている。いずれの栄養法でも，そのときできる栄養法を尊重しつつ，母親の母乳への思いを理解した支援である必要がある。

さて，母乳だけで育てた場合1日500kcalのエネルギーが母体で消費される。その結果，前述のとおり，完全母乳栄養の場合産後の体重減少が促進される。GDM既往女性では，出産後の適度な体重減少も糖質代謝の改善と関連している。従って，人工栄養の場合，非妊時体重への復帰を目指し，産後の食事摂取に留意する必要がある。混合栄養の場合はより複雑で，母乳分泌量に応じた食事摂取とする必要がある。また，1年間の授乳期間には離乳食（補完食）も開始するため，離乳食の進行に合わせ，児が摂取する母乳量の減少に応じた母親の食事摂取量の調整が必要となる。

このように，GDM既往女性では，母乳栄養にならなかった場合や途中で母乳分泌量が減少した場合の支援も，2型糖尿病発症予防には重要といえる。従って女性の母乳哺育への思いを尊重した支援を前提に，人工栄養の女性には非妊時体重への早期復帰に向けて働きかけ，混合栄養の場合は分泌している母乳量に応じた食事摂取を一緒に考えていく支援が必要である。

5 まとめ

母乳哺育はGDM既往女性にとって，2型糖尿病発症予防や発症時期の延期を含め，多くの利点がある。一方で，GDM既往女性の母乳栄養の早期開始や維持には困難がある。GDMの妊婦に母乳哺育の利点を紹介する場合は，その難しさや母乳にならなかった場合の対応も一緒に伝える必要がある。そのうえで，母乳哺育を希望するGDM既往女性には，細やかで十分な母乳育児支援が望まれる。

（成田　伸）

--- 文　献 ---

1) Stuebe AM, Rich-Edwards JW: The Reset Hypothesis: Lactation and maternal metabolism. Am J Perinatol 2009; 26: 81-8.

2) Zhang Z, Lai M, Piro AL, et al.: Intensive lactation among women with recent gestational diabetes significantly alters the early postpartum circulating lipid profile: the SWIFT study. BMC Medicine 2022; 19: 241.

3) Ziegler AG, Wallner M, Kaiser I, et al.: Long-term protective effect of lactation on the development of type 2 diabetes in women with recent gestational diabetes mellitus. Diabetes 2012; 61: 3167-71.

4) Rameez RM, Sadana D, Kaur S, et al.: Association of Maternal Lactation With Diabetes and Hypertension: A Systematic Review and Meta-analysis. JAMA 2019; 2: e1913401.

5) Dewey JG, Heining MJ, Nommsen LA: Maternal weight-loss patterns during prolonged lactation. Am J Clin Nutr 1993; 58: 162-6.

6) Baker JL, Gamborg M, Heitmann BL, et al.: Breastfeeding reduces postpartum weight retention. Am J Cli Nutr 2008; 1543-51.

7) Schwarz EB, Ray RM, Stebe AM, et al.: Duration of lactation and risk factors for maternal cardiovascular disease. Obstet Gynecol 2009; 113: 974-82.

8) Ram KT, Bobby P, Hailpern SM, et al.: Duration of lactation is associated with lower prevalence of metabolic syndrom in midlife-SWAN, the Study of Women's Health Across the Nation. Am J Obstet Gynecol 2009; 198: 268. el-268.e6.

9) 厚生労働省: 平成27年度乳幼児栄養調査結果の概要. https://www.mhlw.go.jp/stf/seisakunitsuite/bunya/0000134208.html（2024年9月10日閲覧）.

10) Matias SM, Dewey KG, Quesenberry Jr CP, et al.: Maternal prepregnancy obesity and insulin treatment during pregnancy are independently associated with delayed lactogenesis in women with recent gestational diabetes mellitus. Am J Clin Nutr 2014; 99: 115-21.

11) 日本新生児看護学会，日本助産学会: NICUに入院した新生児のための母乳育児支援ガイドライン. http://shinseijikango.kenkyuukai.jp/images/sys%5Cinformation%5C20111129171724-2DD14C489C3CA9DF61B2B50D756F97E3C3E2E0AD0505DA931B5D2BAEB3844AE0.pdf（2024年9月10日閲覧）.

各論Ⅵ　産褥管理：産褥期の栄養指導

産褥期の栄養食事指導

産後はインスリン抵抗性が改善し，インスリン必要量は減少する。産褥期の栄養は，分娩後再評価された耐糖能異常の有無，母乳分泌の有無や母体の体重管理，将来の糖尿病予防など複数の視点を考慮して計画する。育児で多忙となるなか，患者が孤立しないよう周囲の環境を確認しながら継続した療養行動ができるよう支援を行う。

1 産褥期の栄養食事指導の意義

妊娠中に増加していたインスリン必要量は，分娩後急激に減少する。妊娠経過中にインスリン治療を行っていた妊娠糖尿病症例の大部分の患者では，分娩後インスリン療法が不要になる。産後6〜12週に糖代謝評価のために75g糖負荷試験（75gOGTT）を行うことが強く推奨されており，分娩後に糖尿病と診断された場合は糖尿病の食事療法に準拠する。一方，耐糖能が正常化した場合であっても妊娠糖尿病既往女性における2型糖尿病発症リスクは正常血糖女性の7.43倍[1]であることから，糖尿病発症予防や次回妊娠，遺伝的背景をもつ子供のためにも妊娠を機に修正した食習慣の継続が必要である。

2 産褥期に必要な栄養

産褥期に必要な栄養量の決定には，産後の耐糖能，母乳栄養であるか否か，また母乳分泌量や産後の肥満度（BMI 25kg/m^{2}以上の肥満）を考慮する。表1，2に概要を示す。耐糖能が正常な場合，日本人の食事摂取基準年齢相当（表2）から摂取エネルギー量を設定する際には，身体活動レベルが用いられる。身体活動レベルは「Ⅰ低い」，「Ⅱふつう」，「Ⅲ重い」の3区分で示しており（表2），対象者の活動量を判断して用いられる。通常の場合，身体活動レベルはⅡ相当とする。母乳分泌がある場合，分泌する母乳のエネルギー量の分を付加して摂取する必要がある。授乳期には泌乳量のデータが必要であるが，日

表1　目標エネルギー量の設定

産後糖代謝が正常				産後糖代謝異常が継続			
肥満		非肥満		肥満		非肥満	
母乳	人口栄養	母乳	人口栄養	母乳	人口栄養	母乳	人口栄養
日本人食事摂取基準：年齢相当（表2）				30kcal/kg/日×目標体重			
付加不要	付加不要	＋350kcal	付加不要	付加不要	付加不要	＋350kcal	付加不要

（文献5を参考に作成）

表2　日本人の食事摂取基準，身体活動レベル別推定エネルギー必要量

	身体活動レベルⅠ（kcal）	身体活動レベルⅡ（kcal）	身体活動レベルⅢ（kcal）
18〜29歳	1,700	2,000	2,300
30〜49歳	1,750	2,050	2,350

身体活動レベルⅠ：生活の大部分が座位で静的な活動が中心の場合
身体活動レベルⅡ：座位中心の仕事だが，職場内での移動や立位での作業・接客など，通勤や買い物での歩行，家事，軽いスポーツのいずれかを含む場合
身体活動レベルⅢ：移動や立位の多い仕事への従事者，あるいはスポーツなど余暇における活発な運動習慣をもっている場合

（文献6を基に作成）

表3 妊娠産褥期（授乳期）における食品構成（1,600kcal，炭水化物エネルギー比55%）

『糖尿病食事療法のための食品交換表 第7版』に示された表1〜6および調味料の配分（1単位＝80kcal）を参考に作成。
授乳期**：1,600kcal＋350kcal（蛋白質＋20g）

	朝食	昼食	夕食	10時	15時	20時	合計
表1	3.5	3.5	4	-	-	-	11
表2	0.5	0.5	-	-	-	-	1
表3	2	2.5	2.5	-	-	-	7
表4	1.5	-	-	-	-	-	1.5
表5	-	0.5	1	-	-	-	1.5
表6	0.4	0.4	0.4	-	-	-	1.2
付録	0.2	0.3	0.3	-	-	-	0.8
合計	8.1	7.7	8.2	-	-	-	24

**分娩後，分割食なし

（日本糖尿病学会編・著：糖尿病食事療法のための食品交換表 第7版. 文光堂, 東京, 2013. p.10-14を参考に作成）

本人女性の泌乳量に関する信頼度の高いデータは存在しない。「日本食品成分表（2020年版）」[2] によると，母乳のエネルギーは61kcal/100g（98.3mL）とされている。また，「日本人の食事摂取基準（2020年度版）」[3] では哺乳量（0.78L/日）を，泌乳量と分娩後における体重の減少（体組織の分解）によりエネルギーが得られる分を踏まえて，350kcal/日を一律の付加量としている。しかし，母乳分泌量や授乳期間は個人差が大きく個別の判断が必要となる。また，本人の体重管理も考慮して決める必要がある。BMI 25kg/m²以上の肥満で母乳分泌がある場合，エネルギーの付加は不要としているが，患者の状態を評価して臨機応変な個別対応が必要である。

3 栄養食事指導の実際

栄養食事指導の流れ

分娩に伴う退院時，1ヵ月検診時，本人の受診または子供の検診時に併せて計画すると継続支援が可能となりやすい。

産褥期，授乳中の付加

耐糖能の異常の有無にかかわらずエネルギーおよび蛋白質の付加が必要となる。しかし，体格がBMI 25kg/m²以上の肥満の場合には付加は不要である。肥満がない場合の1日の食品構成を**表3**に示す。

その他

産後は，妊娠期間中の食後高血糖抑制のために行っていた分割食は不要となる。産後もインスリン療法を継続する場合や，1型糖尿病で母乳栄養の患者は低血糖を起こす場合もあるため，事前に十分説明を行い血糖推移を確認して個別に対応する。授乳中の飲酒はアルコールが母乳移行するため注意すべきであるとしている[4]

（人見麻美子）

文 献

1) Ballamy L, Casas JP, Hingorani AD, et al.: Type2 diabetes mellitus after gestational diabetes: a systematic review and meta-analysis. Lancet 2009; 373: 1773-9.
2) 文部科学省: 日本食品標準成分表2020年版（八訂）. 東京. 文部科学省. 2020: 222-3.
3) 「日本人の食事摂取基準」策定委員会: Ⅱ各論, 1 エネルギー・栄養素 4-4-5 授乳婦. 日本人の食事摂取基準（2020年度版）厚生労働省「日本人の食事摂取基準」策定検討会報告書. 東京, 第一出版, 2020: 82-3.
4) 日本産科婦人科学会・日本産婦人科医会: CQ109 妊婦・授乳婦の飲酒については？ 産婦人科診療ガイドライン産科編2023. 東京: 日本産科婦人科学会, 2023: 109-11.
5) 日本糖尿病学会: Q17-8 糖代謝異常妊婦の妊娠中管理をどのように行うか？（糖尿病合併症・併存症を含めて）. 糖尿病診療ガイドライン2024. 東京: 南江堂, 2024: 372-6.
6) 「日本人の食事摂取基準」策定検討会: Ⅱ各論 1エネルギー・栄養素 1-1 エネルギー. 日本人の食事摂取基準（2020年版）「日本人の食事摂取基準」策定検討会報告書. 東京. 厚生労働省. 2019: 50-2.

各論Ⅶ　その他

肥満妊婦の妊娠管理で注意すべき点

わが国の基準では，妊娠前BMIが25以上の女性が妊娠すると肥満合併妊娠である。肥満は血糖と独立して児の過剰発育，緊急帝王切開や妊娠高血圧腎症などのリスクを伴う。そのため妊娠前からの介入，すなわちプレコンセプションケアがより重要となる。そのうえで糖代謝異常非合併妊娠では，「妊娠中の体重増加指導の目安」に沿った妊娠中の体重増加量（GWG）を目標とする。糖尿病をもつ女性には，妊娠前に体重の標準化を目指しながらインスリン療法を実施し，目標血糖値到達を妊娠許容基準とする。糖代謝異常のない妊娠では非妊時の肥満度に応じたGWGの個別化が推奨される。一方，糖代謝異常合併妊娠におけるGWGは糖代謝異常のない妊娠の目安より少ない増加量が目標となるであろうが，現時点では画一化した妊娠中の体重増加量の推奨値は設定されていない。

1 肥満妊婦の周産期合併症について

「妊娠中の体重増加指導の目安」の基になったわが国の研究では，出生体重＜2,500g，出生体重≧4,000g，34週未満の早産，器械分娩，緊急帝王切開術，妊娠高血圧腎症の6つの周産期イベント発生頻度の総和を最小にするための妊娠中の体重増加量（GWG）を目安としている[1]。妊娠前体格で分類すると，それぞれのイベント発生頻度とGWGは，ある時点では横ばいであるが，GWGが極端に少ない，あるいは極端に多い区分でイベント発生頻度が変化する。出生体重≧4,000gの頻度を図1に示すが，低体重，普通体重ではGWGのある時点までは，ほぼ横ばいであり，極端に多い区分で頻度が増加している。しかし肥満1度では，GWGとともにほぼ直線的に頻度が増加しており，肥満2度以上では緩やかに見えるが，縦軸の単位が違うことに注目すると，やはりGWGと巨大児リスクは相関することが理解できる。2024年現在のわが国における妊娠糖尿病（GDM）の診断基準は，観察研究であるHAPO studyの結果を基に作成されている[2]。このHAPO studyに対する二次解析を行ったCatalanoら[3]は，「肥満は血糖値と独立してheavy for dates（HFD）発症と関連する」と報告している。前述したわが国の肥満におけるGWGと出生体重≧4,000gの関係はこれを支持するものである。またCatalanoは，妊娠高血圧腎症や帝王切開率についても，肥満は血糖値と独立して関連するとしている。わが国の報告でも，GWGと妊娠高血圧腎症の発症率や帝王切開率は肥満2度以上で直線的な相関がみられた[1]。

わが国でも肥満は独立して妊娠高血圧腎症や帝王切開率と関連している可能性がある（図2）。肥満妊婦の体重管理は胎児発育のみをアウトカムとするのではなく，周産期イベントの発生頻度を十分に考慮する必要がある。

2 わが国におけるGDMへの介入効果

2010年にHAPO studyが公表され，これに基づく国際基準に従い，わが国でもGDMの診断基準が国際基準に準じた軽症の糖代謝異常を含むこととなった。その際に，新たに診断されたGDMへの介入の有効性についての多施設共同研究"Japan GDM study（JGS）"を実施した[4]。肥満妊婦のHFD発症には治療介入が負の関連性を示すことが明らかとなり，肥満を伴う1点のみ異常群［75g経口ブドウ糖負荷試験（OGTT）で1点のみ異常を示した例＝現在のGDMの診断基準に近い糖代謝異常群］に対する治療介入の有用性を示した。さらに1点のみの異常群では，妊娠前BMIとGWGがHFD発症に関与することが明らかとなった。この検討でも，肥満と血糖値各々独立して児の発育に影響していることを示している。

3 肥満糖代謝異常合併妊婦のエネルギー摂取

糖代謝異常合併妊娠中の食事療法は，①母体の健康維持および胎児の健全な発育に適切な栄養素配分を行いながら，必要なエネルギー量を確保する，②食後血糖変動に伴う高血糖を避ける，③ケトン体

図1 妊娠中の体重増加速度と出生体重≧4,000 gの発生頻度

妊娠40週で分娩となった場合の体重増加を推定するために，横軸を妊娠体重増加速度とした．低体重群，普通体重群では体重増加速度の上昇とともに出生体重≧4,000 gの発生頻度はJ字型を示した．しかし肥満1度群，肥満2度以上群では体重増加速度の上昇とともに，予測確率はほぼ直線状に出生体重≧4,000 gの発生頻度は増加した．
Gestational weight gain over 40 weeks：妊娠中体重増加速度
Probability of macrosomia：出生体重4,000 g以上の発生頻度

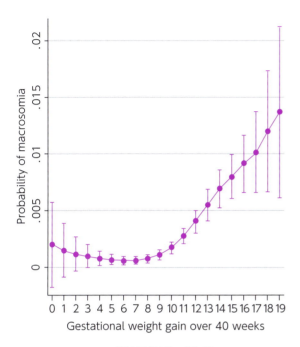

a：低体重（BMI＜18.5）

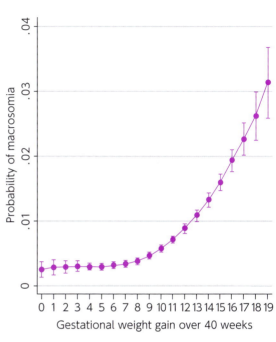

b：普通体重（18.5≦BMI＜25.0）

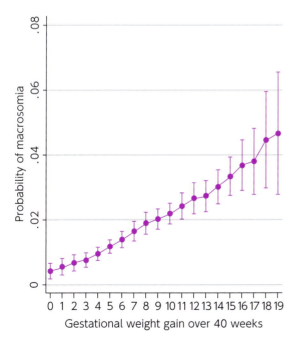

c：肥満1度（25.0≦BMI＜30.0）

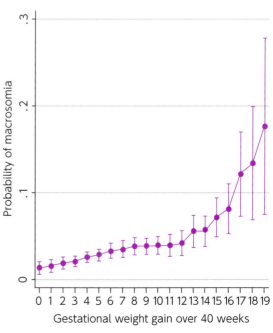

d：肥満2度以上（30.0≦BMI）

（文献1より引用）

図2 肥満が周産期イベントに及ぼす影響

良好な体重管理であれば，図中の合併症に対する妊娠糖尿病に伴うリスク上昇はない。しかし，一定以上の体重増加があると，妊娠糖尿病では緊急帝王切開や巨大児のリスクはさらに上昇するが，現時点では妊娠高血圧腎症のリスク上昇は確認されていない。

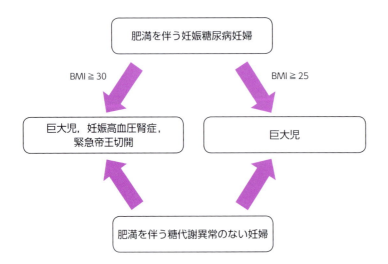

の産生を抑制する，以上3点が基本である。①は基本的には日本人の食事摂取基準に準じてはいるが，エネルギー制限食に関しては，まだコンセンサスが得られておらず，施設ごとに栄養指導の内容が異なっている。日本人の食事摂取基準が改訂される2025年までに議論を深めておくことが望ましい。

厚生労働省から推奨されている妊娠中のエネルギー摂取（kcal/日）は，日本人の食事摂取基準に妊娠各期の付加量を追加する以下の計算から算出されている[5]。

＝22×身長（m）×身長（m）×30＋（初期＋50, 中期＋250, 末期＋450）

肥満を伴う糖代謝異常合併妊婦の食事摂取量の推奨は，学会などからは示されていない。しかし，前述したエネルギー摂取の妊娠付加量を加えないのが一般的である。

わが国の多施設前向き研究（DREAMBee study）の解析によると，GDMは正常耐糖能妊婦と比較してLGAの頻度は変わらない一方で，SGAのリスクが高いことが明らかとなった[6]。GDM群は正常耐糖能群より肥満妊婦の比率が高い（23.5％ vs. 12.5％）が，肥満妊婦に限るとSGAの頻度は正常耐糖能群と変わらないことから，肥満GDMに対しては現行の食事療法は適当と考えることができるか

もしれない。しかし，肥満を伴う糖尿病合併妊娠に対して同様の食事療法を行うことで，適切な血糖管理が可能であるのか，目標体重に達することができるのか，今後の検討結果が待たれる［各論Ⅲ 妊娠中の管理：食事・運動療法『トピックス 日本糖尿病・妊娠学会としての「妊娠糖尿病体重増加の目安」策定に向けて』（p.169）参照］。

(板倉敦夫)

―― 文 献 ――

1) Takeda J, Morisaki N, Itakura A, et al.: Investigation of optimal weight gain during pregnancy: A retrospective analysis of the Japanese perinatal registry database. J Obstet Gynaecol Res 2024; 50; 403-23.
2) HAPO Study Cooperative Research Group: Hyperglycemia and adverse pregnancy outcomes. N Engl J Med 2008; 358: 1991-2002.
3) Catalano PM, McIntyre HD, Cruickshank JK, et al.: HAPO Study Cooperative Research Group. The hyperglycemia and adverse pregnancy outcome study: associations of GDM and obesity with pregnancy outcomes. Diabetes Care 2012; 35: 780-6.
4) Sugiyama T, Metoki H, Hamada H, et al.: Japan Gestational Diabetes Study Group. A retrospective multi-institutional study of treatment for mild gestational diabetes in Japan. Diabetes Res Clin Pract 2014; 103: 412-8.
5) 厚生労働省：日本人の食事摂取基準（2020年版）. https://www.mhlw.go.jp/content/10904750/000586553.pdf（2024年10月2日閲覧）.
6) Kawasaki M, Arata N, Sugiyama T, et al.: DREAMBee study gestational diabetes mellitus group. Risk of fetal undergrowth in the management of gestational diabetes mellitus in Japan. J Diabetes Invest 2023; 14: 614-22.

各論Ⅶ　その他

妊娠中のメンタルヘルス

> 糖代謝異常合併妊婦の妊娠中のメンタルヘルスには，妊娠に伴う心理的変化を十分理解したうえで支援することが求められる。ハイリスク妊産婦としてだけではなく，妊娠・出産，そして子育てに向かう一人の女性としてもとらえ，丁寧に話を聞き，妊婦の頑張りや強みに目を向けかかわることで，受容的傾向が高まっている心理状態にある女性の母親となる過程の促進や，血糖管理への動機付けにもつながっていく。

糖代謝異常合併妊婦の支援には，妊娠・出産，そして子育てに向かう一人の女性の人生の一時期であるという視点をもつことが重要である。妊娠中から産後にかけての母体の身体・ホルモンバランスの変化に伴い，妊婦は心理的にも影響を受ける。また，親になるということは，今までの自己概念を変化させていかなくてはならない。妊娠に伴い家族関係や仕事・周囲の人々とのかかわりなどの社会的変化も加わり，妊娠・出産は女性が人生のなかで遭遇する危機的状況の1つでもあり，発達的危機とよばれる所以である。このような妊娠に伴う心理・社会的変化は，妊婦に葛藤や不安を引き起こすこともあり，妊婦の時期によってもその心理は異なる。糖代謝異常合併妊婦の妊娠中のメンタルヘルスには，このような妊娠に伴う心理的変化を十分理解したうえで，支援することが求められる。

1 妊娠初期の糖代謝異常合併妊婦の心理と支援

妊娠初期は妊娠を喜ぶ肯定的な感情と，妊娠に対する不安や妊娠により今までの生活を変化させなければならないことに対する喪失感などの否定的感情の両方が，妊婦に生ずるアンビバレントな感情（両価的感情）となることが知られている。つわりや倦怠感などのマイナートラブルもあり，情緒的に不安定になりやすい。妊婦自身に心身の変化の自覚があっても，まだ腹部の増大などがないことで妊婦と周囲に認識してもらえないことも多い。体調がすぐれなくても周囲に理解してもらえず，妊娠を否定的に受けとめることもありうる。夫・家族だけでなく，周囲の気遣いや祝福が妊婦の気持ちを安定させ，妊娠に前向きに取り組みことにつながる。

さらに，妊娠から始まる親になることへの準備には「妊娠の受容」が重要であり，その後の母親役割

獲得や妊娠・分娩に向けた健康管理行動を実践できることにつながる。妊婦が妊娠を望んでいたか把握し，夫や家族とのかかわりや妊娠の受けとめ，経済状況，健康状態なども併せて把握し支援していくことが必要である。また，全妊娠期を通じて受容的傾向が強まるとされている。受容的傾向は将来母親となるための準備として非常に大切な心理段階とされており[1]，母親自身が家族や周囲から大切にされ，あたたかいサポートとケアを受けることで，子どもへ愛情をもって育児に取り組んでいく源となる。

糖尿病合併妊婦の場合，特に妊娠初期の血糖管理の状況が心理面にも影響を及ぼす。血糖管理が良好でないまま非計画妊娠となった場合，子供の健康に対する不安や，血糖管理が十分できなかった自分を責めるといった否定的感情が，肯定的感情を上回ってしまうことが予測される。糖尿病合併妊婦は，今まで長く受診していた診療科と異なる診療科の医療者とかかわることとなり，不安に思う者もいると思われる。周産期にかかわる医療者は，ハイリスク妊産婦としてだけではなく，妊娠・出産，そして子育てに向かう一人の女性としてもとらえ，丁寧に話を聞き信頼関係の構築を図ることが支援の基盤となる。そして，妊娠中の血糖管理への指導・支援だけでなく，まずは母親となることを祝福し，糖尿病をもつ女性の気持ちに寄り添うような心理的支援を行うことで「妊娠の受容」が図れ，妊婦と血糖管理に前向きに取り組んでいくことにつながる。また，妊娠・出産で困難な状況がありながらも支援を受け，乗り越えてきた糖尿病をもつ女性の体験談を聴くことは，妊娠・出産を不安に思う妊婦・家族のなによりの励ましとなる。このようなピアサポートが効果的に得られるよう患者会などと連携した体制づくりが求められる。

2 妊娠中期以降の糖代謝異常合併妊婦の心理と支援

妊娠中期の妊婦は，胎児の成長・子宮の増大とともに腹部も目立つようになり，周囲から妊婦と認知され配慮されることも多くなる。胎動を感じることで胎児の存在を認知し，愛着が形成されていく。母親・両親学級への参加や，出産や育児の情報を収集したりなど，出産・育児の準備にとりかかるようになる。つわりも落ち着き，比較的心身ともに安定した時期でもある。妊娠末期になると，子宮の増大に伴い動作が緩慢となったり，頻尿や腰痛などが睡眠や休息に影響を及ぼし身体的にも負担感が増してくる。出産が近づくことで児に会える期待感も高まるが，出産への不安や恐怖心，無事に生まれるか児の健康への不安も生ずることがある。

糖代謝は，胎盤の形成とともにヒト胎盤性ラクトゲン（hPL）やプロゲステロンなどがインスリン抵抗性を生じさせることにより変化してくる。糖尿病合併妊婦の場合，食事療法や妊娠経過に伴うインスリンの増量などにより厳格な血糖管理が求められ，妊娠前の血糖管理では対応できない状況となる。妊娠糖尿病（GDM）妊婦の場合は，診断後すぐに食事療法やインスリンなどの血糖管理が求められる。糖代謝異常合併妊婦，GDM妊婦ともに妊娠中の糖代謝の影響を受けるが，糖代謝異常の成り立ちや経過が異なるため，その心理状況も異なる。

1型糖尿病合併妊婦の場合

1型糖尿病合併妊婦の場合，非妊時に血糖管理ができていても，妊娠前までの状況とは異なることで戸惑うこともある。周囲のサポートを欲する妊娠中の心理状況も踏まえ，難しい状況などを理解し，些細なことでも相談できるように声かけを行う。妊娠経過に伴う血糖上昇に対して感じる自責感や子どもの健康への不安などがないか，医療者からも積極的に寄り添う姿勢でかかわっていく。

2型糖尿病合併妊婦の場合

2型糖尿病合併妊婦は，食事療法だけで血糖が管理できない場合にインスリン療法となるが，2型糖尿病合併妊婦とその家族のなかにはインスリンに対してネガティブな印象をもち，インスリン療法に抵抗感をもつこともある。その必要性と妊娠経過に伴うインスリンの増量も併せて，家族も含めた十分な説明が求められる。血糖管理が十分でなく妊娠に至った場合，妊娠後に厳重な血糖管理が早急に開始

されるが，糖尿病と妊娠に関する知識が十分でない場合，戸惑いや不安，このような状況になってしまった自己に対する否定的な感情が生じる可能性もある。妊婦の母親としての思いにも目を向けていくことが必要である。

糖尿病合併妊婦を支援するための体制づくり

糖尿病合併妊婦は，血糖管理のため妊娠中の食事療法も非妊娠時よりも一層求められるが，「赤ちゃんのために頑張らなくては」と妊婦の頑張りを強いることは，妊婦を追い詰め，管理がうまくいかなかったときには母親である自己を否定し，その後の母親役割の獲得にも影響を及ぼしかねない。妊婦の頑張りや強みに目を向けてかかわることで，受容的傾向が高まっている心理状態にある糖尿病をもつ女性が母親となる過程の促進や，血糖管理への動機付け，さらに医療者との信頼関係の構築にもつながっていくと思われる。内科と産科の医療者だけでなく，新生児科や管理栄養士，臨床検査技師，薬剤師などの多職種で連携を図り，糖尿病合併妊婦の心理状況を共有しチームで支えていく体制づくりが必要である。

GDM妊婦の場合

GDM妊婦の場合，診断されたときの驚きやとまどいは大きい[2]。食事療法という毎日のライフスタイルが血糖管理に直結し，GDM妊婦は血糖値を数値として点数のように目にすることになる。血糖測定とその値にすべてが振り回され食生活を試行錯誤する状況も報告されており[3]，GDM妊婦が感じるストレスは大きい。医療者から胎児の健康のために血糖管理が必要であることを説明され理解していても，心理的負担感は否めない。否定的な感情も含めてその思いを表出できるようかかわり，共感することが求められる。家族も含めて妊娠糖尿病が及ぼす母児への影響や出生後の検査・治療，現在の胎児の状況について説明し，不必要に不安を増強させることのないよう支援する。家族とともにGDMの治療に前向きに取り組めることは，GDMであった自らの妊娠・出産体験をポジティブに受け止められることにもつながり，その後の母親役割取得や分娩後のセルフケア行動にも影響していくと考える。また，GDMは周産期うつ病のリスクであることが報告されている[4]。GDMの診断後1カ月のGDM妊婦の不安は診断後3カ月の時点でも変わらないことが報告されており[5]，妊婦の心理状況を把握していきながら細やかに支援していくことが求められる。

出産については，糖代謝異常合併妊婦は胎児の健康に対する不安だけでなく，経腟分娩が可能か，分娩経過に影響はないか，分娩中の血糖管理はどのように行うのかなど，分娩に対する不安や懸念が生ずる。特に助産師は分娩に対して不明な点はないか把握し，丁寧に説明してくことが求められる。

（田中佳代）

———— 文　献 ————

1) Clausen JP, et al, eds.: Maternity Nursing Today. New York: McGraw-Hill, 1973.

2) 中嶋カツエ，田中佳代，加藤陽子: 妊娠糖尿病妊婦の出産後のセルフケア行動の動機づけに関する研究. 久留米医会誌 2008; 71: 360-8.

3) 豊岡望穂子，松井弘美，長谷川ともみ: 初めて妊娠糖尿病と診断された女性の妊娠期から産褥早期までの主観的体験. 日母性看会誌 2018; 18: 31-7.

4) Arafa A, Dong JY: Gestational diabetes and risk of postpartum depressive symptoms. A meta-analysis of cohort studies. J Affect Disord 2019; 253: 312-6.

5) 能町しのぶ，渡邊浩子: 妊娠糖尿病妊婦の診断1か月・3か月時における不安・抑うつと関連する要因. 糖尿病と妊娠 2019; 19: 99-105.

各論Ⅷ　新生児管理：糖尿病・妊娠糖尿病母体から生まれた新生児 (IDM)

低血糖

糖代謝異常合併妊婦から生まれた新生児は低血糖のハイリスク児であるため，すべての新生児で血糖値を測定すべきである。出生後1時間以内に初回の血糖値を測定し，血糖値が安定するまで経時的に血糖値を測定する。血糖値が安定した後でも，低血糖を疑う臨床症状を認めた場合には，その時点で直ちに血糖値を測定する。低血糖性脳症を発症する血糖値の閾値は不明であるため，適切に血糖値を測定して，低血糖の予防に努めることが最も重要である。

1 新生児低血糖合併の病態生理

糖代謝異常合併妊婦はインスリン抵抗性を示し高血糖や脂質異常症を呈する。ブドウ糖，アミノ酸および脂質などは胎盤通過性を有するため，胎児に過剰な栄養素が移行する結果，胎児は高血糖に陥る。一方，インスリンには胎盤通過性がないため，胎児は自身で血糖値を調整する必要がある。その結果，胎児は高インスリン血症となる。出生後は，母体からのブドウ糖の供給が途絶えるが胎児期の高インスリン血症が残存し，糖新生や脂肪分解が抑制されるために低血糖に陥りやすいと考えられている[1]。

2 新生児低血糖の臨床症状

新生児低血糖の主な臨床症状は，大きく自律神経症状と中枢神経症状の2つに分けられる。自律神経症状としては，易刺激性，振戦，発汗，頻脈，徐脈，多呼吸，無呼吸，皮膚蒼白などがみられる。一方，中枢神経症状としては，哺乳不良，異常啼泣，嗜眠傾向，筋緊張低下，痙攣などがみられる。このように，低血糖に伴う臨床症状はさまざまであるが，いずれも非特異的である。従って，低血糖を疑うことはできても，臨床症状のみから低血糖と診断することはできない。重度の低血糖を放置すると，神経発達予後に影響を及ぼす低血糖性脳症を発症する可能性がある。

3 血糖値のスクリーニング期間と治療介入のためのカットオフ値

正期産児，早産児ともに新生児低血糖と診断するための統一された血糖値のカットオフ値は定まっていない。その代わりに，血糖値測定のスクリーニング期間と治療介入のためのカットオフ値が提唱され

ている[2]。

表1に，米国小児科学会によるハイリスク児の血糖値のスクリーニング期間についての推奨を記載する。糖代謝異常合併妊婦から出生した新生児の場合には，出生後12時間までは経時的に血糖値を測定するように推奨されている。また後期早産児やsmall-for-gestational age（SGA）児の場合には，出生後24時間までは測定するように推奨されている[2]。従って，糖代謝異常合併妊婦から出生した児が後期早産児やSGA児で出生した場合には，出生後24時間までは経時的に血糖値を測定する必要がある。

治療介入が必要な血漿中の血糖値のカットオフ値は，低血糖を疑う臨床症状がある場合と無症状の場合とで異なっている。有症状の場合のカットオフ値は，血糖値＜40 mg/dL，無症状の場合は，生後4時間までは血糖値＜25 mg/dL，生後4 ～ 24時間までは血糖値＜35 mg/dLと定められている[2]。

4 新生児低血糖の管理

新生児低血糖では，低血糖性脳症を発症する血糖値の閾値が不明であるため，発症予防に努める管理が最も重要となる。

糖代謝異常合併妊婦から生まれた新生児では，症状の有無にかかわらず全例で血糖値をスクリーニングする。

出生後1時間以内に初回の血糖値を測定して，血糖値が安定するまで経時的に測定する。初回血糖値が25 mg/dL未満の場合には哺乳を開始し，その後1時間以内に再検する。再検値が25 mg/dL未満の場合には直ちに経静脈的にブドウ糖を投与する。再検値が25 ～ 40 mg/dLの場合には再び哺乳してもらうか，必要に応じて経静脈的にブドウ糖を投与す

表1 ハイリスク児の血糖値のスクリーニング期間と治療介入の血糖値のカットオフ値

1. 血糖値のスクリーニング期間		
①後期早産児，SGA児		出生～生後24時間
②LGA児，IDM		出生～生後12時間
2. 治療介入が必要な血漿中の血糖値のカットオフ値		
①低血糖症状あり		血糖値＜40 mg/dL
②低血糖症状なし	a. 出生～生後4時間まで	血糖値＜25 mg/dL
	b. 生後4～24時間まで	血糖値＜35 mg/dL

SGA：small-for-gestational-age, LGA：large for gestational age, IDM：infant of diabetic mother

(文献2より作成)

表2 ハイリスク児の目標血糖値

1. 米国小児科学会による提唱	
出生～生後24時間まで	哺乳前の血糖値＞45 mg/dL
2. 米国小児内分泌学会による提唱	
先天性形態異常による低血糖が疑われる場合	血糖値＞70 mg/dL
出生～生後48時間まで	血糖値＞50 mg/dL
生後48時間以降	血糖値＞60 mg/dL

(文献2, 3より作成)

る。生後4～24時間までの間は，2～3時間ごとの哺乳を継続して血糖値を測定する。血糖値が35 mg/dL未満の場合にはさらに哺乳してもらい，その後1時間以内に血糖値を再検する。再検値が35 mg/dL未満の場合には経静脈的にブドウ糖を投与する。再検値が35～45 mg/dLの場合には再び哺乳してもらうか，必要に応じて経静脈的にブドウ糖を投与する。出生後24時間までの血糖値は，哺乳前の血糖値で45 mg/dL以上を目標に対処する。間欠的にブドウ糖を投与する場合には，10％ブドウ糖2mL/kgを1分以上かけて静注する。その後の血糖値に応じて5～8mg/kg/分程度のブドウ糖を経静脈的に持続投与する[2]。これらの治療によっても低血糖が改善しない場合には，原因検索とともにヒドロコルチゾンやグルカゴンなどの投与も考慮する必要がある。

5 目標とする血糖値

血糖値のスクリーニングや治療介入後の目標とすべき血糖値が提唱されている。表2にこれらの目標血糖値を記載する。米国小児科学会からは生後24時間までの哺乳前の目標血糖値が，米国小児内分泌学会からは先天性形態異常が疑われる場合および生後48時間までと48時間以降の目標血糖値が提唱されている[2,3]。先天性形態異常が疑われる場合の目標血糖値は高めに設定されている[3]。

6 新生児搬送のタイミング

高次医療機関への新生児搬送のタイミングは，臨床症状の有無によって異なる。無症状の場合には，各施設の診療状況に応じて判断する。すなわち，新生児に対する点滴加療が可能か否かなどによって判断する。一方，有症状の場合，特に低血糖による痙攣発作を認めた場合には集中治療が必要になる可能性が高いため，早急に適切な高次医療機関への新生児搬送を考慮する。

糖代謝異常合併妊婦から出生した新生児は低血糖のハイリスク児である。低血糖性脳症を合併した場合には恒久的な神経学的後遺症を残しうるため，適切に血糖値を測定して低血糖の予防に努めることが最も重要である。

(内山 温)

文献

1) Hay WW Jr: Care of the infant of the diabetic mother. Curr Diab Rep 2012; 12: 4-15.
2) Committee on Fetus and Newborn, Adamkin DH: Postnatal glucose homeostasis in late-preterm and term infants. Pediatrics 2011; 127: 575-9.
3) Thornton PS, Stanley CA, De Leon DD, et al.: Pediatric Endocrine Society. Recommendations from the Pediatric Endocrine Society for Evaluation and Management of Persistent Hypoglycemia in Neonates, Infants, and Children. J Pediatr 2015; 167: 238-45.

各論Ⅷ　新生児管理：糖尿病・妊娠糖尿病母体から生まれた新生児（IDM）

呼吸障害

糖代謝異常合併妊婦から生まれた新生児は胎児期の高インスリン血症の影響によって，正期産児でも呼吸窮迫症候群を合併しうる。さらに帝王切開による出生，新生児仮死，分娩損傷などに伴う呼吸障害も合併しやすい。分娩立会い時には，これらを理解したうえで，適切な新生児蘇生の準備を行う必要がある。さらに呼吸障害を認めた場合には，自施設で対処可能か，搬送が必要かを適切に判断することが重要である。

1 新生児呼吸障害の特徴

糖代謝異常合併妊婦から生まれた新生児のおおよそ30 〜 40％に呼吸障害が合併するといわれている[1]。

糖尿病と妊娠糖尿病を含めた糖代謝異常合併妊婦と，新生児呼吸窮迫症候群（RDS）発症との関連性を検討したメタ解析では，糖代謝異常合併妊婦から出生した新生児はRDSの発症頻度が有意に高いと報告されている[2]。

後期早産児と正期産児を対象とした検討では，妊娠糖尿病がRDS発症の独立したリスク因子であることが明らかにされている[3]。別の研究では，対象は同様に後期早産児と正期産児で，インスリン治療と食事療法のみで管理された糖代謝異常合併妊婦の検討にて，インスリン治療を要する糖代謝異常合併妊婦が新生児RDS発症の独立したリスク因子であることが明らかにされている[4]。このように，糖代謝異常合併妊婦から出生した新生児では，早産児だけではなく正期産児でもRDSを発症するリスクが高いことを認識して対処する必要がある。

妊娠以前から糖尿病と診断された妊婦と妊娠糖尿病との比較では，妊娠以前から糖尿病と診断された妊婦から出生した新生児のRDS発症の調整オッズ比が2.05（95％信頼区間：1.69-2.49）と，有意に発症頻度が高いとされている[5]。

2 新生児呼吸障害合併の病態生理

糖代謝異常合併妊婦から生まれた新生児は，胎児期の高インスリン血症の影響によって肺成熟の遅れや肺サーファクタント産生が減少する。さらにⅡ型肺胞上皮細胞からの肺サーファクタントと，その関連蛋白質の分泌も減少することが知られている[6]。これらの機序によって，正期産児でもRDSの発症

表1　糖代謝異常合併妊婦から生まれた新生児にみられる呼吸障害の原因となりうる主な病態

1. 新生児一過性多呼吸
2. 新生児仮死
3. 分娩損傷に伴う脳浮腫
4. 多血症
5. 低血糖
6. 心不全　など

リスクが高いと考えられている。

表1に糖代謝異常合併妊婦から生まれた新生児にみられる呼吸障害の主な病態を記載する。糖代謝異常合併妊婦から生まれた新生児は帝王切開による出生の頻度が高い。選択的帝王切開で出生した新生児は，新生児一過性多呼吸発症のリスク因子であることも知られている。さらに，糖代謝異常合併妊婦から生まれた新生児の合併症として知られている新生児仮死，分娩損傷に伴う脳浮腫，多血症，低血糖，心不全などでも呼吸障害を認める[6,7]。以上のように，糖代謝異常合併妊婦から生まれた新生児は呼吸器疾患そのものによる病態だけではなく，さまざまな病態によって呼吸障害を合併しうる。従って，糖代謝異常合併妊婦から生まれた新生児に呼吸障害を認めた場合には，呼吸器症状に対する適切な対応とともに，呼吸障害の原因となっている病態に対する治療介入も必要となる。

3 新生児呼吸障害の臨床症状

表2に新生児呼吸障害の主な臨床症状を記載する。多呼吸，陥没呼吸，呻吟，鼻翼呼吸などの努力呼吸を認める。呼吸障害により酸素化が悪化すると中心性チアノーゼを呈する。緊張性気胸を合併した場合には，急激な酸素化の悪化や徐脈を呈する。

表2 新生児呼吸障害の主な臨床症状

1. 努力呼吸
    多呼吸，呻吟，多呼吸，陥没呼吸
2. 中心性チアノーゼ
3. 急激な酸素化の悪化・徐脈 など

4 新生児呼吸障害の管理

糖代謝異常合併妊婦から生まれる新生児の分娩立会いの際には，酸素投与，持続陽圧呼吸（CPAP）などの準備を行い，呼吸障害合併のリスクに備える。

呼吸障害を認めた場合には，臨床症状や血液ガス検査所見などを参考にして適切な呼吸補助療法を実施する。RDSを疑った場合には，マイクロバブルテストや胸部X線検査を実施する。RDSと診断されたら，気管内に人工肺サーファクタントを投与する。新生児一過性多呼吸は，通常生後24〜72時間以内に症状が改善する。呼吸障害の程度に合わせて，酸素投与やnasal CPAP（nCPAP）などの呼吸補助療法を選択する。

5 新生児搬送のタイミング

高次医療機関への新生児搬送のタイミングは各施設の診療の実情によって異なるため，施設ごとに呼吸障害を認めたときの搬送基準を決めておくことが望ましい。

糖代謝異常合併妊婦から生まれた新生児は，胎児期の高インスリン血症の影響によるRDS合併による呼吸障害だけではなく，さまざまな病態によって呼吸障害を合併する。分娩立会い時から，これらを理解して新生児蘇生に備えるとともに，呼吸障害を認めた場合には呼吸障害の原因に応じて適切に対処する必要がある。

(内山　温)

―― 文　献 ――

1) Eichenwald EC, Hansen AR, Martin CR, et al.: Cloherty & Stark's Manual of Neonatal Care, 8th ed. Philadelphia: Wolters Kluwer, 2022: 910-22.
2) Li Y, Wang W, Zhang D: Maternal diabetes mellitus and risk of neonatal respiratory distress syndrome: a meta-analysis. Acta Diabetol 2019; 56: 729-40.
3) Mortier I, Blanc J, Tosello B, et al.: Is gestational diabetes an independent risk factor of neonatal severe respiratory distress syndrome after 34 weeks of gestation？ A prospective study. Arch Gynecol Obstet 2017; 296: 1071-7.
4) Becquet O, El Khabbaz F, Alberti C, et al.: Insulin treatment of maternal diabetes mellitus and respiratory outcome in late-preterm and term singletons. BMJ Open 2015; 5: e008192. doi: 10.1136.
5) Battarbee AN, Venkatesh KK, Aliaga S, et al.: The association of pregestational and gestational diabetes with severe neonatal morbidity and mortality. J Perinatol 2020; 40: 232-9.
6) Hay WW Jr: Care of the infant of the diabetic mother. Curr Diab Rep 2012; 12: 4-15.
7) Suda-Całus M, Dąbrowska K, Gulczyńska E: Infant of a diabetic mother: clinical presentation, diagnosis and treatment. Pediatr Endocrinol Diabetes Metab 2024; 30: 36-41.

各論Ⅷ 新生児管理：糖尿病・妊娠糖尿病母体から生まれた新生児（IDM）

高ビリルビン血症

糖代謝異常合併妊婦から生まれた新生児は高ビリルビン血症を合併しやすい。胎児期の高インスリン血症の影響による肝臓の未熟性，多血症などが発症に関与していると考えられている。巨大児やheavy-for-dates児の頻度も高いため，分娩損傷も合併しやすい。その1つである頭血腫も高ビリルビン血症の原因となる。血清ビリルビン値が治療基準を超えた場合には，光療法を開始して適切に対処することが重要である。

1 高ビリルビン血症合併の病態生理

糖代謝異常合併妊婦から生まれた新生児の20〜30％に高ビリルビン血症が認められる[1]。糖代謝異常合併妊婦から生まれた新生児は，胎児期の高インスリン血症の影響によって臓器発育が未熟であるといわれている。肝臓についても同様で，ビリルビンのグルクロン酸抱合の減弱や排泄遅延などを認めるために，高ビリルビン血症をきたしやすい[1]。また，糖代謝異常合併妊婦から生まれた新生児は，巨大児やheavy-for-dates児として生まれる頻度も高いため，胎児期に相対的な低酸素血症に陥って多血症を合併しやすい[1,2]。多血症に加えて赤血球前駆物質の未熟性も認めるため，通常より短期間で多くの赤血球が破壊される。さらに，巨大児やheavy-for-dates児に認められる頻度が高い頭部分娩損傷の1つである頭血腫などの影響で，高ビリルビン血症をきたしやすいと考えられている[1]。

2 新生児高ビリルビン血症の臨床症状

皮膚黄染，眼球結膜黄染を認める。肝臓でグルクロン酸抱合される前のビリルビンを，非抱合型ビリルビンとよぶ。これらのなかで，アルブミンと結合していないビリルビンをアンバウンドビリルビンとよぶ。アンバウンドビリルビンは分子量が小さく，さらに脂溶性であるため，容易に血液脳関門を通過して，中枢神経系に沈着する。その結果，ビリルビン脳症を発症して神経症状を呈する。急性期症状はPraagh分類として知られており，病期によって筋緊張低下，後弓反張位，眼球の異常運動として落陽現象，錐体外路症状などの神経症状を呈する[3]。慢性期症状としては，アテトーゼ型脳性麻痺，聴覚障害，上方注視障害などを認める。

ビリルビン脳症による聴覚障害は，典型的にはauditory neuropathyによる感音性難聴をきたすことが特徴で，主に蝸牛神経障害によって生じるため，内耳の外有毛細胞機能は保たれている。従って，耳音響放射検査では異常を検出できないため注意を要する[4]。

3 新生児高ビリルビン血症の管理

経皮ビリルビン値を連日測定する。経皮ビリルビン値が光療法の基準値以上であれば，血清総ビリルビン値に加えて，可能であればアンバウンドビリルビン値も測定する。これらの検査結果が光療法の基準値以上であれば光療法を開始する。早発黄疸や血清ビリルビン値が急激に上昇した場合には，糖代謝異常合併妊婦から生まれた新生児の合併症とは別の原因による高ビリルビン血症の可能性が高いため，原因検索も並行して実施する。

4 新生児搬送のタイミング

糖代謝異常合併妊婦から生まれた新生児の合併症の1つとして認められる黄疸の場合には，通常，光療法が可能な施設であれば自施設で対処可能である。しかし，早発黄疸や血清ビリルビン値が急激に上昇した場合には別の原因を考慮する必要があること，さらに光療法のみでは対処が困難な可能性が高いため，高次医療機関への新生児搬送を考慮する。

糖代謝異常合併妊婦から生まれた新生児は高ビリルビン血症を合併しやすいため，出生後は連日経皮ビリルビン値を測定し，光療法の基準値以上の場合には，血清総ビリルビン値，可能ならアンバウンドビリルビン値を測定する。これらの値が光療法の基準値以上の場合には，光療法を開始して適切に対処することが重要である。

（内山　温）

文献

1) Hay WW Jr: Care of the infant of the diabetic mother. Curr Diab Rep 2012; 12: 4-15.
2) Suda-Całus M, Dąbrowska K, Gulczyńska E: Infant of a diabetic mother: clinical presentation, diagnosis and treatment. Pediatr Endocrinol Diabetes Metab 2024; 30: 36-41.
3) Van Praagh R: Diagnosis of kernicterus in the neonatal period. Pediatrics 1961; 28: 870-6.
4) 日本医療研究開発機構（AMED）難治性疾患実用化研究事業「早産児核黄疸の包括的診療ガイドラインの作成」班: 早産児ビリルビン脳症（核黄疸）診療の手引き. https://www.jpeds.or.jp/uploads/files/20200415_birirubin_tebiki.pdf（2024年9月10日閲覧）.

各論Ⅷ　新生児管理：糖尿病・妊娠糖尿病母体から生まれた新生児（IDM）

先天性形態異常

糖代謝異常合併妊婦から生まれた新生児は，さまざまな種類の先天性形態異常を合併することがある。妊娠前および妊娠初期の胎児の高血糖が先天性形態異常の合併に関与していると考えられている。すなわち，この時期の母体の血糖管理が不良なほど，先天性形態異常の合併頻度が高くなる。先天性形態異常の合併を予防するためには，プレコンセプションケアが重要となる。先天性形態異常を合併した場合には，その種類と重症度によって適切に対処する必要がある。

1 先天性形態異常合併の病態生理

糖代謝異常合併妊婦では，胎芽期に過剰なブドウ糖，アミノ酸，脂質などが曝露される。動物実験では，慢性的な高血糖状態は活性酸素種の産生増加を促進して，細胞膜の変性，ミトコンドリア機能障害，あるいは病的アポトーシスなどを引き起こすことが明らかにされている[1]。別の研究では，高血糖による過度のアポトーシスは神経前駆細胞に影響を及ぼし，中枢神経系の発生異常を引き起こすと報告されている[2]。高血糖による酸化ストレスは心臓神経堤細胞の増殖や遊走を障害して，流出路異常をきたすと報告されている[3]。これらの機序によって糖代謝異常合併妊婦から生まれた新生児は，先天性形態異常を合併すると考えられている。

胎児の膵臓は妊娠100日後以降に発生し，インスリン分泌能が重要となるのは妊娠26～27週ごろと推測されている。従って，先天性形態異常の合併には胎児期の高インスリン血症は関与していない[4]。

2 先天性形態異常の種類と頻度

糖代謝異常合併妊婦から生まれた新生児は，一般の新生児と比べて3～5倍程度，先天性形態異常を合併する頻度が高い[4]。さまざまな先天性形態異常を合併するが，そのなかでも中枢神経系と先天性心疾患の合併が多い。

中枢神経系の異常を合併する頻度は，糖代謝異常を合併していない妊婦の16倍であるといわれている。無脳症，二分脊椎の合併頻度は，それぞれ通常の13倍，20倍，さらに尾部退縮症候群の合併頻度は通常の600倍に達すると報告されている[4]。

先天性心疾患の合併頻度は，糖代謝異常を合併していない妊婦を基準とした場合，単心室，内臓錯位症候群，総動脈幹遺残症，完全大血管転位合併のオッズ比はそれぞれ，18.24倍，6.22倍，4.72倍，2.85倍であると報告されている[5]。糖代謝異常合併妊婦の分類別による新生児の先天性心疾患合併頻度は，糖代謝異常を合併していない妊婦を基準とした場合に，1型糖尿病，2型糖尿病，妊娠糖尿病母体の順に多く，調整オッズ比はそれぞれ，3.77倍，1.92倍，1.07倍であったと報告されている[6]。

3 妊娠初期の血糖管理不良と 先天性形態異常

妊娠前から器官形成期に相当する妊娠4～7週末ごろまでに胎芽が高血糖状態にさらされると，先天性形態異常を合併する頻度が高くなる。

1型と2型糖尿病をもつ妊婦の検討では，妊娠第1三半期のヘモグロビンA1c（HbA1c）値≧6.6％が先天性形態異常合併の独立したリスク因子であると報告されている[7]。

1型糖尿病母体の妊娠初期のHbA1c値と先天性形態異常の合併頻度との関係は，HbA1c＜6.5％，6.5％≦HbA1c＜7.8％，7.8≦HbA1c＜9.1％，HbA1c≧9.1％で，それぞれ，調整済みリスク比が1.67倍，2.05倍，1.75倍，3.63倍と，HbA1c値が高値になるほど合併頻度も高くなる[8]。

このように，糖代謝異常合併妊婦より生まれた新生児は，妊娠前から妊娠初期の血糖管理が不良なほど先天性形態異常の合併頻度が高くなる。従って，その予防のためにはプレコンセプションケアによる介入が重要となる。

4 先天性形態異常の管理

糖代謝異常合併妊婦から生まれた新生児はさまざまな種類の先天性形態異常を合併する。単独の場合

もあれば2種類以上の先天性形態異常を合併する場合もあるため，個々の先天性形態異常の種類と程度によって適宜対処する。

5 新生児搬送のタイミング

母子の愛着形成を促すためにも，可能であれば自施設で対応することが望ましい。しかしながら，診療状況は施設によって異なっており，さらに同じ先天性形態異常でも重症度は異なるため，一律に疾患名で新生児搬送の基準を設けることは難しい。従って，緊急性を要するか，急変時に自施設で対処可能か，外科手術を要するかなどによって，新生児搬送の必要性を判断する。

糖代謝異常合併妊婦より生まれた新生児は，さまざまな種類の先天性形態異常を合併することがある。先天性形態異常の種類と重症度に応じて，自施設で対処可能か新生児搬送が必要かを適切に判断する必要がある。妊娠前および妊娠初期の血糖管理の不良が先天性形態異常の合併に関連しているため，その予防戦略としてプレコンセプションケアが重要である。

（内山　温）

文献

1) Ornoy A, Reece EA, Pavlinkova G, et al.: Effect of maternal diabetes on the embryo, fetus, and children: congenital anomalies, genetic and epigenetic changes and developmental outcomes. Birth Defects Res C Embryo Today 2015; 105: 53-72.
2) Yang P, Reece EA, Wang F, et al.: Decoding the oxidative stress hypothesis in diabetic embryopathy through proapoptotic kinase signaling. Am J Obstet Gynecol 2015; 212: 569-79.
3) Morgan SC, Relaix F, Sandell LL, et al.: Oxidative stress during diabetic pregnancy disrupts cardiac neural crest migration and causes outflow tract defects. Birth Defects Res A Clin Mol Teratol 2008; 82: 453-63.
4) Hay WW Jr: Care of the infant of the diabetic mother. Curr Diab Rep 2012; 12: 4-15.
5) Lisowski LA, Verheijen PM, Copel JA, et al.: Congenital heart disease in pregnancies complicated by maternal diabetes mellitus. An international clinical collaboration, literature review, and meta-analysis. Herz 2010; 35: 19-26.
6) Turunen R, Pulakka A, Metsälä J, et al.: Maternal Diabetes and Overweight and Congenital Heart Defects in Offspring. JAMA Netw Open 2024; 7: e2350579. doi: 10.1001/jamanetworkopen.2023. 50579.
7) Murphy HR, Howgate C, O'Keefe J, et al.: Characteristics and outcomes of pregnant women with type 1 or type 2 diabetes: a 5-year national population-based cohort study. Lancet Diabetes Endocrinol 2021; 9: 153-64.
8) Ludvigsson JF, Neovius M, Söderling J, et al.: Periconception glycaemic control in women with type 1 diabetes and risk of major birth defects: population based cohort study in Sweden. BMJ 2018; 362: k2638. doi: 10.1136/bmj.k2638.

各論Ⅷ　新生児管理：糖尿病・妊娠糖尿病母体から生まれた新生児（IDM）

母乳育児の確立と意義

すべての母児にとって母乳育児は，栄養面，疾患予防，母子関係の確立などの種々の利点がある。糖尿病・妊娠糖尿病母児にとっては，より利点が多く，特に，児の肥満，2型糖尿病の予防が期待される。一方，母乳育児に恵まれない母親に対してこそ，自信をもって育児ができるように指導・支援することが重要である。

1 母乳の利点

母乳（育児）には，以下のような利点がある。

児の身体への利点として，①乳児に最適な成分組成で少ない代謝負担，②感染症の発症および重症度の低下，③腸内細菌叢へのよい影響，④疾患発症リスクの低下［アレルギー疾患，乳幼児突然死症候群，肥満・2型糖尿病，壊死性腸炎（早産児）の発症リスクの低下］などが報告されている。

母体の利点として，①産後の母体の回復の促進，妊娠間隔の延長，②疾患発症リスクの低下（2型糖尿病，高血圧，脂質異常症，心血管系疾患，乳がん，卵巣がん，子宮体がん，関節リウマチ，閉経後骨粗鬆症，産後うつ，アルツハイマー病など），③授乳行動の容易さと経済性（購入費が不要で，授乳したいときに清潔で適温の授乳をすることができる）などが挙げられる。

母児双方の利点として，母児関係の良好な形成などが挙げられる。

社会全体への利点として，①母児ともに健康促進による医療費および労働力の低下の軽減，②育児用ミルクの生産・流通などによる社会的な負荷の軽減，などが挙げられる[1〜3]。

2 母乳育児の推進と確立

母乳には多くの利点があり，世界保健機関（WHO）と国際連合児童基金（UNICEF）は，「母乳育児は理想的な食物を供給する無比の方法であり，乳児の健やかな成長と発達をもたらす。また，母乳育児は生殖過程の必須の一部分でもあり，母親の健康にも重要な効果を及ぼす。世界規模の公衆衛生上の勧告として，最良の発育・発達・健康のために，乳児は生後6カ月間は完全に母乳だけで育てられるべきである。その後，母乳育児を2歳かそれ以上まで続けながら，乳児の栄養の要求が発達してくるのに合わせ

て，安全で適切な栄養を含んだ補完食を与えるべきである。いくつかの医学的条件を除けば，出生直後からの完全母乳育児※は可能であり，制限を設けずに完全に母乳だけを飲ませるようにすれば豊富な母乳産生量が得られる。」としてる。そして，母乳育児成功のための10のステップ（表1）を提唱している[4,5]。

『授乳・離乳の支援ガイド（2019年改定版）』では，授乳の開始から授乳のリズムの確立まで，表2のような支援を提唱している[5]。

日本小児科学会も母乳推進プロジェクトを推進しており，「小児科医と母乳育児推進」を提言している[1]。母乳育児支援の目的は，母親が自信をもって子育てに臨むことができるように母親を支えることである。決して母乳以外のものは与えないというような行き過ぎた指導を行うことではなく，また行ってはいけない。

※母乳育児の定義：完全母乳育児（exclusive breastfeeding）とは，児の栄養は母乳のみで，ビタミン，ミネラル，薬の投与は可である。実質的母乳育児（predominant breastfeeding）は，児の主な栄養は母乳で，飲料水，果汁，経口ビタミン，経口補液溶液，ミネラル，薬の投与は可である。母乳を少しでも飲んでいる場合，any breastfeedingという[1]。

3 糖尿病・妊娠糖尿病母体から生まれた児への母乳育児の利点

Longmoreら[6]は，オーストラリアのPANDORA研究に参加した妊娠中に正常血糖（n＝73），妊娠糖尿病（GDM）（n＝122），2型糖尿病（n＝63）の母親から生まれた258人の乳幼児を対象に，母乳育児と生後14カ月までの成長の軌跡との関連を検討した。実質的母乳育児の乳児は，妊娠中の母親の高血糖状態とは関係なく，実質的母乳育児を受けなかった乳児と比較してbody mass index（BMI）

表1　母乳育児成功のための10のステップ（2018年改訂）

【重要な管理方法】

1a	母乳代替品のマーケティングに関する国際規約及び関連する世界保健総会の決議を確実に遵守する。
1b	定期的にスタッフや両親に伝達するため，乳児の授乳に関する方針を文書にする。
1c	継続的なモニタリングとデータマネジメントのためのシステムを構築する。
2	スタッフが母乳育児を支援するための十分な知識，能力と技術を持っていることを担保する。

【臨床における主要な実践】

3	妊婦やその家族と母乳育児の重要性や実践方法について話し合う。
4	出産後できるだけすぐに，直接かつ妨げられない肌と肌の触れ合いができるようにし，母乳育児を始められるよう母親を支援する。
5	母乳育児の開始と継続，そしてよくある困難に対処できるように母親を支援する。
6	新生児に対して，医療目的の場合を除いて，母乳以外には食べ物や液体を与えてはいけない。
7	母親と乳児が一緒にいられ，24時間同室で過ごすことができるようにする。
8	母親が乳児の授乳に関する合図を認識し，応答出来るよう母親を支援する。
9	母親に哺乳瓶やその乳首，おしゃぶりの利用やリスクについて助言すること。
10	両親と乳児が，継続的な支援やケアをタイムリーに受けることができるよう，退院時に調整すること。

（文献4，5より引用）

表2　授乳の開始から授乳のリズムの確立までの支援のポイント

- 特に出産後から退院までの間は母親と子どもが終日，一緒にいられるように支援する。
- 子どもが欲しがるとき，母親が飲ませたいときには，いつでも授乳できるように支援する。
- 母親と子どもの状態を把握するとともに，母親の気持ちや感情を受けとめ，あせらず授乳のリズムを確立できるよう支援する。
- 子どもの発育は出生体重や出生週数，栄養方法，子どもの状態によって変わってくるため，乳幼児身体発育曲線を用い，これまでの発育経過を踏まえるとともに，授乳回数や授乳量，排尿排便の回数や機嫌等の子どもの状態に応じた支援を行う。
- できるだけ静かな環境で，適切な子どもの抱き方で，目と目を合わせて，優しく声をかえる等授乳時の関わりについて支援を行う。
- 父親や家族等による授乳への支援が，母親に過度の負担を与えることのないよう，父親や家族等への情報提供を行う。
- 体重増加不良等への専門的支援，子育て世代包括支援センター等をはじめとする困った時に相談できる場所の紹介や仲間づくり，産後ケア事業等の母子保健事業等を活用し，きめ細かな支援を行うことも考えられる。

（文献5より引用）

の軌跡が低かった。GDM母体の児のなかでは，実質的母乳育児を受けた乳児の体重の軌跡が低かった。GDMの実質的母乳育児の乳児は，14カ月時には体重が軽かったが，母体の肥満，喫煙，出産回数で調整すると，その関連性は小さくなった。結論として，母の肥満が児の過成長と最も有意に関連していた。実質的母乳育児の児は，母体の糖代謝異常の有無にかかわらず体重増加が少なかったが，児の過度な体重増加と最も関連しているのは母親の肥満であった。

　Vandyousefiら[7]は，米国の3,707組の母児を対象に，母体GDMの有無，完全母乳，糖含有飲料摂取頻度と児（1〜5歳）の肥満の有病率との関連性を調査した。GDMの非完全母乳児と比較してGDMの完全母乳児は，非GDMの完全母乳児および非完全母乳児と同じように肥満のオッズが低い。GDMの高頻度糖含有飲料摂取児のなかでは，完全母乳児と非完全母乳児では肥満の頻度に違いはない。GDMの完全母乳児のなかでは，低頻度糖含有飲料摂取児が，高頻度糖含有飲料摂取児と比べて肥満リスクが低い。非GDMの完全母乳児かつ低頻度糖含有飲料摂取児を基準とすると，非GDMの非完

全母乳児は，糖含有飲料摂取頻度にかかわらず，肥満になるリスクが約4倍であると報告した。

Manerkarら[8]は，母体GDMの児と母体非GDMの児の乳幼児期の授乳，栄養，成長の違いを検討するために，システマティックレビュー・メタ解析を行った。25論文から，2歳以下の乳幼児308,455例が解析対象となった。その結果，母体GDMの児と母体非GDMの児の1～6カ月，7～12カ月のBMI，体重，皮脂厚には差がなかった。一方，母体GDMの児は母体非GDMの児と比べ，1～6カ月，7～12カ月で身長が低く，1～6カ月で体脂肪率が高かった。また，母体GDMの児は母体非GDMの児と比べ病院での人工乳率が高く，母乳期間が短かった。12カ月時点での母乳育児の継続率も低かった。

4 糖尿病・GDM母児の母乳育児の課題

すべての母児にとって母乳育児は望ましいが，糖尿病・GDM母児にとっては，より利点が多い。しかし，母乳育児の継続率が低いという報告もあり，医療機関，保健機関からの指導・支援も重要である。一方，母乳育児をしたくても，恵まれない母児は少なくない。そのような場合こそ，母親へ支援を行うことが重要である。例えば，母乳育児の利点の1つは肥満予防であるが，それは，離乳食以降の食育や

活動量を増やすことで予防が可能である。母親が前向きに育児できるように支援することが重要である。

（菊池　透）

=== 文　献 ===

1) 日本小児科学会，栄養委員会・新生児委員会による母乳推進プロジェクト報告 小児科医と母乳育児推進．日小児会誌 2011; 115: 1363-89.
2) 涌谷桐子: 母乳育児の大切さ．日母乳哺育会誌 2020; 14: 184-93.
3) Meek JY, Noble L: Section on Breastfeeding. Policy Statement: Breastfeeding and the Use of Human Milk. Pediatrics 2022; 150: e2022057988.
4) Implementation guidance: protecting, promoting, and supporting breastfeeding in facilities providing maternity and newborn services: the revised Baby-friendly Hospital Initiative 2018 (WHO). https://www.who.int/publications/i/item/978921513807（2024年1月5日閲覧）.
5) 厚生労働省: 授乳・離乳の支援ガイド（2019年改訂版）. https://www.mhlw.go.jp/stf/newpage_04250.html（2024年1月5日閲覧）.
6) Longmore DK, Titmuss A, Barr E, et al.: Breastfeeding and infant growth in offspring of mothers with hyperglycaemia in pregnancy: The pregnancy and neonatal diabetes outcomes in remote Australia study. Pediatr Obes 2022; 17: e12891.
7) Vandyousefi S, Whaley SE, Widen EM, et al.: Association of breastfeeding and early exposure to sugar-sweetened beverages with obesity prevalence in offspring born to mothers with and without gestational diabetes mellitus. Pediatr Obes 2019; 14: e12569.
8) Manerkar K, Harding J, Conlon C, et al.: Maternal gestational diabetes and infant feeding, nutrition and growth: a systematic review and meta-analysis. Br J Nutr 2020; 123: 1201-15.

各論IX 分娩後の母体支援とフォローアップ

糖尿病をもつ女性の分娩後支援・育児支援

分娩後支援として，糖尿病をもつ女性が子育てに気負いすぎず，体調がすぐれないときは自分の体調管理を優先すること，家族や周囲のサポートを得ることを伝える。糖尿病をもつ女性が子どもへの自身の糖尿病の告知を悩んでいる場合は，子どもの成長・発達に応じて理解できるよう働きかけることを提案する。分娩後の支援に向けて多職種の連携，病院と地域・診療所の連携が図れるシステムの構築と連携をコーディネートできる医療者の育成が求められる。

母体は分娩後6～8週間にわたる子宮復古や全身状態の回復と，乳汁分泌に向けての乳腺の変化などの産褥期の生理的変化に適応しながら，子どもとかかわり，育児を行っていく。また，産後のホルモンの変化に加えて，出産・育児の疲労，育児への戸惑いや家族・周囲との関係の変化などの要因により心理的にも不安定になりやすい。糖尿病をもつ女性は，このような分娩後の女性が経験するさまざまなことに加えて，自身の血糖管理を行っていくこととなる。糖尿病をもつ女性にとって分娩後の生活は，非妊時とどのように異なるのか，どのようなことに留意していくのか医療者はともに考えていくことが求められる。

1 分娩後の血糖管理

分娩後は胎盤から分泌されていたインスリン拮抗ホルモンが途絶えるため，インスリン抵抗性が改善され，妊娠中の血糖管理から変更していくことが必須となる。分娩後の血糖管理は，分娩直後の管理と分娩後の長期管理に分かれる[1]。

分娩直後の管理

分娩直後の管理はインスリン必要量が著明に減少するため，低血糖に留意してインスリン量が調整される。妊娠糖尿病や2型糖尿病合併妊娠では，分娩後直ちにインスリンを必要としなくなる場合もある[2]。1型糖尿病合併妊娠の分娩直後の必要インスリン量は，妊娠中の1/4～1/2量となるなどの報告がある[2]。頻回に血糖測定を行い，1型・2型糖尿病，妊娠糖尿病の病型に応じた血糖管理が提示されている[2]。

分娩後の長期管理

糖尿病をもつ女性の分娩後の長期管理は，特に生まれた児が乳児までの期間は授乳や日々の育児に追

われることで，つい自分のことは後回しになってしまうことがあり，分娩後約1年は血糖管理が乱れることがあるとされている[1]。母乳には多量のグルコースが移行するため，インスリンを使用している場合は低血糖に留意する必要があり，インスリンを打ったら授乳より自分の食事摂取を優先させる。授乳中はカロリーを増やすが，母乳100mLにつき1単位が目安といわれている[4]。

福島ら[5]は糖代謝異常褥婦への調査で，「よく低血糖になった」，「インスリン注射を忘れることがあった」，「血糖測定や食事療法などが妊娠中のようにできない」との訴えがあったことを報告している。自分の生活状況に合わせて血糖管理を行っていた非妊時と異なり，まだ意思疎通が図れず頻回な授乳を必要とする乳児の育児をしながらの血糖管理は，自分より児のことを優先させてしまうことで，産褥期の育児と血糖管理の両立が困難になると考える。小田ら[6]は「療養を子どもの世話より優先することに周りの無理解がある」ことが子育て中の1型糖尿病をもつ女性のさらなる困難事となっていたことを報告している。産褥期の血糖管理について，本人だけでなく家族にも理解してもらえるよう医療者からのアプローチも必要となる。また，産後の2週間健診・1カ月健診時，母乳外来や育児相談に来た折に，子どもや育児のことだけでなく，自身の身体状況，血糖管理や生活の状況などを医療者から積極的に尋ね，産褥期の血糖管理の工夫などをともに考えていくことが求められる。子育てに気負いすぎず，自身の体調がすぐれないときは自分の体調管理を優先すること，家族や周囲のサポートを得ること，自身が健康でいることが家族の幸せにもつながると考えられることなどを伝えることができればよいのではと考える。

287

2 子どもへのかかわり

　子どもが将来，糖尿病になるのではないかという不安をもつ母親も多い。遺伝に関する情報と併せて，糖尿病母体から生まれた子どものその後のフォローアップの方法についての情報提供も求められる［詳細は各論Ⅹ 糖尿病・妊娠糖尿病母体から生まれた児の長期予後「糖尿病・妊娠糖尿病母体から生まれた児の長期予後」（p.305）参照］。子どもの肥満，2型糖尿病発症の予防のための生活指導や，母乳の推奨，離乳食は薄味にして単純糖質を含む清涼飲料水を控え，バランスのよい日本型食生活を勧めるといった食事指導，幼児期・学童期は体を使った遊び，スクリーンタイムを控え，中学生になったら運動部を推奨し，禁煙指導を行うという生活指導を行う[7]。さらに，体格と臨床検査［空腹時血糖（FPG），HbA1c，インスリン（IRI），経口ブドウ糖負荷試験（OGTT）など］やインスリンによるモニタリングも提示されている[7]。

　小田ら[6]は，出産後の1型糖尿病をもつ女性が，子どもが低血糖時の補食を理解できず欲しがって困った体験や，子どもにインスリンをどう教えるか悩むことを報告している。子どもへの糖尿病の告知の是非はあくまでも個々の家族の自己決定であるが，小林[8]は家族看護論のなかで，「その人の人生に多大なる影響を与える『病気』が家族の『秘密』になることがある。〜中略〜 家族に心配をかけまいとして『秘密』にしているかもしれない。そうやって互いを思いやる一心で『秘密』がますます増え，『秘密』ばかり抱えて生きる家族の物語にはどのようなことが起きるだろうか？」と述べている。子どもに自身の糖尿病を伝えるか悩んでいる女性がいた場合には，子どもだからまだわからないと決めつけるのではなく，子どもの成長・発達に応じて糖尿病のことを理解できるよう働きかけてみることを提案する。筆者は1型糖尿病を母親にもつ女性から「母が幼い私達にも子ども扱いすることなく説明し頼りにしてくれていた。それが私達の誇りでもありました。小さいながらに『お母さんを守る！』と張り切っていたのだと思います。一人の『人』として対等にかかわってくれていたことで『私達も（糖尿病を）理解したい』と思えたのだと思います」と，母親の糖尿病を理解し，よき支援者となったプロセスを聞いた。子どもは自分が生まれてくるときに，母親が自分の健康を願い懸命に血糖管理をしたこと，その母親を

父親や家族がサポートしたことを知ることは，自分は家族にとって大切な存在であり望まれて生まれてきたことを知ることにもなる。そして，仕事や家事，子育てをしながら，糖尿病の管理にも取り組んでいる母親の姿は子どもにとって素晴らしい人生のモデルにもなる。糖尿病をもつ女性が人生のなかで結婚や妊娠・出産，子育てを望んだときに，それを叶えるために自分だけで血糖管理に努めるのではなく，子どもも含めて家族とともに取り組んでいくことを考えてほしい。医療者もプレコンセプションケアから，妊娠・出産その後の子育て期間においてもその悩みにかかわることができるよう，切れ目のない支援が求められる。その際には，妊娠・出産，育児の経験をもつ糖尿病をもつ女性が，自分の経験を伝えサポートできるピアサポートも併せて提供できるよう患者会などとの連携も求められる。

3 妊娠糖尿病既往女性への支援

　妊娠糖尿病であった女性は，分娩後は健康な児を得た安堵感から児の健康に対する不安は消失し，分娩後に血糖値が改善することによる安堵感も重なり，次回妊娠時の妊娠糖尿病や将来の糖尿病の発症は，本当に自分の身に起こることなのか現実感がないものとなる[9]。さらに，分娩後の血糖値の改善とともに妊娠中の厳格な血糖管理から一転，気の緩みや，育児をしながらのセルフケア行動，受診の負担感，受診のための時間の調整困難などの認識が，分娩後のセルフケア行動を困難な状況とする要因となる[10]。

　医療者は妊娠中から分娩後を見据えてかかわり，産後の管理の重要性や産後のフォローアップについての知識・情報の提供が必要である。そして，「ずっと子どもや家族と楽しく過ごしていけるよう健康であり続けたい」という意識をもち，そのために妊娠糖尿病は将来の自分の健康を予測できる1つの機会ととらえ，セルフケア行動の動機付けとなるよう支援していく。同じ経験をもつ女性同士で話したり，経験者の話を聴けるピアサポートも効果的と考える。また，産後の入院期間に内科看護師などと会える機会をもつことで，退院後の継続した支援につながる。地域での育児支援の機会に，子どもの健康と併せて母親自身の健康についても支援できるよう地域の保健師などと連携した取り組みも求められる。そのためには，多職種の連携，病院と地域・診療所の連携が図れるシステムの構築が求められる。この

ような連携をコーディネートできる糖尿病と妊娠に関する知識をもった医療者の育成が必要となる。産後の2型糖尿病発症予防のため母乳哺育も推奨されるが，詳細については各論Ⅵ 産褥管理「妊娠糖尿病既往女性における母乳哺育の確立と意義」(p.265) を参照されたい。

(田中佳代)

=== 文 献 ===

1) 小浜智子: 産後の管理. 妊婦の糖代謝異常 診療・管理マニュアル 改訂第2版, 日本糖尿病・妊娠学会 編. 東京: メジカルビュー社, 2018: 185-6.
2) 藤川 慧: 産後の母体血糖管理はどのようにしたらいいですか？ 妊婦の糖代謝異常診療・管理マニュアル 改訂第3版, 日本糖尿病・妊娠学会 編. 東京: メジカルビュー社, 2022: 205-6.
3) Haigh SE, Tevaarwerk GJ, Harding PE, et al.: A method for maintaining normoglycemia during labour and delivery in insulin-dependnt diabetic women. Can Med Assoc J 1982; 126: 487-90.
4) 穴澤 園: 母乳を飲ませてもいいのですか？ 糖尿病と妊娠に関するQ&A. 日本糖尿病・妊娠学会. https://dm-net.co.jp/jsdp/qa/e/q05/ (2024年8月28日閲覧).
5) 福島千恵子, 岩佐成子, 永野弘美, ほか: 産褥期における糖代謝異常女性への援助. 糖尿病と妊娠 2009; 9: 65-70.
6) 小田和美, 田中克子, 末原紀美代, ほか: 1型糖尿病女性の療養上の体験と工夫 – 育児期. 糖尿病と妊娠 2008; 8: 120-25.
7) 菊池 透: 産後の児のフォローアップは？ 妊婦の糖代謝異常診療・管理マニュアル 改訂第3版. 日本糖尿病・妊娠学会 編. 東京: メジカルビュー社, 2022: 217-9.
8) 小林奈美: 2 家族と情報. グループワークで学ぶ家族看護論 カルガリー式家族看護モデル実践へのファーストステップ 第2版. 東京: 医歯薬出版, 2011: 13-4.
9) 田中佳代, 中嶋カツヱ, 加藤陽子, ほか: 妊娠糖尿病の女性の分娩後のフォローアップのあり方の検討 – 妊娠糖尿病の女性の分娩後の糖尿病に関わるセルフケア行動の動機づけとなる要因から. 糖尿病と妊娠 2010; 10: 61-6.
10) 中嶋カツヱ, 田中佳代, 加藤陽子: 妊娠糖尿病妊婦の出産後のセルフケア行動の動機づけに関する研究. 久留米医会誌 2008; 71: 360-8.

各論IX 分娩後の母体支援とフォローアップ

分娩後から始まるプレコンセプションケア：インターコンセプションケア

> 分娩後から始まるプレコンセプションケア（インターコンセプションケア）は，「次回妊娠における女性および児の健康転帰を改善するために妊娠と妊娠の間に母親に提供されるケア」であり，妊娠中に発生したこれらの合併症やそのほかの医学的問題に対処し，女性の心と身体のウェルビーイングを評価し，ライフコースに沿って女性の健康を最適化することができる。インターコンセプションケアは，次の妊娠時の母体の妊娠転帰と次児の健康転帰を改善し，女性の長期的な健康状態を改善することを目的としており，糖尿病を有する女性の重要なケアの1つである。

分娩後から始まるプレコンセプションケア，すなわちインターコンセプションケアは，「次回妊娠における女性および児の健康転帰を改善するために妊娠と妊娠の間に母親に提供されるケア」と以前より定義される[1]。このケアは，産後ケアとプレコンセプションケアを含む連続したケアであり，妊娠間のケア（interpregnancy care）とほぼ同義語と考えてよい[2〜4]。

妊娠と妊娠の間の期間は，妊娠中に発生したこれらの合併症やそのほかの医学的問題に対処し，女性の心と身体のウェルビーイングを評価し，ライフコースに沿って女性の健康を最適化するよい機会である。このインターコンセプション（妊娠と妊娠の間）の時期の適切なケアは，次の妊娠時の母体の健康を改善し，次児の健康転帰を改善させることを目的としている。さらに，その健康改善効果は，女性の長期的な健康状態が改善されることが予想される。

1 一般的なインターコンセプションケアの内容

インターコンセプションケアに使用するリーフレット『interconception care handbook 将来，そして次の妊娠までに気をつけていただきたいこと』[6]（図1）は，海外のインターコンセプションケアの一般的なガイドラインと同様に，「これまでに妊娠したことのあるすべての妊娠可能な女性」を対象とし，リスクの高いグループであり特定の慢性疾患ではない病態もしくは妊娠合併症である妊娠糖尿病，妊娠高血圧症候群，肥満女性，やせ女性，早産

や胎児発育不全だった女性，児が先天性形態異常や遺伝性疾患をもっている女性，児が二分脊椎症などの神経管関連の病気に罹患している女性を特別な対象として，令和3年度厚生労働科学研究費補助金で作成された[5]。その一部であるチェックリストを表1aに，妊娠合併症を経験した女性へのアドバイス内容を表1bに示す。

2 糖尿病をもった女性のインターコンセプションケア

糖尿病を有する女性に対しては，前述の一般的なインターコンセプションケアの内容に加え，①母児のよりよい健康のために母乳哺育を推進し，②産後約1年間は，産後甲状腺機能異常のスクリーニングを定期的に行い（特に1型糖尿病の場合），③母乳哺育中は薬物治療としてインスリン療法および／またはメトホルミンを使用し，④妊娠を計画的に行い糖尿病のプレコンセプションケアとカウンセリングを行うことが勧められる。前の妊娠・出産に対する合併症への対応を十分に行うことも重要である。

（荒田尚子）

―――― 文 献 ――――

1) Rosener SE, Barr WB, Frayne DJ,et al.: Interconception Care for Mothers During Well-Child Visits With Family Physicians: An IMPLICIT Network Study. Ann Fam Med 2016; 14: 350-5.

2) Rich-Edwards JW, Fraser A, Lawlor DA, et al.: Pregnancy characteristics and women's future cardiovascular health: an underused opportunity to improve women's health ? Epidemiol Rev 2014; 36: 57-70.

3) Sijpkens MK, van den Hazel CZ, Delbaere I, et al.: Results of a Dutch national and subsequent

図1 『interconception care handbook 将来，そして次の妊娠までに気を付けていただきたいこと』
　　パンフレット表紙

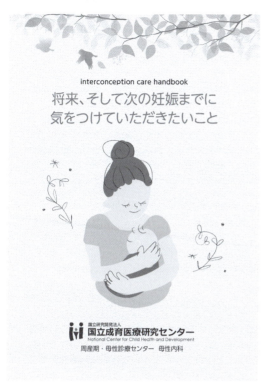

（文献6より転載）

表1 『interconception care handbook 将来，そして次の妊娠までに気を付けていただきたいこと』
　　パンフレット

a：すべての産後の女性のかたへ

すべての産後の女性のかたへ
□産後6〜12か月までに妊娠前の体重に戻しましょう。 　適切な体重（BMI 18.5〜24.9）を最終的な目標に。 　バランスの良い食事と，1週間に150分程度の運動（早歩きやヨガ，テレビ体操など）を目安に行いましょう。 □禁煙する。受動喫煙を避けましょう。 □アルコールを控える，ドラッグを使用しない。 □家庭内暴力などを受けている場合は近くの相談窓口で相談しましょう 　（まず♯8008に電話）。 □つらいときは一人で悩まないで近くの相談センターに連絡しましょう。 　　　　まもろうよこころ▶ □予防接種を受けましょう（特に風疹ワクチン（風疹抗体価が低かった方），インフルエンザワクチン，新型コロナウイルスワクチンなど）。 □産後6か月以内の妊娠は避けましょう。帝王切開後は最短1年あけましょう。 □自分にあった避妊方法を知りましょう。 □次の妊娠を考えたら食事とサプリメント（1日400μg）で葉酸を摂りましょう。

（文献6より引用）

各論Ⅸ　分娩後の母体支援とフォローアップ

b：妊娠合併症を経験されたかたへ

1. 妊娠糖尿病
将来の糖尿病や脳心血管病のリスクが高まります。産後の75g糖負荷試験で境界型の方，妊娠前にBMI 25以上，もしくは現在25以上の方，妊娠中にインスリンを打っていた方，両親や兄弟姉妹のいずれかに糖尿病のひとがいる方は特にリスクが高いので注意が必要です。次の妊娠の前に糖尿病になっていることに気づかないと，赤ちゃんの先天性形態異常や流産の原因になります。

2. 妊娠高血圧症候群
将来の高血圧症や脳心血管病のリスクが高まります。次の妊娠では，少量のアスピリン内服で妊娠高血圧症候群の発症を予防できるかもしれません。次の妊娠がわかったら産科医と相談しましょう。

3. 早産・胎児発育不全など
妊娠高血圧症候群や妊娠糖尿病と診断されていなくても，早産や胎児発育不全があった方では将来の脳心血管病リスクが高まることが知られています。次回の妊娠の際の妊娠合併症や将来の脳や心臓，血管の病気のリスクとなることが知られている妊娠合併症には，胎児発育不全，胎盤早期剝離，繰り返す妊娠10週より前の流産，妊娠10週以降の流産や子宮内での赤ちゃんの死亡などがあります。次の妊娠の前にプレコンセプション相談外来を受診しましょう。

4. お子さんが先天性形態異常や遺伝性疾患をもっている
次の妊娠を希望する場合，必要に応じて遺伝カウンセリングを受けましょう。担当医に相談してみましょう。

5. お子さんが二分脊椎症などの神経管関連の病気をもっている
次の妊娠の前に毎日4mgの葉酸を服用することで次のお子さんのリスクを減らすことができます。

6. 妊娠前／産後の体重が多い（BMI 25以上の肥満の場合）
将来の高血圧症，糖尿病，脂質異常症になりやすく，将来の脳心血管病のリスクが高まります。また，関節や脊椎の変形のリスクが高まり，将来のフレイルのリスクが高まります。肥満の場合，妊娠に対して次のような影響があります。排卵がうまくいかず妊娠しにくい，妊娠高血圧症候群や人ション糖尿病の原因になる，赤ちゃんが大きく生まれ，将来肥満や糖尿病になりやすくなる，帝王切開や産後の出血などのリスクが高まる，わずかだが先天性形態異常のリスクが上がるなどです。妊娠前に減量することが大切です。

7. 妊娠前／産後の体重が軽すぎる（BMI 18.5未満のやせの場合）
骨量や筋肉量が低いまま経過し，将来の骨粗鬆症やフレイルのリスクが高まります。また，痩せの場合，妊娠に対して月経不順の原因になるため妊娠しにくい，早産のリスクが高まる，赤ちゃんが小さく生まれてしまうリスクが高まるといった影響があるため，妊娠前に適切な体重に近付けることが大切です。

（文献6より作成）

international expert meeting on interconception care. J Matern Fetal Neonatal Med 2020; 33: 2232-40.

4) Lu MC, Kotelchuck M, Culhane JF, et al.: Preconception care between pregnancies: the content of internatal care. Matern Child Health J 2006; 10 (5 Suppl) : S107-22.

5) 荒田尚子：妊娠前から出産後の女性に対する栄養・健康に関する知識の普及と行動変容のためのプラットホーム骨格の開発に関する研究-2. 令和3年度厚生労働科学研究費補助金（健やか次世代育成総合研究事業）分担研究報告書 生涯を通じた健康の実現に向けた「人生最初の1000日」のための，妊娠前から出産後の女性

に対する栄養・健康に関する知識の普及と行動変容のための研究. https://mhlw-grants.niph.go.jp/project/156120（2025年1月29日最終閲覧）.

6) 荒田尚子：interconception care handbook 将来，そして次の妊娠までに気をつけていただきたいこと．国立成育医療研究センター 周産期・母性診療センター 母性内科. https://mhlw-grants.niph.go.jp/system/files/report_pdf/%E5%88%86%E6%8B%85%E7%A0%94%E7%A9%B6%E5%A0%B1%E5%91%8A%E6%9B%B8%EF%BC%9A20DA1006-buntan8-2%E3%80%80P125-132_0.pdf（2025年1月28日最終閲覧）.

各論IX　分娩後の母体支援とフォローアップ

妊娠糖尿病既往女性のフォローアップと糖尿病発症リスク

> 妊娠糖尿病既往は女性の将来の2型糖尿病発症リスクであり，出産後にフォローアップを行うことで，産後の糖代謝異常の早期発見，糖尿病への進行と糖尿病合併症の予防に繋がる。また，次の妊娠成立時の高血糖を予防することにより次子の先天性形態異常のリスクを下げることができる。『妊娠糖尿病既往女性のフォローアップに関する診療ガイドライン』によってわが国における妊娠糖尿病の産後フォローアップが全国に拡大することを期待する。

1 妊娠糖尿病既往女性の産後2型糖尿病発症率

妊娠糖尿病既往は女性の将来の2型糖尿病発症リスクであることが知られており，旧基準で診断された妊娠糖尿病を対象としたメタ解析では，妊娠中耐糖能正常女性の7.4倍とされている[1]。母体の血糖値と周産期有害アウトカムの関連を検討した国際的コホート研究であるHAPO Studyのフォローアップ研究では，産後平均11.4年時点での2型糖尿病発症率は，母体正常耐糖能であった女性では1.6％であったのに対して，The International Association of the Diabetes and Pregnancy Study Groups（IADPSG）基準で診断された妊娠糖尿病であった女性では10.7％であり，施設，年齢，body mass index（BMI），糖尿病家族歴，喫煙歴，飲酒歴，妊娠週数，平均血圧などを調整した後のオッズ比（OR）は5.44（95％信頼区間：3.68-8.08）であった[2]。HAPO Studyのフォローアップ研究を含むIADPSG基準で診断された妊娠糖尿病既往女性を対象としたメタ解析では，2型糖尿病発症リスクは妊娠中耐糖能正常女性の6.43倍とされている[3]。軽度耐糖能障害も含まれた新基準で診断された妊娠糖尿病既往女性においても，将来の2型糖尿病発症のリスクが高いことが示された。

わが国からの報告によると，平均で2.1〜4.75年で約10％が糖尿病を発症している[4,5]。

産後の年数別でみると，妊娠中糖代謝正常女性と比較した妊娠糖尿病既往女性の産後糖尿病発症のORを，いずれの研究も旧基準であるが，調整後ORは産後3年未満で5.37（95％信頼区間：3.51-9.31），産後3〜6年で16.55（95％信頼区間：16.06-17.04），産後6〜10年で8.2（95％信頼区間：4.53-14.86），産後15年以上で7.88

（95％信頼区間：6.4-9.71）と，妊娠糖尿病既往女性にとって40歳以前での発症リスクが高いことが示唆される[6]。40歳未満の早期発症の2型糖尿病では，40歳以降発症の糖尿病と比較して，心血管リスクや細小血管障害が多いことが報告されている。よって，妊娠糖尿病既往女性において産後早期から2型糖尿病発症を予防し，進展を抑制することは重要である。

2 妊娠糖尿病既往女性の産後2型糖尿病発症リスク因子

2016年に行われたメタ解析によって，糖尿病家族歴，非白人の人種，妊娠前の高BMIや分娩時の母体高年齢，早期の妊娠糖尿病の診断，妊娠糖尿病診断時の空腹時血糖上昇やHbA1cの上昇，妊娠中のインスリン使用が，妊娠糖尿病既往女性の将来の2型糖尿病発症のリスク因子であることが明らかにされた[7]。しかし，このメタ解析で使用された39の研究のほとんどは旧基準を用いて診断された妊娠糖尿病を対象としており，IADPSG基準で診断された妊娠糖尿病を対象とした糖尿病発症のリスク因子は明らかではない。さらに，アジア人（バングラディシュ，韓国，アラブ，インド，マレーシア，中国，イラン，香港，台湾，フィリピン，日本）の妊娠糖尿病を対象としたメタ解析では，糖尿病家族歴，早期の妊娠糖尿病の診断，妊娠中のインスリン使用，妊娠前BMI高値は，欧米人を対象とした研究と同様に将来の2型糖尿病発症リスク因子であったが，母体高年齢はリスク因子ではなかった[8]。

3 妊娠糖尿病既往女性の産後2型糖尿病発症予防

妊娠糖尿病既往女性に対して2型糖尿病発症予防のために，生活習慣介入，薬物介入，母乳哺育の実

施，教育による研究が施行されている。

　米国で実施された多施設ランダム化比較試験である Diabetes Prevention Program（DPP）のサブ解析において，妊娠糖尿病既往・産後 impaired glucose tolerance（IGT）女性（アジア人では BMI 22以上）に対する強化生活習慣改善（運動・食事療法）の2型糖尿病発症予防に対する有効性が，3年間の強化生活習慣介入により約50％の相対リスク減少として示され[9]，その効果は長期にわたり持続していた[10]。妊娠糖尿病既往で，妊娠前や産後肥満および産後 IGT の女性に対して，2型糖尿病発症予防のために生活習慣介入を行うことは有効であるが，アジア人を主な対象とした報告はない。妊娠糖尿病既往で，妊娠前肥満や産後肥満のない女性や，産後糖代謝異常のない女性に対して，2型糖尿病発症予防のために生活習慣介入を行わないことを支持するエビデンスは現時点ではない。

　『糖尿病診療ガイドライン2024』[11]においては，①妊娠糖尿病既往女性の女性に対し，2型糖尿病発症予防のために生活習慣介入が有効である，②妊娠糖尿病既往女性において，女性の2型糖尿病発症予防目的に母乳哺育を実施することが有効であるとしている。

4 産後フォローアップ

　妊娠糖尿病をもつ女性の将来の2型糖尿病発症予防のためには，産後フォローアップの脱落を最小限にすることが，最大の課題である。妊娠糖尿病をもつ女性への教育が産後のフォローアップ受診率を上げることも報告されており，妊娠中から産後の管理の重要性を十分に指導すること，ならびに産後フォローアップシステムの構築が重要である。

　産後耐糖能評価の時期に関しては，『産婦人科診療ガイドライン 産科編2023』[12]において，妊娠による糖代謝への影響がなくなる分娩後6～12週の75g経口ブドウ糖負荷試験（OGTT）が有用と考えられており，妊娠糖尿病妊婦には分娩後6～12週の75gOGTTを勧め，その後もフォローアップを行うとされており，分娩後12週以内の耐糖能評価は全国に普及していると考えられる。『糖尿病診療ガイドライン2024』[13]においては，①妊娠糖尿病既往の女性において，産後6～12週に糖代謝異常評価のために75gOGTTを行い，糖尿病と診断されなかった女性については，その後も定期的に糖代謝異常の評価を行う，②妊娠糖尿病既往の女性の

産後の糖代謝異常の発見には，75gOGTTを実施することが強く推奨されるとしている。検出力を高めるための75gOGTTの施行時期についてのエビデンスは存在しない点に留意する必要がある。

　2023年10月に『妊娠糖尿病既往女性のフォローアップに関する診療ガイドライン』[13]が発刊され，妊娠糖尿病既往女性に対して，肥満の有無，産後6～12週の75gOGTTでの糖代謝異常の有無で2型糖尿病発症リスクを層別化し，リスクの程度に応じた介入を行うことが提案された。妊娠糖尿病既往女性の産後のフォローアップに関する診療アルゴリズム案を図1に示す。

　わが国における妊娠糖尿病の産後フォローアップが全国に拡大することを期待する。

（川﨑麻紀）

文　献

1) Bellamy L, Casas JP, Hingorani AD, et al.: Type 2 diabetes mellitus after gestational diabetes: a systematic review and meta-analysis. Lancet 2009; 373: 1773-9.

2) Lowe WL Jr, Scholtens DM, Lowe LP, et al.: Association of gestational diabetes with maternal disorders of glucose metabolism and childhood adiposity. JAMA 2011; 320: 1005-16. PMCID: PMC9582268.

3) Juan J, Sun Y, Wei Y, et al.: Progression to type 2 diabetes mellitus after gestational diabetes mellitus diagnosed by IADPSG criteria: Systematic review and meta-analysis. Front Endocrinol (Lausanne) 2022; 13: 1012244. doi: 10. 3389/fendo. 2022. 1012244. PMID: 36277725.

4) Kawasaki M, Arata N, Sakamoto N, et al.: Risk factors during the early postpartum period for type 2 diabetes mellitus in women with gestational diabetes. Endocrine Journal 2020; 67: 427-37.

5) 春日義史，宮越　敬，税所芳史，ほか: 日本人妊娠糖尿病既往女性における産後糖代謝異常発症予測因子に関する後方視的検討. 糖尿病と妊娠 2019; 19: S67-9.

6) Song C, Lyu Y, Li C, et al.: Long-term risk of diabetes in women at varying durations after gestational diabetes: a systematic review and meta-analysis with more than 2 million women. Obesity Reviews 2018; 19: 421-9.

7) Rayanagoudar G, Hashi AA, Zamora J, et al.: Quantification of the type 2 diabetes risk in women with gestational diabetes: a systematic review and meta-analysis of 95,750 women. Diabetologia 2016; 59: 1403-11.

8) Nouhjah S, Shahbazian H, Amoori N, et al.: Postpartum screening practices, progression to abnormal glucose tolerance and its related risk factors in Asian women with a known history of gestational diabetes: A systematic review and meta-analysis. Diabetes Metab Syndr 2017; 11 (Suppl 2): S703-12.

9) Ratner RE, Christophi CA, Metzger BE, et al.: Prevention of diabetes in women with a history of gestational diabetes: effects of metformin and lifestyle interventions. J Clin Endocrinol Metab 2008; 93: 4774-9.

10) Aroda VR, Christophi CA, Edelstein SL, et al.: The effect of lifestyle intervention and metformin on

図1 妊娠糖尿病既往女性の産後のフォローアップに関する診療アルゴリズム案

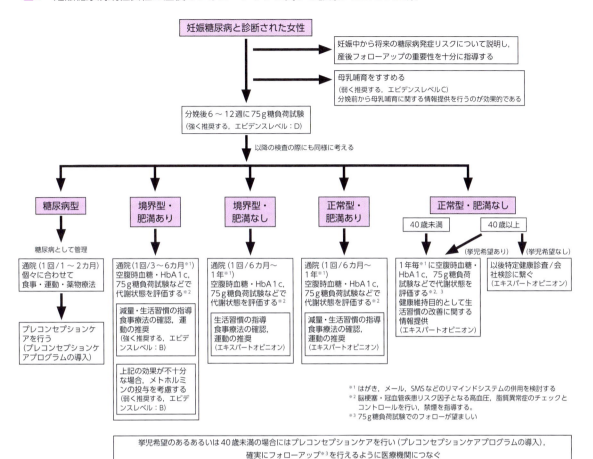

(文献14より転載)

11) preventing or delaying diabetes among women with and without gestational diabetes: the Diabetes Prevention Program outcomes study 10-year follow-up. J Clin Endocrinol Metab 2015; 100: 1646-53.
11) 日本糖尿病学会: CQ17-11 妊娠糖尿病既往女性において，2型糖尿病発症予防はどのように行うか. 糖尿病診療ガイドライン2024. 東京: 南江堂, 2024: 380-3.
12) 日本産科婦人科学会・日本産婦人科医会: CQ005-2 妊娠糖尿病 (GDM)，妊娠中の明らかな糖尿病，ならびに糖尿病 (DM) 合併妊娠の管理・分娩は？ 産婦人科診療ガイドライン産科編2023. 東京: 日本産科婦人科学会, 2023: 23-7.
13) 日本糖尿病学会: CQ17-10 妊娠糖尿病既往女性の産後の糖代謝異常の評価はどのように行うか？ 糖尿病診療ガイドライン2024. 東京: 南江堂, 2024: 378-80.
14) 平成30年度日本医療研究開発機構日本医療研究開発機構女性の健康の包括的支援実用化研究事業「妊娠糖尿病女性における出産後の糖尿病・メタボリックシンドローム発症のリスク因子同定と予防介入に関する研究」研究班 (研究開発代表者 平松祐司)，日本糖尿病・妊娠学会 (理事長 杉山 隆) 編: 糖尿病と妊娠 23巻別冊 妊娠糖尿病既往女性のフォローアップに関する診療ガイドライン. 東京, 日本糖尿病・妊娠学会, 2023.

各論Ⅸ　分娩後の母体支援とフォローアップ

妊娠糖尿病既往女性の糖尿病以外の長期予後

妊娠糖尿病既往女性では，2型糖尿病だけではなく，脂質異常症や高血圧，肥満などのメタボリックシンドローム発症リスクが高く，これらが将来の心血管疾患のリスク増加につながっている。妊娠糖尿病と診断された女性を出産後にフォローアップおよびスクリーニングを行うことによって，産後の糖代謝異常や高血圧，脂質異常などを早期発見することができ，将来の心疾患・脳血管疾患の予防につながると考える。

1 妊娠糖尿病既往とメタボリックシンドロームとの関連

妊娠糖尿病既往女性では，妊娠糖尿病既往のない女性と比べてメタボリックシンドロームの発症リスクが高い。23研究のメタ解析では，妊娠糖尿病既往女性は，妊娠糖尿病既往のない女性と比べてメタボリックシンドロームの発症リスクが高く［オッズ比3.45（95％信頼区間：2.80-4.25）］，母親の年齢や民族とは独立していた。23研究中，The International Association of the Diabetes and Pregnancy Study Groups（IADPSG）の診断基準を使用したものは1研究であり，フォローアップ期間は1.5カ月から11年，人種は16研究で白人，その他の研究はアジア人，混合であり，日本人は含まれていない。またメタボリックシンドロームの発症リスクは，妊娠糖尿病既往女性において，妊娠糖尿病既往のない女性とbody mass index（BMI）をマッチさせた群よりも高かった［オッズ比2.51（95％信頼区間：1.90-3.31）］。メタボリックシンドロームの診断基準に関しては，15研究がNational Cholesterol Education Program- the third revision of the Adult Treatment Panel（NCEP-ATP Ⅲ），8研究が国際糖尿病連合（IDF）の診断基準を使用していた[1]。メタボリックシンドロームの診断基準は世界的には統一されておらず，基準値が性別や人種で異なる点に注意が必要である。

メタボリックシンドローム発症のリスク因子に関しては，出産後10年を経過した妊娠糖尿病既往女性67人を追跡した結果，52％がメタボリックシンドローム（IDFの診断基準）を発症しており，追跡時の体格指数および妊娠前の体格指数は，メタボリックシンドロームの発症に有意な影響を及ぼした[2]。

2 妊娠糖尿病既往と心疾患・脳血管イベントとの関連

母体の疾患発症リスク

妊娠糖尿病既往女性では，妊娠糖尿病既往のない女性と比べて心血管疾患発症リスクが高い。

心血管疾患発症リスクの増加はその後の2型糖尿病発症の有無にかかわらないと報告されているが[3,4]，その後の2型糖尿病発症により，心血管疾患発症リスクが一部説明されるという報告[5]もある。

9研究，約539万人の女性のプール解析の結果，妊娠糖尿病既往者は，妊娠糖尿病既往のない女性と比べて将来の心血管疾患リスクが2倍［リスク比1.98（95％信頼区間：1.57-2.50）］であった。期間中の2型糖尿病の発症は心血管疾患リスクには影響を及ぼさず，2型糖尿病発症のない人でも心血管疾患リスクは56％増加［リスク比1.56（95％信頼区間：11.04-2.32）］していた。また，妊娠糖尿病発症から10年以内の心血管疾患リスクが高くなっていた［リスク比2.31（95％信頼区間：1.57-3.39）][3]。

15の観察研究，約90万人の女性のメタ解析の結果，妊娠糖尿病既往者は既往のない女性と比べて心血管疾患および脳血管疾患全体のリスクが45％増加［リスク比1.45（95％信頼区間：1.36-1.53）］，心血管疾患では72％増加［リスク比1.72（95％信頼区間：1.40-2.11）］，脳血管疾患では40％増加［リスク比1.40（95％信頼区間：1.29-1.51）］していた（図1）。心血管疾患および脳血管疾患発症リスクは，糖尿病を発症しなかった女性に限定しても有意なままであった[4]。

デンマークで1978〜2016年に施行された約100万人の経産婦を対象としたコホート研究では，

図1　妊娠糖尿病既往女性における心血管疾患および脳血管疾患発症リスク

転帰	研究数	I^2 (%)	τ^2	Egger's テスト	Begg's テスト	リスク比（95％信頼区間）	リスク比（95％信頼区間）
全心疾患・脳血管障害	14	19	0.00	0.22	0.06		1.45 (1.36 to 1.53)
心疾患	12	91	0.10	0.18	0.37		1.72 (1.40 to 2.11)
冠動脈疾患	4	0	0	0.11	0.31		1.40 (1.18 to 1.65)
脳梗塞	6	85	0.07	0.28	0.71		1.74 (1.37 to 2.20)
狭心症	3	80	0.03	0.04	0.30		2.27 (1.79 to 2.87)
心不全	6	86	0.07	0.39	1.00		1.62 (1.29 to 2.05)
心血管手術	4	83	0.10	0.21	0.09		1.87 (1.34 to 2.62)
脳血管障害	9	0	0	0.35	0.60		1.40 (1.29 to 1.51)
全脳卒中	6	31	0.01	0.80	0.71		1.45 (1.29 to 1.63)
虚血性脳梗塞	5	40	0.01	0.60	0.81		1.49 (1.29 to 1.71)
脳出血	2	0	0	-	-		1.44 (1.16 to 1.78)
静脈血栓塞栓症	4	33	0.01	0.15	0.31		1.28 (1.13 to 1.46)

（文献4より引用）

妊娠糖尿病既往女性では妊娠糖尿病既往のない女性と比較して脳血管障害リスクが40％上昇し［ハザード比1.40（95％信頼区間：1.35-1.45）］，兄弟姉妹をマッチさせた解析でも同様の結果が得られた［ハザード比1.44（95％信頼区間：1.28-1.62）］。妊娠糖尿病による脳血管障害のリスク増加のうち，その後の2型糖尿病発症が関与する割合は23.3％（15.4～32.8％）であった。特に妊娠前肥満，脳血管障害既往のある女性においてリスク上昇を認め，妊娠糖尿病既往のある女性のうち，特に妊娠前の肥満や母体に脳血管障害の既往のある女性を継続的にモニタリングすることで，心血管リスクを低下させる可能性がある[5]。

児の疾患発症リスク

妊娠糖尿病母体から出生した児の心血管疾患発症リスクに関しては，カナダで施行されたコホート研究では，1979～2005年に出生した子ども約29万人を2015年まで追跡し，平均20.5歳までの追跡期間中に，2,765人（0.9％）が心血管疾患エンドポイントを経験し，母体耐糖能異常なしの児では0.76/1,000人年，母体妊娠糖尿病の児では0.90/1,000人年であった。傾向スコアマッチング後，心血管疾患エンドポイントの発症リスクは，妊娠糖尿病に曝露された子供で上昇した［補正後ハザード比1.42（95％信頼区間：1.12-1.79）][6]。

3 妊娠糖尿病既往と全死亡との関連

妊娠糖尿病既往女性においては，妊娠糖尿病既往がない女性と比較して全死亡率が上昇することが報告されている。

スウェーデンで1973～2015年に単胎妊娠で出生した219万人の女性を2018年までフォローしたポピュレーションベースの研究においては，早産，small-for-gestational age（SGA），妊娠高血圧腎症，その他の高血圧性疾患，妊娠糖尿病の5つの妊娠転帰はすべて全死亡率の上昇と独立して関連しており，妊娠糖尿病の全死亡率は50％増加［ハザード比1.52（95％信頼区間：1.46-1.58）］していた[7]。

米国で施行された平均年齢34.9歳，91,426人の経産婦を対象とした大規模コホート研究（Nurses' Health Study Ⅱ）の30年間（1989～2019年）の追跡調査の結果，粗死亡率は妊娠糖尿病既往女性では妊娠糖尿病既往のない女性と比較して交絡因子や生活習慣因子の調節後も高かった［ハザード比1.25（95％信頼区間：1.11-1.41）］。妊娠糖尿病は，心血管疾患による死亡リスクと直接関連しており［ハザード比1.59（95％信頼区間：1.03-2.47）］，死亡リスクの増加はその後の2型糖尿病の発症にかかわらず持続していた。妊娠糖尿病既往女性の粗死亡率上昇と関連する因子は，食事

の質が低いこと，喫煙，肥満，身体活動が少ないこと（1日30分未満），脂質異常症であった[8]。

妊娠糖尿病をもつ女性の将来の2型糖尿病発症予防のためには，産後フォローアップの脱落を最小限にすることが最大の課題であり，p.293「妊娠糖尿病既往女性のフォローアップと糖尿病発症リスク」の項に記載したように，妊娠中から産後の管理の重要性を十分に指導すること，および産後フォローアップシステムの構築が重要である．妊娠糖尿病と診断された女性に対して出産後にフォローアップおよび耐糖能スクリーニングを行う際には，糖代謝異常だけではなく，体重，高血圧，脂質異常症も含めて施行することで，メタボリックシンドロームや将来の心疾患・脳血管疾患の予防につながると考える．

（川﨑麻紀）

文献

1) Tranidou A, Dagklis T, Tsakiridis I, et al.: Risk of developing metabolic syndrome after gestational diabetes mellitus-a systematic review and meta-analysis. J Endocrinol Invest 2021; 44: 1139-49.

2) Can B, Çiftçi S, Yenidünya Yalın G, et al.: Risk factors predicting the development of diabetes mellitus and metabolic syndrome following gestational diabetes mellitus. Turk J Med Sci 2021; 51: 595-603.

3) Kramer CK, Campbell S, Retnakaran R: Gestational diabetes and the risk of cardiovascular disease in women: a systematic review and meta-analysis. Diabetologia 2019; 62: 905-14.

4) Xie W, Wang Y, Xiao S, et al.: Association of gestational diabetes mellitus with overall and type specific cardiovascular and cerebrovascular diseases: systematic review and meta-analysis. BMJ 2022; 378: e070244.

5) Yu Y, Soohoo M, Sørensen HT, et al.: Gestational Diabetes Mellitus and the Risks of Overall and Type-Specific Cardiovascular Diseases: A Population- and Sibling-Matched Cohort Study. Diabetes Care 2022; 45: 151-9.

6) Guillemette L, Wicklow B, Sellers EAC, et al.: Intrauterine exposure to diabetes and risk of cardiovascular disease in adolescence and early adulthood: a population-based birth cohort study. CMAJ 2020; 192: E1104-13.

7) Crump C, Sundquist J, Sundquist K: Adverse Pregnancy Outcomes and Long-Term Mortality in Women. JAMA Intern Med 2024; 184: 631-40.

8) Wang YX, Mitsunami M, Manson JE, et al.: Association of Gestational Diabetes With Subsequent Long-Term Risk of Mortality. JAMA Intern Med 2023; 183: 1204-13.

各論Ⅸ　分娩後の母体支援とフォローアップ

妊娠糖尿病既往女性のインターコンセプションケア

妊娠糖尿病既往女性のインターコンセプションケアは，糖尿病の発症予防と早期診断・早期介入（先天性形態異常の予防），次回妊娠における妊娠糖尿病の再発予防などを目的とする。血糖モニタリングのみならず，栄養指導や至適体重管理，血圧のモニタリング，さらに一般的なプレコンセプションケアも含めたより包括的なケアが重要である。

1 インターコンセプションケアの定義と概念

生殖可能年齢のすべての女性に対するプレコンセプションケア（PCC）の重要性は1980年代から認識されており，近年は単に胎児神経管閉鎖の予防のための葉酸摂取や，糖尿病関連胎児形態異常の予防を目的とした妊娠前血糖管理のような単一的なPCCから，すべての女性が健康に妊娠を迎えるためのより包括的なPCCという概念に発展してきている。その一環として，産科合併症既往女性を対象とし，今後の妊娠に関して，医療（検査，投薬）と生活介入を含めたインターコンセプションケア（ICC）という概念が注目されている。代表的な産科合併症には妊娠糖尿病（GDM），妊娠高血圧症候群，早産などが含まれる。これらの産科合併症既往女性は，次回妊娠においても同様の合併症を再発するリスクが高いとされる。一方で，産後の適切な介入は次回妊娠における再発予防あるいはリスク軽減に有用とされている。特にGDMは産後糖代謝異常のハイリスクである。産後に糖代謝異常を発症し，かつ血糖管理が不適切な状態で次子を妊娠した場合には先天性形態異常のリスクが増加する。従って，産後の介入が次回の妊娠のリスク軽減に効果的であるという点でGDMはICCのモデルとなる疾患である。

ここでは，GDM既往女性のICCの意義，具体的な介入内容，および今後の課題について概説する。

2 GDM既往女性のフォローアップの意義

周知のとおり，GDM既往女性は産後の2型糖尿病発症のハイリスク群であり，GDM既往のない女性と比べた糖尿病発症の相対リスクは9.5倍，特に日本人を含む非白人での発症率は白人と比べて高率であり，分娩後5年での相対リスクは11.5倍，

その頻度は17％と報告されている[1]。従って，GDM既往女性のフォローアップの目的は，糖代謝異常の早期診断である。具体的には，母乳哺育の推進[2,3]，産後の体重管理を含むライフスタイル介入[4,5]，薬物介入[5,6]などの有効性が確立されつつあるが，世界的な肥満と糖尿病のパンデミックの進行とも相まって，より多面的で包括的な介入の必要性が増している。

3 GDM既往女性のICCの意義

前述のようにGDM既往女性のICCは先天性形態異常の予防という点できわめて重要である。GDM既往女性のICCの概念を図1に示した。ここでは，GDM既往女性のICCに関して，筆者らの経験も交えて具体的な提案をしたい。

血糖のモニタリングとフォローアップ間隔

わが国の『妊娠糖尿病既往女性のフォローアップに関する診療ガイドライン』[7]では，75g経口糖負荷試験（OGTT）による定期的なフォローアップが推奨されている。米国産婦人科学会（ACOG）やドイツ産婦人科学会も同様に75gOGTTでのフォローアップを推奨している[8]。一方，英国国立医療技術評価機構（NICE）ガイドラインでは75gOGTTではなくHbA1c検査が推奨されている。しかしながら，HbA1cによる発症初期の2型糖尿病の検出感度は低い。従って2型糖尿病の早期診断を目的とするICCの観点からは，75gOGTTが最適である。

産褥初回の検査はわが国を含む各国のガイドラインはおおむね4（あるいは6）〜12週で一致している[8]。重要なことは，この産褥初回検査が正常であることが，その後の糖尿病発症のリスクを低減するというエビデンスはないことを医療者も十分に認識し，次回妊娠を希望する女性には，その後の定期的な検査を継続することの重要性を伝える必要がある。

図1 妊娠糖尿病の診断・妊娠・分娩管理と出産後のインターコンセプションケア（ICC）

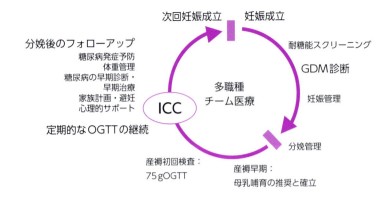

血糖モニタリングのフォローアップ間隔は，糖尿病発症リスクに応じて調整する。75gOGTTの結果，肥満の有無，年齢や挙児希望までの間隔などを総合的に判断する。図2に長崎医療センターにおけるGDM既往女性の産後フォローアップの概要を示した。なお，「挙児希望がない」ということは，女性にとって必ずしも決定的・断定的な意味をもたないことを医療者側が認識することも重要である。例えば，挙児希望がなく産後フォローアップを自己中断したGDM既往女性が，予期せぬ妊娠判明時にはすでに糖尿病を発症し，かつHbA1c高値で先天性形態異常のリスクを危惧せねばならないというケースは決してまれではない。

糖尿病発症の予防介入効果に関する情報提供

定期的フォローアップの重要性に加えて，前述した糖尿病発症予防に関するさまざまな介入方法についての情報提供はすべてのGDM既往女性に必須である。とりわけ次回妊娠の可能性のある女性にとっては，挙児希望そのものが，体重管理，食生活の改善，身体活動の促進など，生活習慣の改善の動機づけとなることが期待される。

母乳哺育の推奨

児にとって母乳哺育の効果はいうまでもないが，母乳哺育はおおむね30％強の糖尿病発症予防効果が期待されている[2,3]。ただし，どの程度の母乳強度で，どの程度の期間継続すればより有効であるかについては必ずしも一定の見解がない。なお，母乳哺育の選択はあくまで個人の選択を尊重すべきであるとともに，成人T細胞白血病ウイルス陽性者や，内科合併症の治療のために授乳禁忌の投薬をやむなくされる場合などの事情への配慮が必要である。一方，肥満は母乳哺育確立の強い阻害要因の1つであり[9]，肥満と関連の深いGDM既往女性にとっては，その確立は必ずしも容易ではない。

体重管理

ICCとして，産後の体重管理はとりわけ重要である。肥満は2型糖尿病発症の強いリスク因子であるが，これには，妊娠前からの肥満に加えて，産後に体重が元に戻らないまま次の妊娠に至り，出産を繰り返すたびに肥満がますます進行する，という出産後の体重増加が強いリスク因子であることが知られている[10,11]。また，糖尿病発症に至らなくても，肥満そのものは次回妊娠時のGDM再発の最大のリスク因子であるとともに，周産期有害事象の最大のリスク因子である。栄養指導の強化と運動の推奨を含むライフスタイルの改善が，体重管理と2型糖尿病発症予防に有効である[4,5,12]ことはいうまでもない。

一方，やせGDM既往女性の場合においても，妊娠前に至適体重を達成することは早産と胎児発育不全の予防に貢献する。

一般的なPCC

一般的なPCCに含まれる禁煙指導，飲酒に対する指導，葉酸摂取，避妊，ワクチン接種，子宮がん検診などの指導も忘れてはならない。

心理的サポート

GDM既往女性では，次回妊娠に対して，あるいは糖尿病への進行についての不安を内包している。こうした不安を払拭するための心理的サポートもICCの重要な要素である。カウンセリングにより，女性が自分の健康管理について積極的に考えることができるよう支援する。

図2 妊娠糖尿病既往女性の耐糖能フォローアップ（長崎医療センター産婦人科）

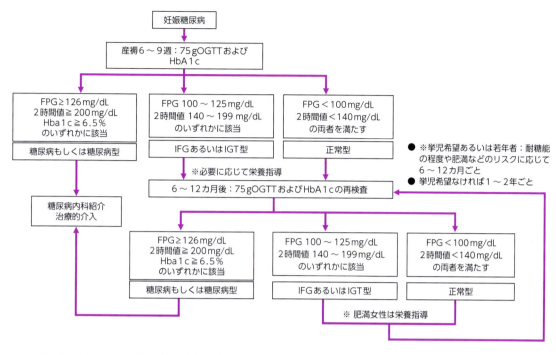

FPG：空腹時血糖値，IFG：空腹時血糖異常，IGT：境界型耐糖能異常

（文献8より改変）

家族計画と避妊

次回妊娠を計画する前に，適切な避妊方法に関する情報提供とその選択に関するカウンセリングも必要である．避妊を含めた家族計画と適切なタイミングでの妊娠は，次回妊娠のリスクを軽減することにつながる．

3 ICCの課題と展望

PCCの重要性がわが国においてもようやく認識されつつあるが，まだその端緒についたにすぎない．ICCは妊娠出産に直接携わる産婦人科医にとって比較的容易に取り組みやすいケアである．ICCの重要性の理解はPCCの実践にもつながる．ICCの意義を認識して深める過程が，PCCへと発展していくプロセスとなると期待される．そのために，GDM既往女性のICCの現状と課題を整理してみたい．まず，GDM既往女性は，産後の耐糖能フォローアップ率が低い[13]ことが第一の課題である．2023年，従来あいまいであった産後12週以降に実施する糖負荷試験などの検査についても，糖尿病が疑われる場合には保険適用が拡大され，わが国でもフォローアップ率の向上が期待される．第二に，医療者側の認識の低さを指摘しなければならない．GDM既往女性のICCの概念，臨床的意義，および重要性を，産婦人科のみならず，助産師，栄養士などGDMの周産期医療にかかわる職種，さらには，糖尿病の早期診断・介入にかかわる糖尿病専門医，糖尿病療養指導士，薬剤師，心理士など多職種にわたる領域に啓発することが急務である．

（菅 幸恵，安日一郎）

文 献

1) Vounzoulaki E, Khunti K, Abner SC, et al.: Progression to type 2 diabetes in women with a known history of gestational diabetes: systematic review and meta-analysis. BMJ 2020; 369: m1361.
2) Aune D, Norat T, Romundstad P, et al.: Breastfeeding and the maternal risk of type 2 diabetes: A systematic review and dose-response metaanalysis of cohort studies. Nutr Metab Cardiovasc Dis 2014; 24: 107-15.
3) Feng L, Xu Q, Hu Z, et al.: Lactation and progression to type 2 diabetes in patients with gestational diabetes mellitus: A systematic review and meta-analysis of cohort studies. J Diabetes Investig 2018; 9: 1360-9.
4) Yang J, Qian F, Chavarro JE, et al.: Modifiable risk factors and long term risk of type 2 diabetes among individuals with a history of gestational diabetes

mellitus: prospective cohort study. BMJ 2022; 378: e070312.

5) Whelan AR, Ayala NK, Werner EF: Postpartum Use of Weight Loss and Metformin for the Prevention of Type 2 Diabetes Mellitus: a Review of the Evidence. Curr Diab Rep 2021; 21: 37.

6) Knowler WC, Barrett-Connor E, Fowler SE, et al.: Diabetes Prevention Program Research Group. Reduction in the incidence of type 2 diabetes with lifestyle intervention or metformin. N Engl J Med 2002; 346: 393-403.

7) 平成 30 年度日本医療研究開発機構日本医療研究開発機構女性の健康の包括的支援実用化研究事業「妊娠糖尿病女性における出産後の糖尿病・メタボリックシンドローム発症のリスク因子同定と予防介入に関する研究」研究班, 日本糖尿病・妊娠学会 編: 妊娠糖尿病既往女性のフォローアップに関する診療ガイドライン. 2023. https://dm-net.co.jp/jsdp/research/gdmguidelines.pdf（2025 年 1 月 8 日閲覧）.

8) 安日一郎: 妊娠糖尿病既往女性の分娩後フォローアップの現状と課題: 妊娠糖尿病は出産後, 放置しておいても大丈夫ですか？ どのようにフォローしたらよいですか？ 月刊糖尿病 2019; 11: 85-93.

9) Bærug A, Sletner L, Laake P, et al.: Recent gestational diabetes was associated with mothers stopping predominant breastfeeding earlier in a multi-ethnic population. Acta Pædiatrica 2018; 7: 1028-35.

10) O'Sullivan JB: Gestational diabetes: factors influencing rate of subsequent diabetes. Carbohydrate metabolism in pregnancy and the newborn. Sutherland HW, Stowers JM, eds. New York: Springer-Verlag, 1978: 429.

11) Gunderson EP, Abrams B, Selvin S: The relative importance of gestational gain and maternal characteristics associated with the risk of becoming overweight after pregnancy. Int J Obes Relat Metab Disord 2000; 24: 1660-8.

12) Thomas GN, Jiang CQ, Taheri S, et al.: A systematic review of lifestyle modification and glucose intolerance in the prevention of type 2 diabetes. Curr Diabetes Rev 2010; 6: 378-87.

13) Shah BR, Lipscombe LL, Feig DS, et al.: Missed opportunities for type 2 diabetes testing following gestational diabetes: a population-based cohort study. BJOG 2011; 118: 1484-90.

各論IX　分娩後の母体支援とフォローアップ

糖代謝異常女性の産後の避妊法

糖代謝異常合併妊婦の産後避妊指導は，耐糖能正常妊婦と大きく変わることはない。妊娠前の避妊では未産婦が前提であったが，本項では経産婦を対象とする。経産婦であるため，恒久的な避妊法や子宮内器具も選択肢に入る。また注意すべき点は，避妊の時期・期間である。授乳していても排卵することはあり，さらに月経再開前に妊娠する例もまれではない。帝王切開後は一定の避妊期間を設けることも勧められるので，こうした配慮を必要とする。

一般に産科では産後1カ月健診終了時までは性交渉を控える指導が広く行われている。帝王切開後早期の妊娠は子宮破裂のリスクが高いとの考えから，一定期間の避妊を勧められることもある。ただし，わが国で5年間に報告された子宮破裂は74例，新生児死亡は4例で，出生数から帝王切開後の子宮破裂の頻度を計算すると0.001％ときわめて低く，避妊を勧める根拠に乏しい。また授乳中は排卵が抑制されており，妊娠することはないと理解されている場合も多い。しかし，「出産後一度も月経がないまま妊娠した」，「兄弟で同じ学年になった」という話を耳にすることもある。カップルで今後のファミリープランを考えることを最初に指導すべきであろう。また各種避妊法を比べる際には，パール指数（p.118「表1 計画的妊娠について（避妊方法など）」参照）を参考にするとよい。

不妊手術

母体保護法に基づいて実施される永久不妊化手術である。帝王切開などの開腹時に同時実施，あるいは腹壁小切開，経腟アプローチ，腹腔鏡下手術で実施される。卵管の結紮や切断を行っても避妊成功率100％にはならず，より効果を高めるために，切断した卵管の中枢側を卵巣間膜内に埋没させ，遠位側を腹腔内に出しておく内田法などが利用されている。近年漿液性卵管上皮内癌（STIC）が，卵巣がん，卵管がん，腹膜がんにおける高異型度漿液性がん（HGSC）の前がん病変であるとの報告から，がん発生予防のために卵管を結紮するのではなく，切除する手術が広がっている。これも母体保護法に基づく手術に分類される。不妊手術は母体保護法指定医でなくても実施は可能であるが，配偶者の同意は不可欠である。一方，男性側の不妊手術もあり，精管結紮がその方法である。局所麻酔で実施可能であり，腹腔内で結紮・切除する卵管結紮より侵襲性が低く，一般的に入院も不要である。帝王切開時の同時卵管結紮あるいは切除はそれほど大きな負担にはならないが，それ以外の女性の不妊手術は侵襲性が高いため，男性の不妊手術の紹介も一案である。

恒久的な避妊が得られるが，パートナーが変わるなど，術後に妊孕性を回復させたいとの希望もある。卵管結紮・切除後では，体外受精・胚移植で精管結紮後でも精巣精子を用いた体外受精・胚移植で妊娠も不可能ではないことを説明時に付け加える。

バリア法

各論II 糖尿病をもつ女性のプレコンセプションケア：PCCその他「未経産の糖尿病をもつ女性に対する避妊法の指導」（p.117）を参照。

経口避妊薬(OC)

各論II 糖尿病をもつ女性のプレコンセプションケア：PCCその他「未経産の糖尿病をもつ女性に対する避妊法の指導」（p.117）を参照。

産後に低用量ピルを服用する際の最大の問題は，深部静脈血栓症である。『OC・LEPガイドライン2020年度版』[1]には，授乳をしていない非授乳婦では，他に静脈血栓塞栓症（VTE）の危険因子がない場合は産後21日以降に，他にVTEの危険因子がある場合は産後42日以降に低用量ピルの服用開始が可能であると記載されている。一方，授乳婦に関しては少し複雑である。妊娠中のプロラクチンは授乳期と同程度に分泌されているが，エストロゲンが乳腺での作用を阻害し，母乳分泌を抑制しているとされている。OCに含まれるエストロゲン成分が，母乳の産生を抑制する可能性があるため，授乳婦が

ピルを開始するのは出産後半年以降にすべきと、前述のガイドラインでは推奨されている。しかしOCの添付文書では授乳婦には投与禁忌に分類されている。投与の可否について臨床医は迷うこともあるが、『産婦人科診療ガイドライン 産科編2023』にも、例外を除き、授乳婦が使用している医薬品が児に大きな影響を及ぼすことは少ないと説明するとの記載があり、例外にOCは含まれていない[2]。そのため、日本産科婦人科学会としては、出産後半年以降の授乳婦のOC服用などを否定していない。

子宮内避妊具(IUD)

わが国で利用可能な子宮内避妊具 (IUD) には、物理的に着床を阻害するプラスチック製のIUDであるFD-1®以外に、殺精子作用がある銅付加IUD (ノバT®380) もあるが、ノバT®は令和7年 (2025年) 6月ごろに出荷終了見込みである。レボノルゲストレル放出子宮内システム (ミレーナ®) もあり、これは医薬品に分類され、intrauterine contraceptive systems (IUS) とも称されている。分娩直後から使用可能とされているが、実際には子宮復古による位置のずれや子宮内膜炎のリスクもあり、早くても産後1カ月以降の挿入が一般的である。また、挿入は母体保護法指定医または日本産科婦人科学会専門医に限定されている。ミレーナ®は過多月経や月経困難症に対する適応もあるが、1回挿入したら2～5年の避妊が可能であり、性交時に装着する必要がないだけでなく、普段の生活でも意識することなく避妊ができるため、大変便利である。ただし、添付文書に「装着後3カ月以内、1年後 (又は必要に応じそれ以前) に受診させ、1年以上装着する場合は、以後少なくとも1年に1度は受診するよう指導し、本剤の位置の確認及び必要に応じた諸検査を実施すること」と記載がある点に注意する。

緊急避妊法

各論II 糖尿病をもつ女性のプレコンセプションケア：PCCその他「未経産の糖尿病をもつ女性に対する避妊法の指導」(p.117)を参照。

産後女性への避妊指導は産婦人科医や助産師が実施するので、糖尿病専門医が関与する場面は少ない。血管病変のある糖代謝異常女性以外の避妊法は、一般女性と同様と考えられる。具体的には網膜症や腎症を合併した女性に対しては、OCを避けることが一般的である。また、OC開始後に空腹時血糖が上昇することがあることも念頭に置くべきであり、処方時には情報提供が望ましい。

(板倉敦夫)

―――― 文　献 ――――

1) 日本産科婦人科学会/日本女性医学会 編：OC・LEP ガイドライン2020年度版. 東京, 日本産科婦人科学会事務局, 2020.
2) 日本産科婦人科学会・日本産婦人科医会: CQ104-5 医薬品の授乳中使用による児への影響について尋ねられたら. 産婦人科診療ガイドライン産科編2023. 東京: 日本産科婦人科学会, 2023: 78-80.

各論X 糖尿病・妊娠糖尿病母体から生まれた児の長期予後

糖尿病・妊娠糖尿病母体から生まれた児の長期予後

> 糖尿病・妊娠糖尿病母体から生まれた児は，高出生体重児になりやすく，小児・思春期以降に肥満，耐糖能異常になりやすい．これらは，出生後の栄養状態，養育環境に影響を受ける．特に幼児期の過度な体重増加がそのリスクを高める．一方，母体妊娠前の肥満予防，妊娠中の体重増加と血糖の管理，乳幼児期の適切な成長が，そのリスクを軽減すると考えられる．

1 糖尿病・妊娠糖尿病（GDM）母体の児の胎児期の成長

母体血中のブドウ糖，アミノ酸，遊離脂肪酸は胎盤を通過するが，インスリンは通過しない．従って，胎児は自身の膵β細胞でインスリン分泌を増加させ過成長し，高出生体重児として出生する．そのため，糖代謝異常合併妊婦および肥満妊婦の児は高出生時体重児になりやすい．また，母体が高血糖の場合，出生後に母体からのブドウ糖の供給が断たれるため，児は低血糖になりやすい．これを修正Pedersen仮説という（図1）．さらに，このような体質をもった児が小児期以降に肥満，耐糖能異常になりやすいことが，Hyperglycemia and Adverse Pregnancy Outcome Study Follow-up Study（HAPO-FUS）で，疫学的に証明された．

2 GDM母体の児の小児期以降の肥満，耐糖能異常

HAPO-FUSでは母体からの予測要因を，母体GDMの有無および母体妊娠28週以後に施行した経口ブドウ糖負荷試験（OGTT）の血糖値とし，児

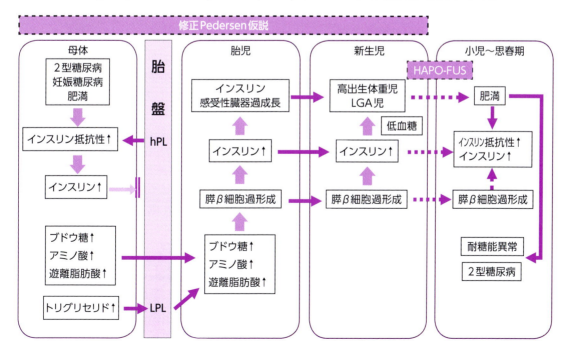

図1 修正Pedersen仮説に基づく糖尿病・妊娠糖尿病（GDM）母体から生まれた児の病態と長期予後
母体，胎児，新生児の病態は，修正Pedersen仮説で説明される．新生児から小児・思春期への軌跡は，Hyperglycemia and Adverse Pregnancy Outcome Study Follow-up Study（HAPO-FUS）で，疫学的に明らかになった．

のアウトカムとして10～14歳時の肥満の有無および糖代謝異常の有無を検討した。糖代謝異常は，空腹時血糖値異常（IFG）および耐糖能異常（IGT）の有無，OGTTの血糖値とMatsuda index（MI），disposition index（DI）およびHbA1cを指標にした。

　まず，母体のGDMの有無を予測因子とし，アウトカムを児の肥満の有無とした研究では[2]，GDM母体の児（683名）と非GDMの児（4,149名）を対象に，10～14歳時に肥満の有無の検討を行った。非GDM母体の児と比べGDM母体の児の肥満である調整オッズ比（95%信頼区間）は，1.58（1.24-2.01）であった。

　次に，母体のOGTTでの空腹時，1時間，2時間血糖値を予測因子とし，アウトカムを児（4,832名）の11～14歳時の肥満の有無とした研究では[3]，母体空腹時血糖値OGTT1時間，2時間血糖値は，児の肥満と正の相関がみられた。

　次に，母体のGDMの有無を予測因子とし，アウトカムを児の糖代謝異常とした研究では[4]，GDM母体の児（589名）と非GDMの児（3,571名）を対象をとし，10～14歳時にOGTTを施行し，IFGおよびIGTの有無ならびに，OGTTの血糖値とMI，DIを検討した。非GDM母体の児と比べ，GDM母体の児がIFGあるいはIGTである調整オッズ比（95%信頼区間）は，それぞれ1.09（0.78-1.52）および1.96（1.41-2.73）であった。また，非GDM母体の児と比べGDM母体の児では，OGTT30分，1時間，2時間血糖値は有意に高く，MIとDIは有意に低かった。

　最後に，母体のOGTTでの空腹時，1時間，2時間血糖値を予測因子とし，アウトカムを児の糖代謝異常とした研究では[5]，10～14歳時の児（4,160名）を対象にしてOGTTを施行し，IFGおよびIGTの有無，およびOGTTの血糖値，HbA1cとMI，DIを検討した。母体空腹時血糖は児のIFGと正の関連があり，母体OGTT1時間，2時間血糖値は児のIGTと正の関連があった。また，母体空腹時血糖は，児の空腹時，OGTT30分血糖値，HbA1cと正の相関，MI，DIとは負の相関がみられた。母体OGTT1時間および2時間血糖値は，児の空腹時血糖値，OGTT30分，1時間，2時間血糖値，HbA1cと正の相関，MI，DIとは負の相関がみられた。

　以上より，母体GDMの児は，10歳以降に肥満，

空腹時高血糖およびインスリン感受性低下による耐糖能異常になりやすいこと，さらに，母体妊娠中のOGTTでの血糖値が高いほど，空腹時高血糖およびインスリン感受性低下による耐糖能異常になりやすいことが明らかになった。

3 母体糖尿病，母体肥満の児の小児期以降の肥満

　Hammoudら[6]は，オランダ人の1型糖尿病母体の児（n＝78），2型糖尿病母体の児（n＝44）の14歳までのBMI SDスコアの軌跡を検討し，以下のように報告した。2型糖尿病母体の児のBMI SDスコアは，1歳から増加して10歳時に＋1.5SDに達し，その後プラトーになった。一方，1型糖尿病母体の児では5歳以降徐々に増加して14歳時に＋0.5SDに達した。1型・2型糖尿病ともlarge for gestational age（LGA）児は非LGA児と比べ，各年齢でBMI SDスコアが高く，2型糖尿病のLGA児では＋2SD，1型糖尿病では＋1SDに達していた。

　さらに，Hammoudら[7]は，オランダ人のGDM（n＝93）の児（n＝104）の14歳までのBMI SDスコアの軌跡を検討し，以下のように報告した。母体妊娠前BMIは25.8kg/m^{2}で，児の24%がLGAであった。児全体のBMI SDスコアは1歳以降徐々に増加し，14歳時で＋0.7SDに達した。LGA児のBMI SDスコアは1歳以降増加し10歳時に＋1.1SDに達し，その後徐々に低下して14歳時で＋0.9SDに減少した。一方，非LGA児のBMI SDスコアは，1歳以降直線的に徐々に増加し，14歳時で＋0.7SDに達した。また，先行研究との比較で，GDM母体，1型糖尿病母体，2型糖尿病母体のそれぞれの児のBMI SDスコアは，2型糖尿病母体の児が最も高かった。

　フィンランド人の妊娠前肥満母体あるいはGDM母体の児741名を対象にしたコホート研究では，16歳時に過体重である頻度はコントロール群の11.7%と比べ，妊娠前肥満かつGDM母体の児で40.0%，妊娠前非肥満かつGDM母体の児で27.9%と有意に高かった。オッズ比はそれぞれ4.05倍，2.56倍であった[8]。

4 出生体重および乳幼児期の体重増加と成人後の肥満および2型糖尿病との関連

　Thorénら[9]は，1981年にスウェーデンで出生

した小児を対象に，出生時から18歳まで身長と体重を追跡調査した。18歳時2,225名の内，BMI 25以上の肥満になった例は375名であった。肥満にならなかった対象者と比べ，肥満になった対象者の体重増加単位オッズ比（kg/年）は，出生から12カ月の体重増加量；1.63（1.37-1.94），12カ月から18カ月の体重増加量；1.18（1.01-1.38），18カ月から4歳の体重増加量；3.40（2.62-3.55）であった。一方，出生体重との検討では，高出生体重および低出生体重とも有意な関連はなった。

Erikssonら[10]は，ヘルシンキで1934 ～ 1944年までに出生した8,760名を対象に，出生体重および12歳までの成長と2型糖尿病発症を検討した。2型糖尿病発症群（270名）はコントロール群（8,490名）と比べ，高出生体重児および低出生体重児とも2歳以降に過度の体重増加あるいは過度のBMIの増加があった。出生体重にかかわらず，幼児期の急激な体重増加がその後の肥満や2型糖尿病の発症と深く関連している。

5 糖尿病・GDM母体から生まれた児が，肥満，2型糖尿病に至る成長の軌跡

糖尿病・GDM母体から生まれた児は高出生体重になりやすく，小児期以降に肥満や2型糖尿病になりやすい。児の長期予後を修正Pedersen仮説で説明できると考えらる。一方，高出生体重，低出生体重にかかわらず，幼児期の過度な体重増加がそれらのリスクを高める。胎児期から小児期の成長，特に体重増加は，栄養状態，養育環境に影響を受けている。従って，胎児期から乳幼児期の環境が，将来の肥満，2型糖尿病の発症と深く関連している。このような概念を，Developmental Origins of Health and Disease（DOHaD）という。母体妊娠前の肥満予防，妊娠中の体重増加と血糖の管理，乳幼児期

の適切な成長が，糖尿病・GDM母体から生まれた児が，肥満，2型糖尿病の発症リスクを軽減すると考えられる。

（菊池　透）

文　献

1) Catalano PM, Hauguel-De Mouzon S: Is it time to revisit the Pedersen hypothesis in the face of the obesity epidemic ？ Am J Obstet Gynecol 2011; 204: 479-87.

2) Lowe WL, Scholtens DM, Lowe LP, et al.: Association of Gestational Diabetes With Maternal Disorders of Glucose Metabolism and Childhood Adiposity. JAMA 2018; 320: 1005-16.

3) Lowe WL, Lowe LP, Kuang A, et al.: Maternal glucose levels during pregnancy and childhood adiposity in the Hyperglycemia and Adverse Pregnancy Outcome Follow-up Study. Diabetologia 2019; 62: 598-610.

4) Lowe WL, Scholtens DM, Kuang A, et al.: Hyperglycemia and Adverse Pregnancy Outcome Follow-up Study（HAPO FUS）: Maternal Gestational Diabetes Mellitus and Childhood Glucose Metabolism. Diabetes Care 2019; 42: 372-80.

5) Scholtens DM, Kuang A, Lowe LP: Hyperglycemia and Adverse Pregnancy Outcome Follow-up Study （HAPO FUS）: Maternal Glycemia and Childhood Glucose Metabolism. Diabetes Care.et al. Diabetes Care 2019; 42: 381-92.

6) Hammoud NM, de Valk HW, van Rossem L, et al.: Growth and BMI during the first 14y of life in offspring from women with type 1 or type 2 diabetes mellitus. Pediatr Res 2017; 81: 342-8.

7) Hammoud NM, Visser GHA, van Rossem L, et al.: Long- term BMI and growth profiles in offspring of women with gestational diabetes. Diabetologia 2018; 61: 1037-45.

8) Pirkola J, Pouta A, Bloigu A, et al.: Risks of overweight and abdominal obesity at age 16 years associated with prenatal exposures to maternal prepregnancy overweight and gestational diabetes mellitus. Diabetes Care 2010; 33: 1115-21.

9) Thorén A, Werner B, Lundholm C, et al.: A rapid growth rate in early childhood is a risk factor for becoming overweight in late adolescence. Acta Paediatr 2015; 104: 1138-43.

10) Eriksson JG, Forsen TJ, Osmond C, et al.: Pathways of infant and childhood growth that lead to type 2 diabetes. Diabetes Care 2003; 26: 3006-10.

附記　関連事項

糖尿病のスティグマとアドボカシー

> 糖尿病があるというだけで，社会的不利益や差別を感じているスティグマの例が認められている。妊娠糖尿病と診断されることや，インスリン治療により自己スティグマをもたらし，精神的ストレスの要因となる。日本糖尿病学会とJADEC（日本糖尿病協会）は2019年からアドボカシー活動として，「糖尿病であることを隠さずにいられる社会づくり」を働きかけている。妊娠時においても正しい知識と社会的サポートによるスティグマの排除が重要である。

1 糖尿病とスティグマ

『糖尿病治療ガイド2024』では，糖尿病治療の目標は，「糖尿病のない人と変わらない寿命と日常生活の質（QOL）の実現」と明示されている[1]。QOLを維持するための1つとして，近年，糖尿病をもつ人が抱えているスティグマ，社会的不利益差別の除去の重要性が注目されている。スティグマ（stigma）とは，特定の属性に対して刻まれる「負の烙印」を意味する言葉であり，誤った知識や情報が拡散することにより対象となった者が，精神的・物理的に困難な状況に陥ることを指す[1]。スティグマの用語は1963年にGoffmannによって提唱された。さまざまな病気をもつ人に対して特定のステレオタイプな見方をされることで起こりうるが，糖尿病においては約10年前より注目されるようになり，2020年以降からさまざまな研究が報告されている[2,3]。

スティグマとしては，「社会的スティグマ」，「乖離的スティグマ」，「自己スティグマ」といった3つの類型から分類される[3,4]。さらに実際の経験である「経験的スティグマ」とスティグマへのおそれから起こる「予期的スティグマ」の2つの形に分けられる。それぞれの例をJADEC（日本糖尿病協会）が示す表1で説明する[4]。

社会的スティグマ

経験的スティグマとしては，糖尿病であるという理由で，生命保険に加入できない，ローンを組めない，就職や昇進に影響があったなどといった例がある。そのため，予期的スティグマとして，糖尿病であることを周囲に隠すといった行動に至り，治療中断に繋がる場合もある。

乖離的スティグマ

経験的スティグマとしては，一般の人たちから「糖尿病」というだけで，「食べ過ぎ」，「贅沢病」，「自制心がない」などといったレッテルを貼られてしまうことがある。

自己スティグマ

経験的スティグマとしては，糖尿病と診断されたことで自尊心の低下を招き，病名に対する嫌悪感，自分自身にさえ罪悪感を感じてしまう。外来でHbA1c値が悪化すると，「すみません」と謝る行動も比較的よくみられる。

スティグマの評価

スティグマを評価するスケールは世界で各種報告されているが[2]，Tanakaら[5]は日本人糖尿病に対して90の質問から6つのスティグマカテゴリーを

表1　糖尿病に関するスティグマの種類と例

	社会的スティグマ（社会的規範からの逸脱，レッテル）	乖離的スティグマ（ステレオタイプからの逸脱）	自己スティグマ（自尊心の低下）
経験的スティグマ（実際の経験）	• 生命保険に加入できなかった • 住宅ローンを断られた • 就職できなかった • 寿命が短い	• 間食を咎められた • インスリンを拒否すると叱責された	• 病名や診療科 • 医療者に「すみません」と謝った
予期的スティグマ（スティグマへのおそれ）	• 糖尿病のことを上司・同僚にいわない	• しぶしぶ注射をしている • 隠れ食いをした	• 宴会や会合に行くのをやめた

（文献9より転載）

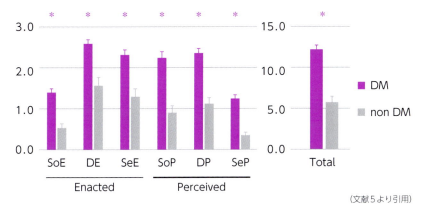

図1 糖尿病と非糖尿病におけるスティグマスケール

（文献5より引用）

So：社会的スティグマ，D：乖離的スティグマ，Se：自己スティグマ，
Enacted：予期的スティグマ，Perceived：経験的スティグマ

評価する"Kanden Institute Stigma Scale"を発表している。この結果によると，糖尿病があるとすべてのスティグマの点数が高値となることが示されている（図1）。

医療者との関係性

スティグマは糖尿病をもつ人と社会との関係性が主体と思えるが，医療者との関係性もその要因となりうる。糖尿病治療において生活習慣の改善や自己管理が上手くいかないことを，医療者側が血糖値の悪化要因の主体であるかのようにとらえてしまうことがスティグマとなりうる。「食べ過ぎ」「運動不足」など自己管理の不徹底のみに焦点を当ててしまい，本来の悪化要因を見逃してしまう危険性もある。

2 妊娠糖尿病とスティグマ

妊娠糖尿病（GDM）に伴うスティグマでは，特に精神面で大きなストレスを感じるケースが多い[6]。Sunら[7]は，GDMのスティグマを4つの側面からの指摘点を示している。1つ目はスティグマの要因となる医療者及び非医療的な周囲との関係性，2つ目は羞恥心，罪悪感，自責の念といった自己スティグマ，3つ目は過度な心配や恐怖，孤独感などの心理的苦痛，4つ目はインターネットを介したGDM診断への受容やGDMのコミュニティへの参加，さらに家族や社会によるサポートと自分自身の時間をもつことによる対処方法があることも示している。このような要因や周囲との関係性に問題がないかどうかを見極めることが重要である。

GDMと診断されると，「どうして自分がGDMになってしまったの？」と，自身の生活を非難し，家族や子供に対して反省の念を抱くといった自己スティグマを感じやすい。さらにGDMであっても食事療法のみで目標血糖値に達しない場合にはインスリン治療を必要とするため，初めてのインスリン治療に困惑し，インスリンを使わなければいけないことに対しても強い自己スティグマを感じる場合が想定される。それらに対して妊娠中の生理的変化の1つとして血糖値が高くなりやすいことや，妊婦個人のせいでGDMになったのではないことなどを伝えることが必要である。正しい知識と適切な治療を提供するためには，多職種チームによるサポート体制を構築し，個々の症例の心理的サポートを行うことが重要である。

3 糖尿病合併妊娠とスティグマ

これまでのスティグマの研究結果より，インスリンを使用している糖尿病をもつ患者のほうが，インスリン非使用者よりもスティグマを感じやすいことが報告されている[7]。Kanden Institute Stigma Scaleでは糖尿病をもつ患者は糖尿病がない人と比較してすべてのスティグマの点数が高値となり（図1），さらに1型糖尿病，2型糖尿病のインスリン使用者，2型糖尿病非インスリン使用者の順で，特に経験的スティグマの点数が高いことが示されている（図2）[5]。糖尿病合併妊娠では，計画妊娠に向けた妊娠前から妊娠中の厳格な血糖管理を行うためにインスリンの使用は必須であり，妊娠に伴う変化に応じて速やかにインスリン調整を行う必要性があるた

図2 糖尿病病型とインスリン使用有無によるスティグマスケール

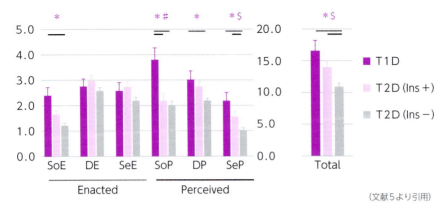

（文献5より引用）

So：社会的スティグマ，D：乖離的スティグマ，Se：自己スティグマ，
Enacted：予期的スティグマ，Perceived：経験的スティグマ

め，精神的ストレスやスティグマを感じやすくなる。医療者や家族の手厚いサポート体制を整えることが重要であり，妊婦が孤独感を感じない環境作りが必要となる。

4 アドボカシー活動

糖尿病に対するスティグマにより，糖尿病をもつ人が糖尿病を周囲に隠し，治療中断，未治療へと繋がることが最も懸念すべきことであり，それは糖尿病および糖尿病の合併症の重症化を引き起こすリスクとなりうる。このような人が増えることは，医療費の増大，国民全体の平均寿命の短縮，社会全体の生産性の低下を招き，個人の問題ではなく社会の大きな問題となりうる。

スティグマに立ち向かい，糖尿病のある人の権利を守り，社会的地位を回復させる活動をアドボカシーという。近年，スティグマとアドボカシーに対する意識は医療従事者ならびに一般社会において徐々に周知されつつある。日本糖尿病学会とJADECは，2019年11月からアドボカシー活動として「糖尿病であることを隠さずにいられる社会づくり」を働きかけている[5]。また，糖尿病の病名自体がスティグマの要因となりうることが指摘され，2023年に新呼称としての世界共通語の「ダイアベティス」が提案されている。現在，病名に関してさまざまな意見交換がなされている。

GDMも糖尿病も特別な病気ではなく，妊娠中の耐糖能の変化は誰もが起こりうる状態であり，適切な対応が可能であることを広く周知することが重要である。

糖尿病の早期発見と早期治療，GDMの早期診断と適切な対応，糖尿病をもつ女性の計画妊娠の徹底，そしてインスリン治療に対するスティグマの排除を，医療者の正しい認識とアドボカシー活動で広め，たくさんの元気な赤ちゃんを安心して生める社会になることを心から願っている。

（安孫子亜津子）

文　献

1) 日本糖尿病学会 編・著：A 治療目標とコントロール指標. 糖尿病治療ガイド2024. 東京：文光堂，2024. 21-4.
2) Eitel KB, Pihoker C, Barrett CE, et al.: Diabetes Stigma and Clinical Outcomes: An International Review. J Endocr Soc 2024; 8: 1-6.
3) Speight J, Holmes-Truscott E, Garza M, et al.: Bringing an end to diabetes stigma and discrimination: an international consensus statement on evidence and recommendations. Lancet Diabetes Endocrinol 2024; 12: 61-82.
4) 日本糖尿病協会：スティグマ. https://www.nittokyo.or.jp/uploads/files/advocacy_summary.pdf（2024年11月15日閲覧）.
5) Tanaka N, Hamamoto Y, Kurotobi Y, et al.: Stigma evaluation for diabetes and other chronic non-communicable disease patients: Development, validation and clinical use of stigma scale-The Kanden Institute Stigma Scale. J Diabetes Investig 2022; 13: 2081-90.
6) Daqvidsen E, Maindal HT, Rod MH, et al.: The stigma associated with gestational diabetes mellitus: A scoping review. Lancet 2022; 52: 1-13.
7) Sun S, Pellowski J, Pisani C, et al.: Experiences of stigma, psychological distress, and facilitative coping among pregnant people with gestational diabetes mellitus. BMC Pregnancy Childbirth 2023; 23: 643.
8) Liu NF, Brown AS, Folias AE, et al.: Stigma in People With Type 1 or Type 2 Diabetes. Clin Diabetes 2017; 35: 27-34.
9) 公益社団法人日本糖尿病協会：スティグマ. https://www.nittokyo.or.jp/uploads/files/advocacy_summary.pdf（2024年11月15日閲覧）.

附記　関連事項

糖代謝異常合併妊娠の保険適用

糖代謝異常合併妊娠では糖尿病の確定病名があった場合，また，インスリン療法を行う場合は，それらの診療報酬に認められた保険点数を取得する。一方，妊娠糖尿病でインスリン療法を行っていない場合は，HbA1cやグリコアルブミンの測定，75g経口ブドウ糖負荷試験などの検査や血糖自己測定の保険適用が限られるため注意する。また，インスリンを使用していない糖代謝異常合併妊娠では，在宅妊娠糖尿病患者指導管理料を活用し，周産期の管理を行う[1, 2]。

1 検査

75g経口ブドウ糖負荷試験（D288糖負荷試験）

糖尿病または妊娠糖尿病の疑い病名で，75g経口ブドウ糖負荷試験（75gOGTT）が実施できる。原則として，常用負荷試験（200点）を行う。糖尿病が疑われ，インスリン分泌能の評価が必要な場合は，耐糖能精密検査（900点）を行う。なお，「負荷時におけるインスリン又はC-ペプチド（CPR）の測定は，糖尿病の診断だけでなく，インスリン分泌能，インスリン初期分泌の低下，インスリン抵抗性等を同時に把握でき，病型・病態の診断や治療法の選択上必要である」との記載があることから，糖尿病の確定診断後でも耐糖能精密検査は実施できる可能性があるが，都道府県により状況が異なるので注意する。

妊娠糖尿病の既往は，分娩後12週以内であれば妊娠糖尿病の病名で75g経口ブドウ糖負荷試験，耐糖能精密検査が実施できる。ただし，「妊娠糖尿病，分娩後何カ月または何週」と記載する必要がある。12週を過ぎると糖尿病疑いでないと検査できないことに注意する。

また検査では，D500薬剤としてトレーランG（1瓶あたり205.2円）の算定も可能となっている。

注意：生化学検査(I)または(II)

糖負荷試験実施日の検体検査実施料における生化学的検査（Ⅰ）または生化学的検査（Ⅱ）の項では算定できない。

注意：50gグルコースチャレンジテスト

保険適用内では実施できないため，自費診療で行うか，自治体によっては妊産婦健康診査の受診券を利用することができる。

グルカゴン負荷試験（D288糖負荷試験）

糖尿病を疑いインスリン分泌能を評価するときに，耐糖能精密検査（900点）としてグルカゴン負荷試験が実施できる。負荷前と負荷6分後の血糖値と血清C-ペプチド値（CPR）を測定する。

D500薬剤として，グルカゴン（1mg1瓶あたり2,427円）の算定も可能となっている。

注意：禁忌

褐色細胞腫では血圧が急激に上昇するため禁忌となる。また，嘔気をきたす可能性もあるため注意が必要である。

インスリン値とC-ペプチド

インスリン値（IRI）またはCPRの測定は，糖尿病の確定病名が必要である。妊娠糖尿病では保険適用とはならない。

抗グルタミン酸デカルボキシラーゼ抗体（抗GAD抗体）

先に糖尿病の確定診断が必要となる。そのうえで1型糖尿病を疑った場合に抗GAD抗体を測定する。すなわち，測定日には糖尿病の確定病名と「1型糖尿病の疑い」が必要となる。

尿アルブミン定量

尿アルブミン定量を行う場合は，糖尿病の確定病名と「糖尿病性腎症の疑い」，または早期糖尿病性腎症の確定病名のどちらかが必要となる。算定は3カ月に1回限りと定められており，レセプトには前回の検査日の記載か，初回の場合は「初回」との記載が必要である。その記載がない場合は返戻される可能性があるので注意したい。

甲状腺検査

甲状腺疾患診断時には，FT3，FT4，TSHの3項目の測定は保険診療で認められるが，経過観察時ではFT4とTSHの2項目しか認められないことに

注意する。なお，甲状腺自己抗体検査（TRAb，TgAb，TPOAb）は疑い病名で検査が可能だが，甲状腺疾患の確定診断後の経過観察としては原則認められない。

血液学的検査，生化学検査，血液凝固検査，炎症反応検査，尿検査

血糖測定などにより糖尿病が疑われる場合，糖尿病および糖代謝異常合併妊娠では，妊娠中の定期的な血液検査と尿検査は保険適用内で実施できる。

特に，HbA1c，グリコアルブミン（GA），および1,5-アンヒドロ-D-グルシトール（1,5AG）の測定に関しては，糖尿病では原則としていずれかを月1回のみとされるが，妊娠中の患者，1型糖尿病をもつ患者，経口血糖降下薬の投与を開始して6カ月以内の患者，インスリン療法を開始して6カ月以内の患者などについては，いずれか1項目を月1回に限り別に算定できる。そのため，妊娠糖尿病，妊娠中の明らかな糖尿病，糖尿病合併妊娠では，HbA1cとGAの測定を同月同日に行ったり，月の初めにはHbA1cを，同月内の2週間後にGAの測定を行うことが可能である。ただし，同月に同じ検査項目を2回，例えばGAを2回測定することはできない。

グルコース値など，生化学検査，血液凝固検査，炎症反応検査，尿検査などの糖代謝異常合併妊娠の病態や併存症，合併症を評価するのに必要な検査項目は適応病名を確認し，保険診療内で検査する。

皮下連続式グルコース測定（D231-2：700点）

施設基準の届出がされている医療機関で実施が可能である。糖尿病をもつ患者の治療に際してインスリン抵抗性の評価，至適インスリン用量の決定などを目的として，皮下に留置した電極から皮下組織中のグルコース値を連続して測定した場合に，皮下連続式グルコース測定（一連につき）700点が6カ月に2回に限り算定できる。また，特定保険医療材料として，158皮下グルコース測定用電極6,390円が別途算定できる（図1）。

ただし適応患者として，治療方針策定のために血糖プロファイルを必要とする1型糖尿病をもつ患者か，低血糖発作を繰り返すなど重篤な有害事象が起きている血糖管理が不安定な2型糖尿病をもつ患者で医師の指示に従い血糖管理を行う意志のある者との通知があるため，1型または2型糖尿病合併妊娠において保険適用となる。

2 インスリン療法

糖代謝異常合併妊娠ですでにインスリン療法を受けている場合，もしくはインスリン療法を導入した場合は通常の保険診療を行う。また，在宅自己注射指導管理料の算定下で，医師の指示に基づき保健師，助産師または看護師が在宅療養上必要な指導を個別に行った場合に，患者1人につき月1回（初回の指導を行った月にあっては月2回）に限り，B001 13在宅療養指導料（170点）が算定できる。ただし，インスリン自己注射かインスリンポンプ療法を選択するか，血糖測定は指先採血による血糖自己測定か持続グルコースモニタリング（CGM）を行うかにより保険点数は大きく変わり，患者負担も，例えば初めてインスリン療法が始まった場合は再診料のみ，あるいは，再診料と生活習慣病管理料ⅠまたはⅡが算定されていたときに比べ，図1に示す費用の保険診療分が増えることとなる。そのため，コストに関しても事前に説明をしっかり行う必要がある。なお，令和2年（2020年）10月26日の厚生労働省からの通達により，妊娠糖尿病でのインスリン使用は保険適用で認められている[3]。

インスリン自己注射

1日1回以上のインスリン自己注射を行っている糖代謝異常合併妊娠では，C101在宅自己注射指導管理料（複雑以外，月28回以上の場合750点）が算定できる。

ただし，「在宅自己注射の導入前に，入院又は2回以上の外来，往診若しくは訪問診療により，医師による十分な教育期間をとり，十分な指導を行った場合に限り算定する。（アドレナリン製剤についてはこの限りではない）」とあるため，外来で自己注射を導入する前に2回以上の診察が行われていないと算定できない。そのため，初診の日に算定することができないこと，診療実日数が1日では減点される可能性があることに注意する。なお，他院にて自己注射を行っていた患者が転院してきて引き続き自己注射を行う場合は，他院からの継続管理である旨を詳記することで初診の日から算定することが可能となる。

医療行為の内容により複数の管理料を算定できるが，算定はどれでも暦月1回であり，複数の医療行為を行っている患者で2つ以上の管理料が算定できる要件を満たしている場合には，主たる管理料（点数が高い管理料）を1つだけ算定する。また，在宅

表1　C150 血糖自己測定器加算（令和4年厚生労働省告示第54号）

1. 月20回以上測定する場合	350点	イ）インスリン・ヒトソマトメジンC製剤 　　自己注射実施患者 　　（1型糖尿病の患者・膵全摘後の患者以外） ロ）インスリン自己注射実施患者 　　（1型糖尿病の患者・膵全摘後の患者） ハ）12歳未満の小児低血糖症の患者 ニ）妊娠中の糖尿病患者・妊娠糖尿病の患者 　　（別に厚生労働大臣が定める者）
2. 月30回以上測定する場合	465点	
3. 月40回以上測定する場合	580点	
4. 月60回以上測定する場合	830点	
5. 月90回以上測定する場合	1,170点	イ）インスリン自己注射実施患者 　　（1型糖尿病の患者・膵全摘後の患者） ロ）12歳未満の小児低血糖症の患者 ハ）妊娠中の糖尿病患者・妊娠糖尿病の患者 　　（別に厚生労働大臣が定める者）
6. 月120回以上測定する場合	1,490点	
7. 間歇スキャン式持続血糖測定器によるもの	1,250点	インスリン製剤の自己注射を1日に1回以上行っている入院中の患者以外の患者に対し，血糖自己測定値に基づく指導を行うため間歇スキャン式持続血糖測定器を使用した場合

療養指導管理料は入院中の患者には算定できないが，入院中の患者でも退院の日に行った指導や管理については算定可能となる。さらに，同一患者に同じ管理料を同一月に複数の医療機関で算定することは原則認められていないが，次の場合はそれぞれの医療機関で算定できる。

> a）異なる製剤を使っている場合の在宅自己注射指導管理料
>
> 対象となる疾患名が異なる場合にはそれぞれの医療機関で算定することができる。例えば，糖尿病でインスリン製剤に対しての在宅自己注射指導管理料と，リウマチで生物製剤に対しての在宅自己注射指導管理料は，それぞれの医療機関で算定が可能である。
>
> b）患者が月の途中で診療所に転院してきた場合
>
> 前医でも同月に外来に通院し，すでに在宅自己注射指導管理料を算定済みの場合は算定できない。一方，退院後に転院してきた場合，転院先の診療所でも同一月に在宅自己注射指導管理料を算定できる。ただし，診療報酬明細書の摘要欄に当該算定理由を記載することとなっている。

加えてインスリン療法中の患者では，血糖自己測定（SMBG）器加算を測定回数に応じて算定できる（表1，図1）。

インスリンポンプ療法[5]

施設基準を満たしておくことが必須となり，また，糖尿病専門医や糖尿病療養指導士，糖尿病看護認定看護師に対しては，日本糖尿病学会や日本糖尿病療養指導士認定機構が行うsensor augmented pump（SAP）療法や持続グルコースモニタリング（CGM）のe-learningを受講することも必須となることに注意する[4]。

インスリンポンプ療法では，在宅自己注射指導管理料が複雑な場合（1,230点）を算定する（図1）。また，間欠注入シリンジポンプ加算のプログラム付きシリンジポンプ2,500点を同時に算定する。さらに，SMBG月120回以上やCGMを行った場合は，最大で図1に示す算定が可能となる。また，リアルタイムCGM（rtCGM）と一体化したインスリンポンプを用いて血糖管理を行う治療法をsensor augmented pump（SAP）療法といい，2014年から保険適用となっている。CGMのためのトランスミッターを使用した場合に持続血糖測定器加算3,230点が算定でき，インスリンポンプ費用も含まれる。なお，CGM使用下でSMBGを併用する場合は，その回数により加算する。また，持続血糖測定器加算もインスリンポンプと連動するしないにかかわらず，2個以下の場合は1,320点，3個または4個の場合は2,640点，5個以上の場合は3,300点となり，処方するCGMセンサーの数に合わせて算定する。

図1 インスリン投与方法と血糖測定方法の組み合わせによる診療報酬算定例

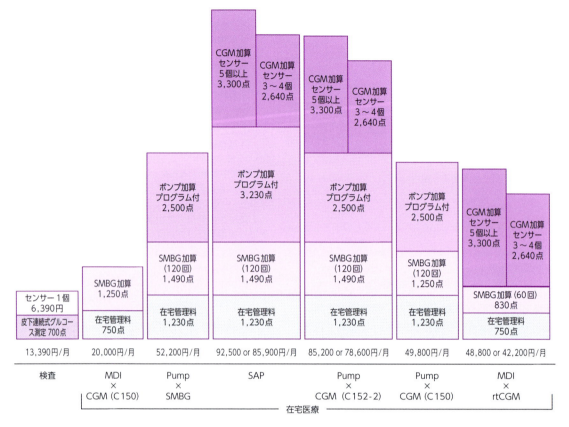

令和4年厚生労働省告示第54号に基づく。在宅管理料：在宅自己注射指導管理料，SMBG加算：血糖自己測定器加算，ポンプ加算：間歇注入シリンジポンプ加算，CGM加算：持続血糖測定器加算。別途薬剤などが必要。

MDI：multiple daily injection, CGM：continuous glucose monitoring, Pump：insulin pump, SMBG：self-monitoring of blood glucose, SAP：sensor augmented pump, rtCGM：real-time CGM

3 在宅妊娠糖尿病患者指導管理料（C101-3：150点）

インスリン療法を行わずSMBGで妊娠中の血糖管理を行う場合に，在宅妊娠糖尿病患者指導管理料が算定できる。管理料は1と2に分かれているが，いずれの場合も表1に示す血糖自己測定器加算の7以外の加算ができる。また，在宅自己注射指導管理料と同様に，医師の指示に基づき保健師，助産師または看護師が在宅療養上必要な指導を個別に行った場合に，患者1人につき月1回（初回の指導を行った月にあっては月2回）に限り，B001 13在宅療養指導料（170点）が算定できる。

在宅妊娠糖尿病患者指導管理料1（150点）

在宅妊娠糖尿病患者指導管理料1は，入院していない妊娠中の糖尿病をもつ患者または妊娠糖尿病患者において，周産期における合併症軽減のために適切な指導管理を行った場合に算定する。対象患者は，妊娠中の糖尿病をもつ患者または妊娠糖尿病患者のうち，以下のアまたはイに該当する者とされている。

ア 以下のいずれかを満たす糖尿病である者（妊娠時に診断された明らかな糖尿病）
（イ）空腹時血糖値が126 mg/dL以上
（ロ）HbA1cがJDS値で6.1％以上（NGSP値で6.5％以上）
（ハ）随時血糖値が200 mg/dL以上
（注）（ハ）の場合は，空腹時血糖値またはHbA1cで確認すること
（ニ）糖尿病網膜症が存在する場合

イ ハイリスクな妊娠糖尿病である者

（イ）HbA1cがJDS値で6.1%未満（NGSP値で6.5%未満），75gOGTT2時間値が200mg/dL以上

（ロ）75gOGTTを行い，次に掲げる項目に2項目以上該当する場合または非妊娠時のBMIが25以上であって，次に掲げる項目に1項目以上該当する場合

①空腹時血糖値が92mg/dL以上

②1時間値が180mg/dL以上

③2時間値が153mg/dL以上

在宅妊娠糖尿病患者指導管理料2（150点）

在宅妊娠糖尿病患者指導管理料2は，1を算定した入院中でない患者において，分娩後も継続して血糖管理のために適切な指導管理を行った場合に，分娩後12週の間に1回に限り算定できる。

4 血糖自己測定指導加算(500点)

2型糖尿病を主病としインスリン製剤を使用して

いない患者に対して，血糖自己測定値に基づく指導を行った場合は，生活習慣病管理加算Ⅱに加えて，年1回に限り500点を算定できる。2型糖尿病をもつ患者の妊娠前の血糖管理や産後12週以上経過した場合の血糖管理に役立てることができる。

（西村亜希子，千草義継，原島伸一）

=========== 文 献 ===========

1) 社会保険研究所: 医科点数表の解釈 令和6年6月版. 東京: 社会保険研究所, 2024.

2) 今日の診療サポート. https://www.elsevier.com/ja-jp/products/todays-clinical-support（2024年8月28日閲覧）.

3) 厚生労働省: 医薬品の適応外使用に係る保険診療上の取扱いについて（2020年10月26日：厚生労働省保険局医療課長／厚生労働省保険局歯科医療管理官）.

4) 日本糖尿病学会: 持続グルコースモニタリングデバイス適正使用指針. https://www.jds.or.jp/uploads/files/document/cgm/CGM_usage_guideline_2024-05-15.pdf（2024年8月28日閲覧）.

5) 西村亜希子, 原島伸一: 第6章 3 インスリンポンプについて聞かれたら. 患者さんに合わせた糖尿病治療ができる 血糖管理と薬剤の選択の大原則, 坂根直樹 編. 東京: 羊土社, 2022: 265-373.

Index
索引

あ

暁現象……………………………………… 89
アシデミア…………………………………… 251
アシドーシスの管理……………………… 263
アドバンスドハイブリッドクローズドループ
　（AHCL)…………………………… 187,195
アドボカシー………………………………… 308
アムロジピン……………………………… 80,99
アルファメチルドーパ……………………… 104
アルブミン………………………… 101,245
アンギオテンシン合成酵素阻害薬……… 252
アンジオテンシンⅡ受容体拮抗薬
　（ARB)………………………… 80,99,252
アンジオテンシン受容体阻害薬………… 211
アンジオテンシン変換酵素（ACE)阻害薬
　…………………………………80,211,252
アンバウンドビリルビン………………… 280
一過性徐脈………………………………… 215
一過性頻脈………………………………… 215
イメグリミン………………………………… 90
陰イオン交換樹脂製剤…………………… 109
インスリン…… 79,90,108,115,137,261,278
インスリンアナログ製剤…………………… 86
インスリン感受性………………… 206,218
インスリン拮抗ホルモン………………… 287
インスリン自己抗体（IAA)…………… 76,312
インスリン抵抗性
　………………24,29,57,67,72,76,121,146,161,217,
　218,237,259,265,274,276,287
インスリン投与プロトコル………………… 234
インスリン必要量………………… 59,268
インスリン頻回注射（MDI)………… 186,198
インスリン分泌非促進系薬剤…………… 90
インスリンボール………………………… 140
インスリンポンプ
　……………… 114,136,152,192,196,235,313
インスリン療法…… 86,181,238,262,268,274,312
インターコンセプションケア………… 290,299
インドメタシン…………………………… 211
運動強度…………………………………… 179
運動療法…………………………… 174,177
栄養・食事指導………………… 170,268
栄養不足…………………………………… 260
エストロゲン……………………… 81,217
エゼチミブ………………………………… 109
エチニルエストラジオール………………… 81
エナラプリル……………………………… 252
エネルギーカウント……………………… 165
炎症反応検査……………………………… 312

か

カーボカウント…………… 79,114,165,172
乖離的スティグマ………………………… 308
カウンセリング…………………………… 81
拡張期血圧………………………………… 98
加重型妊娠高血圧腎症（SPE)… 43,98,249
家族計画…………………………………… 301
褐色細胞腫………………………………… 98
家庭血圧…………………………………… 97
カプトプリル……………………………… 252
カルバマゼピン…………………………… 112

簡易インスリン療法……………………… 198
眼科定期検診……………………………… 254
眼科プレコンセプションケア……………… 106
鉗子分娩…………………………………… 229
緩徐進行1型糖尿病の診断基準………… 77
完全大血管転位合併……………………… 282
完全母乳育児……………………………… 284
飢餓亢進……………………………… 21,24
基線細変動………………………………… 215
基礎カーボカウント……………………… 172
急性発症1型糖尿病……………………… 075
境界型耐糖能異常………………………… 28
強化インスリン療法……………………… 186
巨大児………………… 29,48,58,63,80,89,123,
　192,206,219,227,229
緊急避妊法………………………… 118,304
空腹時血糖値……………………… 86,161
空腹時血糖値異常（IFG)………………… 306
グリコアルブミン（GA)…… 140,151,160,181,312
グリブライド……………………………… 201
グルカゴン負荷試験……………………… 311
グルコース………………………… 155,265
グルコース・クランプ法…………………… 24
グルコース酸化酵素（GOD)法…… 141,147
グルコース脱水素酵素（GDH)法… 141,147
グルコースチャレンジテスト（GCT)… 22,62,311
計画妊娠………………… 60,107,114,117
計画分娩…………………………………… 225
蛍光眼底造影検査………………… 107,254
経口血糖降下薬…………………… 89,202
経口避妊薬………………………81,117,303
経口ブドウ糖負荷試験（OGTT)…… 45,52,62,72,
　132,135,141,146,181,294,305,311
劇症1型糖尿病の診断基準……………… 076
血清カリウム（K⁺）濃度に応じたK⁺補充例… 263
血糖依存性インスリン分泌促進薬……… 90
血糖管理
　……… 29,47,57,79,89,114,226,233,273,287
血糖降下薬………………………………… 90
血糖自己測定（SMBG)
　………………… 89,137,141,146,151,181,225
血糖自己測定指導加算…………………… 315
血糖正常型DKA………………………… 260
血糖非依存性インスリン分泌促進薬…… 90
ケトアシドーシス
　…………… 30,56,57,58,136,137,237,260
ケトーシス………………………… 108,238
ケトン体………………………… 259,261,263
肩甲難産………………… 58,207,225,229,241
顕性アルブミン尿………………………… 246
原発性アルドステロン症………………… 98
減量………………………………………… 115
抗VEGF薬……………………………… 256
抗亜鉛輸送単体8（ZnT8)抗体………… 76
抗インスリノーマ関連抗原-2（IA-2)抗体……… 76
高インスリン血症………27,43,206,218,237,276
抗グルタミン酸脱炭酸酵素（GAD)抗体… 075,311
抗グルタミン酸デカルボキシラーゼ抗体……… 311
高血圧網膜症……………………………… 107
抗血管内皮増殖因子阻害薬……………… 256
抗血小板薬………………………………… 256
高出生体重児……………………………… 307
甲状腺検査………………………………… 311
抗てんかん薬……………………………… 112
高トリグリセリド血症…………………… 256

高ビリルビン血症⋯⋯⋯⋯⋯⋯⋯⋯⋯⋯ 51，54，280
高密度リポ蛋白質（HDL）⋯⋯⋯⋯⋯⋯⋯ 108
呼吸窮迫症候群（RDS）⋯⋯⋯⋯⋯⋯⋯⋯ 49
呼吸性アルカローシス⋯⋯⋯⋯⋯⋯⋯⋯⋯ 259
コルチコステロイド⋯⋯⋯⋯⋯⋯⋯⋯⋯⋯ 260
コルチゾール⋯⋯⋯⋯⋯⋯⋯⋯⋯⋯⋯⋯⋯ 217
コレステロール⋯⋯⋯⋯⋯⋯⋯⋯⋯⋯⋯ 28，80
混合型インスリン⋯⋯⋯⋯⋯⋯⋯⋯⋯ 86，184
献立の立案⋯⋯⋯⋯⋯⋯⋯⋯⋯⋯⋯⋯⋯⋯ 171

さ

在宅妊娠糖尿病患者指導管理料⋯⋯⋯⋯⋯ 314
産科合併症⋯⋯⋯⋯⋯⋯⋯⋯⋯⋯ 43，58，299
産科管理⋯⋯⋯⋯⋯⋯⋯⋯⋯⋯⋯⋯⋯⋯⋯ 249
産後糖代謝異常⋯⋯⋯⋯⋯⋯⋯⋯⋯⋯⋯⋯ 073
産後フォローアップ⋯⋯⋯⋯⋯ 294，298，300
散瞳下眼底検査⋯⋯⋯⋯⋯⋯⋯⋯⋯⋯⋯⋯ 254
弛緩出血⋯⋯⋯⋯⋯⋯⋯⋯⋯⋯⋯⋯⋯⋯⋯ 80
子宮内避妊具（IUD）⋯⋯⋯⋯⋯ 81，118，304
持効型溶解インスリン⋯⋯⋯⋯⋯⋯⋯ 86，183
自己スティグマ⋯⋯⋯⋯⋯⋯⋯⋯⋯⋯⋯⋯ 308
自己免疫性妊娠糖尿病⋯⋯⋯⋯⋯⋯⋯⋯⋯ 76
自己免疫反応⋯⋯⋯⋯⋯⋯⋯⋯⋯⋯⋯⋯⋯ 76
死産⋯⋯⋯⋯⋯⋯⋯⋯⋯⋯⋯⋯⋯⋯⋯ 43，89
脂質異常症⋯⋯⋯⋯⋯⋯⋯⋯⋯⋯⋯⋯ 99，108
脂質代謝⋯⋯⋯⋯⋯⋯⋯⋯⋯⋯⋯⋯⋯⋯⋯ 28
思春期の支援⋯⋯⋯⋯⋯⋯⋯⋯⋯⋯⋯⋯⋯ 120
持続グルコースモニタリング（CGM）
⋯ 44，79，84，89，139，146，151，155，192，236，238
持続性蛋白尿⋯⋯⋯⋯⋯⋯⋯⋯⋯⋯⋯⋯⋯ 249
持続皮下インスリン注入療法（CSII）
⋯⋯⋯⋯⋯⋯⋯⋯⋯⋯ 79，88，142，186，192
シックデイ（sick day）⋯⋯⋯⋯⋯ 136，147，165
自動インスリン投与システム（AID）⋯⋯⋯ 192，196
ジピリダモー⋯⋯⋯⋯⋯⋯⋯⋯⋯⋯⋯⋯⋯ 256
自閉症スペクトラム障害（ASD）⋯⋯⋯⋯ 264
脂肪量⋯⋯⋯⋯⋯⋯⋯⋯⋯⋯⋯⋯⋯⋯⋯⋯ 217
社会的スティグマ⋯⋯⋯⋯⋯⋯⋯⋯⋯⋯⋯ 308
社会的ハイリスク⋯⋯⋯⋯⋯⋯⋯⋯⋯⋯⋯ 128
周産期うつ病⋯⋯⋯⋯⋯⋯⋯⋯⋯⋯⋯⋯⋯ 274
周産期死亡⋯⋯⋯⋯⋯⋯⋯⋯⋯⋯⋯⋯ 84，98
周産期有害イベント⋯⋯⋯⋯⋯⋯⋯⋯⋯⋯ 161
周産期予後⋯⋯⋯⋯⋯⋯⋯⋯⋯⋯⋯⋯⋯⋯ 132
重症高血圧⋯⋯⋯⋯⋯⋯⋯⋯⋯⋯⋯⋯⋯⋯ 252
重症低血糖⋯⋯⋯⋯⋯⋯⋯⋯⋯⋯⋯⋯⋯ 79，84
修正 Pedersen 仮説⋯⋯⋯⋯⋯⋯⋯⋯⋯⋯ 305
重炭酸塩補正⋯⋯⋯⋯⋯⋯⋯⋯⋯⋯⋯⋯⋯
上昇血圧⋯⋯⋯⋯⋯⋯⋯⋯⋯⋯⋯⋯⋯⋯⋯ 98
小腸コレステロールトランスポーター阻害薬⋯ 109
小頭症⋯⋯⋯⋯⋯⋯⋯⋯⋯⋯⋯⋯⋯⋯⋯⋯ 84
食後糖値⋯⋯⋯⋯⋯⋯⋯⋯⋯⋯⋯⋯ 137，161
食事制限⋯⋯⋯⋯⋯⋯⋯⋯⋯⋯⋯⋯⋯⋯⋯ 260
食事摂取基準⋯⋯⋯⋯⋯⋯⋯⋯⋯⋯⋯⋯⋯ 268
食事療法⋯⋯⋯⋯⋯⋯⋯⋯⋯ 94，98，163，170
食品交換表⋯⋯⋯ 18，30，114，160，165，213，225
徐放性ニフェジピン⋯⋯⋯⋯⋯⋯⋯⋯⋯⋯ 252
心筋肥大⋯⋯⋯⋯⋯⋯⋯⋯⋯⋯⋯⋯⋯⋯⋯ 50
神経管閉鎖障害（NTDs）⋯⋯⋯⋯⋯⋯⋯⋯ 111
心血管疾患⋯⋯⋯⋯⋯⋯⋯⋯⋯⋯⋯⋯⋯⋯ 297
腎血管性高血圧⋯⋯⋯⋯⋯⋯⋯⋯⋯⋯⋯⋯ 98
人工肺サーファクタント⋯⋯⋯⋯⋯⋯⋯⋯ 279
心疾患イベント⋯⋯⋯⋯⋯⋯⋯⋯⋯⋯⋯⋯ 296
心室中隔欠損症⋯⋯⋯⋯⋯⋯⋯⋯⋯⋯⋯⋯ 47
新生児合併症⋯⋯⋯⋯⋯⋯⋯⋯⋯ 54，230，243
新生児高ビリルビン血症⋯⋯⋯⋯⋯⋯⋯ 58，92

新生児呼吸窮迫症候群（RDS）⋯⋯⋯⋯ 58，225，278
新生児呼吸障害⋯⋯⋯⋯⋯⋯⋯⋯⋯⋯⋯⋯ 278
新生児集中治療室（NICU）⋯⋯⋯ 84，89，98，214
新生児心筋症⋯⋯⋯⋯⋯⋯⋯⋯⋯⋯⋯⋯⋯ 58
新生児多血症⋯⋯⋯⋯⋯⋯⋯⋯⋯⋯⋯⋯⋯ 58
新生児低カルシウム血症⋯⋯⋯⋯⋯⋯⋯⋯ 58
新生児低血糖⋯⋯⋯⋯⋯⋯ 58，192，233，276
腎性網膜症⋯⋯⋯⋯⋯⋯⋯⋯⋯⋯⋯⋯⋯⋯ 107
深部静脈血栓症（VTE）⋯⋯⋯⋯⋯⋯⋯⋯ 117
心理的サポート⋯⋯⋯⋯⋯⋯⋯⋯⋯⋯⋯⋯ 300
診療報酬算定⋯⋯⋯⋯⋯⋯⋯⋯⋯⋯⋯⋯⋯ 314
膵 β 細胞⋯⋯⋯⋯⋯⋯ 27，76，92，217，305
膵 β 細胞機能不全⋯⋯⋯⋯⋯⋯⋯⋯⋯⋯ 067
推定胎児体重（EFBW）⋯⋯⋯⋯⋯⋯ 205，227
膵島関連自己抗体陽性⋯⋯⋯⋯⋯⋯⋯⋯⋯ 76
膵島細胞抗体（ICA）⋯⋯⋯⋯⋯⋯⋯⋯⋯ 76
睡眠時無呼吸症候群⋯⋯⋯⋯⋯⋯⋯⋯⋯⋯ 80
スクリーニング⋯⋯⋯ 18，27，62，105，109，114，130，
133，136，213，223，276
スタチン⋯⋯⋯⋯⋯⋯⋯⋯⋯ 80，104，109
スティグマ⋯⋯⋯⋯⋯⋯⋯⋯⋯⋯⋯⋯⋯ 308
ステージ1高血圧⋯⋯⋯⋯⋯⋯⋯⋯⋯⋯⋯ 98
ステロイド製剤⋯⋯⋯⋯⋯⋯⋯⋯⋯⋯⋯⋯ 257
スライディングスケール⋯⋯⋯⋯⋯⋯⋯⋯ 238
生化学検査⋯⋯⋯⋯⋯⋯⋯⋯⋯⋯⋯ 311，312
性教育⋯⋯⋯⋯⋯⋯⋯⋯⋯⋯⋯⋯⋯⋯⋯ 120
制御性 T 細胞（Treg）⋯⋯⋯⋯⋯⋯⋯⋯⋯ 075
正常血圧⋯⋯⋯⋯⋯⋯⋯⋯⋯⋯⋯⋯⋯⋯⋯ 98
制吐薬⋯⋯⋯⋯⋯⋯⋯⋯⋯⋯⋯⋯⋯⋯⋯ 135
生理的インスリン抵抗性⋯⋯⋯⋯⋯⋯⋯⋯ 24
積極的な管理法⋯⋯⋯⋯⋯⋯⋯⋯⋯⋯⋯⋯ 225
絶対過敏期⋯⋯⋯⋯⋯⋯⋯⋯⋯⋯⋯⋯⋯⋯ 60
切迫早産⋯⋯⋯⋯⋯⋯⋯⋯⋯⋯⋯⋯⋯ 30，222
セマグルチド⋯⋯⋯⋯⋯⋯⋯⋯⋯⋯⋯⋯⋯ 115
セロトニン 5-HT3 受容体拮抗薬⋯⋯⋯⋯ 135
遷延分娩⋯⋯⋯⋯⋯⋯⋯⋯⋯⋯⋯⋯⋯⋯⋯ 240
センサー機能付きインスリンポンプ療法（SAP）
⋯⋯⋯⋯⋯⋯⋯⋯⋯⋯⋯⋯⋯⋯⋯ 88，192
選択的帝王切開⋯⋯⋯⋯⋯⋯⋯⋯⋯ 237，278
先天性形態異常
⋯ 40，47，58，79，95，123，130，211，213，277，282
先天性心疾患（CHD）⋯⋯⋯⋯⋯ 39，84，282
早産⋯⋯⋯⋯⋯⋯ 30，58，80，89，123，222，299
増殖期糖尿病網膜症⋯⋯⋯⋯⋯⋯⋯⋯⋯⋯ 254
早朝空腹時血糖値⋯⋯⋯⋯⋯⋯⋯⋯⋯⋯⋯ 137
総動脈幹遺残症⋯⋯⋯⋯⋯⋯⋯⋯⋯⋯⋯⋯ 282
速効型インスリン⋯⋯⋯⋯⋯ 86，90，183，261

た

ダイアベティス⋯⋯⋯⋯⋯⋯⋯⋯⋯⋯⋯⋯ 310
待機的管理法⋯⋯⋯⋯⋯⋯⋯⋯⋯⋯⋯⋯⋯ 225
大血管転位⋯⋯⋯⋯⋯⋯⋯⋯⋯⋯⋯⋯⋯⋯ 47
胎児 well-being⋯⋯⋯⋯⋯⋯⋯⋯⋯⋯ 241，251
胎児アシドーシス⋯⋯⋯⋯⋯⋯⋯⋯⋯⋯⋯ 234
胎児仮死⋯⋯⋯⋯⋯⋯⋯⋯⋯⋯⋯⋯⋯⋯⋯ 251
胎児管理⋯⋯⋯⋯⋯⋯⋯⋯⋯⋯⋯⋯ 241，263
胎児機能不全⋯⋯⋯⋯⋯⋯⋯⋯⋯⋯⋯ 58，123
胎児死亡⋯⋯⋯⋯⋯⋯⋯⋯⋯⋯⋯⋯⋯ 58，225
胎児心拍数陣痛図（CTG）⋯⋯⋯⋯⋯⋯⋯ 215
胎児心拍数モニタリング⋯⋯⋯⋯⋯⋯ 214，242
胎児性アルコール・スペクトラム障害⋯⋯⋯⋯ 170
胎児低酸素症⋯⋯⋯⋯⋯⋯⋯⋯⋯⋯⋯⋯⋯ 233
胎児軟部組織量⋯⋯⋯⋯⋯⋯⋯⋯⋯⋯⋯⋯ 208
胎児発育評価⋯⋯⋯⋯⋯⋯⋯⋯⋯⋯⋯⋯⋯ 205
胎児発育不全（FGR）⋯⋯⋯⋯⋯ 58，99，215，251

317

代謝性アシドーシス……………………… 261
体重管理……………………………… 95,300
代償性インスリン分泌不全……………… 072
耐糖能異常（IGT）……………… 26,220,306
多価不飽和脂肪酸………………………… 109
多血症……………………………………… 50
多嚢胞性卵巣症候群（PCOS）
　　　　…… 64,90,92,115,121,201
チアゾリジンジン薬……………………… 90
チクロピジン……………………………… 256
遅発性一過性徐脈………………………… 242
中間型インスリン……………… 86,183,198
中枢性交感神経抑制薬…………………… 252
超音波検査………………………………… 206
超音波パルスドプラ法…………………… 251
超速効型インスリン………………… 86,183
超低密度リポ蛋白質（VLDL）………… 108
直接授乳…………………………………… 266
つわり………………………………… 30,135
低glycemic index（GI）食……………… 165
低HDLコレステロール血症……………… 256
帝王切開
　　… 30,45,80,89,98,123,225,237,241,178
低カルシウム血症………………………… 49
低血糖……………………… 54,58,89,276
低出生体重児…………………………… 84,307
低マグネシウム血症……………………… 50
低密度リポ蛋白質（LDL）……………… 108
低用量アスピリン………………………… 81
鉄付加……………………………………… 170
電極法……………………………………… 141
同化促進…………………………………… 21
糖代謝異常………………………………… 130
糖代謝異常合併妊娠
　　… 18,137,163,176,206,211,222,229,311
糖代謝異常合併妊婦
　　… 141,161,168,237,270,274,280,282
糖代謝異常の診断基準…………………… 052
糖代謝異常の分類………………………… 052
糖代謝改善………………………………… 265
糖尿病黄斑浮腫（DME）…………… 107,254
糖尿病家族歴……………………………… 063
糖尿病合併妊娠………… 30,114,160,213,225
糖尿病合併妊婦…………………………… 38
糖尿病眼手帳………………………… 105,106
糖尿病食事療法のための食品交換表…… 170
糖尿病性ケトアシドーシス（DKA）
　　　　…………222,233,240,259,261
糖尿病性神経障害………………………… 80
糖尿病性腎症…………… 31,58,80,101,245,249
糖尿病性腎症病期分類…………………… 102
糖尿病・糖代謝異常の成因分類………… 053
糖尿病妊娠の分類………………………… 20
糖尿病母体から生まれた新生児（IDM）…36,38,47
糖尿病網膜症…… 31,58,73,80,89,105,220,254
糖尿病網膜症重症度分類………………… 255
糖尿病連携手帳…………………………… 105
ドパミン拮抗薬…………………………… 135
トリアムシノロンアセトニド（TA）…… 257
トリグリセライド………………………… 28

な

内臓錯位症候群…………………………… 282
ニコチン酸製剤…………………………… 109
二次性高血圧……………………………… 98

日差変動…………………………………… 159
日内変動…………………………………… 159
ニフェジピン………………………… 80,99
二分脊椎…………………………………… 282
日本人の食事摂取基準…………………… 112
尿アルブミン定量………………………… 311
妊娠悪阻……………………………… 30,135
妊娠関連発症1型糖尿病………………… 075
妊娠関連ホルモン………………………… 97
妊娠期の至適身体活動量………………… 177
妊娠期の身体活動………………………… 177
妊娠高血圧症候群（HDP）……… 43,58,80,89,97,
　　　　123,192,217,240,247,249,260,299
妊娠高血圧症候群の病型分類…………… 44
妊娠高血圧腎症（PE）…… 43,73,79,217,247,249
妊娠中の明らかな糖尿病（ODIP）
　　　　………… 55,59,72,130,218,236,254
妊娠中の体重増加指導の目安………… 167,270
妊娠中の体重増加量（GWG）………… 166,270
妊娠糖尿病…… 21,26,38,45,52,62,67,80,123,
　　　　132,137,188,198,201,206,217,225,236,
　　　　240,265,270,274,284,293,296,299,305
妊娠糖尿病妊婦の体重増加の目安（案）……… 169
妊婦スポーツ………………………… 174,178
妊婦の糖代謝異常スクリーニング……… 063
脳血管イベント…………………………… 296
脳血管疾患………………………………… 297

は

パール指数………………………………… 117
バイオフィジカル・プロフィール・スコアリング
　（BPS）………………………………… 241
配合溶解インスリン……………………… 86
ハイブリッドクローズドループ（HCL）…… 196
ハイリスク児……………………………… 277
ハイリスク妊産婦………………………… 273
バリア法……………………………… 117,303
バルプロ酸………………………………… 112
ピアサポート……………………………… 287
光干渉断層血管撮影………………… 107,254
皮下連続式グルコース測定……………… 312
ビグアナイド薬……………………… 90,115
非計画妊娠………………………………… 273
比色法……………………………………… 141
ヒスタミンH$_1$受容体拮抗薬 ………… 135
必要エネルギー量………………………… 163
ヒトインスリン製剤……………………… 86
ヒト胎盤性ラクトゲン（hPL）…… 26,217,274
ヒドララジン………………………… 99,252
ヒト絨毛性ゴナドトロピン（hCG）…… 217
避妊…………………………………… 301,303
避妊指導…………………………………… 30
尾部退行症候群…………………………… 84
肥満…………………… 58,80,94,229,270,306
非薬物療法………………………………… 98
微量アルブミン尿………………………… 246
ビリルビン………………………………… 280
頻回インスリン注射療法（MDI）……… 192
頻回注射療法……………………………… 114
瓶哺乳……………………………………… 266
フィブラート………………………… 80,104
フェノフィブラート……………………… 256
腹囲（AC）……………………………… 205
腹部硬結…………………………………… 140
不妊手術…………………………………… 303

索引

プラリドキシムヨウ化メチル（PAM）………… 150
プレコンセプションケア
……… 31,79,84,90,94,97,101,105,109,113,
120,123,201,282,287,290,299
プレコンセプションチェックリスト………82,124
プロゲステロン……………… 97,217,259,274
プロゲストーゲン配合薬……………………… 81
プロタミン…………………………………… 86
分割食……………………………… 164,172
分娩……………………………… 30,225
分娩後支援………………………………… 287
分娩後の長期管理………………………… 287
分娩直後の管理…………………………… 287
分娩停止………………………… 123,240
平均血糖値………………………………… 137
ヘモグロビンA1c（HbA1c）
……… 44,60,79,84,101,105,140,151,
160,181,213,282,294,306,312
母児合併症………………………………… 58
母児間の愛着形成………………………… 266
母体死亡率………………………………… 19
母乳育児・哺育……………… 265,284,300

ま

慢性腎臓病（CKD）………………… 102,245
無散瞳……………………………………… 254
無自覚性低血糖…………………………… 89
無脳症…………………………… 84,282
メタボリックシンドローム……………… 265,296
メチルドパ……………………… 80,99,252
メチルプレドニゾロン……………………… 135
メトホルミン…………… 79,90,104,201
メンタルヘルス…………………………… 273
網膜虚血評価……………………………… 107
目標エネルギー量………………………… 268
目標血糖値…………………………29,137,233

や

やせ………………………………………… 95
有害事象…………………………………… 111
遊離脂肪酸（FFA）………………………… 108
輸液………………………………………… 262
葉酸…………………………………… 94,111
羊水過多・過少……… 58,209,211,251

ら

ラベタロール……………… 80,99,104,252
リトドリン…………………………………… 222
リポタンパク質リパーゼ（LPL）…………… 34
流産……………… 30,43,58,80,84,123
硫酸マグネシウム………………………… 252
レニン−アンジオテンシン系阻害薬
……………………………… 101,104,256
レボノルゲストレル放出子宮内システム（LNG-IUS）
……………………………………………… 81

数字・欧文

1型糖尿病 …43,57,59,75,79,84,90,114,188,192,
218,236,246,249,260,274,282,287,306
2型糖尿病 …… 26,38,44,57,59,63,68,80,84,89,
90,115,188,192,201,217,236,249,
260,274,282,287,293,296,306
24時間自由行動下血圧測定（ABPM）………… 97
α・β遮断薬……………………………99,252
α-グルコシダーゼ阻害薬 ……………………… 90

β-アドレナリン受容体作動薬………………… 260
β刺激薬……………………………………… 222
accelerated starvation ……………… 21,24
ACE阻害薬 …………………………………… 99
ambulatory glucose profile（AGP）…… 155
amniotic fluid index（AFI）…………… 215
auditory neuropathy …………………… 280
basal supported oral therapy（BOT）……… 87
biophysical profile score（BPS）……… 214
CKDの重症度分類 ………………………… 250
Closed loop insulin therapy …………… 196
continuous subcutaneous
insulin infusion（CSII）……………… 84
contraction stress test（CST）……… 214
de novo lipogenesis（DNL）…………… 34
Development Origins of Health and
Disease（DOHaD）仮説 …………91,220,307
Diabetic Pregnancy
Study Group（DPSG）………… 20
dipeptidyl-peptidase 4（DPP-4）阻害薬 …… 90
disposition index（DI）…………………27,306
Enhanced recovery
after surgery（ERAS）……………… 239
Euglycemic DKA ………………………… 260
exclusive breastfeeding ………………… 284
facilitated anabolism ……………………… 21
GLP-1受容体作動薬 ……………………90,202
heavy-for-date（HFD）……………… 32,280
high density lipoprotein（HDL）……… 28
HMG-CoA 還元酵素阻害薬 ……………… 80
HOMA-β ……………………………………… 27
homeostasis-model assessment of
insulin resistance（HOMA-IR）…………… 24
impaired fasting glucose（IFG）………… 133
impaired glucose tolerance（IGT）……… 133
insulinogenic index …………………… 27
large-for-date（LFD）………… 219,240
large-for-gestational age（LGA）… 32,54,73,
132,137,153,156,168,192,225,306
low density lipoprotein（LDL）………… 28
mammalian target of rapamycin（mTOR）… 90
Matsuda index（MI）……………………… 306
mean of daily difference（MODD）…… 155
Metabolic phenotype …………………… 068
multiple daily injection（MDI）………… 87
National Glycohemoglobin
Standardization Program（NGSP）……… 40
non-stress test（NST）………………… 214
overt diabetes in pregnancy …………… 59
Pedersen仮説 ……………………… 32,60
pro-re-nata（PRN）……………………… 257
sensor augmented pump（SAP）………… 236
small-for-gestational age（SGA）…49,132,276
sodium-glucose cotransporter 2
（SGLT2）阻害薬 …………………………… 90
time above range（TAR）………………… 85
time below range（TBR）………………… 85
time in range（TIR）……………………… 84
treat and extend（TAE）………………… 257
two stage disorder theory …………… 43
Whiteの分類 …………………………… 20
Zig Zagパターン ………………………… 242

319

第4版
妊婦の糖代謝異常 診療・管理マニュアル

2015 年 12 月 1 日　　第 1 版第 1 刷発行
2017 年 2 月 10 日　　　　第 3 刷発行
2018 年 12 月 1 日　　第 2 版第 1 刷発行
2019 年 7 月 1 日　　　　第 2 刷発行
2022 年 1 月 1 日　　第 3 版第 1 刷発行
2023 年 6 月 20 日　　　　第 3 刷発行
2025 年 4 月 1 日　　第 4 版第 1 刷発行

■編　集　一般社団法人 日本糖尿病・妊娠学会

■発行者　吉田富生

■発行所　株式会社メジカルビュー社
　　　　　〒162-0845 東京都新宿区市谷本村町2-30
　　　　　電話　03(5228)2050(代表)
　　　　　ホームページ http://www.medicalview.co.jp/

　　　　　営業部　FAX 03(5228)2059
　　　　　　　　　E-mail　eigyo@medicalview.co.jp

　　　　　編集部　FAX 03(5228)2062
　　　　　　　　　E-mail　ed@medicalview.co.jp

■印刷所　株式会社暁印刷

ISBN978-4-7583-2355-0 C3047

© MEDICAL VIEW, 2025.　Printed in Japan

・本書に掲載された著作物の転載・複製の際は，あらかじめ（一社）日本糖尿病・妊娠学会に
　許諾をお求めください。
・乱丁・落丁の場合は（株）メジカルビュー社にご連絡ください。お取り替えいたします。

・本書をコピー，スキャン，デジタルデータ化するなどの複製を無許諾で行う行為は，著作
　権法上での限られた例外（「私的使用のための複製」など）を除き禁じられています．大学，
　病院，企業などにおいて，研究活動，診察を含み業務上使用する目的で上記の行為を行う
　ことは私的使用には該当せず違法です．また私的使用のためであっても，代行業者等の第
　三者に依頼して上記の行為を行うことは違法となります．